脑血管病介入治疗系列

Neurointerventional Surgery
for Acute Ischemic Stroke

急性缺血性卒中介入治疗学

刘建民　杨鹏飞　张永巍／主编

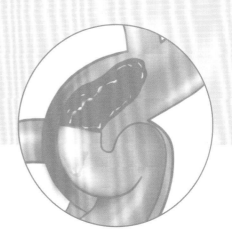

复旦大學 出版社

病人第一

规范创新

贺青海医院成为国家高级卒中中心

乙未仲夏

王陇德

编委会

主　编　刘建民　杨鹏飞　张永巍

副主编　陈文伙　张利勇　彭　亚　邢鹏飞　张磊

编　者（按姓氏笔画排序）

王子栋　王守春　尤寿江　石明超　史怀璋　邢鹏飞　朱旭成　朱良付

朱　宣　伍美华　刘　帅　刘　圣　刘　羽　刘建民　许　奕　孙　军

李子付　李　玮　李　超　李　强　杨文进　杨鹏飞　肖国栋　吴楚粤

何　爽　沈才锋　沈红健　张小曦　张　广　张云峰　张永巍　张永鑫

张全斌　张利勇　张　猛　张　磊　陈文伙　陈刘炜　陈胜利　林定来

易婷玉　周　宇　周志龙　周腾飞　赵　瑞　郝继恒　胡　伟　夏文卿

徐永波　殷亚美　殷聪国　黄志超　黄国祥　曹月洲　曹　洁　崔言森

彭　亚　韩红星　程光森　温昌明　管　生　赛俊杰　薛媛媛　戴冬伟

魏　铭　魏　森

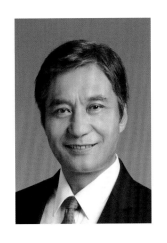

刘建民 主任医师、三级教授、博士生导师。海军军医大学第一附属医院（上海长海医院）脑血管病中心主任、战创伤中心主任。国家卫生健康委员会脑卒中防治工程专家委员会秘书长，中国卒中专科联盟副主席，国家卫生健康委员会"百万减残工程"办公室主任，中国医师协会介入医师分会副会长，中国医师协会神经外科医师分会常务委员，中华医学会神经外科分会常务委员，全军神经外科专业委员会副主委。

主要从事脑动脉瘤、脑供血动脉狭窄、脑梗死、脑（脊髓）动静脉畸形及动静脉瘘等脑血管病介入手术治疗的研究。

作为第一或通讯作者（含共同）发表论文553篇，其中SCI收录论文183篇（包括*NEJM*论著1篇、*Lancet*论著2篇）；主编专著9部；制定指南、共识9部；获国家专利授权92项（发明专利12项）、软件著作权4项。作为第一完成人先后获得上海市科技进步奖一等奖、教育部科学技术进步奖一等奖、上海市医学科技奖一等奖和军队医疗成果一等奖。主持国家重点研发计划、国家科技支撑计划、国家自然科学基金、国家及上海市临床重点专科建设项目及军队临床高新技术重大项目等33项重要项目。

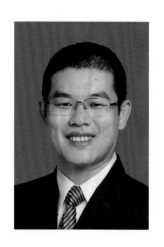

杨鹏飞 主任医师、教授、博士生导师。海军军医大学第一附属医院（上海长海医院）副院长，脑血管病中心执行主任。毕业于浙江大学，在第二军医大学获得博士学位，并在美国威斯康星大学麦迪逊分校进行为期1年的博士后工作。上海医学会脑卒中分会候任主委，中国研究型医院学会转化医学分会副主委，上海医学会神经外科分会委员，上海医师协会神经介入专委会委员，中华医学会神经外科分会、中国医师协会神经介入专委会青年委员等职务。

主要从事脑脊髓血管病（脑动脉瘤、脑梗死、脑动脉狭窄、脑动静脉畸形、硬脑膜动静脉瘘、脊髓血管病）微创治疗的研究。

入选上海市青年拔尖人才、浦江人才计划、卫生健康委员会优秀青年人才和"晨光计划"等人才计划，荣获国家脑卒中防治工程委员会脑卒中防治优秀中青年专家、王忠诚中国神经外科医师青年奖等荣誉。发表学术论文200余篇，SCI收录80余篇，代表性论著发表于*NEJM*、*Lancet*。担任*NEJM*、*Lancet*等SCI杂志审稿人。作为第一负责人主持国家自然科学基金和上海市科委重点科技攻关项目等共11项重要项目，获得省部级一等奖4项。

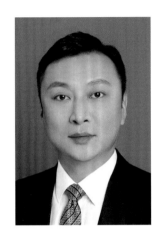

张永巍 主任医师、教授。海军军医大学第一附属医院（上海长海医院）脑血管病中心副主任。中国卒中专科联盟副秘书长、中国卒中学会青年常务理事兼重症脑血管病分会委员、中华医学会神经病学分会神经重症协作组委员、中国医师协会神经病学分会神经重症专业学组委员、中国人体健康科技促进会重症脑损伤专业委员会常务委员、中国研究型医院学会神经损伤与修复专业委员会常务委员、上海市医学会脑卒中专科分会委员、上海市医师协会神经介入专委会委员、全军神经病学专委会青年委员及脑血管病介入学组委员。

主要从事脑血管病的规范化诊疗和缺血性脑血管病的介入诊疗的研究，专注于危重脑血管病的超早期急救，擅长急性脑梗死的静脉溶栓、动脉取栓等多模式血流重建治疗。

先后获得上海市科技进步一等奖、军队医疗成果一等奖等7项奖项。DIRECT-MT和ENCHANT-ED-2/MT研究主要成员，发表论文60余篇，代表性著作发表于*NEJM*、*Lancet*等国际著名医学期刊，参编专著6部，参与撰写脑血管病专家共识或指南5部。

序

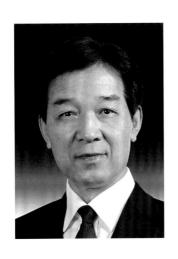

　　浩瀚星空，沧海一粟，人类在与疾病的对抗中谋求生存和健康生活。脑卒中，尤其是缺血性脑卒中，发病率高、残死率高、复发率高，严重危害人类的生命健康，目前已经成为全球第二大死亡原因。不仅如此，于我国而言，成人脑卒中的终身患病风险高达39.3%，居世界首位。从20世纪30年代开始，人们就踏上了针对脑卒中治疗的探究征程。从最初从链球菌中提取链激酶，到从人尿中提取尿激酶，再到组织纤溶酶，探索的脚步从未停歇。1985年，组织纤溶酶开始用于急性心肌梗死溶栓治疗，极大改善了急性心肌梗死的临床预后。随后，神经科学家开始展开组织纤溶酶应用于脑卒中治疗的探索，证实对于在发病3小时内的急性缺血性脑卒中患者静脉给予组织纤溶酶能明显改善临床预后，并于1996年首次获批临床应用。然而，对于大血管闭塞，组织纤溶酶疗效差强人意！

　　随着颅内血管重建理念的不断深入，以及神经介入技术和器械的不断发展，人们不断探索介入治疗急性大血管闭塞性缺血性卒中的可行性及安全性。经历了寒冬，2015年终于迎来了里程碑式的跨越。血管内介入取栓成为急性大血管闭塞性缺血性卒中的首选治疗策略。在健康中国战略方针政策指导下，我国卒中防治工作快速发展，卒中中心建设大步向前。介入治疗理念不断更新、技术不断发展，国产创新器械不断涌现，成为我国近10年来神经系统疾病治疗的最大成就！更为重要的是，随着介入技术的普及，临床研究能力也不断提升，为全球提供了高质量循证医学证据。在中国临床研究中贡献最突出的，莫过于上海长海医院脑血管病中心刘建民教授团队。2020年5月，刘建民教授牵头组织全国41家中心完成的DIRECTMT研究成功发表于《新英格兰医学杂志》，成为中国神经介入领域的第一篇顶刊论著！

在刘建民教授的带领下，继《新英格兰医学杂志》后，ENCHANTED2MT、IRIS等研究结果接连在《柳叶刀》杂志上发表，奠定了长海医院脑血管病中心在国际神经介入领域的学术地位。在刘教授的影响和帮助下，国内同行孜孜不倦、奋起直追，一篇接一篇的高质量临床多中心随机对照研究结果见诸四大刊，这在五年前都是不可想象的。中国临床研究为中国，乃至世界脑卒中救治提供了高质量的临床证据，逐步改写救治指南和临床实践。在不断创新和发展的同时，刘建民教授团队也沉下心来总结经验和教训。随着卒中中心不断建设发展，介入治疗技术迅速普及下沉。然而，不同卒中中心、不同术者在治疗理念、操作方法等方面差异较大，临床疗效不尽相同。鉴于此，刘建民教授组织全国21家高级卒中中心的专家教授、介入同道共同编写了《急性缺血性卒中介入治疗学》，目的是把全国优秀卒中中心的救治经验进行汇总，为国内同道的临床操作提供帮助，提高介入治疗救治同质化水平，让更多患者获益！

该书分两篇：第一篇从急性缺血性脑卒中治疗概况、介入治疗术前评估、策略选择、围手术期管理、介入治疗相关并发症及临床研究热点等方面对急性缺血性脑卒中的治疗现状进行概述和总结；第二篇以闭塞部位为切入点，用大量的临床实例清晰直观展示介入手术策略选择、手术操作过程等，加深读者印象，从而为读者临床工作提供指导和帮助！该书图文并茂、清晰易懂，是从事急性缺血性卒中介入治疗的临床医生和研究人员难得的一本参考书！

在此，我谨向刘建民教授团队以及本书作者致以诚挚祝贺，期待以此书为契机，继续组织全国优秀卒中中心、神经介入领域专家编写更多、更实用的神经介入治疗相关的书籍，提高全国神经介入同道的救治水平和同质性，最终造福广大患者。

中国工程院院士 王陇德

2024年10月

前 言

历经近一个世纪的艰难探索，神经血管解剖学、数字化影像学及介入材料学取得了令人难以置信的革命性进步。随着新理念、新方法和新材料等快速、完美地集成组合，神经介入这一新兴的亚学科以令人惊奇的速度飞速发展，脑血管病的诊疗也进入了精准微创的新时代。近10年来，神经介入领域发展最令人瞩目的莫过于急性大血管闭塞性缺血性脑卒中的介入手术治疗。

脑卒中包括缺血性脑卒中和出血性脑卒中，以其高发病率、高致残率、高复发率及高死亡率等特点严重危害着人们的生命及健康，目前已成为全球第二大死亡原因。20世纪90年代组织纤溶酶原激活剂（t-PA）被成功应用于临床，明显提高了急性缺血性脑卒中血管再通率，并改善了临床预后，成为发病4.5小时内的急性缺血性脑卒中治疗的金标准，开启了以血管再通为目标的急性缺血性卒中救治的新时代。然而，临床实践过程中发现有限的治疗时间窗限制了t-PA的应用。更为重要的是，对于颅内大血管闭塞导致的急性缺血性脑卒中，t-PA疗效很差。因此，神经领域的学者又开始探索新的治疗方法！随着神经介入技术，特别是血管重建理念在颅内动脉瘤治疗中的不断发展，学者开始探索急性缺血性卒中的血管内介入治疗！

2004年，MERCI取栓器开始应用于临床实践，其后小口径的Penumbra抽吸导管、球囊导管等相继问世，这些器械的发明和改进在一定程度上提高了大血管闭塞再通率，改善了部分患者的临床预后。然而，相对较低的取栓效率和潜在并发症限制了神经介入技术在急性缺血性脑卒中治疗中的应用。尤其是2013年3项临床随机对照研究结果表明，急诊血管内介入取栓并未明显改善患者临床预后，使得急性缺血性脑卒中介入取栓技术的发展进入寒冬，一时停滞不前。随着以Solitaire、Trevo等第二代支架型取栓器研发成功并应用于临床实践，2015年终于迎来属于急性缺血性脑卒中介入治疗的春天。其后急性大血管闭塞性缺血性卒中血管内取栓治疗进入发展的快车道：治疗时间窗和适应证逐步扩展，重要临床问题逐步得到解决，每年都有来自中国神经介入医师的高质量的临床研究成果见诸四大刊。中国迎来了属于神经介入治疗的新时代！我有幸见证并参与了中国神经介入治疗时代的发生、成长和壮大的全过程。

兴奋之余，我们必须看到在卒中中心建设快速推进，神经介入治疗技术不断下沉的同时，国内神经介入治疗水平参差不齐、治疗缺乏规范性、同质化较差的现状。这些不利因素制约了神经介入治疗在急性缺血性脑卒中中的进一步发展。学习优秀卒中中心的宝贵救治经验才能不断提高自己的介入治疗水平。

1992年，在马廉亭教授组织的学习班上，我第一次接触到神经介入，便被深深吸引。1997年，在日本第一次看到GDC，更让我兴奋不已。1998年，参加牛津大学Byrne教授主办的颅内动脉瘤介入治疗学习班，我深深体会到神经介入的无穷魅力和面临的挑战。在学习、实践、成长的过程中，由于缺少经验，我们走了一些弯路，我开始思考如何持续学习，如何缩小国内外的差距，如何在我国推广并提高神经介入医师的同质化水平。为此，2001年，我们创办了东方脑血管病介入治疗大会（OCIN），在国内首次开展了大会手术直播；同年，开办了OCIN学院的第一期学习班。2003年，我们创办了每季度召开的以讨论并发症和死亡病例为核心内容的神经介入沙龙。如今，OCIN已成为神经介入领域国际学术交流的重要平台，神经介入沙龙得到同行的广泛响应和认可，并逐渐在全国推广。2006年，我们创办了东亚神经介入论坛(EACoN)，每年在中日韩轮流举办。我们成功举办了世界颅内支架大会(ICS，2010)和世界神经介入治疗大会(WLNC，2016)。以上的各类交流培训平台都是以病例直播和讨论为特色的。在共同成长的过程中，我深深体会到作为临床医生从病例中学习提高是最快捷、有效的方式，从病例中学习相关知识会更加生动并易于掌握。我在2016年与Timo Krings教授共同撰写了《基于病例研究的颅内动脉瘤介入治疗学》。书籍一经发布，得到国内同行的一致好评，成为临床医生珍贵的参考书。今年，我们组织了全国21家高级卒中中心从事急性缺血性脑卒中血管内介入治疗的专家教授一起编写急性缺血性脑卒中介入治疗学。该书集合诸多神经介入领域专家的智慧，从理论到实践，清晰展示了急性缺血性脑卒中介入治疗的过去、现在和未来。该书还延续了以病例为导向的模式，以一个个具体的病例治疗的全过程：从术前评估、术中策略选择、并发症防治以及围手术期管理等方面，详细阐述了各种类型的急性缺血性脑卒中血管内介入治疗策略。希望该书能成为神经介入医师的良师益友，汲取术中宝贵的经验，最终使患者获益。

在本书出版之际，我想首先感谢国内外的前辈和同仁、参与书稿编写的21家卒中中心神经介入领域的专家以及我的医疗团队，感谢你们无畏地探索、经年累月地默默工作和无私地分享，本书从你们艰辛的工作中汲取了宝贵的经验和智慧。同时，我还要感谢病例背后的患者和家属，是患者和家属的信任，让我们神经介入医师有了实践的机会，有了面对疾病的信心和勇气！医者仁心，我们将继续秉持"病人第一、规范创新"的科训，以病人为中心，不断探索疾病治疗的最合理策略。

2024年10月

目　　录

第一篇　总　　论

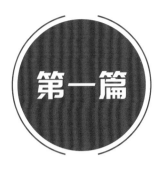

第一篇

总　论

第一章

急性大血管闭塞性缺血性卒中治疗学总论

第一节　静脉溶栓

一　概述

脑卒中是目前我国居民第一位死亡及致残原因,并且中国人群的卒中终身患病风险居世界首位。其中缺血性卒中占所有卒中患者的比例高达 81.9%～85.0%。急性大血管闭塞(large-vessel occlusions,LVO)是急性缺血性卒中(acute ischemic stroke,AIS)中常见的类型,它是指有/无累及末端分叉的颅内动脉闭塞,包括颈内动脉(internal carotid artery,ICA)、大脑中动脉(middle cerebral artery,MCA)M1 和/或 M2 段、大脑前动脉(anterior cerebral artery,ACA)A1 和/或 A2 段、椎动脉(vertebral artery,VA)、基底动脉(basil artery,BA)或大脑后动脉(posterior cerebral artery,PCA)P1 和/或 P2 段等前、后循环大血管和/或中等血管闭塞。与非 LVO 卒中相比,由 LVO 引起的 AIS 往往梗死面积大、神经功能障碍明显。因此,AIS-LVO 相较于其他类型卒中致残、致死率更高,给家庭、社会带来严重的医疗负担。

二　静脉溶栓介绍

静脉溶栓(intra-venous thrombolysis,IVT)是目前最重要的早期恢复 AIS 患者脑血流的措施之一,也是唯一被批准的全身再灌注治疗方法。它为早期"卒中单元"护理、机械血栓切除和减少卒中所致残疾开辟了道路。静脉溶栓的广泛使用是相关研究人员、卒中医生和卫生保健人员对早期 AIS 管理的成功标志。但目前研究显示,AIS 患者溶栓治疗比例依旧很低。在欧洲地区,中年人群卒中导致的残疾比例最高,而静脉溶栓的使用却是最低的。那些居住在乡村、缺少大型医院或医疗中心以及中低收入国家或地区的 AIS 患者获得静脉溶栓的机会也更小。在中国,约 20% 的患者在发病 3h 内到达医院,其中 12.6% 符合静脉溶栓适应证,但只有 2.4% 的患者最终进行了溶栓治疗。

近 10 年来,血管内取栓(endovascular thrombectomy,EVT)技术的快速发展给 LVO 导致的 AIS 患者带来了新的选择和更有效的治疗手段,但静脉溶栓仍是卒中超急性期首选的治疗方法之一。相比于血管内治疗,静脉溶栓更适于在基层或医疗水平有限的医疗机构开展,其普及性更强,且医疗费用相对较低,易于被接受。此外,静脉溶栓还有诸多的潜在益处:①可以在动脉取栓前获得再灌注;②可以软化血栓,减少取栓次数,提高血管内治疗再通率;③溶解远端残留血栓,减少受损的微血管再灌注和微血管血栓形成。当然,静脉溶栓仍具有一些局限性,如治疗窗口期短、对大负荷血栓的疗效较低、血栓崩碎增加远端栓塞等。此外,静脉溶栓有发生严重的全身性并发症风险,包括脑出血、全身性出血和过敏反应等。

三 静脉溶栓相关指南推荐

近5年来,国内外发布了许多关于 AIS 管理和治疗的指南或专家共识,对其中关于急性大血管闭塞缺血性卒中的静脉溶栓相关内容进行了汇总。

（一）2019 AHA/ASA 急性缺血性卒中早期管理指南

指南推荐:

（1）阿替普酶静脉溶栓对存在大脑中动脉高密度征患者有效。新增了关于替奈普酶在桥接前治疗的推荐（0.25 mg/kg,最大剂量 25 mg）。

（2）有效的院前评估确定无法进行静脉溶栓的患者,如果高度怀疑是大血管闭塞并且具有潜在取栓可能时,应该快速转运至最近的有实施机械取栓资质的医疗机构。对首次影像评估未进行血管成像,但怀疑大血管闭塞的患者应尽快完善无创血管成像（尽可能在静脉溶栓期间完成）。

（二）急性大血管闭塞性缺血性卒中血管内治疗中国专家共识（2019 年修订版）

首先是优化救治流程、加强公众教育。推荐意见:提高公众识别卒中的能力,加强对AIS-LVO 高危患者及其家属的科普教育,了解急性卒中早期溶栓、取栓的重要性,发现疑似症状及时拨打 120,有助于缩短发病至呼救的时间。

关于溶栓决策,推荐意见:静脉溶栓时间窗内且无治疗禁忌的 AIS-LVO 患者应采用桥接取栓的治疗方式,直接行血管内治疗尚缺乏循证医学证据。

（三）2021 版《欧洲卒中组织（ESO）急性缺血性卒中静脉溶栓指南》

相关循证总结:

（1）对于发病时间＜4.5 h 伴大血管闭塞且符合取栓条件的患者,在取栓前考虑静脉溶栓,建议使用 0.25 mg/kg 的替奈普酶,而不是使用 0.9 mg/kg 的阿替普酶（弱推荐,低级别证据）。

（2）发病时间＜4.5 h 的急性轻型非致残性缺血性卒中患者,并且已证实存在大血管闭塞,没有足够的证据提出循证建议（相关证据不足）。

（3）低级别的证据表明,在大血管闭塞机械取栓患者中,替奈普酶优于阿替普酶。

专家共识:对于发病时间＜4.5 h 的急性轻型非致残性缺血性卒中且大血管闭塞的患者,8 名专家中有 6 名建议进行阿替普酶静脉溶栓。

（四）中国急性缺血性卒中早期血管内介入诊疗指南 2022

推荐意见:

（1）对于需要进行闭塞血管开通的急性大血管闭塞卒中,应迅速将患者就近运送至卒中中心救治（Ⅰ级推荐，A级证据）。

（2）绕过能够静脉溶栓的卒中中心直接转运至具备血管内治疗的卒中中心，患者是否获益仍不确定（Ⅱ级推荐，B级证据）。

（3）在行静脉溶栓桥接机械取栓过程中，不应等待观察静脉溶栓的具体疗效（Ⅰ级推荐，B级证据）。

（4）对于发病4.5h内的急性前循环大血管闭塞卒中，符合条件的推荐静脉溶栓-血管内介入的桥接治疗模式（Ⅰ级推荐，A级证据）。在能够快速启动血管内治疗的卒中中心，经过充分评估的病例，越过静脉溶栓直接进行血管内治疗是可行的，但临床获益有待于进一步证实（Ⅱ级推荐，B级证据）。

（5）对于发病4.5~24h的大血管闭塞卒中，经过充分评估后，直接进行血管内治疗（Ⅰ级推荐，A级证据）。

四 缺血性卒中常用静脉溶栓药物介绍

溶栓药物又称为纤维蛋白溶解剂，在治疗急性期血栓性疾病、恢复组织灌注中起到非常关键的作用。正常情况下，血栓的溶解依赖于纤维蛋白溶解系统（简称"纤溶系统"）。纤溶酶原在激活物的作用下生成纤溶酶，将纤维蛋白分解为可溶性产物。内源性纤溶酶原激活剂主要有来自血管内皮细胞产生的组织型纤溶酶原激活剂（tissue plasminogen activator，t-PA）和来自肾小管及集合管上皮细胞产生的尿激酶型纤溶酶原激活剂（urokinase plasminogen activator，u-PA）。溶栓药物不能直接作用使纤维蛋白溶解，而是通常作为辅酶或其他酶激活内源性纤溶系统。自1933年发现链激酶以来，溶栓药物的发展历程大致经历了以下三代。第一代溶栓药物无纤维蛋白特异性，常见药物为链激酶、尿激酶等；第二代溶栓药物具有一定程度的纤维蛋白特异性，但半衰期较短，以t-PA为代表；第三代溶栓药物运用现代分子生物学和生物工程技术对t-PA结构进行改进，在纤维蛋白特异性、半衰期及溶栓效果等层面均有较大提高。常见药物有替奈普酶（tenecteplase）、瑞替普酶（reteplase）等。此外，还有一些其他溶栓药物，如去氨普酶、重组人尿激酶原、重组葡激酶也是研究热点。

既往研究显示，超早期采用重组组织型纤溶酶原激活剂（recombinant tissue plasminogen activator，rt-PA，又称阿替普酶，alteplase）静脉溶栓是提高AIS预后最有效的治疗，已被各国指南推荐。近年来，在国际上替奈普酶（TNK-tPA）在LVO患者溶栓方面独特优势，已开始逐步取代传统的rt-PA。我国目前常用溶栓药物为rt-PA和尿激酶。另外，我国自主研发的重组人TNK组织型纤溶酶原激活剂（rhTNK-tPA）关于AIS使用的临床验证结果陆续公布，临床运用前景大。

五 静脉溶栓的适应证和禁忌证

rt-PA静脉溶栓治疗被广泛用于AIS，但其使用受到试验选择标准或专家意见列出的诸多禁忌证和警告限制，如年龄、卒中分型或严重程度等。中国急性缺血性脑卒中静脉溶栓指导规范（2021版）中指出了rt-PA和尿激酶的适应证、禁忌证和使用方法。

（一）缺血性卒中患者发病 3 h 内 rt‐PA 静脉溶栓的适应证、禁忌证及相对禁忌证

1. 适应证

（1）有缺血性卒中导致的神经功能缺损症状。

（2）症状出现＜3 h。

（3）年龄≥18 岁。

（4）患者或家属签署知情同意书。

2. 禁忌证

（1）颅内出血（包括脑实质出血、脑室内出血、蛛网膜下腔出血、硬膜下/外血肿等）。

（2）既往有颅内出血史。

（3）近 3 个月内有严重头外伤或卒中史。

（4）颅内肿瘤、巨大颅内动脉瘤。

（5）近期（3 个月内）有颅内或椎管内手术。

（6）近 2 周内大型外科手术。

（7）近 3 周内有胃肠或泌尿系统出血。

（8）活动性内脏出血。

（9）主动脉弓夹层。

（10）近 1 周内有在不易压迫止血部位的动脉穿刺。

（11）血压升高：收缩压≥180 mmHg 或舒张压≥100 mmHg。

（12）急性出血倾向，包括血小板计数＜100×10/L 或其他情况 13.24 h 内接受过低分子肝素治疗。

（14）口服抗凝剂（华法林）且 INR＞1.7 或 PT＞15 s。

（15）48 h 内使用凝血酶抑制剂或 Xa 因子抑制剂，或各种实验室检查异常（如 APTT、INR、血小板计数、ECT、TT 或 Xa 因子活性测定等）。

（16）血糖＜2.8 或＞22.22 mmol/L。

（17）头颅 CT 或 MRI 提示大面积梗死（梗死面积＞1/3 大脑中动脉供血区）。

3. 相对禁忌证

下列情况需谨慎考虑和权衡溶栓的风险与获益（即虽然存在一项或多项相对禁忌证，但并非绝对不能溶栓）：

（1）轻型非致残卒中。

（2）症状迅速改善的卒中。

（3）惊厥发作后出现的神经功能损害（与此次卒中发生相关）。

（4）颅外段颈部动脉夹层或颅内动脉夹层。

（5）近 2 周内严重外伤（未伤及头颅）。

（6）近 3 个月内心肌梗死史。

（7）孕产妇。

（8）痴呆。

（9）既往疾病遗留较重神经功能残疾。

（10）未破裂且未治疗的动静脉畸形、颅内小动脉瘤（10 mm）。

（11）少量脑微出血（1～10 个）。

（12）使用违禁药物。

（13）类卒中。

（二）缺血性卒中患者发病 3～4.5 h 内 rt‑PA 静脉溶栓的适应证、禁忌证和相对禁忌证

1. 适应证

（1）缺血性卒中导致的神经功能缺损。

（2）症状持续 3～4.5 h。

（3）年龄≥18 岁。

（4）患者或家属签署知情同意书。

2. 禁忌证

同上述（一）。

3. 相对禁忌证（在上述相对禁忌证基础上另行补充如下）

（1）年龄＞80 岁。

（2）严重卒中[美国国立卫生研究院卒中量表（National Institutes of Health Stroke Scale，NIHSS）评分＞25 分]。

（3）口服抗凝药（不考虑 INR 水平）。

（4）有糖尿病和缺血性卒中病史。

（三）缺血性卒中患者发病 6 h 内尿激酶静脉溶栓的适应证、禁忌证

1. 适应证

（1）有缺血性卒中导致的神经功能缺损症状。

（2）症状出现＜6 h。

（3）年龄 18～80 岁。

（4）意识清醒或嗜睡。

（5）脑 CT 无明显早期脑梗死低密度改变。

（6）患者或家属签署知情同意书。

2. 禁忌证

同上述（一）。

六 溶栓药物的使用方法和剂量选择

根据《中国急性缺血性脑卒中静脉溶栓指导规范（2021 版）》rt‑PA 的剂量与给药方法为：0.9 mg/kg（最大剂量为 90 mg）静脉注射，其中 10%在最初 1 min 内静脉推注，其余 90% 药物在 1 h 内持续静脉滴注或者微泵泵入，用药期间及用药 24 h 内应严密监护患者。而尿激酶的给药方法是：100 万～150 万 IU，溶于生理盐水 100～200 mL，持续静脉滴注 30 min，用药期间应严密监护患者。

关于 rt‑PA 剂量，Enchanted 研究比较发病 4.5 h 内接受静脉溶栓治疗的 AIS 患者，其中 1654 例使用低剂量（0.6 mg/kg）阿替普酶，1643 例使用标准剂量（0.9 mg/kg）。结果显

示，虽然低剂量组症状性脑出血发生明显减少（发生率 1.0% vs 2.1%，P= 0.01），但 90 d 的死亡和残疾方面并没有显示出低剂量阿替普酶与标准剂量阿替普酶的非劣效性。在预设亚组分析中同样没有发现哪些患者能从低剂量治疗中获益。发病前使用抗血小板药物的患者低剂量阿替普酶组功能恢复要优于标准剂量组；但在调整潜在混杂因素后，这种相关性被进一步减弱。根据 2021 版欧洲指南推荐，对于发病时间<4.5 h 的急性缺血性卒中患者，标准剂量的阿替普酶（0.9 mg/kg）优于低剂量的阿替普酶（强推荐，高质量证据）。

关于替奈普酶的使用和剂量选择国内外已有大量的循证医学证据。Bruce Campbell 等开展的 EXTEND‑IA TNK Part 2 研究显示，在大血管闭塞性缺血性卒中患者中，替奈普酶 0.40 mg/kg 的剂量与 0.25 mg/kg 相比，在血管内血栓切除术前没有显著改善脑再灌注。我国采用 rhTNK‑tPA 开展 TRACE 系列研究。在 TRACE Ⅰ 剂量探索性试验，结果显示 0.25 mg/kg rhTNK‑tPA 对于发病<3 h 的 AIS 患者具有疗效和安全的双重优效趋势。TRACE Ⅱ 是 4.5 h 内的Ⅲ期临床试验，评价 rhTNK‑tPA（0.25 mg/kg）对比标准剂量 rt‑PA（0.9 mg/kg）治疗 AIS 的有效性和安全性，研究共纳入 1 430 例受试者，结果显示 rhTNK‑tPA 在主要疗效终点 90 d 改良 Rankin 量表（modified Rankin Scale，mRS）评分 0～1 分的受试者比例为 62.7%，不劣于 rt‑PA 组 59.2%。因此，当前对发病 4.5 h 内符合 rt‑PA 静脉溶栓适应证的 AIS 患者，静脉注射 TNK 有效且安全性好，推荐使用 TNK 剂量为 0.25 mg/kg 静脉注射，最大剂量不超过 25 mg。

七 静脉溶栓的时间窗

《中国急性缺血性脑卒中静脉溶栓指导规范》2022 年版指出：目前认为有效抢救缺血半暗带组织的时间窗为 4.5 h 内或 6 h 内。1995 年，NINDS 研究奠定了静脉溶栓的地位，那时的溶栓时间推荐为发病后 3 h 以内；而 2008 年的 ECASS‑3（European cooperative acute stroke study-3）研究则首次将时间窗扩大到 4.5 h，这也是当前各国指南推荐的静脉溶栓时间窗。近年来，许多学者提出了 AIS"组织窗"概念，把影像学评估纳入 AIS 的溶栓选择中，将时间窗和组织窗结合，进一步扩宽了静脉溶栓的时间限制。2018 年发表的 WAKE‑UP 研究结果显示，存在 DWI/液体衰减反转恢复（fluid attenuated inversion recovery，FLAIR）序列不匹配（磁共振成像 DWI 阳性而 FLAIR 阴性）、离最后正常时间＞4.5 h 的醒后或发病时间不明的 AIS 患者，静脉溶栓可以取得功能更好的结局。2019 年《新英格兰医学杂志》公布的 EXTEND（extending the time for thrombolysis in emergency neurological deficits）研究中，借助 RAPID 软件筛选发病 4.5～9 h 存在灌注不匹配（即梗死核心体积＜70 mL；严重低灌注容积/梗死核心容积＞1.2；不匹配体积＞10 mL）AIS 患者，发现静脉溶栓同样可以获益。因此，指南静脉溶栓时间窗突破到发病后 9 h。

从上面可以看出，发病时间的判断对于溶栓的选择至关重要。既往有研究显示，AIS 患者中有约 20% 的发病是在睡眠期间，因此被发现有症状时往往是在睡醒之后，这种情形称之为醒后卒中。这类患者的真正症状发作时间往往不明确。Bruce Campbell 等对 EXTEND 试验、EPITHET 试验（echoplanar imaging thrombolytic evaluation trial）、ECASS‑4 试验等进行荟萃分析发现，对于年龄≥18 岁、发病 4.5～9 h 的缺血性卒中或醒后卒中、同时 MRI 或 CT

灌注成像提示存在可挽救脑组织的患者,阿替普酶溶栓治疗相比于安慰剂达到 3 个月良好功能结局的比例(mRS score 0~1)更高(OR= 1.86,P= 0.011)。目前关于醒后卒中阿替普酶静脉溶栓治疗的随机对照试验(randomized controlled trial,RCT)研究均依赖影像学辅助选择,比如 MRI DWI/FLAIR 错配、CT 或 MRI 核心/灌注错配。目前还没有 RCT 研究评估在接受先进成像且无核心/灌注不匹配的患者中静脉溶栓是否优于非 IVT;因此尚不清楚此类患者阿替普酶静脉溶栓治疗的确切效果,其利弊平衡存在临床不确定性。

综上所述,随着血管内治疗、影像学筛选等技术的应用和普及,从临床研究到具体实践,时间窗的选择还会不断更新。

八　静脉溶栓的再通率及其影响因素

静脉溶栓后通过预测早期再通(early recanalization,ER)对于减少无效的、消耗资源的医院间转移至关重要。Pierre Seners 等对 26 项研究共计 2 063 名患者进行荟萃分析,结果显示部分或完全性 ER 的总发生率为 3%。闭塞部位的不同,ER 再通率差异较大,其中,大脑中动脉远端为 52%(39%~64%),大脑中动脉近端为 35%(28%~42%),颅内颈动脉为 28%(21%~36%)。其中,NIHSS 评分是各项研究中最一致的 ER 预测因子。其他因素包括血栓长度、完全闭塞或侧支循环不良等都是潜在的预测因素。

Menon 等在 JAMA 发布的研究结果显示,纳入的 575 例患者中 275 例(47.8%)仅接受了静脉溶栓,195 例(33.9%)接受静脉溶栓联合血管内治疗,48 例(8.3%)仅接受血管内治疗,57 例(9.9%)接受内科保守治疗。静脉溶栓患者的再通率为 30.4%(143/470),未静脉溶栓的则仅有 13.3%(14/105)。对于接受阿替普酶静脉溶栓的患者,更远的血栓部位、更加明显的血栓通透性以及再通评价距离治疗开始时间更长与溶栓后闭塞动脉再通有关。

对于 LVO 卒中,目前尚不清楚其溶栓后早期再通除血栓部位、血栓长度以外,是否还涉及缺血的严重程度。Seners 等的多中心研究纳入了 218 例溶栓治疗的 LVO 患者,34 例(16%)患者发生早期再通,ICA‐T/L、M1 近端、M1 和 M2 远端闭塞的 ER 发生率分别为 3%(1/40)、7%(6/91)、28%(11/39)和 33%(16/48)。研究发现,轻度的低灌注与静脉溶栓后早期再通之间存在紧密联系。然而,这种相关性仅在血栓长度为 14 mm 时具有统计学差异。因此,早期溶栓后再通不仅取决于血栓部位和长度,还取决于缺血的严重程度。

2021 年 Hill 等的研究显示在 147 例未接受 EVT 的患者中,未使用阿替普酶静脉溶栓者的早期再通率为 13.3%(4/30),使用阿替普酶静脉溶栓者早期再通率为 41%(48/117)。接受 EVT 治疗的患者中,首次造影(从推注阿替普酶到股动脉穿刺的平均时间为 43 min)发现早期再通的比例:静脉阿替普酶组为 5.9%,未使用静脉阿替普酶组为 4.6%。

此外,还有一些影响溶栓后再通的因素。比如原位动脉到动脉栓塞和心源性栓塞,若是早期形成的血小板聚集血栓,易于从静脉溶栓中溶解。栓塞斑块若为硬质斑块,而不是新鲜的血栓,静脉溶栓则可能无法再通,需动脉内溶栓。此外,从静脉溶栓角度来看,心源性栓塞血栓渗透性好,与血管贴合不是很紧密,易于溶通或取出,不残留血管狭窄,对血管壁损伤小，血液复流好，可以迅速再通。

既往关于静脉溶栓再通率的研究受到技术的限制（比如 TCD 无法通过颞窗）、样本量小、回顾性研究以及再通检查评价延迟（24 h 外的 MRA 或 CTA）等因素影响导致结论不具备普适性。而一些 RCT 研究的结果数据往往又受到纳入标准的影响，因此不能完全代表真实世界的情况。综上所述，静脉溶栓后的再通尤其是早期再通预测还需要更多研究进一步评价。

九 阿替普酶与替奈普酶孰优孰劣

Katsanos 等的系统评价和荟萃分析纳入了 4 项 RCT 研究，共包括 433 例 LVO 患者。与接受阿替普酶治疗的患者相比，接受替奈普酶的患者在 3 个月时 mRS 评分、成功再通和功能改善（定义为 mRS 降低至少 1 分）的概率更高，未发现两组之间早期神经系统改善、症状性颅内出血、任何颅内出血以及 mRS 评分 0～1 或 3 个月时全因死亡率的结局差异。而 Warach 等的研究显示：虽然没有一项前瞻性试验证明替奈普酶对临床结局的优越性或非劣效性，但这些试验（随机 1585 例患者）的荟萃分析表明，替奈普酶与阿替普酶相比，在大血管闭塞再通方面有优势，以及在 3 个月时无残疾的结局的非劣势，并且未增加无症状颅内出血或死亡率发生率。既往研究测试了 0.25 mg/kg 和 0.4 mg/kg 两种剂量，但并没有表明较高剂量的优势。目前卒中临床实践指南包括静脉注射任一剂量的替奈普酶作为二级选择，推荐用于大血管闭塞的剂量为 0.25 mg/kg。

EXTEND‐IA TNK 试验表明，与阿替普酶相比，替奈普酶可以提高大血管闭塞性缺血性卒中患者血管内治疗前再灌注率（22% vs 10%，非劣效性 $P = 0.002$，优效性 $P = 0.03$）和功能结局（mRS 评分 0～1）。Alemseged 等对基底动脉治疗和管理（BATMAN）登记处和缺血性卒中血管内治疗（EXTEND‐IA TNK）试验的基底动脉闭塞（basllar artery occlusion，BAO）患者进行回顾性分析后提出：与 BAO‐EVT 前的阿替普酶相比，替奈普酶可能与再灌注率增加有关。有必要对 BAO 患者进行替奈普酶与阿替普酶比较的随机对照试验。此外，Warach 等的研究揭示了替奈普酶的治疗优势，特别是新型冠状病毒肺炎流行时，替奈普酶具有更短的准备时间与注射时间，不需要开通和维护第二条静脉通路与静脉输液泵。此外，对于伴有大血管闭塞且符合机械取栓条件的患者，静脉给药后进行患者转移所需要的时间更短，可减少新型冠状病毒肺炎流行时病毒在急诊的传播和缓解阿替普酶的短缺。

综上所述，替奈普酶的药效学和药代动力学改变使其具有更快溶解血栓和更高的安全性，并且可以静脉推注快速给药、方便临床使用。尽管替奈普酶具有许多潜在的优势，但是对于 AIS 患者，替奈普酶是否优于阿替普酶仍不确定。但是针对 LVO 患者的研究似乎都表明，替奈普酶可能是阿替普酶治疗的有效替代治疗方案。目前正在进行的研究将进一步证实替奈普酶的疗效与安全性，寻找治疗 AIS 的最佳剂量。

十 总结

对于 AIS 患者，尤其是大血管闭塞患者，血管内治疗虽然是全新的、更有效的治疗手段，但静脉溶栓治疗仍是早期的治疗方法之一,其重要性仍不可替代。传统溶栓时间窗为发病4.5 h 内,但结合影像学检查的"组织窗"后能将时间窗推至 9 h,时间窗的演变还会不断进行。我国指南推荐的溶栓药物是阿替普酶和尿激酶,但是替奈普酶因为其独特的药理优势也正在被研究和推荐。溶栓剂量还是推荐标准剂量,一些低剂量的研究虽然结果有意义,但因为循证证据质量低并不被专家和指南推荐。静脉溶栓后早期再通率虽然不高,也受许多因素的影响,但对其的预测和研究对患者后续的转移和治疗尤为重要。2013 年美国心脏学会和美国卒中学会发布的《急性缺血性脑卒中患者的早期管理指南》中将卒中的救治流程概括为 8D 生存链:发现(detection)、派遣(dispatch)、转运(delivery)、入院(door)、检查(data)、决策(decision)、治疗(drug)、安置(disposition)。8D 生存链环环紧扣,任何环节发生延误都可能导致患者错过最佳治疗时机。总的来说,对于有溶栓适应证的患者,及早选择合适的药物溶栓,完善影像监测,快速制订后续治疗措施,及时完成转移,以达到提高缺血性脑卒中急性期的救治率,改善患者预后的最佳效果。

(陈胜利　吴楚粤　沈红健)

第二节　动脉内介入治疗

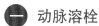 **动脉溶栓**

(一)再灌注治疗的理论基础

缺血半暗带理论为动脉溶栓治疗 AIS 奠定了理论基础。Astrup 等的研究表明:缺血性卒中患者脑组织存在伴有侧支循环的"缺血半暗带",该区域的脑组织虽细胞电生理活动停止,但能量尚能维持离子的跨膜运动和细胞结构的完整。动脉溶栓可恢复半暗带正常血液供应,降低患者神经功能损伤程度,且使用小剂量溶栓药就可在血栓局部达到高药物浓度,溶栓效果佳,全身出血风险小。

(二)动脉溶栓治疗的历史发展

1. 溶栓药物的发展

溶栓药物经三代演化:第一代以链激酶、尿激酶为代表,它们无纤维蛋白特异性,会消耗全身的纤维蛋白原,且半衰期长,极易引起出血等严重的不良反应。第二代以 t-PA 为代表,具有纤维蛋白选择性,出血发生率相对较小。1985 年 Pennica 等通过 DNA 重组技术生产出 rt-PA,美国卒中协会(ASA)指南目前推荐该药物作为治疗 AIS 的一线治疗药物。第三代是应用基因工程技术改造的各种嵌合体和突变体,如瑞替普酶、替奈普酶、TNK-PA等。瑞替普酶是 t-PA 的单链缺失变异体,与 rt-PA 相比,其半衰期延长至 18 min,且溶栓速度更快,出血风险更低。TNK-PA 是一种野生型 t-PA 的突变体,与 rt-PA 相比,其对纤维蛋白的特异性提高了 14 倍,抗 PAI-1 抑制能力提高了 80 倍,体内半衰期延长,18~22 min,显著提高了动脉血栓的溶解效率。

2. 动脉溶栓的主要方法

（1）单纯动脉溶栓治疗。单纯动脉溶栓主要是采用 Seldinger 技术穿刺股动脉或颈动脉，借助数字减影血管造影（digital subtraction angiography，DSA）明确闭塞血管，将微导管送入闭塞血管处，进行选择性动脉内溶栓治疗。德国医生 Zeumer 等在 1983 年首次报道动脉内直接溶栓，他将链激酶（streptokinase）通过导管直接注射入基底动脉，并实现了基底动脉和两侧大脑后动脉的再通。此后的 PROAC、PROACT‐Ⅱ与 MELT 试验等进一步验证了动脉溶栓治疗的可行性与安全性。

（2）动、静脉联合溶栓治疗。因静脉溶栓和动脉溶栓在临床实践中均存在相应的局限性，有研究人员考虑是否能将这两种方法联合起来，以期发挥优势互补的效果。EMS Bridging 试验是首次应用动、静脉联合溶栓的临床研究。其结果显示动静脉联合治疗后血管再通率达 82%，显著高于行单纯动脉溶栓的血管再通率（82% vs 50%）。IMS Ⅰ和 IMS Ⅱ试验评价了小剂量（0.6 mg/kg）rt‐PA 静脉溶栓联合动脉溶栓的有效性和安全性。IMS Ⅲ的研究结果显示联合溶栓治疗较静脉溶栓治疗更有效。

（三）动脉溶栓治疗的现状

中国卒中学会与美国心脏与卒中学会指南已将 EVT 作为治疗 AIS-LVO 首选治疗策略；动脉溶栓治疗因其作用有限，通常作为 EVT 术后的辅助治疗。EVT 术后血管完全或接近完全再通的患者微循环内血栓可能仍持续存在，而这些小的血栓比大血管内血栓更易溶解，EVT 联合动脉溶栓可溶解微循环内血栓，进而更好地改善患者功能预后。2022 年 Chamorro 等开展的 CHOICE 研究提示对于 EVT 术后成功再通的 AIS-LVO 患者，术后动脉内使用阿替普酶辅助治疗可能使患者在 90 d 时获得更好的神经功能结局。EVT 术后有继发中等血管闭塞（medium vessel occlusions，MeVO）的风险。Hiroaki 等采用尿激酶动脉内溶栓治疗 15 例 EVT 术后发生 MeVO 的患者，58.3% 患者获得功能独立，且症状性颅内出血发生率明显低于 EVT 组。

综上所述，动脉溶栓可在血栓部位直接给药，且可获得较高的血管再通率和临床疗效，其在改善微循环和在中等血管循环中应用价值值得深入探讨。随着医疗技术水平的进步，动脉溶栓联合其他血管再通策略的多模式的血管治疗方法在临床上得到了广泛的应用，相信会有更多的急性脑卒中患者将从溶栓治疗中获益。

二 早期取栓技术

（一）机械碎栓

Barnwell 于 1994 年首次应用动脉内尿激酶溶栓结合机械碎栓的方式对超静脉溶栓时间窗患者进行治疗，其机械碎栓操作方法为将导管送至尽可能靠近闭塞处的位置进行反复推拉、碎栓。纳入的 13 例患者中，10 例患者（77%）达到了血管的再通，2 例患者伴有无症状性颅内出血，9 例患者（69%）术后 48 h 后症状得到明显改善（NIHSS 评分降低 4 分以上），且患者术后 3 个月生存率为 100%。Kerber 等 2002 年的一项研究首次通过捕获器（snare）对 AIS 患者进行机械碎栓治疗。研究通过将 2~4 mm 的捕获器通过微导管送至血栓远端，释放装置但不回收入导管，然后将微导管和捕获器一同拉出体外。5 例患者中 4 例术后血管造影提示闭塞远端分支血供较术前有显著提升。然而，由于其不能精准操控捕获器及相对较高的血栓逃逸风险限制了其进一步的应用与普及。

（二）血管内超声辅助碎栓

Mahon 等于 2003 年的一项研究首次评价了 EKOS Micro-LysUS 输送导管（此导管传导声波，远端产生超声振动波微环境进行溶栓，通过超声波碎栓结合动脉内溶栓实现闭塞血管的再通）碎栓的安全性。研究共纳入 14 例急性脑卒中患者；10 例患者前循环血管闭塞，4 例患者后循环闭塞。术中未发生与导管相关的不良事件，表明该导管是一种安全的医疗器械。然而，在研究期间有 5 例死亡；加之此导管需要使用 0.010in 的导丝，当血管严重曲折时可能导致导管输送失败。该导管的高死亡率及局限性很大程度上限制了导管超声碎栓的应用及普及。

（三）血管内激光辅助碎栓

2004 年的一项研究首次评价了一种基于激光技术的新型机械碎栓装置［血管内光声再通（endovascular photoacoustic recanalization，EPAR，Endovasix 公司）］的安全性和有效性。该装置不是直接通过激光诱导来消融血栓，而是通过血栓乳化的方式"机械"溶栓。该研究总体再通率为 41.1%（14/34），症状性颅内出血的总体发生率为 5.9%（2/34），1 例患者死亡。该小样本量研究证明了 EPAR 的安全性和技术可行性。

（四）血管成形术在急性缺血性卒中治疗中的早期应用

球囊血管成形术是另一种可用于急性脑血管闭塞再通的技术；此技术在急性心肌梗死领域已经相对成熟。不同于心脏领域，AIS 的病因复杂，球囊血管成形术一般仅应用于合并动脉硬化狭窄的患者。球囊血管成形术治疗 AIS 最早可追溯到 1997 年。Ueda 等开展了一项动脉内溶栓联合经皮血管成形术（percutaneous transluminal angioplasty，PTA）治疗急性大血管闭塞性 AIS 的研究。研究纳入了 5 例大脑中动脉 M1 或 M2 段急性闭塞患者。1 例患者在术后第 7 天头颅 CT 见无症状性额叶内点状出血灶；术后 1 个月血管造影均未提示任何再狭窄或再闭塞。该研究表明 PTA 不失为一种安全的可实现闭塞血管再通方法；但其相对较小的样本量限制了其进一步的临床应用。随后，1998 年 Ueda 等进一步验证单纯球囊血管成形术治疗 AIS 的可行性与安全性，其结果发表在 Stroke 杂志上。研究共纳入 13 例接受 PTA 患者，10 例患者（77%）在治疗后 NIHSS 评分有所改善；9 例（69%）患者在治疗 1 个月后进行了随访血管造影未发现再狭窄或再闭塞；治疗期间和治疗后均未出现严重并发症。

Qureshi 等于 2002 年的一项研究使用动脉内瑞替普酶溶栓结合球囊血管成形术或捕获器的方式对患者进行闭塞血管的再通治疗。在随访评估中，19 例患者中有 7 例实现功能独立；另有 3 例患者观察到脑实质内出血，但均未出现神经功能恶化；术后均未观察到血管破裂或夹层等并发症。Levy 等 2006 年的一项研究结果表明，PTA 或机械碎栓（捕获器等）术后结合支架植入可提高颅内血管闭塞患者的再通率。然而，永久性支架植入后需要进行双重抗血小板治疗，包括负荷剂量的氯吡格雷，这会增加再灌注损伤引起症状性颅内出血的风险。

（五）早期取栓装置的应用

MERCI 取栓装置（图 1-1）于 2004 年获得美国食品药品监督管理局（Food and Drug Administration, FDA）批准，该装置由一根细长的金属丝组成，其在装置末端形成一个螺旋线圈。MERCI 装置最初于 2001 年 5 月被应用于 2 例脑卒中患者的治疗中，术后患者闭塞血管均达到完全再通。随后的 MERCI 试验进一步纳入急性卒中发作 8 h 内且通过 MERCI 装置进行机械取栓的患者，并初步确认了该装置的安全性和有效性。该试验招募的 151 例患者中，141 例患者使用 MERCI 装置进行取栓。使用 MERCI 取栓装置取栓的患者中 68 例（48%）实现了再通，27.7% 的患者 90 d mRS 评分≤2。然而 MERCI 试验的总死亡率为 44%，明显高于当时其他急性卒中治疗的前瞻性试验；FDA 最初对该取栓装置的安全性持怀疑态度。随着其设计的改进，后来使用第二代 MERCI 取栓装置进行的试验（multi-

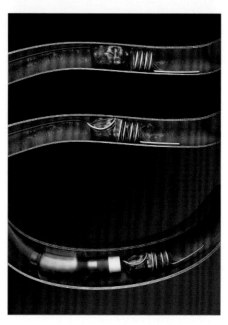

图 1-1 MERCI 取栓装置

MERCI）取得了较好的临床结果：血管再通率为 68%，36% 的患者 90 d mRS 评分≤2；然而 90 d 总死亡率仍高达 34%。

除 MERCI 取栓装置外，早期其他用于机械取操作的装置包括：Neuronet 的装置（Guidant，Santa Clara，CA）（一种由镍钛合金构成的篮状装置，在一些病例报道中被应用到急性脑卒中的取栓治疗中）、Catch 装置（Balt；Montmorency，France）（在血栓远端释放后其篮状远端同血栓一同被拉入导引导管）、Phenox 取栓装置（Phenox，Bochum，Germany，图 1-2）（由锥形的聚酰胺微丝组成，且具有远端直径逐渐减小的特点）、Alligator 取栓装置（Chestnut Medical Technologies，Menlo Park，CA，图 1-3）（由 4 个从微导管末端突出的钩状"爪"组成，是一款由 FDA 批准的用于心脑血管系统异物取回的装置）等。早期取栓方式的探索虽因各种原因归于失败，但为日后取栓支架所带来的卒中治疗方式的革命奠定了理论和实践基础。

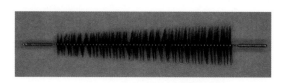

图 1-2 Phenox 取栓装置

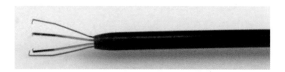

图 1-3 Alligator 取栓装置

三 支架取栓：技术发展历程

（一）支架取栓装置的诞生

虽然早期的 MERCI 取栓装置并没有获得临床有效性的高级别证据，但鼓舞了后期研究者开展进一步研究的信心。材料科学的进步为取栓装置的研发提供了有力保证。美国海军军械实验室 Naval Ordnance Laboratory（NOL）的 Buehler（图1-4）和他的同事在 1963 年发现了镍钛合金并将其命名为 Nitinol（Nickel Titanium Naval Ordnance Laboratory）。镍钛形状记忆合金是由近等原子比的钛原子和镍原子相互作用形成的金属间的化合物，其具有优异的超弹性和形状记忆性能、良好的生物相容性和耐腐蚀性。合金可以随意变形，且随体变形能力好、变形抗力适中，同时合金的强度高，弹性模量显著低于其他金属，这些优势使得钛镍合金成为一种非常理想的生物医用材料及血管支架材料。

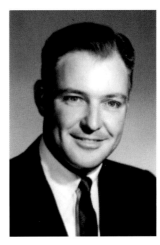

图1-4　镍钛合金发现者 Buehler

随着镍钛合金支架研发水平不断提升及应用领域的不断拓展，支架取栓装置（STENTRIEVER）在"偶然中"登上了卒中治疗的舞台。Solitaire 支架于 2009 年获得 CE 认证（2012 年获得 FDA 批准），是一种经典镍钛合金材质自膨式可回收支架，最初用于辅助动脉瘤栓塞（图1-5）。2008 年 3 月 3 日德国斯图加特 Henkes（图1-6）团队治疗一位 67 岁 AIS 患者时，在静脉溶栓后的 30 min 内未发现任何临床症状的改善，随后决定进行血管内桥接治疗。当缓慢收回取栓刷（一种早期取栓器）后未见闭塞血管再通。考虑到情况的紧迫性以及没有其他设备可用的事实，Henkes 在血管闭塞处放置了 Solitaire 支架。经过几分钟的等待，在连续抽吸下缓慢撤出附有血栓的支架，血管造影显示闭塞血管完全再通，未见周围栓塞或血管痉挛，此次使用 Solitaire 支架的尝试获得了成功！Matthew 等在 2008 年发表了体外研究的文章，展示了在体外模型中使用 Solitaire 支架取出血栓的过程。2012 年发表的 SWIFT 研究是一项里

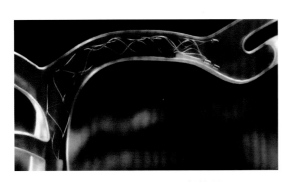

图1-5　Solitaire 取栓装置

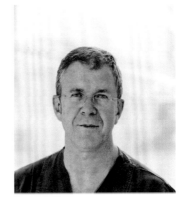

图1-6　Klinikum Stuttgart Katharinen Hospital 神经放射科主任 Henkes

程碑式的研究,结果显示 Solitaire 支架取栓组较 MERCI 取栓组血管成功再通率及 3 个月良好预后率更高,且 90 d 死亡率更低。自此 Solitaire 支架成了明星产品。Trevo 支架取栓器于 2012 年获得 FDA 批准,其安全性和有效性在 Trevo 2 试验中得到了验证;试验的结果也表明 Trevo 支架取栓器比 MERCI 取栓装置具有优越性。2015 年的 MR CLEAN 研究为后续支架取栓提供了证据基石,自此卒中治疗开启了新的时代。

（二）取栓支架设计的进展

以镍钛合金材质为载体,研究者们可使用有限元分析模拟取栓支架的性能表现、支架的径向支撑力、血栓和支架的嵌合能力、支架在血管中移动的摩擦力等参数综合分析。随着新的大血管血栓闭塞动物模型的出现(兔、犬),取栓支架的研发实验更加便捷高效。取栓支架性能的不断改进,一系列新型取栓支架也相继出现,比如适用于中等尺寸血管的 3 mm 直径支架取栓(如 Trevo baby)、更小的压握尺寸可以在 0.017 微导管系统输送的取栓支架(如 Catchview Mini Stent Retriever)、更长的取栓支架(40 mm)如 Solitaire Platinum、完全可视的 Trevo Provue、编织可调节的 Tiger 支架、近端部分闭环 pREset 支架、带有内通道的双层支架 EmboTrap Ⅱ 支架、有多工作区域的 ERIC 支架、分阶段的 Versi 支架、Penumbra 3D 取栓装置等。虽然脑卒中取栓效率极大提高,但仍有 20% 左右的病例无法达到完全再通。为减少血栓逃逸提高取栓效率,一些创新产品相继诞生如 ANCD,旨在通过局部血流阻断、允许远端抽吸与支架取栓器联合应用达到高效再通;NeVa NET 支架带有支架内过滤器以减少血栓逃逸。目前仍面临难以解决的问题,比如远端血管取栓和较细血管取栓均较困难、取栓过程中支架难以清晰显示等。故取栓支架的设计表现出越做越长、可视度不断提升、直径越做越细、无效段改进等趋势。

（三）支架取栓装置取栓技术的演变

随着材料改进更新、介入技术进步,不同器材组合衍生出多种支架取栓技术,如中间导管辅助支架取栓技术- Solumbra 技术、Trevo 取栓支架联合中间导管抽吸及近端血流阻断技术- TRAP 技术、球囊导引导管+中间导管双重抽吸支架取栓技术- BADDASS 技术、负压抽吸辅助支架取栓技术- ARTS 技术、球囊导引导管辅助支架取栓技术- ASAP 技术、Solitaire 取栓支架联合颅内中间导管取栓技术- SWIM 技术、中间导管负压锁定支架取栓技术- SAVE 技术、DAC 导管辅助支架取栓技术- ADVANCE 技术等。虽然技术名称不同,但实质上都是中间导管联合或不联合球囊导引导管辅助的支架取栓技术,文献报道上述取栓技术均表现出较高的最终血管成功再灌注率、首次血管成功再通率、较低的取栓次数和/或远端栓塞发生率。对于大负荷血栓,单一支架取栓血管再通困难时,还可以使用双支架取栓技术等。

四 抽吸导管取栓:技术发展历程

（一）血栓抽吸术的简史

经皮血栓抽吸术(percutaneous aspiration thromboembolectomy,PAT)是继支架取栓术之后迅速发展起来的另一项血管内介入治疗技术。Strack 等于 1985 年使用定制的导管装置,通过单独抽吸或联合球囊扩张与局部输注链激酶或尿激酶的方式对患者下肢动脉血栓进行清除。此后，血栓抽吸技术逐渐应用于心血管疾病、静脉系统疾病等领域。2002年，Chapot 等首次提出了颅内血栓抽吸的概念，通过使用注射器和导管对两例基底动脉闭塞的患者进行血栓抽吸从而实现了血管的完全再通。2008年随着以 Penumbra System 为代表的颅内血栓抽吸系统的研发，使得较大内径的导管安全地进入颅内血管直接进行抽吸血栓，血栓抽吸技术逐渐成熟。Penumbra System 是最早用于颅内动脉闭塞抽吸取栓的装置，其实验结果在 2008 年报道，再通率（100%）远高于预期；同年通过 FDA 的认可，被批准用于临床实践。然而，最初的 Penumbra System 导管内径偏小，最大导管内径为0.054 in，近端大血管闭塞取栓再通率相对较低；因而并未明显推动 AIS 取栓技术的发展。2018年 Ali 等的研究发现较大内径的导管具有较强的抽吸效果，可以缩短手术时间，实现更高的血管再通率。2021年 Carlos 等的研究同样得出大口径导管具有更优秀的性能且可以实现更好的手术效果的结论。因此，抽吸导管的设计在追求更好的导管性能的同时，也追求更大的内径。采用大口径、高到位性的抽吸导管可以提高抽吸取栓效率，该取栓技术命名——ADAPT 技术（a direct aspiration first pass technique）。目前抽吸导管直接抽吸取栓与支架取栓器取栓同为一线取栓技术。

（二）血栓抽吸相关的技术

1. 单纯抽吸取栓

随着颅内血栓抽吸系统的创新，血栓抽吸的相关技术也随之飞速发展。其中具有代表性的技术为 FAST 和 ADAPT。Kang 等于 2011 年首次应用 FAST 技术进行取栓治疗。2017年，Wei 等通过对评估 16 项关于 ADAPT 技术的回顾性研究，发现使用 ADAPT 技术取栓血管成功再通率达到 89.3%，验证了 ADAPT 技术出色的血管再通率。Lapergue 等于2017年发表临床研究——ASTER 研究。该研究首次对比直接抽吸取栓与支架取栓器取栓的疗效；结果表明，两组术后血管再通率无明显差异。2018年，Turk 等报道了另外一项前瞻性、随机、双盲的对照实验——COMPASS 研究（比较首选导管抽吸取栓与支架取栓的疗效差异），结果显示前循环大血管闭塞首选抽吸取栓组的患者术后 90 d 时预后良好率不劣于支架取栓组，且具有更短的手术时间和更低的手术费用。

2. 抽吸联合支架取栓

2013年 Lee 等在急性颈动脉末端闭塞的病例中使用 Solitaire 支架和 Penumbra System 导管联合进行机械取栓，对 10 例患者进行治疗及随访，结果表明这两种机械取栓装置联合使用可提高急性颈动脉末端闭塞的再通率。这两种取栓装置联合应用技术称为"Solumbra"技术；类似的技术方法还包括 SAVE 技术、ARTS 技术、ASAP 技术（近端球囊阻断联合血栓抽吸术）、逆向半回收-改良 Solumbra 技术等。

3. 抽吸方式的选择

2002年 Chapot 等的病例报告中首次使用手动注射器抽吸血栓。随后，Nedeltchev、Jankowitz 等的研究进一步验证了手动注射器抽吸取栓的可行性、疗效及安全性。2017年Gross 等通过体外实验对比了 60 mL 注射器和 Penumbra 抽吸泵的抽吸效果，研究结果表明与 Penumbra 抽吸泵相比，60 mL 注射器产生的真空压力相等或略高，且有着与抽吸泵治疗相接近的再通率，同时手术所用的时间也更短，所花费的治疗费用更少。虽然注射器抽吸具有简单快捷、成本低等优势,但也存在一定的缺陷,如不能提供连续的抽吸力,且使用中可能需要更换注射器等;而电动抽吸泵可以克服上述缺陷。有研究表明,两次手动抽吸间歇期闭塞血管会恢复原来的血流方向,从而增加血栓碎片发生远端逃逸的风险;而电动抽吸泵持续抽吸并没有这方面的缺陷。

4. 抽吸成功的标志

采用抽吸取栓时,如何判定抽吸导管是否已经抽吸到血栓? 可以通过持续的负压抽吸结合支架的形态预测血栓是否抽吸到或能否成功取出,如抽吸导管到达血栓征(aspiration catheter reached the thrombus sign,图 1-7)。抽吸导管到达血栓征定义为抽吸泵中的反向血流停止和抽吸导管尖端的支架取栓器变形。血流停止意味着抽吸导管尖端接触到了血凝块且堵塞了抽吸导管;支架变形意味着支架和血凝块之间应力的相互作用,此相互作用通常导致支架表现为同心、偏心或未受压等状态。存在抽吸导管到达血栓征时,往往提示一次取栓血管成功再通率较高。

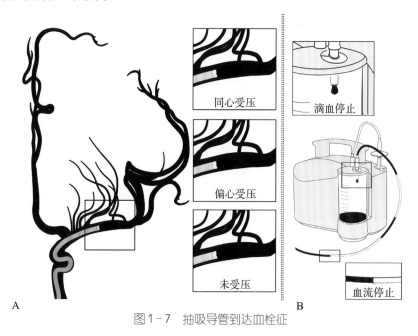

图 1-7 抽吸导管到达血栓征

注:A. 抽吸导管接触血栓抽吸;B. 导管回血停止。

（三）血栓抽吸术的未来展望

对于近端大血管闭塞,抽吸取栓与支架取栓均为一线取栓技术。随着材料的更新,更多大口径、高到位性抽吸导管研发成功并用于临床实践,如内径为 0.088 in 的抽吸导管等。然而,对于中等血管而言,是否行血管内治疗尚存在争议,首选何种取栓技术更缺乏足够的临床证据。抽吸取栓由于在技术操作流程上较支架取栓简化,且避免了支架牵拉血管破裂出血的潜在风险,抽吸取栓在中等血管闭塞取栓中可能存在一定的优势。但同时对抽吸导管的性能亦提出了更高的要求,如柔顺性、抗压性等。

总之,前循环 AIS-LVO 血管内介入取栓的有效性和安全性已得到多项 RCT 研究证实;而 BAOCHE 和 ATTENTION 研究为后循环大血管闭塞的血管内治疗提供了循证医学证据。对于发病 24 h 内的 AIS-LVO,首选支架取栓器取栓或抽吸导管抽吸取栓;对于发病超过 24 h 的 AIS-LVO 是否需要行血管内治疗,目前尚缺乏有力的证据支持。英国 SSNAP 机构研究表明,经严格影像筛查,对于存在小梗死核心和良好侧支循环的"缓慢进展患者",在超晚时间窗(＞24 h)和晚时间窗(6～24 h)行急诊取栓,安全性和有效性无明显统计学差异,这表明在超晚期时间窗内行血管内治疗是安全可行的。AIS 患者超时间窗取栓治疗前瞻性、多中心、随机对照临床研究(LATE‐MT),对发病 24～72 h 内的前循环 AIS-LVO、经过严格的影像筛选,评估 EVT 治疗超晚时间窗患者的有效性及安全性,该研究有望为超晚时间窗取栓增添新的证据。

中等血管闭塞是目前研究的热点,是否需要行血管内治疗、首选何种技术治疗目前尚缺乏循证医学证据。既往系统回顾分析及综述结果表明,血管内治疗在 90 d 良好预后率方面明显优于药物治疗,而抽吸取栓与支架取栓两者在疗效及安全性方面无明显差异;期待随机对照研究结果为中等血管闭塞治疗提供证据支持。

(徐永波　刘　帅　薛缓缓　沈才锋　魏　铭)

·参考文献·

[1] 国家卫生健康委脑卒中防治工程委员会.急性大血管闭塞性缺血性卒中血管内治疗中国专家共识(2019 年修订版)[J].中华神经外科杂志,2019,35(9):868－879.

[2]《中国脑卒中防治报告》编写组.《中国脑卒中防治报告 2019》概要[J].中国脑血管病杂志,2020,17(5):272－281.

[3] 中华医学会神经病学分会.中国急性缺血性卒中早期血管内介入诊疗指南 2022[J].中华神经科杂志,2022,55(6):565－580.

[4] ADAMS H P, L ZOPPO G, ALBERTS M J, et al. Guidelines for the early management of adults with ischemic stroke-a guideline from the American Heart Association/American Stroke Association Stroke Council, Clinical Cardiology Council, Cardiovascular Radiology and Intervention Council, and the atherosclerotic peripheral vascular disease and quality of care outcomes in research interdisciplinary working groups [J]. Stroke, 2007,38(5):1655－1711.

[5] BRODERICK J P, INVESTIGATORS I I T. The interventional management of stroke (IMS) II study [J]. Stroke, 2007,38(7):2127－2135.

[6] CAMPBELL B C V, MA H, RINGLEB P A, et al. Extending thrombolysis to 4.5－9 h and wake-up stroke using perfusion imaging: a systematic review and meta-analysis of individual patient data[J]. Lancet,2019, 394(10193):139－147.

[7] CAMPBELL B C V, MITCHELL P J, CHURILOV L, et al. Effect of intravenous tenecteplase dose on cerebral reperfusion before thrombectomy in patients with large vessel occlusion ischemic stroke: the EXTEND-IA TNK part 2 randomized clinical Trial[J]. JAMA,2020,323(13):1257－1265.

[8] DAVIS S M, DONNAN G A, PARSONS M W, et al. Effects of alteplase beyond 3 h after stroke in the Echoplanar Imaging Thrombolytic Evaluation Trial (EPITHET): a placebo-controlled randomised trial [J]. Lancet Neurol, 2008,7(4):299－309.

[9] FEIGIN V L, NGUYEN G, CERCY K, et al. Global, regional, and country-specific lifetime risks of stroke, 1990 and 2016 [J]. N Engl J Med, 2018,379(25):2429－2437.

[10] GÖTZ T, CLAUS Z S, FLORENT B, et al. MRI-Guided Thrombolysis for stroke with unknown time of onset [J]. N Engl J Med, 2018,379(7):611－622.

[11] HENRY M, BRUCE C V CAMPBELL, Mark W PARSONS, et al. Thrombolysis guided by perfusion imaging up to 9 hours after onset of stroke [J]. N Engl J Med, 2019,380(19):1795－1803.

[12] IMS Study Investigators. Combined intravenous and intra-arterial recanalization for acute ischemic stroke: the

Interventional Management of Stroke Study [J]. Stroke, 2004, 35(4): 904 - 911.

[13] JONATHAN E, KENNEDY R L, PATRICK L, et al. Effect of treatment delay, age, and stroke severity on the effects of intravenous thrombolysis with alteplase for acute ischaemic stroke: a meta-analysis of individual patient data from randomised trials [J]. Lancet, 2014, 384(9958): 1929 - 1935.

[14] JOVIN T G, LI C, WU L, et al. Trial of thrombectomy 6 to 24 hours after stroke due to basilar-artery occlusion [J]. N Engl J Med, 2022, 387(15): 1373 - 1384.

[15] KLEINDORFER D O, TOWFIGHI A, CHATURVEDI S, et al. 2021 Guideline for the prevention of stroke in patients with stroke and transient ischemic attack: a guideline from the American Heart Association/American Stroke Association [J]. Stroke, 2021, 52(7): 364 - 467.

[16] LAPERGUE B, BLANC R, GORY B, et al. Effect of endovascular contact aspiration *vs* stent retriever on revascularization in patients with acute ischemic stroke and large vessel occlusion: The ASTER Randomized Clinical Trial [J]. JAMA, 2017, 318(5): 443 - 452.

[17] LI S, PAN Y, WANG Z, et al. Safety and efficacy of tenecteplase versus alteplase in patients with acute ischaemic stroke (TRACE): a multicentre, randomised, open label, blinded-endpoint (PROBE) controlled phase II study [J]. Stroke Vasc Neurol, 2022, 7(1): 47 - 53.

[18] MAHON B R, NESBIT G M, BARNWELL S L, et al. North American clinical experience with the EKOS MicroLysUS infusion catheter for the treatment of embolic stroke[J]. Am J Neuroradiol, 2003, 24(3): 534 - 538.

[19] Menon B K, AI-AJLAN F S, NAJM M, et al. Association of clinical, imaging, and thrombus characteristics with recanalization of visible intracranial occlusion in patients with acute ischemic stroke [J]. JAMA, 2018, 320(10): 1017 - 1026.

[20] OSPEL J M, GOYAL M. A review of endovascular treatment for medium vessel occlusion stroke [J]. J Neurointerv Surg, 2021, 13(7): 623 - 630.

[21] OSPEL J M, VOLNY O, JAYARAMAN M, et al. Optimizing fast first pass complete reperfusion in acute ischemic stroke-the BADDASS approach (balloon guide with large bore distal access catheter with dual aspiration with stent-retriever as standard approach)[J]. Expert Rev Med Devic, 2019, 16(11): 955 - 963.

[22] POWERS W J, RABINSTEIN A A, ACKERSON T, et al. Guidelines for the Early Management of patients with acute ischemic stroke: 2019 update to the 2018 guidelines for the early management of acute ischemic stroke: a guideline for healthcare professionals from the American Heart Association/American Stroke Association[J]. Stroke, 2019, 50(12): e344 - e418.

[23] RENÚ A, MILLÁN M, SAN ROMÁN L, et al. Effect of intra-arterial alteplase *vs* placebo following successful thrombectomy on functional outcomes in patients with large vessel occlusion acute ischemic stroke: the choice randomized clinical trial [J]. JAMA, 2022, 327(9): 826 - 835.

[24] SMITH W S, SUNG G, STARKMAN S, et al. Safety and efficacy of mechanical embolectomy in acute ischemic stroke-results of the MERCI trial [J]. STROKE, 2005, 36(7): 1432 - 1438.

[25] STEVEN J W, JEFFREY L S. Stroke thrombolysis with tenecteplase to reduce emergency department spread of coronavirus disease 2019 and shortages of alteplase [J]. JAMA Neurol, 2020, 77(10): 1203 - 1204.

[26] TAO C, NOGUEIRA R G, ZHU Y, et al. Trial of endovascular treatment of acute basilar-artery occlusion [J]. N Engl J Med, 2022, 387(15): 1361 - 1372.

[27] TURK A S, SIDDIQUI A, FIFI J T, et al. Aspiration thrombectomy versus stent retriever thrombectomy as first-line approach for large vessel occlusion (COMPASS): a multicentre, randomised, open label, blinded outcome, non-inferiority trial [J]. LANCET, 2019, 393(10175): 998 - 1008.

[28] WANG X, ROBINSON T G, LEE T H, et al. Enhanced control of hypertension and thrombolysis stroke study (ENCHANTED) investigators. Low-dose *vs* standard-dose alteplase for patients with acute ischemic stroke: Secondary analysis of the ENCHANTED randomized clinical trial [J]. JAMA Neurol, 2017, 74: 1328 - 1335.

[29] WANG Y, LI S, PAN Y, et al. Tenecteplase versus alteplase in acute ischaemic cerebrovascular events (TRACE - 2): a phase 3, multicentre, open-label, randomised controlled, non-inferiority trial [J]. Lancet, 2023, 401: 645 - 654.

［30］ WERNER H，MARKKU K，ERICH B，et al. Thrombolysis with alteplase 3 to 4. 5 hours after acute ischemic stroke ［J］. N Engl J Med，2008，359(13):1317－1329.

［31］ WU S，WU B，LIU M，et al. Stroke in China：advances and challenges in epidemiology，prevention，and management ［J］. Lancet Neurol，2019,18(4):394－405.

［32］ YOSHIMURA S，UCHIDA K，SAKAI N，et al. Randomized clinical trial of endovascular therapy for acute large vessel occlusion with large ischemic core (RESCUE-Japan LIMIT)：rationale and study protocol ［J］. Neurol Med-chir，2022,62(3):156.

第二章

急性大血管闭塞性缺血性卒中评估

对急性大血管闭塞性缺血性卒中患者进行全面评估,有助于评估患者病情,筛选适宜取栓患者。2017年海军军医大学第一附属医院(上海长海医院)根据当时最佳临床证据总结了大血管闭塞的AIS患者取栓筛选标准——LAST2 CH2ANCE评估法,有利于临床医生迅速筛选适合的患者进行后续干预。随着临床研究的不断开展和对卒中救治理念的更新,LAST2 CH2ANCE评估法的具体指标虽已经发生了巨大变化,但LAST2 CH2ANCE的评估条目对于AIS患者病情和手术风险仍具有临床意义。因此,我们将按照LAST2 CH2ANCE法的思路总结现有的最佳证据。

第一节　临 床 评 估

一　临床表现

AIS是一种由于大脑血管阻塞导致的缺血性脑卒中,根据世界卫生组织的报告,全球每年有近1500万人发生脑卒中,其中80%为缺血性脑卒中。颅内大血管闭塞导致的急性缺血性卒中(AIS-LVO)致死、致残率最高,给社会和家庭带来了沉重的经济负担。因此,早期识别和及时治疗AIS-LVO至关重要。

AIS-LVO的临床表现主要取决于缺血区域,常见的症状包括以下几方面。

1) 运动障碍:患者常表现为突发的一侧肢体无力或瘫痪。瘫痪可涉及单个肢体、半身或全身。

2) 感觉障碍:患者可能出现一侧或全身的感觉丧失、感觉减退或感觉异常。

3) 言语障碍:患者可能出现言语障碍,表现为说话困难、口齿不清或失语。

4) 吞咽困难:部分患者可能会出现吞咽困难,导致进食和液体摄入困难。

5) 视力改变:患者可能出现一侧或双侧视野缺损、模糊或失明。

6) 平衡和协调障碍:患者可能会出现行走不稳、摔倒或失去平衡等。

7) 头痛和眩晕:部分患者可能会出现头痛或眩晕感。

8) 意识障碍:严重的大血管闭塞性缺血性卒中可能导致意识模糊、昏迷或神志不清。

为了快速识别脑卒中,医务人员在实践中开发出多种快速识别方法或工具,如FAST法。FAST是Face(面部下垂)、Arm(手臂无力)、Speech(语言问题)以及Time(时间)四个词的首字母缩写。"F"是指面部下垂，可能表现为嘴角歪斜、眼睑下垂等。进行评估时，可以让患者尝试笑或者露齿，观察其面部是否对称。"A"是指手臂无力，评估方法是要求患者双手举起，如果患者不能举起一只手，或者一只手不断下垂，可能存在脑卒中。"S"是指语言问题，包括说话含糊不清、语言组织困难或者理解能力下降等。评估时，可要求患者重复简单的句子。"T"强调的是时间的重要性，这是因为脑细胞在没有足够的血液供应时会迅速死亡。一旦识别出脑卒中的症状，应立即呼叫急救电话。FAST 法是一个非常实用的、可以用于初步评估是否可能发生脑卒中的工具。无论是医务人员还是公众，只要经过简单的训练，都可以掌握这种评估方法。FAST 的推广应用，对于提高社区及早识别和处理脑卒中的能力，有着重要的价值。

由于 AIS-LVO 的临床表现复杂，FAST 法仍难以全面评估患者的临床症状，也难以对疾病严重程度进行量化。1989 年 Brott 和他的同事们首次提出了 NIHSS 评分，用来客观、准确描述神经功能缺损的症状及严重程度、评估卒中的病情。NIHSS 评分经过了多次修改和完善，已经成为全世界通用的一种快速、有效的评估工具。NIHSS 评分涵盖了 11 个评分项目，分别是意识水平、视觉、面瘫、上肢运动功能、下肢运动功能、感觉、语言、讲话、忽视、注意力及视空间定向等。每一个项目都对应一个具体的评分标准，分值越高代表卒中的严重程度越高。NIHSS 评分在临床实践中应用广泛，其重要性主要体现在两个方面。首先，NIHSS 评分是医生做出诊断和治疗决策的重要依据。例如，溶栓疗法和介入治疗的选择往往需要参考 NIHSS 评分。其次，NIHSS 评分也是研究者进行临床研究的重要工具；可以作为评估治疗效果的客观指标，使得不同研究的结果可以进行有效的比较和分析。

有临床研究结果显示，NIHSS 评分在预测大血管闭塞的发生、术后患者的临床结局等方面有重要价值。一项系统性综述评价了诊断大血管闭塞的预测工具的准确性，结果表明，NIHSS 评分是预测大血管闭塞最有效的工具。荟萃分析显示，NIHSS 评分≥10 分判断大血管闭塞可达到最佳敏感度（73%）和特异度（74%）平衡；提高敏感度时特异度会降低，NIHSS 评分≥6 分判断大血管闭塞的敏感度为 87%，特异度为 52%。2013 年，瑞士伯尔尼卒中数据库对 2 152 例 AIS 患者进行了统计，发现发病 3 h 内 NIHSS 评分≥9 分者，86.4% 存在大血管闭塞；发病 3~6 h 内 NIHSS 评分≥7 分者，84.4% 存在大血管闭塞；发病 3 h 内 NIHSS 评分＜4 分，大血管闭塞的概率仅为 5%。这对于目前国内很多无法术前行 CT 血管成像（CTA）或 MRI 血管成像（MRA）筛选大血管闭塞患者的卒中中心具有重要的指导意义，以 NIHSS 评分为指导进行 DSA 检查及治疗是一种替代术前影像学确诊的方法。HERMES 研究汇总数据表明，NIHSS 评分与患者预后呈线性相关，NIHSS 评分越高，患者临床预后越差。另外一项纳入 SWIFF PRIME、ESCAPE、EXTEND‐IA 及 REVSCAT 等研究的 787 例患者的荟萃分析结果表明：NIHSS 评分＞20 分是预后不良的独立危险因素。

NIHSS 评分也是评估 AIS-LVO 是否需要行机械取栓的最重要依据。《新英格兰医学杂志》（NEJM）发表的 5 项关于急性卒中机械取栓的随机对照研究纳入 NIHSS 评分的范围存在差异，其中 MR‐CLEAN 研究为 NIHSS＞2 分，EXTEND-IA 研究未做限定，ESCAPE 研究为 NIHSS＞5 分，SWIFT‐PRIME 研究为 NIHSS≥8 分且≤29 分，REVASCAT 研究为 NIHSS≥6 分。通过对这 5 项研究数据汇总发现，不同 NIHSS 评分段的患者获益类似，但 NIHSS 评分低的患者(≤10 分)获益不确切。因此,美国心脏协会美国卒中协会的指南结合 5 项研究的入选标准,推荐对 NIHSS≥6 分的患者进行取栓治疗,低 NIHSS 评分的患者取栓的风险获益比仍有待进一步评估。

二 发病时间评估

通常缺血性卒中的发病时间可以通过询问患者获得;但 AIS-LVO 患者常常出现失语甚至意识状态改变等情况,需要通过其家属或目击者获得。临床上很多卒中患者无法获悉准确的发病时间,比如醒后卒中、日间发病时间不明的卒中患者等。醒后卒中是指患者在睡眠期间发生的卒中,在清晨或醒来后才被发现,占 14%~24%。与其他形式的卒中不同,醒后卒中因为患者在发病时处于睡眠状态,无法提供确切的发病时间;因此,以患者入睡的时间作为最后正常时间来计算发病时间。日间发病时间不明的卒中患者往往由于患者失语、意识丧失并且无人陪伴等原因造成,对于其他原因而无法明确发病时间的卒中,应详细询问目击者或亲属患者的最后正常时间,以此作为依据推断患者的发病时间。

对于机械取栓治疗的时间窗,MR CLEAN、EXTEND IA 及 SWIFT PRIME 研究都是发病后<6h,ESCAPE 研究为<12h,REVASCAT 研究为<8h。早期 IMS - Ⅲ 研究发现,当以 5h 47min 为治疗时间窗分界时,低于此时间的血管内治疗可能有效;MR - CLEAN 研究将入组时间定为 6h,当以 6h 19min 为治疗时间窗分界时,低于此时间也显示可以取得良好的效果。因此,早期各国指南均将取栓时间窗设定为发病后 6h 内。

ESCAPE 研究在进行严格的影像学筛选后,纳入了 49 例时间窗超过 6h 的患者,通过比较后发现,超时间窗组与<6h 组患者的临床预后差异无统计学意义。以 6~16h 为时间窗的前瞻性、多中心的弥散和灌注成像评估卒中进展研究 3(diffusion and perfusion imaging evaluation for understanding stroke evolution study 3,DEFUSE 3)和以 6~24h 为治疗时间窗的 Trevo 取栓支架治疗临床影像不匹配的睡眠卒中和超时间窗卒中患者的研究(clinical mismatch in the triage of wakeup and late presenting strokes undergoing neurointervention with Trevo,DAWN)均获得阳性结果,扩大了机械取栓治疗的时间窗。DEFUSE 3 研究共计入选 296 例 NIHSS 评分≥6 分、卒中前 mRS 评分为 0~2,伴有 ICA 和/或 MCA 闭塞且 RAPID 软件定量评估显示最大梗死核心≤70 mL 的卒中患者,将其随机分配至机械取栓组和单纯药物治疗组。研究结果显示,机械取栓组 90 d 功能独立比例(mRS 0~2 分)为 45%,显著优于对照组的 17%;提示机械取栓与 90 d 时功能结局的获益明显相关。DAWN 设计为多中心、前瞻性、随机化、开放标签性研究,终点盲法评估;该研究纳入发病 6~24h 前循环大血管闭塞患者,采用 RAPID 后处理平台,量化梗死核心和半暗带体积,评价 Trevo 支架取栓器机械取栓改善临床结局的可能性。由于在进行预设的中期分析时,取栓组较对照组显示出显著优势而提前终止。试验结果显示,在有效性结局方面,机械取栓组神经功能独立(mRS 0~2 分)比例显著优于对照组(49% vs 13%);24h 的症状性出血率和 90 d 死亡率两组间无显著差异。

DAWN 和 DEFUSE 3 两项研究结果,直接改写了美国、加拿大、欧洲等世界多个国家 AIS 治疗指南。2019 版美国心脏协会/美国卒中协会(AHA/ASA)《急性缺血性卒中患者早期管理指南 2019》中指出，发病 6～16 h 的 AIS-LVO 患者，符合 DAWN 或 DEFUSE 3 研究的纳入标准，推荐机械取栓治疗（Ⅰ级推荐，A 级证据）；发病 16～24 h 的 AIS-LVO 患者、符合 DAWN 研究的纳入标准，取栓可能是合理的（Ⅱa 级推荐，B 级证据）。

后循环大血管闭塞，尤其是颅内粥样硬化狭窄基础上的闭塞，其临床表现可能存在较大差异。部分病例起病急骤，患者迅速出现严重意识障碍，甚至出现生命体征不稳定、呼吸及心跳骤停等症状。也有部分病例起病隐匿，患者仅出现非特异性头晕、行走不稳等症状。因此，后循环大血管闭塞的发病时间评估应更加仔细地询问病史，进行综合评估。由于后循环预后往往较差，早期部分中心探索将后循环取栓时间窗设定为 24 h 内。中国基底动脉闭塞血管内治疗试验（basilar artery occlusion Chinese endovascular trial，BAOCHE）对比了机械取栓和标准药物治疗对发病 6～24 h 的急性基底动脉闭塞患者预后的影响，研究结果显示机械取栓组主要疗效终点（90 d mRS 0～3 分）优于对照组。因此，发病 24 h 内的急性后循环大血管闭塞患者，经过临床及影像筛选后，当符合现有循证依据时，推荐血管内取栓治疗。

三　患者发病前情况评估

既往的多项 AIS 相关研究表明，发病前 mRS＞2 分的患者，溶栓后病死率显著增高、住院时间显著延长。2014 年，东欧人群卒中治疗安全管理（safe implementation of treatments in Stroke-Eastern Europe，SITS‐EAST）注册研究对 7 250 例患者进行的综合分析结果显示，与 0 分比较，1 分、2 分及≥3 分的患者溶栓相关症状性出血率相似，但病死率有明显的差别（$OR=1.30$，$95\%CI$：$1.01～1.66$，$P=0.039$；$OR=1.98$，$95\%CI$：$1.37～2.86$，$P＜0.001$；$OR=2.59$，$95\%CI$：$1.53～4.39$，$P＜0.001$）。此类患者，大部分死于长期卧床等并发症。因此，基于上述溶栓研究的结果，各大研究及指南均推荐对于 mRS≤2 分的患者才考虑行动脉取栓。

目前，大多数机械取栓的相关研究均将预期寿命＜90 d 的患者排除在外。预期寿命短并非取栓手术的绝对禁忌证。预期寿命短的患者常伴有恶性肿瘤等疾病，基础状况较差，因此取栓的风险获益不确定，实际工作中需与家属充分沟通。

（张永鑫　张　磊　杨鹏飞）

第二节　实验室评估

实验室评估是 AIS-LVO 诊断和治疗的重要环节。通过实验室检查，可以对患者的病情进行全面、准确的评估，为治疗决策提供依据。急诊术前实验室评估包括血常规、生化检查、凝血功能、心脏功能检查等。血常规可以反映患者的血红蛋白水平、红细胞计数、白细胞计数和血小板计数等，有助于评估患者的贫血、感染和出血倾向等情况。需指出的是，正常人群中的血小板或凝血异常比例极低，不应为了等待血常规或凝血功能结果而延误静脉溶栓治疗和机械取栓。既往明确血液疾病的患者，如原发性血小板减少症等，需要等待血检验结果,以指导静脉溶栓或机械取栓治疗。

凝血功能检查是评估患者出血和栓塞风险的重要手段,包括凝血酶原时间、活化部分凝血活酶时间、纤维蛋白原水平、D-二聚体等。这些检查有助于了解患者的凝血状态,对出血和栓塞风险进行评估,为抗凝和溶栓治疗提供依据。特别是口服抗凝药物的患者,其凝血功能更需特别关注。MR-CLEAN 和 REVASCAT 研究将 INR＞3.0 设为动脉取栓的禁忌证,临床工作中也多以此为参考。

脑组织代谢极其活跃,其主要依赖葡萄糖的有氧氧化提供能量,故其对低糖、缺血和缺氧均极敏感,两者均可引起神经元代谢异常,导致卒中样症状发作。由低血糖导致的假性卒中发作(stroke mimics),约占卒中的 1%,对于此类患者,往往给予补充葡萄糖治疗后症状能有明显的改善,而无需进一步行溶栓或取栓治疗。明确卒中且伴有低血糖时,在急性卒中救治的同时及时纠正低血糖。

目前尚无广泛应用的急性脑梗死的血液标志物。神经损伤是脑梗死的主要临床表现。未来,神经损伤标志物可能可以反映患者的神经损伤程度,对病情评估和预后判断可能有重要的参考价值,需要大规模的临床样本筛选验证。

(张永鑫　张　磊　杨鹏飞)

第三节　影像学评估

一　血管闭塞部位

快速精准地识别颅内大血管病变患者,是顺利开展动脉取栓治疗的关键。最早发表的 5 项临床研究全部针对的是前循环大血管闭塞,包括颈内动脉(ICA)和大脑中动脉(MCA)M1 段的闭塞;其中两项研究纳入了 MCA-M2 段闭塞、一项研究还纳入了大脑前动脉(ACA)A1/A2 段闭塞。HERMES 研究结果显示,取栓治疗能够使 ICA 和 MCA-M1 段急性闭塞患者获益;而对于 MCA-M2 段或前循环其他血管闭塞的患者仅占所有入选病例的 10%左右,从统计学上未证实机械取栓能够使这些部位闭塞的患者获益($OR=1.28$,95% $CI:0.51\sim3.21$)。因此前循环颅内大血管闭塞一般多为颈内动脉颅内段、大脑中动脉 M1 段和大脑中动脉 M2 段近端。

2016 年,Lemmens 等汇总了前瞻性多中心的弥散和灌注加权成像评估卒中研究 2 (diffusion and perfusion imaging evaluation for understanding stroke evolution study 2, DEFUSE 2)、IMS-Ⅲ、Solitaire 装置取栓对急性血管闭塞再通研究(Solitaire FR thrombectomy for acute revascularisation,STAR)、Solitaire 装置与 Merci 装置取栓治疗急性缺血性卒中试验(solitaire with the intention for thrombectomy,SWIFT)的研究结果,分析后发现,针对 160 例 MCA 远端(M2、M3、M4 段)闭塞的患者,机械取栓不获益;而其中 131 例 M2 段闭塞的患者,成功再通患者临床预后优于未成功再通患者($OR=2.2$,95% $CI:1.0\sim4.7$)。Coutinho 等通过汇总 STAR、SWIFT PRIME、SWIFT 的研究数据发

现,纳入研究的 50 例 MCA-M2 段取栓患者与 249 例 M1 段取栓患者相比,血管再通率、症状性颅内出血率、器械相关严重不良事件发生率、90 d 独立生存率(mRS 0～2 分)差异均无统计学意义。2022 年 Saber 等通过多中心、回顾性队列研究分析了美国 11 个卒中中心前循环中等血管闭塞取栓组和药物治疗组的 3 个月功能独立(mRS 0～2 分)(51.7% vs 50.0%;P= 0.78)、良好预后(mRS 0～1 分)(38.4% vs 31.7%;P= 0.25)、死亡率(18.7% vs 11.3%;P= 0.15)差异均无统计学意义。2022 年 ANGEL-ACT 注册登记研究的亚组分析显示,在调整混杂因素后,中等血管闭塞组和大血管闭塞组的 90 d mRS 分布[3(0～4)vs 3(0～5),OR= 1.00,95% CI:0.73～1.38,P= 0.994]、症状性颅内出血率(4.8% vs 8.9%;OR= 0.59,95% CI:0.26～1.34,P= 0.205)、再通成功率(89.8% vs 89.7%;OR= 1.00,95% CI:0.51～1.93,P= 0.992)相似。上述文献结果表明,急性中等血管闭塞可以考虑进行血管内治疗,但需要评估中等血管闭塞治疗的风险-收益比。目前针对中等血管闭塞的临床随机对照研究正在进行中。总体而言,中等血管取栓的效果和安全性随着血管内治疗技术的进步和取栓器械的改进而逐年增加。

对于急性后循环闭塞患者进行血管内治疗的疗效评估,目前已完成 4 项 RCT 研究,分别为基底动脉闭塞取栓与标准内科治疗对比(acute basilar artery occlusion:endovascular interventions vs standard medical treatment,BEST)研究、基底动脉急性闭塞国际合作研究(treatment and outcomes of acute basilar artery occlusion in the basilar artery international cooperation study,BASICS)、急性基底动脉闭塞血管内治疗临床(endovascular treatment for acute basilar-artery occlusion,ATTENTION)研究和 BAOCHE 研究;上述研究结果不尽相同。BEST 研究(42% vs 32%)和 BASICS(44.2% vs 37.7%)均未发现血管内取栓治疗发病 6～8 h 内的急性基底动脉闭塞患者 90 d mRS 评分 0～3 分的比例优于药物治疗。ATTENTION 研究纳入 340 例发病 12 h 内基底动脉闭塞所致急性脑梗死患者,按照 2∶1 的比例随机分配至血管内治疗组和对照组,血管内治疗组 90 d 内到达较好神经功能预后(mRS 0～3)患者比例显著优于药物治疗[46% vs 23%,校正后相对风险(adjusted relative risk,aRR)2.1,95% CI:1.5～2.9]。在所有次要结局中,取栓治疗组也有显著的优势。其中,取栓治疗组相较对照组在 90 d mRS 校正共同比值比(adjusted common odds ratio,acOR)达到 2.9(95% CI:1.8～4.5),90 d 功能独立(mRS 0～2)的比值比达到 3.2(95% CI:1.8～5.5),获益可与前循环血管内治疗相仿。此外,血管内治疗组还显示出更低的 90 d 死亡风险(37% vs 55%)。BAOCHE 对比了机械取栓和标准药物治疗对发病 6～24 h 的急性基底动脉闭塞患者预后的影响。研究结果显示,对于发病在 6～24 h 之间的急性基底动脉闭塞卒中患者,尽管取栓组有更高比例的症状性颅内出血发生率以及操作相关并发症发生率,取栓组和对照组分别有 46% 和 24% 的患者达到主要疗效终点(90 d mRS 0～3 分),两组之间具有显著统计学差异(校正风险比 1.81;95% CI:1.26～2.60,P<0.001);表明取栓组患者 90 d 获良好功能预后(定义为 mRS 0～3 分)的比例仍显著高于对照组。

因此,目前机械取栓治疗 AIS 不仅仅局限于前循环颅内大血管闭塞(ICA 颅内段、MCA-M1 段、M2 段近端),还包括前循环中等血管闭塞(大脑前动脉、MCA-M3/4 段等)及后循环大血管闭塞（椎动脉、基底动脉）。

二　梗死核心体积评估

梗死核心是缺血后发生不可逆性损伤的脑组织，DAWN 和 DEFUSE 3 研究中使用的梗死核心定义为与正常脑组织相比，脑血流量下降至正常脑组织血流量 30% 以下的区域，在 NCCT 上显示为低密度区。梗死核心的大小与患者的临床预后密切相关，梗死核心越小，患者预后良好的可能性越大。有文献报道，与急性缺血性卒中患者良好预后相关的预测指标是梗死核心体积，而不是缺血半暗带。同时，评估梗死核心也可预测血管内治疗出现并发症的风险。因此，准确评价梗死核心有助于筛选出适合血管内治疗的卒中患者。目前，评价梗死范围的参数主要有梗死总体积和 Alberta 卒中计划早期 CT 评分（Albert a stroke program early CT score，ASPECTS）；评价可挽救脑组织范围的参数有半暗带总体积、总缺血范围与梗死核心的比例等。

目前发病 6 h 内最常用的评价梗死体积的指标为基于平扫 CT 的 ASPECTS 评分，多数研究采用 ASPECTS 评分 >6 分作为取栓的适应证。MR CLEAN 研究的后期亚组分析也发现，ASPECTS 评分 5～7 分与 8～10 分疗效相当，而 0～4 分患者取栓后疗效不佳。此外，也有研究采用梗死范围 <1/3MCA 供血区域和梗死总体积 <70 mL 作为取栓的适应证。

对于发病超过 6 h 患者，DAWN 和 DEFUSE 3 研究通过 MRI DWI 上的梗死区域或 CTP 局部脑血流量降低 30% 以上来计算梗死体积，DAWN 研究允许入组的最大梗死体积为 51 mL；DEFUSE 3 研究在符合错配比基础上，允许入组的最大梗死体积为 70 mL。当无法进行灌注评估时，在明确大血管闭塞后，DWI 序列上显示梗死核心体积 <25 mL 也可作为适合取栓的标准。

自 2018 年德国 Thomalla 教授牵头的大梗死核心和超时间窗卒中取栓治疗的有效性和安全性（TENSION）研究注册后，已有多项针对大核心梗死取栓的 RCT 陆续完成。2022 年 4 月，《新英格兰医学杂志》发表了日本急性大核心梗死血管内治疗试验（RESCUE-Japan LIMIT），目的在于评估大血管闭塞导致的大面积梗死（定义为 ASPECTS 评分 3～5 分）患者，与单独药物治疗相比血管内治疗联合药物治疗的疗效。RESCUE-Japan LIMIT 主要纳入了发病 24 h 内（发病 6 h 内无需 MRI 检查；6～24 h 需要 MRI 检查且 Flair 序列无异常）基于 MRI 或者 CT 判读的 ASPECTS 评分 3～5 分的急性颈内动脉颅内段、大脑中动脉 M1 段/M2 段闭塞的患者。术后 90 d 随访发现：血管内治疗组的 mRS 0～3 分的患者比例为 31.0%，明显高于药物治疗组（12.7%）（RR= 2.43，95% CI：1.35～4.37，P= 0.002）。血管内治疗组 31.0% 的患者和内科治疗组 8.8% 的患者在 48 h 的 NIHSS 评分至少降低了 8 分（RR= 3.51，95% CI：1.76～7.00）；任何颅内出血发生率分别为 58.0% 和 31.4%（P< 0.001）。该研究表明，对于经过严格筛选、发病 24 h 内的大核心梗死（ASPECTS 计分 3～5 分）患者，血管内治疗的效果优于药物保守治疗。

2023 年，3 项大核心梗死取栓 RCT 研究相继发表：ANGEL-ASPECT、SELECT2 和 TENSION 研究。ANGEL-ASPECT 主要纳入了发病 24 h 内（从最后看起来正常计算）平扫 CT ASPECTS 评分 3～5 分,对梗死核心体积没有限制;发病 24 h 内平扫 CT ASPECTS 评分 0～2 分并且梗死核心介于 70～100 mL;或者发病 6～24 h 平扫 CT ASPECTS 评分≥5 分并且梗死核心体积介于 70～100 mL。SELECT2 研究影像筛选标准包括:颈内动脉(颈段或颅内段)或/和 MCA-M1 段闭塞的急性缺血性卒中;平扫 CT 上大缺血核心(ASPECTS 评分 3～5 分)或 CT 灌注上估计缺血核心(定义为,RAPID 上相对 CBF＜30%)体积≥50 mL;或 ADC 值＜620×10^6 mm^2/s 体积≥50 mL 时缺血核心体积未设置上限。TENSION 研究仅基于平扫 CT 和 CTA 筛选患者:发病 12 h 内、ASPECTS 评分 3～5 分的急性前循环大血管闭塞。三项 RCT 研究结果均提示血管内治疗获益。

2024 年 2 月,国际卒中大会公布了 TESLA 研究 1 年随访结果。该研究主要的纳入标准包括:伴有颅内 ICA 或 MCA-M1 段闭塞的急性缺血性卒中患者,且 NIHSS 评分≥6 分;基于 NCCT 评估的 ASPECTS 评分为 2～5 分,结果显示:血管内治疗组 1 年时的 uw-mRS(效用加权 mRS)明显优于最佳药物治疗组[(3.654±0.217) vs (2.776±0.172)](治疗获益 1.175,95% CI:0.42～1.928,P=0.999,超过了既定的 0.975 标准);1 年的功能独立性(mRS 0～2 分):血管内治疗组 22%,最佳药物治疗组为 6%,P＜0.001。2024 年 5 月,LASTE 研究结果发表,其影像纳入标准为基于 CT 或 MRI 评估的 ASPECTS 评分 0～5 分(80 岁以上的患者为 ASPECTS 评分 4～5 分)的前循环大血管急性闭塞;结果显示,血管内治疗组患者的 90 d mRS 分布显著优于单纯药物治疗组。相较于此前的大核心梗死患者血管内治疗试验,LASTE 研究的纳入了较多极大核心梗死(ASPECTS 评分≤2 分)患者。

综合以上 6 项大型 RCT 研究结果,大核心梗死患者接受血管内治疗比单独药物治疗有更好的功能结局。因此,日后对于缺血核心的限定越来越少;越来越多的患者能够接受血管内治疗。

三　侧支循环和缺血半暗带

脑侧支循环是指当大脑的供血动脉严重狭窄或闭塞时,血流通过其他血管(侧支或新形成的血管吻合)到达缺血区,从而使缺血组织得到不同程度的灌注代偿。既往多项研究证明了侧支循环的重要性,MR-CLEAN、IMS Ⅲ 亚组分析显示,侧支循环良好与取栓预后密切相关。ESCAPE 研究采用多时相 CTA 的侧支循环评估系统作为入组患者的影像筛选方案,排除侧支循环较差的患者。对拟行血管内治疗的急性缺血性卒中患者,推荐完成代偿相关血管的脑血管造影,评估基线侧支循环状态,可应用美国介入和治疗神经放射学学会/美国介入放射学学会(American Society of Interventional and Therapeutic Neuroradiology/Society of Interventional Radiology,ASITN/SIR)侧支分级系统,协助预测血管内治疗的风险和获益。数据表明,ASITN/SIR≤1 级的患者取栓治疗临床预后不佳。也可在治疗前对患者进行多时相 CTA 检查评估侧支循环的代偿程度,以进行危险度分层。对于评估侧支循环的分级量表,目前尚无统一的评估体系,各种评估量表的预测价值、信度和效度仍需进一步验证。荷兰血管内治疗对比非血管内治疗在 CTA 上存在脑侧支循坏且发病 6～24 h 的缺血卒中(endovascular treatment versus no endovascular treatment after 6 to

24h in patients with ischaemic stroke and collateral flow on CT angiography，MR CLEAN-LATE)研究结果提示，单纯基于 CTA 上存在的侧支循环来筛选晚时间窗的急性前循环近端大血管闭塞患者进行血管内治疗是安全且有效的。

缺血半暗带是脑梗死核心病灶周围由于脑血流灌注不足而导致神经功能受损的脑组织，但其仍可维持正常的细胞电活动。急性大血管闭塞后脑组织的缺血区从外向内依次为：①良性缺血区：可自行恢复功能的区域；②缺血半暗带区：除非积极有效地治疗，否则将进展为不可逆损伤的区域，是临床治疗及研究的焦点；③梗死核心区：梗死核心和缺血半暗带体积对临床预后有独立的预测作用，在伴有大的半暗带体积时，血管再通治疗具有特别重要的作用。灌注影像学检查中，将脑血流达峰时间（Tmax）＞6 s 的区域体积定义为低灌注体积；与正常脑组织相比脑血流量下降超过 30% 的区域定义为梗死核心；而低灌注体积与梗死核心体积差值定义为不匹配量；而低灌注体积与梗死核心体积比值定义为不匹配率。EXTEND-IA、REVASCAT、SWIF T PRIME 和 DEFUSE 3 等研究均采用缺血半暗带的概念筛选入组患者。DEFUSE 3 研究要求缺血区/梗死区体积比≥1.8，缺血区与梗死区错配体积＞15mL，即可挽救的脑组织体积在 15 mL 以上。因此，对于经筛选发病 6h 以内、ASPECTS 评分＜6 分、拟接受紧急再灌注治疗的患者，或发病超过 6h、拟接受紧急再灌注治疗的患者，建议完成 CT 灌注检查以明确梗死核心区和缺血半暗带体积。对于无法完成CT 灌注的卒中中心，可根据 CTA 源图像进行梗死核心和缺血半暗带的判断，也可通过头颅磁共振弥散加权成像、磁共振血管成像及灌注加权成像方案进行术前评估。

基于以上影像评估方法，与单纯的发病时间窗相比，通过评估梗死核心和可挽救的缺血性脑组织的组织窗可以更准确地筛选血管内治疗的适宜人群。如果没有可以挽救的缺血半暗带，血管开通不仅无效还可能增加高灌注的风险。组织错配是指灌注不足和梗死核心之间的病灶体积差（即不匹配），是存在可挽救脑组织体积的替代标记。目前，常用的不匹配主要有 PWI-DWI 不匹配、灌注成像不匹配、临床症状-梗死核心区不匹配、DWI-FLAIR 不匹配和临床症状-ASPECTS 评分不匹配。组织错配是进行机械取栓的前提，也是患者能否从中获益的关键。

随着临床研究的开展，临床医生对于疾病的认识不断完善和更新，AIS-LVO 治疗中的热点和难点正在逐步解决、越来越多的循证医学证据用于指导临床实践、机械取栓治疗的适应证不断扩展，越来越多的患者因此而获益。

（张永鑫　张　磊　杨鹏飞）

·参考文献·

［1］《中国脑卒中防治报告 2021》编写组，王陇德.《中国脑卒中防治报告 2021》概要［J］.中国脑血管病杂志，2023，20(11)：783-793.

［2］BENDSZUS M，FIEHLER J，SUBTIL F，et al. Endovascular thrombectomy for acute ischaemic stroke with established large infarct：multicentre, open-label, randomised trial［J］. Lancet，2023，402(10414)：1753-1763.

［3］COSTALAT V，JOVIN T G，ALBUCHER J F，et al. Trial of thrombectomy for stroke with a large infarct of unrestricted Size［J］. N Engl J Med，2024，390(18)：1677-1689.

［4］GOYAL M，MENON B K，VAN ZWAM W H，et al. Endovascular thrombectomy after large-vessel ischaemic stroke：a meta-analysis of individual patient data from five randomised trials［J］. Lancet，2016，387(10029)：1723－1731.

［5］ HELDNER M R，ZUBLER C，MATTLE H P，et al. National Institutes of Health stroke scale score and vessel occlusion in 2152 patients with acute ischemic stroke［J］. Stroke，2013，44(4)：1153－1157.

［6］ HUO X，MA G，TONG X，et al. Trial of endovascular therapy for acute ischemic stroke with large infarct ［J］. N Engl J Med，2023，388(14)：1272－1283.

［7］ JOVIN T G，CHAMORRO A，COBO E，et al. Thrombectomy within 8 hours after symptom onset in ischemic stroke［J］. N Engl J Med，2015，372(24)：2296－2306.

［8］ KARLINSKI M，KOBAYASHI A，CZLONKOWSKA A，et al. Role of preexisting disability in patients treated with intravenous thrombolysis for ischemic stroke［J］. Stroke，2014，45(3)：770－775.

［9］ LANGEZAAL L，VAN DER HOEVEN E，MONT'ALVERNE F，et al. Endovascular therapy for stroke due to basilar-artery occlusion［J］. N Engl J Med，2021，384(20)：1910－1920.

［10］ LIU X，DAI Q，YE R，et al. Endovascular treatment versus standard medical treatment for vertebrobasilar artery occlusion (BEST)：an open-label，randomised controlled trial［J］. Lancet Neurol，2020，19(2)：115－122.

［11］ PHIPPS M S，CRONIN C A. Management of acute ischemic stroke［J］. BMJ，2020，368：l6983.

［12］ POWERS W J，RABINSTEIN A A，ACKERSON T，et al. Guidelines for the early management of patients with acute ischemic stroke：2019 update to the 2018 guidelines for the early management of acute ischemic stroke：a guideline for healthcare professionals from the American Heart Association/American Stroke Association［J］. Stroke，2019，50(12)：344－418.

［13］ SARRAJ A，HASSAN A E，ABRAHAM M G，et al. Trial of endovascular thrombectomy for large ischemic strokes［J］. N Engl J Med，2023，388(14)：1259－1271.

［14］ SMITH E E，KENT D M，BULSARA K R，et al. Accuracy of prediction instruments for diagnosing large vessel occlusion in individuals with suspected stroke：a systematic review for the 2018 Guidelines for the Early Management of Patients With Acute Ischemic Stroke［J］. Stroke，2018，49(3)：111－122.

［15］ TAO C，NOGUEIRA R G，ZHU Y，et al. Trial of endovascular treatment of acute basilar-artery occlusion ［J］. N Engl J Med，2022，387(15)：1361－1372.

［16］ THE L. Stroke-acting FAST at all ages［J］. Lancet，2018，391(10120)：514.

［17］ YOSHIMURA S，SAKAI N，YAMAGAMI H，et al. Endovascular therapy for acute stroke with a large ischemic region［J］. N Engl J Med，2022，386(14)：1303－1313.

第三章

急性大血管闭塞性缺血性卒中介入治疗策略

第一节　机械取栓通路建立

急性大血管闭塞性缺血性卒中介入取栓操作一般选择股动脉穿刺入路；存在股动脉穿刺禁忌证或不适宜行股动脉穿刺时，如股动脉或髂动脉慢性狭窄/闭塞、未治疗的主动脉或主动脉弓夹层、困难主动脉弓型或血管异常扭曲通路建立困难、先天性血管变异等，可以选择上肢动脉穿刺或颈动脉穿刺建立通路。不同手术路径耗材选择可能会存在一定差异，但取栓通路建立一般都遵循"同轴系统"的原则。

➊　路径选择

1. 股动脉穿刺

股动脉穿刺作为机械取栓的首选入路广泛应用于临床实践。取栓耗材的设计和改进大多数都是为了适应股动脉入路的需求。股动脉穿刺一般以右侧股动脉为主。股动脉或髂动脉严重硬化狭窄或闭塞、腹主动脉或主动脉弓明确的未治疗的动脉夹层或夹层动脉瘤、主动脉弓血管成形术后等情况导致经股动脉穿刺入路困难时，需要更换为上肢动脉穿刺、经皮颈动脉穿刺或切开颈动脉穿刺置管等。

2. 上肢动脉穿刺

上肢动脉穿刺首选桡动脉，其次可选择的动脉包括肱动脉、腋动脉等。上肢动脉穿刺入路可以避免股动脉穿刺相关的腹膜后血肿等并发症，同时术后不需要严格制动、卧床，降低深静脉血栓发生率。桡动脉穿刺一般多选择腕横纹以上 2 cm 处桡动脉搏动最强部位。行桡动脉穿刺前，必须要进行 Allen 实验。Allen 试验阴性，可以穿刺；Allen 试验阳性，表明尺动脉和桡动脉间侧支循环不良，不适合做桡动脉穿刺。为了避免常规桡动脉穿刺部位导致的缺血并发症，远桡动脉穿刺成为有效的替代穿刺点，不受 Allen 试验的影响。当 Allen 试验阳性、远桡动脉穿刺亦受限时，可以选择肱动脉或腋动脉作为上肢动脉穿刺的替代穿刺点。

近年来，经桡动脉穿刺入路行脑血管介入治疗成为热点，并因此研发出多款经桡动脉穿刺入路的导管、提出多种经桡动脉介入治疗策略及技术，并发布了经桡动脉行介入手术的中国专家共识。经桡动脉穿刺行机械取栓弥补了股动脉穿刺入路的不足，提高复杂主动脉弓型取栓的成功率。然而，由于急性大血管闭塞机械取栓术中不确定性多，目前经桡动脉入路行机械取栓非首选入路。

3. 颈动脉穿刺

当常规股动脉或上肢动脉穿刺行颈内动脉取栓通路建立失败、或不适宜行股动脉或上肢动脉穿刺入路时，如存在复杂主动脉弓、主动脉弓夹层/支架植入后、颈总动脉全程闭塞、血管异常扭曲导管超选困难或严重动脉粥样硬化等，可选择颈动脉穿刺入路（图 3-1）。颈动脉穿刺成功置入 6F 穿刺鞘后，需要将穿刺鞘和皮肤缝合固定，防止术中导管脱落。直接颈动脉穿刺或 B 超引导下颈动脉穿刺困难时，可考虑行颈部软组织切开后直视下穿刺置管，即复合手术。

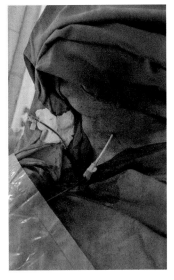

图 3-1　左侧颈总动脉穿刺示例

二　同轴系统建立

临床实践证明，同轴系统在急诊介入取栓操作中优势明显：可以为取栓操作提供稳定的支撑、保证导管导丝快速到达靶病变部位、为实施各种取栓技术提供条件。同轴系统组成包括穿刺短鞘、导引导管、中间导管、微导管及微导丝等（图 3-2）。

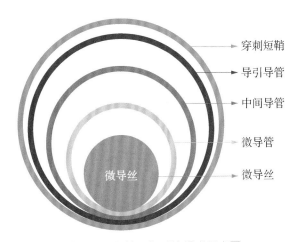

图 3-2　同轴操作系统组成示意图

（图中标注）
穿刺短鞘
导引导管
中间导管
微导管
微导丝

1. 穿刺短鞘

穿刺短鞘为"同轴系统"最外层通路，一般选 8F 穿刺短鞘，基本可以满足临床常用 8F 导引导管、球囊导管（balloon guide catheter，BGC）或 6F 长鞘通过。使用第一代 MERCI BGC 时，穿刺短鞘需要选用大一型号，即：8F BGC 需要选用 9F 穿刺短鞘、9F BGC 需要选用 10F 短鞘。目前第一代 MERCI BGC 已被其改进型的第二代 BGC 替代，统一为 8F BGC，适用于 8F 穿刺短鞘并兼容 5F 或 6F 中间导管通过。

2. 导引导管

导引导管为"同轴系统"第二层通路，为机械取栓的支撑通路，是取栓通路建立成功与否的关键。前循环大血管闭塞机械取栓导引导管一般选择 8F（外径），其内径一般为 0.088～0.091 in，可以满足目前临床上所有 5F 或 6F 中间导管通过。BGC 由于近端球囊阻断后可以有效减少前向血流、降低血栓脱落异位栓塞风险从而减少手术时间、提高手术效率，因而替代常规 8F 导引导管广泛应用于前循环大血管闭塞机械取栓通路建立。部分国产 BGC 在兼容性上存在一定的差异，在选用中间导管时需要仔细核对其外径尺寸是否满足 BGC 内径。由于 BGC 自身设计缘故，不建议用于复杂主动脉弓型、迂曲路径血管通路建立。此外，后循环大血管闭塞介入取栓，由于椎动脉较细或扭曲，BGC 应用受限。

随着材料和工艺改进，6F 长鞘因其头端柔软设计、弓上支撑加强、亲水设计减少血管摩擦阻力、内径增大等优点广泛应用于机械取栓临床实践，适用于所有前、后循环近端大血管闭塞和或中等血管闭塞机械取栓通路建立。6F 长鞘和 8F BGC（后循环除外）目前成为取栓通路建立的首选。而且，在股动脉入路受限需要更换为上肢动脉穿刺入路时，6F 长鞘亦可作为首选通路导管。

3. 中间导管

中间导管是颅内支撑导管、远端通路导管及抽吸导管的统称，其作为"同轴系统"的第三层通路，是成功实施各种支架取栓技术或抽吸取栓技术的关键。术者根据临床经验、靶血管条件、首选取栓技术等选择适宜的中间导管。近端大血管闭塞机械取栓首选 6F 或 5F 中间导管；中等血管闭塞机械取栓多选择 5F 或更小直径的导管。复杂血管路径取栓时，需要根据血管条件选择相对容易到位的中间导管。不同类型、品牌的通路导管或抽吸导管，性能也存在一定的差异，主要表现在与长鞘或 BGC 的适配性、柔顺性、通过性及抗折性等。因此术者在选择导管前需要熟悉每一款中间导管的参数及性能、个体化选择适宜的通路导管，提高机械取栓效率。

此外，术前病因初步判定对于导管选择有直接影响。明确或怀疑栓塞性质的血管闭塞时，宜选用长度为 125、130 或 132 cm 的中间导管；术前高度怀疑颅内动脉粥样硬化狭窄闭塞、术中预计应用球囊扩张时，建议首选长度相对较短的中间导管（如 105、115 cm 等），避免因中间导管长度过长、球囊因长度不足难以输送至靶病变部位。随着颅内快速交换球囊逐步应用于临床，使用快速交换球囊可以不受中间导管长度的限制。但是，对于迂曲路径血管，快速交换球囊因其输送杆材质限制，往往到位困难，尤其是当中间导管距离靶病变位置较远时。

为了提高中间导管与血栓的接触面积、提高机械取栓一次成功率，新型斜面头端导管逐步应用于临床取栓。文献报道表明，与常规平头抽吸导管或远端通路导管相比，新型斜面头端导管机械取栓效率明显提升，且未增加不良事件。

随着材料改进、理念更新，更大直径的中间导管开始用于大血管闭塞机械取栓，如内径为 0.088 in 的抽吸导管。文献报道表明，超大口径抽吸导管对于大负荷血栓效果显著，一次取栓血管成功再通率明显提高。超大口径抽吸导管取栓可能会成为日后机械取栓发展的热点。

4. 微导管、微导丝

微导管、微导丝为"同轴系统"第四层通路，为超选靶血管闭塞段、辅助中间导管到达靶病变、释放取栓支架的关键。微导管一般选择内径为 0.021 in，基本可以满足目前临床常用的取栓支架释放。对于中等血管闭塞或释放小直径的取栓支架时，可以选择 0.017 in 的微导管。随着耗材及技术的改进，一些大口径的取栓支架亦可以经 0.017 in 微导管释放。微导管长度一般在 150～155 cm；对于迂曲血管、使用较长的中间导管时，宜选择长度相对较长的微导管，避免因微导管长度不够支架释放不到位或选择受限。

微导丝一般选择头端柔软、扭控性好、易塑形且耐疲劳的微导丝。微导丝塑形以术者操作习惯为主，"J"形或单弯。对于大动脉粥样硬化狭窄性病变，术中需要行球囊扩张术或支架成形术时，需要交换 300 cm 微导丝。

随着以"Fastunnel"为代表的球囊微导管研发成功并应用于血管内介入治疗临床实践；因其可以减少多次更换微导丝和微导管的过程，在颅内动脉粥样硬化狭窄介入治疗中优势明显，实现"零交换"，缩短手术时间、提高手术效率。但在急性大血管闭塞性缺血性卒中机械取栓中的应用仍需要进一步临床研究证实其疗效及安全性。

通路成功建立后，快速超选至靶血管病变近端，术者根据拟定的取栓策略，选择适宜的取栓技术进行取栓操作，快速再通血管、恢复再灌注。

（邢鹏飞　张永巍）

第二节　机械取栓技术

机械取栓技术自 MERCI 取栓系统开始，经历了 4 个阶段，包括标准取栓技术（BGC 联合 MERCI 取栓系统）、Penumbra 抽吸系统（小口径的 Penumbra 抽吸导管）、支架取栓技术（第二代取栓支架为代表）和抽吸取栓技术（以大口径抽吸导管为代表）。支架取栓技术和抽吸取栓技术疗效已被多项随机对照研究证实，并被各国指南以最高等级推荐为机械取栓的一线技术。随着第三代取栓支架以及更大口径、更易到位的抽吸导管应用于临床实践，取栓效率不断提升。同时，在支架取栓技术和抽吸取栓技术基础上，结合不同的手术耗材和术中操作细节，衍生出许多有一定临床指导价值的新技术、新名称，比如 Solumbra 技术、TRAP 技术、SWIM 技术、BADDASS 技术、CAPTIVE、PROTECT 技术等。这些技术操作扩展和丰富了机械取栓操作，在一定程度上提高了机械取栓的一次成功再通率和最终血管再通率，为改善患者临床预后创造条件。本节重点介绍支架取栓技术（stent-retriever thrombectomy technique）、抽吸取栓技术（direct aspiration first pass technique，ADAPT）和联合取栓技术。

➊ 支架取栓技术

（一）概述

FDA 于 2012 年批准了 Solitaire FR 和 Trevo Pro 支架型取栓器应用于临床。2015 年 MR CLEAN 研究发表在《新英格兰医学杂志》，该研究结果表明：发病 6 h 内的前循环急性大血管闭塞性缺血性卒中，血管内治疗组患者的血管成功再通率及 90 d 良好预后（mRS 0～2 分）比例均明显高于药物治疗组。该研究血管内治疗组 97% 患者使用了支架型取栓器；这是第 1 项取得阳性结果的急性缺血性卒中血管内治疗研究，表明支架取栓可以显著获益。同年发表的 SWIFT - PRIME、ESCAPE、EXTEND-IA、REVASCAT 等 4 项多中心随机对照研究及 5 项研究的荟萃分析同样也均证实了使用可回收支架型取栓器行血管内治疗可以明显提高闭塞血管的再通率、改善 90 d 临床预后。2018 年，美国 AHA/ASA 发布的急性缺血性卒中管理指南中，将血管内治疗以最高等级推荐为前循环急性大血管闭塞性缺血性卒中的首选治疗策略。随着 DAWN 和 DEFUSE 3 研究结果发表，血管内治疗的时间窗扩展到 24 h。

目前临床使用的支架型取栓器以激光雕刻支架为主，除激光雕刻支架型取栓器外，可调节型支架型取栓器（如 Tiggertriever 等）也逐步应用于临床，并表现出与激光雕刻支架型取栓器相似的取栓效果。支架型取栓器根据其设计特征分为：开环支架、闭环支架和半开环支架；有无效头端和无无效头端；全程显影、远端显影、导丝显影和节段显影；可调节型和不可调节型；单层设计和双通道设计；远端保护网篮和无远端保护设计等。不同类型的支架型取栓器在支架输送、释放及回收过程中要求不同，术者需要根据微导管超选位置选择适宜的支架型取栓器及适宜的取栓策略。通常情况下，支架型取栓器需要经 0.021 in 及以上的微导管释放，对于血管扭曲或严重动脉粥样硬化重度狭窄的病例，0.021 in 及以上的微导管有时通过困难。随着国产支架型取栓器应用于临床，不仅型号更丰富、部分支架型取栓器可以通过 0.017 in 的微导管进行释放，可以满足困难血管以及中等血管闭塞机械取栓需求，扩展了支架取栓靶血管的治疗范围。

目前临床常用的支架取栓技术为支架取栓联合中间导管抽吸取栓。根据使用支架型取栓器类型以及是否使用 BGC，临床实践中手术操作细节略有差异；但基本操作流程大致相仿，包括微导管超选、释放支架、回收支架、连接负压抽吸等。

（二）支架取栓操作流程

1. 微导管超选

使用支架取栓器取栓时，在取栓通路建立后首先使用微导丝（塑"J"形或单弯，根据术者操作习惯）将微导管超选至靶病变以远，撤出微导丝后经微导管造影确认是否位于靶病变以远正常血管腔内。微导管超选位置一般距离靶血管闭塞段远端 10 mm 以上，保证有足够长度释放支架，尤其是选用有无效头端的支架型取栓器时（一般无效头端长度约 10 mm）。微导管造影确认位置后，用肝素水冲洗微导管，减少因造影剂导致的支架型取栓器在微导管内输送阻力。

2. 释放支架型取栓器

支架型取栓器经微导管输送至靶血管病变段后，定位、释放支架。支架型取栓器输送定位以其有效工作段完全覆盖闭塞段为宜；对于长节段病变或大负荷血栓，推荐以闭塞段远端作为释放定位。支架型取栓器定位后，释放同轴系统张力，避免支架释放过程中因张力变化导致微导管或支架型取栓器移位。根据所选支架的特征，在靶病变部位释放支架时可以做适当地"推挤""推拉"或自然释放等使支架充分与血栓接触、嵌合，提高一次取栓血管成功再通率。支架型取栓器释放后，经中间导管造影明确靶血管是否恢复前向血流。

3. 回收支架型取栓器

支架释放后静置 3～5 min，使支架与血栓充分嵌合。而后将中间导管跟进至靶病变近端,同时回撤支架型取栓器及微导管至中间导管内;也可以预先将微导管沿支架输送杆撤出体外,有利于取栓支架回撤时中间导管内预留更大的空间,称为"裸支架"技术。若支架回撤中间导管时无明显阻力,则将支架直接经中间导管撤出体外;若支架回撤时有明显阻力,表明血栓已经嵌合进支架内且卡在中间导管头端,则同时将中间导管及支架型取栓器匀速回撤至长鞘或 BGC 内。使用 BGC 作为导引导管时,回撤支架及中间导管前应充盈 BGC 球囊阻断或减少前向血流。

当支架型取栓器撤出体外后,首先观察支架型取栓器上是否有血栓取出;同时回抽导引导管,确认是否通畅。确认导引导管回血通畅后,造影明确靶血管是否再通、再通等级及有无远端栓塞。若血管成功再通,结束手术;若血管部分再通或仍闭塞,重复上述操作。示例见图 3-3。

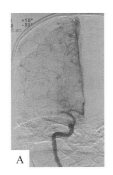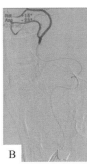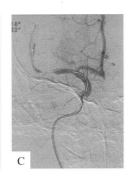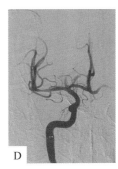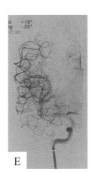

图 3-3 支架取栓操作示例

注:A. 造影提示右侧大脑中动脉 M1 段闭塞,大脑前动脉通过软膜血管代偿供血;B. 微导管超选至闭塞段以远,造影确认位于正常管腔内;C. 释放取栓支架,支架有效段覆盖血栓,支架释放后前向血流恢复;D、E. 一次取栓后血管成功再通。

🔴 二 抽吸取栓技术

2014 年 Turk 等描述了使用 Penumbra-5MAX 导管直接抽吸颈内动脉或大脑中动脉 M1 段血栓,首次将该技术命名为直接抽吸一次再通技术,即 ADAPT 技术。文献报道表明,直接应用 ADAPT 技术一次取栓使 75% 的闭塞血管成功开通,从腹股沟穿刺到实现 TICI≥2b 血管再通平均时间仅为 28.1 min。目前抽吸导管的设计追求柔顺性与大口径的平衡,能通过迂曲的血管顺利抵达血栓部位直接抽吸,管腔越大,血栓抽吸效率越高。

临床实践中当使用中间导管时,若能直接抵达血栓部位,可以直接抽吸取栓。抽吸装置可以是大毫升注射器手动抽吸,也可以使用专用抽吸泵。相较于支架取栓技术,ADAPT 技术在操作流程上相对简单。然而,不同术者对 ADAPT 技术理解和掌握程度不同,临床使用取栓效率不一。因此,规范的临床操作对于提高 ADAPT 技术取栓成功率十分必要。

1. ADAPT 技术一般操作流程(图 3-4)

同轴系统建立后,路图下,微导管微导丝辅助抽吸导管超选至靶病变段近端;微导管微导丝不穿过闭塞段,以防微导管微导丝通过闭塞段时血栓移位或小的栓子脱落导致远端血管流域异位栓塞。抽吸导管到达路图下的闭塞段近端时,连接负压抽吸(大容量注射器手动抽吸或连接抽吸泵,抽吸泵负压一般以 1 个标准大气压值为宜);在持续负压抽吸下,跟进抽吸导管接触血栓。抽吸导管接触血栓后保持前向张力,同时回撤微导管微导丝;抽吸导管在持续负压抽吸及微导管微导丝回撤时产生的反向作用下会进一步向前移动充分接触血栓核心。将微导管微导丝撤出体外后,抽吸装置直接连接抽吸导管持续负压抽吸。持续负压抽吸 90s 后回撤抽吸导管,注意观察抽吸导管回血情况。若抽吸导管离开闭塞段无回血,表明血栓已经抽吸进导管内,则在持续负压抽吸下将抽吸导管缓慢回撤至导引导管及体外。若抽吸导管离开抽吸部位时有通畅的回血,表明未抽吸住血栓或血栓负荷较小已经被抽吸出体外,此时应适当前跟抽吸导管再次接触路图下闭塞段。若此时回血通畅,表明血栓已抽吸至体外,将导管回撤至闭塞段近端注射器回抽确认导管内通畅后,经抽吸导管造影明确靶血管是否再通。若再次接触闭塞段后仍无回血,表明再次抽吸住血栓部位,可能血栓质地较韧普通负压抽吸无法完全抽吸住血栓,此时应更换较大吸力的抽吸装置,继续重复上述操作。当抽吸导管回撤至导引导管头端时,导引导管接负压持续抽吸,以防大负荷血栓或质韧血栓卡在导引导管头端发生血栓脱落。当使用 BGC 作为导引导管时,回撤抽吸导管前应充盈BGC 球囊,阻断或减少前向血流。抽吸导管回撤至体外后,确认导引导管通畅后造影明确靶血管是否成功再通;若未成功再通,则需要重复上述操作流程,或更换取栓技术、耗材等。

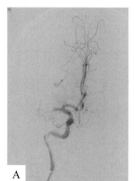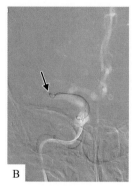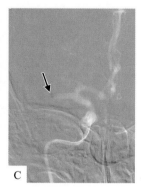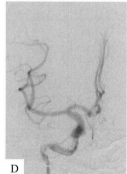

图 3 - 4 抽吸取栓操作示例

注:A. 脑血管造影提示右侧大脑中动脉 M1 段闭塞;B. 微导丝塑"J"形超选至闭塞段近端,不越过闭塞段;C. 抽吸导管路图下超选至闭塞段远端持续负压抽吸;D. 一次抽吸取栓血管成功再通。

2. 微导管抽吸取栓操作

虽然机械取栓治疗远端分支血管或中等直径血管闭塞的疗效及安全性证据缺乏,但是功能区分支血管闭塞临床症状重,药物疗效差,机械取栓逐步被应用于临床实践。应用于大血管闭塞的支架取栓技术和 ADAPT 技术同样适用于中等直径血管闭塞,区别在于导管和支架型取栓器选择相对小口径中间导管及小直径支架。随着材料改进、临床医生治疗理念的转变,对于更远端的分支血管闭塞机械取栓也成为可能。2019 年 1 月在线发表了 Crockett 等应用 Headway 27 微导管行微导管抽吸取栓(micro - ADAPT)治疗远端分支血管闭塞的临床报道。Micro - ADAPT 技术仍以同轴系统为基础,区别在于微导管一般选择内径为 0.027in 及以上的微导管,其临床操作与 ADAPT 技术操作流程相仿。与 ADAPT 技术操作不同之处在于微导管微导丝超选至闭塞段近端时,微导管接负压抽吸,保持前向张力同时回撤微导丝至体外。微导管抽吸取栓时，需要同时将中间导管接负压持续抽吸，防止血栓脱落、异位栓塞（图3-5）。

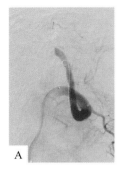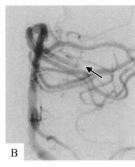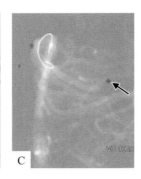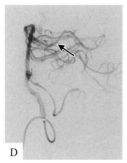

图3-5　微导管抽吸取栓示例

注：A. 脑血管造影提示基底动脉尖闭塞；B. 基底动脉抽吸取栓后再通，但可见大脑后动脉P2段远端异位栓塞（箭头所指处）；C. 内径为0.029 in的微导管（箭头所指）超选至闭塞段抽吸取栓；D. 一次微导管抽吸取栓后血管再通（箭头所指处）。

3. 抽吸取栓技术的临床应用

2017年法国的ASTER研究和2019年北美的COMPASS研究对采用ADAPT技术与支架取栓技术治疗急性缺血性卒中患者的疗效及安全性进行了对比，结果表明：发病6 h内的前循环大血管闭塞，使用ADAPT技术血管再通疗效不劣于支架取栓技术，且手术时间更短，器械成本更低。在ASTER研究中，直接抽吸组更多使用5MAX和Penumbra ACE 064导管作为抽吸导管；而COMPASS研究中，抽吸导管较多使用口径更大的Penumbra ACE 068导管。两项研究中直接取栓组有效再通率相似（85.4% vs 81.3%），但是ASTER研究中抽吸取栓组使用支架取栓作为补救的比例更高（32.8% vs 21%），这也提示抽吸导管内腔越大，开通效率越高。

随着BEST、BASILAR等后循环大血管闭塞血管内治疗研究结果公布，机械取栓治疗后循环大血管闭塞也广泛应用于临床实践。真实世界回顾性研究结果表明，与支架取栓技术或联合取栓技术相比，ADAPT技术治疗后循环大血管闭塞再通术后良好预后相关性更高。荟萃分析显示，与支架取栓技术相比，ADAPT技术治疗急性基底动脉闭塞可实现更高、更快的再通，两者良好预后和安全性方面相仿。目前，对于前循环急性大血管闭塞性缺血性卒中，ADAPT技术与支架取栓技术一同被各国指南、专家共识推荐为一线取栓技术。由于国际指南更新慢，目前对于后循环大血管闭塞推荐意见仍缺乏；但更新的中国急性缺血性卒中血管内治疗指南对于后循环大血管闭塞行机械取栓治疗有了明确的推荐意见，推荐强度同前循环大血管闭塞。而且，抽吸取栓和支架取栓均被推荐为一线取栓技术。

在临床实践中，术者需要根据靶血管闭塞部位、病变性质等，选择适宜的取栓技术。从病因出发，栓塞性质的血管闭塞，包括心源性栓塞和动脉-动脉栓塞，可以考虑首选抽吸取栓技术；动脉粥样硬化狭窄闭塞首选支架型取栓器取栓。从病变部位出发，主干闭塞、分叉部闭塞多为栓塞来源，可以首选抽吸取栓。无论首选支架取栓技术还是抽吸取栓技术，当单一技术取栓操作超过3次血管仍未再通时，需要更换取栓器械或技术方式，必要时行血管成形术。

三 联合取栓技术

虽然支架取栓和抽吸取栓技术均为首选取栓技术,但在临床实践中往往支架取栓的同时中间导管连接负压抽吸,从而提高一次取栓血管再通率。支架取栓联合导管抽吸,即联合取栓技术,已经成为支架取栓的首选策略,并根据不同手术耗材、技术细节等衍生出许多手术方式和名称,如 Solumbra 技术、SWIM 技术、TRAP 技术、BADDASS 技术等。虽然技术名称不同,但本质上都是在 BGC 或无 BGC 辅助下的支架取栓联合中间导管抽吸取栓。

联合取栓技术操作流程与支架取栓流程基本一致。区别在于:采用联合取栓技术机械取栓时,中间导管及导引导管均需要连接负压抽吸装置,在支架型取栓器回撤至中间导管前、中间导管回撤至导引导管前均需要开启负压抽吸装置,防止血栓在进入中间导管或导引导管时卡顿、脱落。而单纯支架取栓时,不需要连接负压抽吸。同样,当抽吸取栓时,在抽吸导管回撤至导引导管前,导引导管亦需要连接负压抽吸;双重抽吸可以减少血栓脱落风险。使用 BGC 时,取栓前应充盈 BGC 球囊阻断或减少前向血流。当中间导管回撤至导引导管前,导引导管连接负压抽吸直至中间导管及支架型取栓器撤出体外。而后,注射器经导引导管回抽,观察回血是否通畅。若导引导管回血受阻,可能有大负荷血栓嵌合在导管头端,则应在导引导管内持续负压抽吸,将血栓抽吸出体外;必要时在持续负压抽吸下将导引导管回撤至体外。当导引导管被血栓堵塞时需要在持续负压抽吸下将导引导管撤出体外。在导引导管回撤至穿刺短鞘内时,穿刺短鞘亦需要连接负压抽吸,防止血栓进入短鞘时发生脱落、移位栓塞。

联合取栓技术不是两种取栓技术的机械组合,而是以一种取栓技术为主,然后在实际操作中具体情况具体分析:导管抽吸辅助的支架取栓、或支架辅助的导管抽吸取栓。当采用以支架取栓为主时,支架型取栓器回撤至中间导管内,可以留置中间导管在闭塞段持续负压抽吸。采用抽吸取栓技术为主时,有时抽吸导管难以到达靶血管病变段,需要将支架型取栓器在闭塞段或闭塞段以远释放后,借助支架的锚定作用将抽吸导管超选至靶病变部位。抽吸导管连接负压抽吸后回撤支架型取栓器至体外,同时留置抽吸导管于靶病变部位持续负压抽吸取栓。

当使用常规取栓技术后血管仍未成功再通;或虽然靶血管成功再通,但靶病变部位出现动脉夹层或残余重度狭窄时,需要行挽救技术治疗。

(邢鹏飞　张永巍)

第三节　挽　救　技　术

机械取栓术中挽救技术包括动脉内溶栓、血管成形术(球囊扩张术、支架植入术)、静脉用糖蛋白Ⅱb/Ⅲa受体拮抗剂等。挽救技术主要用于治疗机械取栓术中发生动脉夹层、原发性颅外、颅内动脉粥样硬化狭窄闭塞、急性支架内血栓形成、远端栓塞等。

 动脉内溶栓

目前动脉内溶栓治疗急性大血管闭塞性卒中疗效不明显，且缺乏充分的临床证据，因此指南中对于动脉内溶栓没有明确的推荐意见。对于静脉溶栓未结束且无明确大血管闭塞或闭塞后再通遗留远端分支血管闭塞不适宜行机械取栓的患者，可以将剩余溶栓药转经动脉内给药。如远端功能区动脉闭塞、取栓器械难以到达时，可以使用 rt-PA 或尿激酶局部溶栓。动脉内溶栓药物和剂量目前没有统一的观点，参照既往临床研究方案，rt-PA 动脉内溶栓用量为 0.3 mg/kg，总量不超过 30 mg。详细内容可参照第一章第二节。

二 血管成形术

动脉粥样硬化狭窄导致的急性大血管闭塞性脑卒中，机械取栓术后靶病变部位往往残余中、重度狭窄，动脉夹层或再闭塞，需要行血管成形术，包括球囊扩张术、支架植入术等。

1. 球囊扩张术

微导管微导丝超选至狭窄远端，造影确认后，采用交换技术，置入交换微导丝，撤出微导管。而后沿交换微导丝置入球囊扩张导管对狭窄段进行扩张。球囊扩张导管选择一般参考狭窄远近端血管直径，可以参照正常血管直径 80% 选择球囊扩张导管。球囊扩张程度一般以亚满意扩张（正常管腔的 80%）为准（图 3-6）。文献报道表明，颅内动脉亚满意扩张对于预防穿支闭塞、降低颅内出血及远期再狭窄疗效明显。对于颅外动脉狭窄/闭塞导致的串联病变，往往需要支架植入，球囊扩张一般应尽量充分（球囊扩张导管选择一般以远端正常血管直径为准）；必要时支架植入后行球囊后扩张，拟分期治疗病例除外。

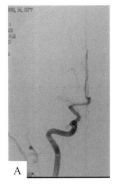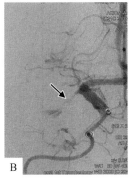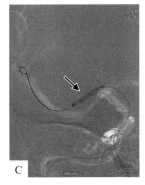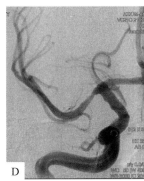

图 3-6　单纯球囊扩张术示例

注：A. 脑血管造影提示右侧大脑中动脉 M1 段闭塞；B. 支架取栓后发现大脑中动脉局部重度狭窄；C. 局部球囊扩张；D. 球囊扩张术后狭窄改善，前向血流稳定，未植入支架。

2. 支架植入术

球囊扩张后仍残余重度狭窄、限流性动脉夹层等，需要支架植入。支架选择一般以激光雕刻闭环支架为主,在保证径向支撑力同时减少分支血管的覆盖,降低术后穿支闭塞风险(图3-7)。血管扭曲时,也可选择激光雕刻开环支架。对于穿支部位少、血管平直、或局部钙化明显时,如颈内动脉海绵窦段、大脑中动脉M1段、椎动脉V4段、椎动脉起始部等,也可以选择球扩支架或药物洗脱球扩支架植入(图3-8)。文献报道表明,与裸金属球扩支架相比,药物涂层球扩支架可以明显降低术后支架内再狭窄率。对于颈内动脉起始部狭窄,根据颈内动脉走行选择开环或闭环自膨激光雕刻支架;拟分期治疗的颈动脉狭窄,一般选择闭环自膨激光雕刻支架或编织支架。

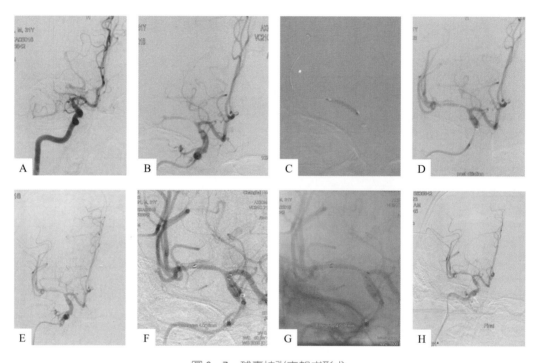

图3-7 球囊扩张支架成形术

注:A. 脑血管造影提示右侧大脑中动脉M1段闭塞;B. 一次支架取栓后见大脑中动脉M1段重度狭窄;C. 行球囊扩张术,同时静脉给予替罗非班治疗;D. 球囊扩张后造影局部残余中度狭窄;E. 观察15 min后前向血流缓慢、狭窄较前加重;F、G. 植入自膨胀支架;H. 术后造影提示狭窄改善,前向血流稳定。

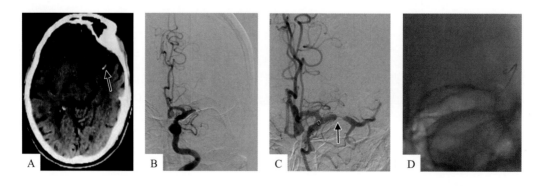

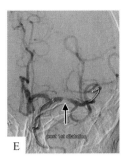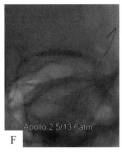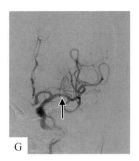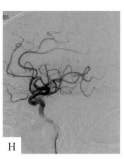

图3-8 大脑中动脉闭塞取栓、球扩支架植入

注：A. 头颅CT平扫提示左侧大脑中动脉走行区高密度改变、钙化；B. 脑血管造影提示左侧大脑中动脉M1段闭塞，闭塞段圆钝，考虑狭窄闭塞；C. 一次支架取栓后血管再通，残留重度狭窄；D. 行狭窄球囊扩张术；E. 球囊扩张后造影局部残余狭窄仍较重；F. 结合术前狭窄部位高密度、钙化斑块，行球扩支架植入术；G、H. 支架植入术后造影示狭窄明显改善，残余轻度狭窄，前向血流明显改善。

三 糖蛋白Ⅱb/Ⅲa受体拮抗剂

Ⅱb/Ⅲa受体拮抗剂，以替罗非班为例，因其起效快、半衰期短，作为静脉用抗血小板聚集药逐步应用于脑梗死急性期治疗，尤其是急诊血管成形术。临床研究表明，静脉用糖蛋白Ⅱb/Ⅲa受体拮抗剂可以明显降低血管成形术后血管再狭窄或再闭塞率，且未明显增加出血风险。2022年《美国医学会杂志》（JAMA）发表一篇关于急性缺血性卒中血管内介入治疗术前应用替罗非班的疗效及安全性研究，结果表明血管内介入术前应用替罗非班对神经功能预后无明显影响。2023年NEJM发表文章结果表明，无大血管闭塞的中度缺血性卒中应用替罗非班，可以明显提高极好临床预后比例。

虽然临床随机对照研究证实了脑卒中急性期应用糖蛋白Ⅱb/Ⅲa受体拮抗剂的疗效及安全性，且国内专家共识也推荐脑卒中急性期应用糖蛋白Ⅱb/Ⅲa受体拮抗剂预防支架内血栓或再狭窄，但其用于脑卒中治疗仍属于超适应证用药，且应用剂量、时间没有统一观点。糖蛋白Ⅱb/Ⅲa受体拮抗剂应用剂量可以参照其在急性冠脉综合征中应用的推荐剂量。期待更多的临床研究评价糖蛋白Ⅱb/Ⅲa受体拮抗剂治疗脑卒中的疗效及安全性，以及药品说明书完善和修订。

四 反向桥接治疗

HERMES汇总分析结果表明，虽然有71%的患者实现血管成功再通，但仅有27%患者90d时实现功能独立。近端大血管再通后微循环内可能仍然存在血栓，从而导致脑组织发生不可逆性损伤、影响预后。西班牙学者发起了一项名为CHOICE（The Chemical Optimization of Cerebral Embolectomy）的临床研究：血管再通后继续给予阿替普酶动脉内溶栓，即反向桥接治疗。该研究旨在评价与安慰剂相比，血管内取栓血管成功再通后继续动脉内给予小剂量阿替普酶（0.225mg/kg，最大剂量22.5mg）的疗效及安全性。该研究受新冠病毒疫情及安慰剂供应困难等影响提前终止。CHOICE研究入组对象为发病24h内、血管内取栓治疗后血管再灌注达扩展的脑梗死静脉溶栓分级（expanded thrombolysis in cerebral infarction，eTICI）2b50以上、阿尔伯塔卒中项目早期CT评分（Alberta Stroke

Program Early CT Score，ASPECTS)≥6 分的急性大血管闭塞性缺血性卒中患者，且无溶栓禁忌证。研究结果表明，阿替普酶组 90 d mRS 0～1 分比例明显高于安慰剂组（59% vs 40.4%，*P*= 0.047），且具有较低的症状性颅内出血发生率（0 vs 3.8%）和死亡率（8% vs 15%）。因此研究者认为，急性大血管闭塞性缺血性卒中血管成功再灌注后动脉内补救性给予小剂量（0.225 mg/kg，最大剂量 22.5 mg）阿替普酶可以提高极好神经功能预后比例。

CHOICE 研究是第一个血管成功再通后仍使用溶栓药物治疗的临床多中心随机对照研究。从 CHOICE 研究入组病例的基线数据中可以看出，入组病例 ASPECTS 评分中位数为 9～10 分，且入组患者多为大脑中动脉闭塞，其中 50% 以上为 M2 段闭塞，提示术前梗死范围相对较小，侧支代偿良好；因此该研究安慰剂组 mRS 0～1 分比例也高达 40.4%，明显高于 HERMES 研究结果。CHOICE 研究对于小核心梗死血管内取栓有一定的借鉴意义。对于血管再通失败或再通不完全的患者，挽救性动脉内尿激酶治疗可以提高血管再通率、改善临床预后；但仍需要进一步随机对照研究论证。

（邢鹏飞　张永巍）

·参考文献·

［1］国家卫生健康委脑卒中防治工程委员会，中华医学会神经外科学分会，神经介入学组中华医学会放射学分会介入学组，等. 急性大血管闭塞性缺血性卒中血管内治疗中国专家共识（2019 年修订版）［J］. 中华神经外科杂志，2019，35（9）：868 - 879.

［2］邢鹏飞，张磊，李子付，等. Excelsior XT-27 微导管抽吸取栓术治疗远端血管闭塞二例报告［J］. 中华神经外科杂志，2020，36（1）：82 - 85.

［3］中华医学会神经病学分会脑血管病学组. 中国急性缺血性脑卒中诊治指南 2018［J］. 中华神经科杂志，2018，51（9）：666 - 682.

［4］POWERS WJ，RABINSTEIN AA，ACKERSON T，et al. Guidelines for the early management of patients with acute ischemic stroke：2019 update to the 2018 guidelines for the early management of acute ischemic stroke：a guideline for healthcare professionals from the American Heart Association/American Stroke Association［J］. Stroke，2019，50：344 - 418.

［5］RENÚ A，MILLÁN M，SAN ROMÁN L，et al. Effect of intra-arterial alteplase vs placebo following successful thrombectomy on functional outcomes in patients with large vessel occlusion acute ischemic stroke：the choice randomized clinical trial［J］. JAMA，2022，327（9）：826 - 835.

［6］SUZUKI K，MATSUMARU Y，TAKEUCHI M，et al. SKIP study investigators. Effect of mechanical thromb-ectomy without vs with intravenous thrombolysis on functional outcome among patients with acute ischemic stroke：The skip randomized clinical trial［J］. JAMA，2021，325：244 - 53.

［7］WANG Y J，ZHAO X Q，LIU L P，et al. CICAS Study Group. Prevalence and outcomes of symptomatic intracranial large artery stenoses and occlusions in China：The Chinese Intracranial Atherosclerosis (CICAS) Study［J］. Stroke，2014，45：663 - 669.

［8］YANG P，SONG L，ZHANG Y，et al. Intensive blood pressure control after endovascular thrombectomy for acute ischaemic stroke（ENCHANTED2/MT）：a multicentre，open-label，blinded-endpoint，randomised controlled trial［J］. Lancet，2022，400（10363）：1585 - 1596.

［9］YANG P，ZHANG Y，ZHANG L，et al. Endovascular thrombectomy with or without intravenous alteplase in acute stroke［J］. N Engl J Med，2020，382（21）：1981 - 1993.

［10］ZI W，QIU Z，LI F，et al. DEVT trial investigators. Effect of endovascular treatment alone vs intravenous alteplase plus endovascular treatment on functional independence in patients with acute ischemic stroke：The devt randomized clinical trial［J］. JAMA，2021，325：234 - 243.

第四章

急性大血管闭塞性缺血性卒中
介入治疗围手术期管理

第一节 抗栓药物管理

广义的抗栓药物包括抗血小板、抗凝及溶栓药物,有关急性大血管闭塞性缺血性卒中的溶栓治疗,另有章节论述,本节着重介绍围手术期抗血小板和抗凝治疗。

一 急性缺血性卒中围手术期抗血小板治疗进展

随着取栓装置的不断迭代更新和取栓技术的持续改进,血管内治疗显著提高了大血管闭塞所致 AIS 患者的再灌注率,并明显改善了患者功能预后。取栓装置易造成血管内皮损伤,使内皮下基质暴露,进一步促进血小板激活,并释放出二磷酸腺苷(ADP)、血栓素 A2(TXA2)、5-羟色胺(5-HT)等血小板激活剂,使血流中的血小板不断地在局部黏附、聚集。同时,内皮损伤还通过暴露胶原、激活Ⅶ因子,以及释放细胞组织因子而启动凝血途径,形成纤维蛋白网,使黏附的血小板堆牢固附着于受损的血管内膜表面,形成不可逆的血小板血栓。因此,在围手术期合理使用抗血小板药物无疑也具有重要价值,并已逐渐成为近年的临床研究热点。由于在此阶段需要快速达到抑制血小板活性的效果,现有的相关研究均选择可快速起效的静脉抗血小板药物进行干预,包括静脉用阿司匹林及血小板糖蛋白Ⅱb/Ⅲa 受体拮抗剂,后者目前主要指替罗非班(tirofiban)及依替巴肽(eptifibatide)等。基于既往在降低经皮冠状动脉介入治疗中获得的替罗非班降低血栓并发症风险的大量证据及经验,在 AIS 围手术期阶段的大多数研究也都选择了半衰期相对较短,起效快且可逆的非肽类糖蛋白Ⅱb/Ⅲa 受体拮抗剂——替罗非班。

在术前阶段,目前给予抗血小板药物干预的临床研究较少。早期一项单中心回顾性研究中观察到,术前给予大剂量静脉替罗非班干预可缩短再通时间,提高再通率,并改善发病后 7d 的神经功能障碍。2022 年 8 月我国学者在 JAMA 上公布了 RESCUE-BT 的临床研究结果,该研究的目的在于进一步评估血管内治疗前给予替罗非班干预在大血管闭塞性 AIS 中的疗效和安全性。中国 55 家医院参与该研究;主要纳入标准包括发病 24h 内卒中和近端颅内大血管闭塞(颅内 ICA,MCA-M1,M2),NIHSS≤30,ASPECT≥6。主要排除标准包括卒中前 1 周内双抗治疗或卒中发病后接受静脉溶栓治疗。纳入的患者按照 1:1 的比例随机(根据基线 NIHSS≤17 或>17 分、闭塞部位是否为颅内 ICA 闭塞进行分层)接受研究药物（替罗非班或安慰剂）（随机后 5 min 内输注）。在开始血管内治疗前，研究药物按照 10 $\mu g/kg$ 静脉推注，随后按照 0.15 $\mu g/(kg \cdot min)$ 维持。主要结局指标为 90 d 时 mRS 从 0 至 6 分的总分布。主要安全性结局指标为 48 h 内症状性颅内出血。研究的最终结论认为，与安慰剂相比，血管内治疗前静脉输注替罗非班，虽然具有良好的安全性，但并不改善 90 d 的临床预后。值得注意的是，该研究并未依据病因分型筛选入组患者，其后亚组分析显示，术前替罗非班似乎对大动脉粥样硬化型 AIS 患者有利。

术中启动静脉抗血小板药物辅助再通或因机械取栓不能达到理想再通效果时给予抗血小板药物进行补救治疗的临床研究相对较多，但早期大多为单中心回顾性研究。在不同研究中，药物剂量及给药途径差异较大，有效性结果的一致性也欠佳。首先，部分研究选择通过动脉内给药的方式进行干预，早期试验尝试选择动脉内低剂量替罗非班（0.25～1.00 mg）治疗，发现该给药剂量和途径有良好的安全性，即使在术前曾接受阿替普酶静脉溶栓，也不增加颅内出血风险。但单纯采用低剂量动脉内给药并未证实可改善患者预后，仅在取栓治疗失败的患者中发现经动脉给予补救性替罗非班可能在一定程度上降低患者死亡率。较为一致的发现是，无论术前是否接受静脉溶栓，如在术中给予低剂量替罗非班，即便术后继续静脉内替罗非班持续输注仍然具有充分的安全性，不额外增加患者症状性颅内出血风险，但在功能预后方面的结论则较为矛盾。这一矛盾现象首要原因可能由于入组患者未经病因分型加以筛选。一项多中心前瞻性研究证实，对于术中血管再通不佳或者发生再闭塞的患者，经动脉给予替罗非班（0.25～0.50 mg）进行补救性治疗仅在动脉粥样硬化性 AIS 患者中有效，而对心源性栓塞患者则无明显改善预后的作用。另一项多中心前瞻性登记研究同样证实，在经筛选的前循环大动脉粥样硬化性 AIS 患者中，术中经动脉给予低剂量替罗非班干预，且在术后持续 12～24 h 静脉滴注替罗非班[0.1 $\mu g/(kg \cdot min)$]可以有效改善功能预后并有降低死亡率的趋势，并不增加出血风险。一项小样本的单中心回顾性研究还发现，在颅内动脉夹层所致的 AIS 患者中，血管内治疗联合持续替罗非班输注也可能作为有效的治疗方案。对于术中替罗非班的最佳给药途径目前也无定论，有学者认为，单纯通过动脉内给予替罗非班干预不仅无效而且增加出血及死亡风险，而通过静脉持续给药则可有效提高血管内治疗的再通率，并有良好安全性。因此，术中抗血小板治疗的最佳给药方式及剂量均有待更多研究加以探讨。

除国内广泛采用的替罗非班外，国外也有研究者选用依替巴肽在串联病变的 AIS 患者血管内治疗的同时给予静脉抗血小板治疗。研究发现，依替巴肽同样不会增加患者症状性颅内出血发生率，虽研究队列中有 14% 的患者最终依然发生了颈内动脉再闭塞，但并无临床症状。

而近期发表的一项大型多中心、开放标签、随机对照研究选择了在血管内治疗期间给予静脉阿司匹林和/或普通肝素干预，观察在手术治疗同时给予静脉抗板或抗凝药物治疗的有效性及安全性，遗憾的是该研究的结论认为，在取栓过程中同时给予静脉阿司匹林治疗，不仅增加症状性颅内出血风险且不能改善功能预后。

考虑到取栓过程中的机械损伤，也有学者对取栓治疗后启动替罗非班的安全性及有效性进行观察。研究发现即便在取栓前使用了静脉溶栓药物，术后给予足量静脉替罗非班仍有较好的安全性。也有研究选择在急诊颈动脉支架置入后给予依替巴肽持续静脉滴注,同样证实即便术前接受静脉溶栓,急诊支架后给予依替巴肽持续静滴具有充分安全性。但由于在术后启动糖蛋白Ⅱb/Ⅲa受体拮抗剂的相关治疗均为单中心小样本研究,在有效性方面的证据尚不充分。

总之,近年来陆续不断的临床研究结果证实,急性脑梗死患者血管内治疗围手术期联合半衰期短、高选择性的静脉抗血小板药物糖蛋白Ⅱb/Ⅲa受体拮抗剂具有良好安全性,但在术中选择联合使用静脉阿司匹林则可增加出血风险。而病因分型、给药途径及剂量等因素均可能影响围手术期联合抗血小板治疗的有效性,在大动脉粥样硬化性AIS患者围手术期使用可能更为有效,而在心源性卒中患者中获益不明显,除非考虑到取栓过程中有额外内膜损伤的情况,否则不推荐使用。目前仍需更多高级别的临床研究以进一步明确针对大血管闭塞的AIS患者围手术期抗血小板治疗的最佳药物选择及给药策略。

二 急性缺血性卒中围手术期抗凝治疗进展

抗凝药物治疗AIS始于20世纪50年代,Wright等首先在脑卒中患者中使用普通肝素(unfractionated heparin,UFH)。20世纪90年代,房颤患者使用抗凝药物被证明可以预防新发卒中和减少再发卒中风险,更多合并房颤的缺血性卒中患者开始接受抗凝治疗。但由于较高的出血风险,抗凝治疗在AIS急性期救治中的地位一直饱受争议。近年,随着血管内治疗(endovascular treatment,EVT)快速发展,为预防EVT过程中血管内皮损伤诱发血栓形成,降低血管再闭塞发生率,抗凝治疗再次被神经科医师所重视。

（一）介入治疗术前抗凝

在术前阶段,目前给予抗凝药物干预的临床研究较少。在静脉溶栓和血管内治疗技术出现之前,抗凝治疗作为抑制血栓形成的有效手段常用于AIS患者,相关研究结论可以为现在EVT术前使用抗凝药物提供一定参考。2013年一项纳入当时5个最大规模的比较AIS急性期使用UFH与阿司匹林或安慰剂的随机对照试验(RCT)的荟萃分析结果表明,血栓事件高风险和出血事件低风险的AIS人群都不能从抗凝治疗中获益,没有一种有效的方法能够筛选出可以从早期抗凝中获益的患者。2015年,一项Cochrane系统评价纳入了1995年至2014年期间早期抗凝治疗的24个RCT研究,共包括23 748例患者,治疗药物包括UFH、低分子肝素(low-molecular-weight heparin,LMWH)、类肝素、维生素K拮抗剂(vitamin K antagonists,VKA)和凝血酶抑制剂,结果显示抗凝治疗能降低缺血性卒中的复发率、降低肺栓塞和深静脉血栓形成率,但获益被症状性颅内出血(sICH)风险增加所抵消。这项系统评价中多数药物在不同的临床研究中安全性和有效性结论不一致,但其中2004年的ARGIS-1研究评估了AIS发病后12h内开始使用阿加曲班的安全性,患者首先静脉内使用100 $\mu g/kg$ 负荷剂量,此后持续以高剂量[3 g/(kg·min)]或低剂量[1 $\mu g/$ (kg·min)]静脉泵入5d,使部分凝血活酶时间(APTT)达到基线水平的2.25或1.75倍,结果表明AIS早期使用阿加曲班与对照组相比安全性良好。近年,国内外几项关于阿加曲班治疗AIS安全性和有效性的研究或荟萃分析结果显示,AIS早期使用阿加曲班可能改善患者神经功能预后,且不增加患者出血风险和死亡率。其中一项小样本研究结果还表明,EVT

术前联合使用阿加曲班(100 μg/kg)和阿替普酶可以提高血管再通率。对症状性颈动脉或椎动脉夹层的患者,TREAT-CAD 试验的研究结果表明使用 VKA 比阿司匹林单抗在预防缺血性卒中方面更有优势,对于这部分患者抗凝治疗或许是更好的选择。

（二）介入治疗术中抗凝

术中使用抗凝药物减少急性血栓形成和增加血管再通率的临床研究相对较多,但不同研究的结论并不一致。1998 年,Zoppo 等进行了第一个 EVT 术中使用 UFH 抗凝的 RCT 研究,结果表明,高剂量 UFH 组(100 IU/kg 推注,1 000 IU/h 持续输注 4h)81.8%的患者实现血管部分或完全再通(TIMI 2+3),sICH 发生率 27.3%,低剂量组患者(2 000 IU 推注,500 IU/h 持续输注 4h)sICH 发生率降至 6.7%,但血管再通率也降至 40.0%,提示血管内治疗术中使用 UFH 无法同时兼顾安全性和有效性。此后,几项研究的回顾性分析结果提示 EVT 术中静脉使用 UFH 具有良好的有效性和安全性。Mluti MERCI 研究的事后分析中,24 例(24/41)患者在 EVT 术中通过静脉推注 UFH 抗凝(中位剂量 3 000 IU),结果显示患者 90d 良好预后与年龄、成功血运重建和术中使用 UFH 显著相关。抗凝方案类似但样本量更大的 TREVO 2 研究的事后分析也表明术中使用 UFH 与患者 90d 良好预后相关,且并不增加 sICH 发生率。MR CLEAN Registry 队列的一项回顾性研究共纳入来自荷兰 16 家卒中中心的 1 488 例患者,其中 398 例(27%)在 EVT 术中使用了 UFH(中位剂量 5 000 IU),两组患者间功能预后、成功再通率、sICH 发生率和死亡率无明显差异,但在使用 UFH 比例更高的中心,患者预后更好。

此外,RESCUE-Japan registry 登记研究的一项亚组分析中,409 例(409/1 357)患者 EVT 术中静脉推注 3 000～5 000 IU UFH 并以 1 000 IU/h 维持,结果显示全身肝素化与非症状性颅内出血发生无明确关联,甚至可以降低 sICH 发生率。法国 ETIS 队列研究的回顾性分析也得到了类似结论,该研究共纳入 751 例患者,其中 223 例 EVT 术中使用 2 500～5 000 IU UFH。结果显示,相较于未使用 UFH 的对照组,UFH 组患者任何颅内出血和脑实质血肿型出血的发生率均更低。对于这种看似"反常"的现象,ETIS 研究者认为,当颅内大血管闭塞时下游的微血管床内血流量减少,这会导致血小板和中性粒细胞黏附于血管壁,进而造成微循环内血栓形成。这时如果实现再灌注,会导致颅内出血的风险增加。术中使用肝素可以抑制微循环内血栓形成,所以可以降低再灌注后颅内出血的风险。

但是,2022 年 3 月第一项 EVT 围手术期使用抗栓药物的 RCT(MR CLEAN-MED)研究结果则认为 EVT 术中使用肝素并不能改善患者预后,反而增加了颅内出血风险。该研究最终入组 628 例患者,其中 UFH 组 332 例患者在 EVT 术中首先团注 5 000 IU UFH,并继续以 500 IU/h(低剂量)或 1 250 IU/h(中剂量)持续给药 6h,结果显示,EVT 围手术期抗凝治疗不能增加血管再通率,且患者有预后更差的趋势,这种差异在中剂量和未使用 UFH 组患者间具有统计学意义。需要注意的是,该研究中部分患者术中同时还使用了阿司匹林,这种联合用药方案可能增加颅内出血风险并抵消抗凝治疗的获益。对于术中单独使用 UFH 的安全性和有效性还有待更多研究进一步评估。

（三）血管内治疗术后抗凝

尽管 EVT 已经可以使 AIS 患者大血管再通率明显提高,但只有 36%～61%的患者可以实现良好预后,其中再发卒中和微循环障碍是导致患者不良预后的重要因素。EVT 术后抗凝治疗的主要目的是预防患者发生血管再闭塞和改善脑血管微循环,但目前相关研究还非常有限。2019 年,韩国一项研究评价了 EVT 术后使用阿加曲班抗凝的安全性和有效性,患者首先在 3 min 内静脉给予负荷剂量阿加曲班(100 μg/kg),此后以 3 μg/(kg·min)持续静脉泵入 24 h,使 APTT 维持在基线水平 1.75～2.25 倍,结果表明 EVT 术后直接给予阿加曲班可以减少再闭塞发生率,同时没有增加各种出血并发症。2022 年 RESCUE-Japan Registry 2 的回顾性分析评价了 EVT 术后 24 h 内静脉使用 UFH 抗凝的安全性和有效性,中位剂量为 10 000 IU/d(平均 416.7 IU/h),结果表明,EVT 术后使用 UFH 抗凝治疗对于患者良好预后和颅内出血发生率均无显著影响。在 MR CLEAN－MED 研究中,持续使用中剂量 UFH 的患者 sICH 发生率和死亡率显著增加;但在低剂量组中 sICH 发生率和死亡率增加并没有统计学意义。结合 RESCUE-Japan Registry 2 和 MR CLEAN－MED 两个研究的结论,提示我们在 EVT 术后早期使用低剂量 UFH 抗凝可能是安全的,其有效性可以通过更多研究进一步评估。

对于伴有房颤的 AIS 患者,抗凝治疗是二级预防的基石,术后如何进行抗凝治疗显得更为重要。目前国内外指南中仅针对伴有房颤的卒中患者建议在发病后 4～14 d 开始口服抗凝药物治疗,或者根据卒中严重程度和出血风险分时段进行抗凝。但对于接受了 EVT 的伴有房颤的 AIS 患者,指南并没有给予更具体的建议,仍然机械性地参考上述抗凝方案可能并不合理。2023 年初,来自北京宣武医院的一项前瞻性登记研究分析了房颤相关 AIS 患者 EVT 术后启动抗凝时间与预后的关系。该研究共入组 234 例患者,抗凝药物包括 LMWH、NOAC 和 VKA,结果显示 EVT 至开始抗凝时间间隔过长与患者不良预后相关,间隔过短是 sICH、颅内出血和全身出血的独立危险因素,开始抗凝的最佳时间为 EVT 术后第 4.5 天。与此同时,RESCUE－RE 队列研究的回顾性分析对伴有房颤 AIS 患者在血管再通后启动抗凝的最佳时机也进行了探索。该研究共入组 257 例患者,其中 141 例(54.9%)在 EVT 术后 72 h 内开始使用 UFH 或 LMWH(111 例 24 h 内开始)UFH 剂量范围为 300～1000 IU/h,LMWH 剂量范围为 2000～4250 IU 2 次/d,结果显示早期(72 h 内)抗凝与更好的功能预后相关,且不会增加 sICH 风险。通过比较不同抗凝方案,结果进一步提示超早期(24 h 内)抗凝与更好功能预后的相关性更加明确。

总之,AIS 患者在 EVT 围手术期期间给予抗凝治疗可以减轻血栓负荷,预防术后再闭塞,且可能改善早期微循环功能障碍,但其有益作用被 sICH 风险增加所抵消。随着 EVT 技术不断发展,很多大血管闭塞的 AIS 患者最终核心梗死体积较取栓之前明显减小,术后 NIHSS 评分可能显著降低,这些改变可以降低出血转化风险,今后可以尝试开展更多相关临床研究进一步评估 EVT 围手术期抗凝治疗的作用。

三　我国现有指南及共识的相关推荐

1. 我国现有指南及共识

2017 年《急性缺血性脑卒中血管内治疗术后监护与管理中国专家共识》推荐:在接受血管内治疗的 AIS 患者中因术中血管壁损伤及再闭塞风险术中至术后可经静脉推注后再给予

替罗非班持续泵入治疗[0.15μg/(kg·min)，16～24h]，并在术后桥接阿司匹林100mg+氯吡格雷75mg治疗时重叠使用替罗非班4h。不推荐无选择的早期进行抗凝治疗，少数特殊患者，在谨慎评估风险、效益比后慎重选择；对于接受EVT治疗的合并非瓣膜性心房纤颤的心源性栓塞患者，在充分评估出血风险后可于术后7～14d启动抗凝治疗。

2019年《替罗非班在动脉粥样硬化性脑血管疾病中的临床应用专家共识》推荐：对于接受血管内治疗的急性缺血性卒中患者，可考虑术中动脉内使用小剂量替罗非班0.25～0.5mg，以0.05mg/min速度输注，随后静脉滴注0.20～0.25mg/h维持12～24h，并严格监测出血。对于急性缺血性卒中血管成形或取栓后内皮损伤反复闭塞的患者，可使用替罗非班作为血管内治疗的辅助治疗。目前推荐的剂量方案为静脉负荷剂量0.4μg/(kg·min)持续30min(总剂量不超过1mg)，随后静脉泵入0.1μg/(kg·min)维持24～48h，并结合CT复查结果调整用药。替罗非班用药后桥接口服抗血小板治疗时，建议重叠4～6h。

《心源性卒中治疗中国专家共识2022》推荐：基于心源性卒中发生出血转化的风险，卒中急性期内即便患者存在抗凝指征(如房颤、瓣膜病)，治疗启动或重启时间应视其病情严重程度、急性期梗死灶大小、出血风险高低于发病数天甚至数周后开始，应充分考虑NOACs较华法林起效快、安全性高的特点。

《中国缺血性卒中和短暂性脑缺血发作二级预防指南2022》推荐：对脑梗死出血转化高风险的患者，可以推迟到发病14d后启动抗凝治疗；出血转化低风险的患者可考虑发病后2～14d内启动抗凝治疗来减少卒中复发风险，TIA患者可及时启动抗凝治疗以减少卒中风险。

《急性缺血性卒中血管内治疗中国指南2023》推荐：①明确串联病变或原位狭窄病变，需要进行血管成形术时，可术中使用GPⅡb/Ⅲa受体拮抗剂(替罗非班或依替巴肽)。如使用替罗非班，可首先通过静脉给药或联合导管内给予负荷剂量0.4μg/(kg·min)持续30min(总剂量不超过1mg)，后静脉泵入0.1μg/(kg·min)维持24h。②急诊血管内治疗前给予静脉血小板糖蛋白Ⅱb/Ⅲa受体拮抗剂获益性仍不明确，在考虑病因为大动脉粥样硬化型前循环急性大血管闭塞患者中，经谨慎筛选后，术前静脉使用替罗非班可能是安全的。③急诊血管内治疗术中进行了球囊扩张或支架成形术的患者，经谨慎筛选后，在术中给予血小板糖蛋白Ⅱb/Ⅲa受体拮抗剂可能是安全的。④急诊血管内治疗患者，在术中给予静脉注射肝素或阿司匹林可能会增加风险，不建议在术中无选择地给药，对少数特殊患者，可在谨慎评估风险获益比后慎重选择。⑤对于心房颤动导致的急性缺血性卒中，急诊血管内治疗后，经谨慎评估，可以考虑在发病后早期启动抗凝治疗。

2. 小结

(1) 大动脉粥样硬化型AIS患者或心源性栓塞患者因取栓过程造成内膜损害者推荐经动脉导管或经静脉给予GPⅡb/Ⅲa受体拮抗剂。

(2) AIS患者围手术期采用GPⅡb/Ⅲa受体拮抗剂是安全的，即便在术前使用了静脉溶栓药物。

(3) 静脉替罗非班使用可以采用负荷剂量0.4μg/(kg·min)持续30min(总剂量不超过1mg)，后静脉泵入0.10～0.15μg/(kg·min)维持24h。动脉内给药剂量为0.25～0.50mg，以0.05mg/min速度经动脉导管输注。

（4）使用替罗非班期间需监测血小板变化，以便及早发现 GPⅡb/Ⅲa 受体拮抗剂诱导的血小板减少症，如发生血小板明显下降应及时停药。也需密切监测颅内及全身其他系统是否发生出血转化。

（5）EVT 术前一般不推荐使用抗凝药物，对于合并动脉夹层、心房颤动、瓣膜病的患者，在评估出血风险后可谨慎选择。

（6）EVT 术中可常规给予 2 000～3 000 IU 普通肝素抗凝，对于正在静脉溶栓或处于溶栓药物半衰期时间段内的患者建议根据术中患者凝血状态决定是否给予肝素抗凝，监测活化凝血时间并依此调整用量会更合理。

（7）术后抗凝目前仍缺乏相关证据，可根据患者病情严重程度和术后头颅影像结果综合评估风险获益比后个体化选择。可考虑选择普通肝素 300～500 IU/h 或阿加曲班 3 μg/（kg·min），同时严密监测凝血功能，增加复查头颅 CT 频次。

（李　玮　张　猛）

第二节　血压管理

脑卒中是全球引起成年人群死亡与残疾的首要病因。2015 年，全球范围内新发卒中患者人数为 900 万，既往卒中幸存者人数 4 200 万，伤残生命调整年（DALYs）超过一亿，目前中国卒中的发病率与死亡率最高，分别为 247/10 万人年（95% CI：211～283）、115/10 万人年。近些年，卒中成为中国人群的主要死因，且占全球脑卒中死亡总数的 1/3，每年新发卒中人数达 240 万，卒中相关死亡人数 110 万，既往有卒中发作史的幸存人数达 1 110 万。全球的卒中疾病负担严重，然而 AIS 的急性期治疗措施的临床证据进展缓慢。对于 AIS 患者，尽早恢复血流灌注是减少远期神经功能缺损的最有效措施。目前最主要的治疗方式包括静脉溶栓与机械取栓。

一　体循环血压影响颅内灌注压，与临床预后密切相关

虽然机械取栓显著提高了大血管闭塞型 AIS 患者的成功再通率，但是超过半数的患者临床预后不佳。其中，术后高灌注导致症状性颅内出血转化是导致临床预后恶化的重要因素。从病理生理学机制而言，梗死区域脑组织血流调节能力下降，因此体循环血压对颅内压的影响被放大，体循环血压过高可能导致颅内灌注压突破进而导致出血转化，而体循环压力过低可能导致外周重要脏器灌注压不足，以及梗死区域侧支代偿能力下降，进而导致梗死进一步加重。因此，平衡好颅内高灌注和低灌注风险是体循环血压管理的重要衡量标准。

然而，目前多数指南对于机械取栓围手术期血压管理目标设定较为宽泛，多为不高于 180/105 mmHg，推荐级别参差不齐。例如，2018 年 AHA/ASA 指南中推荐再灌注治疗期间维持血压≤180/105 mmHg，血管再通后的 24 h 内维持血压＜180/105 mmHg。然而，上述推荐主要是依据静脉 rt-PA 溶栓的相关证据，而关于机械取栓术后的血压管理证据尚欠

缺。另外,血压受诸多因素的影响,包括基础病史、侧支代偿、梗死体积、交感反射等。同时术后出现收缩压较高也预示着临床预后较差。因此,实现标准化、规范化的血压管理是进一步改善患者临床预后的重要手段。

二 机械取栓围术期最佳血压目标值尚无定论

目前仍缺乏机械取栓术后降压治疗以及最佳的血压管理目标值的相关证据。一项纳入了 7 项 RCT 研究(MR CLEAN、ESCAPE、EXTEND-IA、SWIFT PRIME、REVASCAT、PISTE、THRACE)的荟萃分析提示,对于基线收缩压 > 140 mmHg 的患者,收缩压与临床预后恶化显著相关($acOR = 0.86$,$95\% CI:0.81 \sim 0.91$),而对于低于 140 mmHg 的患者,两者无显著相关性。临床实践中部分学者认为再通前维持较高的血压(不高于 220/120 mmHg 或 180/110 mmHg)可以改善侧支代偿和缺血脑组织的灌注,对于适合行静脉溶栓治疗的患者应相应调整(不高于 180/110 mmHg),术中应维持 140 ~ 180 mmHg 的收缩压,术后根据再通状态调整血压管理策略。另外一些学者认为应降至正常的收缩压水平 120 ~ 140 mmHg 以降低出血转化风险。美国一项研究对 58 家医疗机构进行调研,结果显示大多数机构认为未成功再通的患者收缩压应维持 ≤ 180 mmHg,而对于成功再通的患者,36%($n = 21$)机构认为收缩压目标为 120 ~ 139 mmHg,21%($n = 12$)为 140 ~ 159 mmHg,28%($n = 16$)为 ≤ 180 mmHg。部分研究提示对于机械取栓的患者较高的血压值与侧支循环代偿差、再通效果差及不良事件相关。

Muilder 等通过对 MR CLEAN 研究进行事后分析显示基线收缩压与神经功能预后之间存在“U”形相关,即当血压偏高或偏低时均与不良预后相关,最佳收缩压为 120 mmHg。一项前瞻性队列研究纳入 217 例机械取栓后成功再通的大血管闭塞型 AIS 患者,按照术后血压将其分为 3 组:强化降压组(< 140/90 mmHg)、中度降压组(< 160/90 mmHg)及高血压姑息组(< 220/110 mmHg,静脉溶栓患者为 < 180/105 mmHg)。该研究结果显示,较高的收缩压最大值与 3 个月死亡率增加以及不良功能预后相关。Martins 等通过一项纳入 674 例接受急性期再灌注治疗(静脉溶栓或动脉内治疗)的 AIS 患者的回顾性队列研究显示,对于未成功开通血管的患者,24 h 内血压与功能预后呈“J”形相关,而对于成功再通的患者,则呈现连续的线性相关。除此之外,Goyal 等发现机械取栓后首个 24 h 内血压波动程度与不良预后相关。

另有研究探讨了允许性高血压治疗方案对机械取栓治疗的效果,2018 年 AHA 指出,再通前维持允许性高血压(180/110 mmHg)可改善侧支代偿,一项 RCT 预备研究探讨了全麻状态下的机械取栓术中升高血压(160 ~ 180 mmHg vs 130 ~ 150 mmHg)不能改善患者临床预后,多数临床研究将术中血压目标维持在 140 ~ 180 mmHg。

三 血压管理相关 RCT 研究进展

BP-TARGET 研究是首个探讨机械取栓后血压管理的 RCT 研究,该研究纳入 324 例受试者,并比较收缩压 100 ~ 129 mmHg 和 130 ~ 185 mmHg 对术后 24 ~ 36 h 出血转化风险的影响,研究显示 100 ~ 129 mmHg 并未显著降低出血转化风险[校正后比值比

（adjusted odds ratio，aOR）= 0.96，95% *CI*：0.60～1.51，*P*= 0.84］，两组间临床预后无显著差异。ENCHANTED2/MT 研究是目前最大样本量的 RCT 研究，该研究由上海长海医院刘建民教授与乔治研究院 Anderson 教授共同发起，旨在探讨对于机械取栓后获得血管成功再通的大血管闭塞型 AIS 患者，强化降压治疗（收缩压＜120 mmHg）在改善患者功能预后（90 d mRS 评分序贯分析）方面是否优于较高水平的血压管理策略（收缩压 140～180 mmHg）。ENCHANTED2/MT 研究拟纳入 2 257 例受试者，而中期分析时由于提前达到安全终点而提前终止，最终纳入 821 例受试者，该研究首次证实收缩压＜120 mmHg 的降压策略有害［（共同比值比，common odds ratio，cOR）= 1.37，95% *CI*：1.07～1.76］，探明了安全管理的下限。OPTIMAL-BP 研究随后发布并取得同 ENCHANTED2/MT 研究类似的结果，OPTIMAL-BP 研究由于安全性考虑提前终止，共纳入 306 例受试者，强化降压组（＜140 mmHg）3 个月 mRS 评分 0～2 分比例显著差于对照组（140～180 mmHg）（39.4% vs 54.4%，aOR= 0.56，95% *CI*：0.33～0.96）。事实上，大部分学者仍然坚持强化降压是正确的，但降压时机和降压策略仍需进一步研究。

同时期正在开展的还包括 CRISIS-Ⅰ、BEST-Ⅱ、PRESS、DETECT、INDIVIDUATE 等十余项临床 RCT 研究，上述研究纳入人群存在异质性，因此具有不同的外部有效性，例如，INDIVIDUATE 和 PRESS 将个体化血压作为强化降压目标值，ENCHANTED2/MT 和 OPTIMAL-BP 不仅纳入前循环闭塞，同时保留了后循环闭塞，上述研究的亚组研究可以为血压管理提供更多高级别循证医学证据，并为不同人群的血压管理提供证据。

综上所述，目前针对大血管闭塞型急性缺血性卒中机械取栓血管再通后的血压管理策略已取得初步成果和共识：①血管再通后强化降压管理不能显著降低症状性出血转化风险和死亡风险，而可能增加临床预后不良风险；②血管再通后合理的血压管理可改善临床预后，但即刻启动强化降压可能是有害的，启动强化降压治疗的时机仍待进一步研究；③血管再通后收缩压控制的安全下限为 120 mmHg，但也可能更高。然而，血管再通后的最佳血压目标值、降压药物的选择、降压速度等诸多问题仍待进一步研究。

（张小曦　邢鹏飞）

第三节　血　糖　管　理

脑组织重量虽然只占人体的 2%～3%，但其血流量却占循环血量的 20% 左右，由于脑细胞对血、氧、糖的需求量较高，一旦出现血、氧、糖下降，就会发生不可逆的死亡，因此维持血糖稳态对于维持正常脑功能至关重要，血糖也通过炎性反应、白细胞浸润等多种机制加重脑组织的缺血性损伤。既往观察性研究显示，对于 AIS 患者而言，高血糖与较差的临床预后相关，对于接受机械取栓（mechanical thrombectomy，MT）的 AIS 患者而言，高血糖同样预示预后较差。然而，对于上述患者而言，围术期血糖目标值、降糖药物的应用、糖尿病相关并发症的处理等管理策略尚无定论。本章节将探讨接受 MT 治疗的 AIS 患者围术期血糖影响预后的病理生理机制及管理策略。

一 血糖对卒中的影响

临床研究提示,高血糖与梗死体积的进展相关,在重症患者中相关性可能更高,还可能增加卒中后抑郁的风险。但同样研究显示,取栓后高血糖并不会显著增加术后症状性出血转化的风险。

高血糖和低血糖都是预后不良的独立危险因素,合理的血糖管理策略对于改善临床预后至关重要。既往研究提示,高血糖与临床预后的关系密切,但与血小板摄取葡萄糖无关。血糖对于缺血脑组织而言具有多重作用,且其中部分作用可能表现为完全相反的效果,例如,葡萄糖可促进 ADP 向 ATP 转化进而保证能量供应,表现出保护性作用;反之,葡萄糖也可引起丙酮酸盐与 H^+ 和乳酸的相互转化,表现出破坏性作用。另外,低血糖可能引起缺血脑组织的进一步能量供应障碍,而高血糖造成的代谢性酸中毒则可通过多种途径造成缺血脑组织的进一步损害。需要指出的是,虽然血糖通过多种途径和机制影响缺血性卒中的临床预后,但目前尚无直接的高质量循证医学证据证明高血糖与临床预后间的因果关系。

高血糖也可能通过其他机制影响临床预后,例如通过增强糖-钠代谢促进糖基化代谢产物的形成等,高血糖还会引起炎性反应的加剧。炎性反应的加剧是否是高血糖造成临床预后较差的原因尚不明确;在动物实验中更倾向于高血糖造成糖皮质激素的增加造成临床预后较差,而非高血糖本身。然而,上述现象的具体机制尚不明确,仍待进一步研究明确。

二 糖尿病与卒中

虽然高血糖或糖尿病预示着预后不良,但较低的血糖是否代表着预后良好或者可改善临床预后尚不明确,诸多 RCT 研究探讨了通过强化血糖管理实现降糖目标的安全性和有效性。SHINE(The Stroke Hyperglycemia Insulin Network Effort)研究是一项比较标准血糖管理与强化血糖管理对于急性缺血性卒中合并高血糖患者临床预后影响的 RCT 研究,该研究纳入卒中发病 12h 内同时合并高血糖(糖尿病患者>6.11mmol/L 或非糖尿病患者>8.33mmol/L)的患者 1151 例,该研究于中期分析时提前终止。治疗期间,强化组与对照组的血糖分别为 6.6、9.9mmol/L,两组良好预后率分别为 20.5%(119/581)、21.6%(123/570)(RR=0.97,P=0.55),两组间差异无统计学意义。然而强化组发生低血糖等严重不良事件的比例远高于对照组(11.2% vs 3.2%),且严重低血糖事件仅发生于强化组(2.6%),因此,出于安全性考虑,研究提前终止。

GIST-UK(UK Glucose Insulin in Stroke Trial)研究纳入基线血糖在 108~306mg/dL 的卒中患者 933 例,强化组受试者卒中 24h 内血糖维持在 4~7mmol/L,对照组血糖不予干预。结果提示强化血糖管理并未降低死亡率(OR=1.14,95% CI:0.86~1.51,P=0.37),其他临床结局事件也未显示出统计学差异。GIST-UK 的设计存在部分缺陷,例如胰岛素启动较晚、样本量不足以及降糖效果不明显等。另一项 RCT 研究 SELESTIAL(Spectroscopic Evaluation of Lesion Evolution in Stroke:Trial of Insulin for Acute Lactic Acidosis)研究与上述研究设计类似,该研究将血糖目标设为 4~7mmol/L,结果显示强化血糖管理可降低 6～12h 血糖水平减少脑组织乳酸堆积,但并未影响梗死体积进展,且低血糖发生率偏高(<4mmol/L 比例为 76%)。

2014 年一项荟萃分析纳入了 9 项卒中后静脉胰岛素注射的研究,共纳入 1491 例受试者,结果提示卒中后静脉胰岛素控制血糖并无法改善临床预后或降低死亡率,反而增加了低血糖的风险。2021 年一项试验性 RCT 研究对于甘精胰岛素在接受重症监护的高血糖急性卒中患者中的疗效和安全性进行了探讨。该研究招募了在发病后 72h 内需要重症监护且血糖>11.11mmol/L 的急性卒中患者,50 例受试者在 72h 内接受甘精胰岛素($n=26$)或 NPH($n=24$)加短效餐时常规胰岛素,结果显示卒中预后无显著差异。

上述研究结果提示,高血糖虽然与临床预后不良相关,但高血糖的管理似乎并不会改善临床预后。这可能与临床研究的设计相关,也可能与降糖治疗的益处并不显著相关;或者急性期应激性高血糖可能存在有益效果,抵消了其带来的部分不良效果。

❸ 取栓后的血糖管理

目前,尚无针对机械取栓后血糖管理的 RCT 研究发表。SWIFT 研究是 1 项关于 Merci 导管和 Solitaire FR 支架的 RCT 研究,该研究中接受机械取栓治疗的患者中,高血糖患者 3 个月随访 mRS 0～1 分的比例相比正常血糖患者更低(13% vs 34%,$P=0.01$)。进一步将患者按照是否完全再通分类,达到完全再通和不完全再通的患者血糖水平之间无显著差异。对于完全再通的患者,高血糖与正常血糖患者 mRS 0～1 分比例相当;而对于不完全再通的患者,高血糖患者的 3 个月 mRS 0～1 分比例比正常血糖患者更低(血糖每增加 0.56mmol/L,$OR=0.58$,95%CI:0.34～0.99,$P=0.047$)。

综上所述,高血糖与临床预后不良相关,但高血糖的管理似并不会改善临床预后,目前临床指南推荐将急性期血糖超过 8.61mmol/L 的高血糖应积极处理,但对于具体的血糖管理目标或策略并无推荐意见,血糖的管理策略仍待进一步高质量的研究提供循证医学证据。

(张小曦　邢鹏飞)

第四节　其　　他

对于急性大血管闭塞进行血管内介入前,患者如无低氧血症不需要常规吸氧,必要时吸氧,应维持氧饱和度>94%。指南中对于并发意识障碍及球麻痹影响气道功能者,应进行气道支持(气管插管或切开)及辅助呼吸,但证据级别偏低。一些研究表明,在缺乏高质量证据的当前,术前插管与否应根据临床特征(如格拉斯哥昏迷评分<8 分、失去保护性气道反射、梗死面积>2/3 的大脑中动脉区域、缺氧或高碳酸呼吸衰竭等)决定。另一些则认为插管指征与卒中部位相关,调节意识水平(丘脑、边缘系统、网状结构)、呼吸(皮质、脑桥和髓质)和吞咽(髓质和脑干)的区域受损增加呼吸衰竭的风险。

血管内介入手术是否需要常规给氧治疗存在争议。一项大型随机对照试验发现常规补充氧没有益处,在某些情况下补充氧可能是有害的,因此氧饱和度维持在 94% 以上即可,必要时吸氧。全身麻醉气管插管下进行介入手术常常被认为延长术前准备时间、术中血压波动较大等。小样本前瞻性研究发现,在低 NIHSS 评分(≤10 分)患者中使用声门上气道装置联合全身麻醉进行血管内治疗,比常规气管插管的患者穿刺时间短、血流动力学更稳定、介入医师满意度更高,但两组在出院时间、90 d 功能结局上没有差异。

介入治疗术后根据患者神经功能及呼吸功能恢复情况、确保气道安全时尽快、尽早拔管。有些患者在需要延长通气或气道保护时,可能需要气管切开术,但目前气管切开术的最佳时机尚不清楚。一项评估早期气管切开术对机械通气的重症脑卒中患者中的潜在益处的随机试验(SETPOINT)发现,早期气管切开(插管 3 d 内)患者在镇静药物使用、机械通气时间和死亡率均低于延后气切(插管 7～14 d)的患者,但两组的重症监护病房住院时间没有明显差异。随后的 SETPOINT2 研究对比早期气切(插管 5 d)与标准气切流程(插管 10 d)的患者,结果表明两组在 6 个月的良好预后率及死亡率方面均无明显差异。脑卒中患者的标准化长期气道管理方案仍需要大量研究进行探索和规范。

（李　玮　张　猛）

・参考文献・

[1] 中国卒中学会,中国卒中学会神经介入分会,中华预防医学会卒中预防与控制专业委员会介入学组. 急性缺血性卒中血管内治疗中国指南 2023[J]. 中国卒中杂志,2023,18(06):684－711.

[2] 中国卒中学会,中国卒中学会神经介入分会,中华预防医学会卒中预防与控制专业委员会介入学组. 替罗非班在动脉粥样硬化性脑血管疾病中的临床应用专家共识[J]. 中国卒中杂志,2019,14(10):1034－1044.

[3] 中国卒中学会重症脑血管病分会专家撰写组. 急性缺血性脑卒中血管内治疗术后监护与管理中国专家共识[J]. 中华医学杂志,2017,97(03):162－172.

[4] 中华医学会老年医学分会老年神经病学组,北京神经科学学会血管神经病学专业委员会,心源性卒中治疗中国专家共识组. 心源性卒中治疗中国专家共识(2022)[J]. 中华医学杂志,2022,102(11):760－773.

[5] A DE FRANCA A S, TAVARES W M, SALINET A, et al. Early tracheostomy in stroke patients: a meta-analysis and comparison with late tracheostomy [J]. Clin Neurol Neurosurg, 2021,203:106554.

[6] ENGELTER S T, TRAENKA C, GENSICKE H, et al. Aspirin versus anticoagulation in cervical artery dissection (TREAT-CAD): an open-label, randomised, non-inferiority trial [J]. Lancet Neurol, 2021, 20 (5):341－350.

[7] GOYAL N, TSIVGOULIS G, IFTIKHAR S, et al. Admission systolic blood pressure and outcomes in large vessel occlusion strokes treated with endovascular treatment [J]. J Neurointerv Surg, 2017,9:451－454.

[8] GOYAL N, TSIVGOULIS G, PANDHI A, et al. Blood pressure levels post mechanical thrombectomy and outcomes in large vessel occlusion strokes [J]. Neurology, 2017,89:540－547.

[9] GRAY C S, HILDRETH A J, SANDERCOCK P A, et al. Glucose-potassium-insulin infusions in the management of post-stroke hyperglycaemia: the UK Glucose Insulin in Stroke Trial (GIST-UK)[J]. Lancet Neurol, 2007,6(5):397－406.

[10] HART R G, HALPERIN J L. Atrial fibrillation and thromboembolism: a decade of progress in stroke prevention [J]. Ann Intern Med, 1999,131(9):688－695.

[11] HONG K S, KWON S U, LEE S H, et al. Rivaroxaban vs warfarin sodium in the ultra-early period after atrial fibrillation-related mild ischemic stroke: a randomized clinical trial [J]. JAMA Neurol, 2017,74(10):1206－1215.

[12] JOHNSTON K C, BRUNO A, PAULS Q, et al. Intensive vs standard treatment of hyperglycemia and functional outcome in patients with acute ischemic stroke: The SHINE Randomized Clinical Trial [J]. JAMA, 2019,322(4):326－335.

[13] KIM J T, JAHAN R, SAVER J L. Impact of glucose on outcomes in patients treated with mechanical

thrombectomy: a post hoc analysis of the solitaire flow restoration with the intention for thrombectomy study [J]. Stroke, 2016, 47(1): 120 – 127.

［14］ LOZANO R, NAGHAVI M, FOREMAN K, et al. Global and regional mortality from 235 causes of death for 20 age groups in 1990 and 2010: a systematic analysis for the global burden of disease study 2010 [J]. Lancet, 2012, 380: 2095 – 2128.

［15］ MARTINS A I, SARGENTO-FREITAS J, SILVA F, et al. Recanalization modulates association between blood pressure and functional outcome in acute ischemic stroke [J]. Stroke, 2016, 47: 1571 – 1576.

［16］ MATSUBARA H, ENOMOTO Y, EGASHIRA Y, et al. The safety and efficacy of periprocedural intravenous anticoagulants for acute ischemic stroke patients who underwent endovascular treatment: sub-analysis of the RESCUE-Japan Registry 2 [J]. J Neurol Sci, 2022, 442: 120390.

［17］ MC CORMICK M, HADLEY D, MCLEAN J R, et al. Randomized, controlled trial of insulin for acute poststroke hyperglycemia [J]. Ann Neurol, 2010, 67(5): 570 – 578.

［18］ MULDER M, ERGEZEN S, LINGSMA H F, et al. Baseline blood pressure effect on the benefit and safety of intra-arterial treatment in mr clean (multicenter randomized clinical trial of endovascular treatment of acute ischemic stroke in the netherlands) [J]. Stroke, 2017, 48: 1869 – 1876.

［19］ POWERS WJ, RABINSTEIN AA, ACKERSON T, et al. Guidelines for the early management of patients with acute ischemic stroke: 2019 Update to the 2018 Guidelines for the Early Management of Acute Ischemic Stroke: A Guideline for Healthcare Professionals From the American Heart Association/American Stroke Association [J]. Stroke, 2019, 50(12): 344 – 418.

［20］ QIU Z, LI F, SANG H, et al. Effect of intravenous Tirofiban vs placebo before endovascular thrombectomy on functional outcomes in large vessel occlusion stroke: The RESCUE BT randomized clinical trial [J]. JAMA, 2022, 328(6): 543 – 553.

［21］ SAMUELS N, VAN DE GRAAF R A, MULDER M, et al. Admission systolic blood pressure and effect of endovascular treatment in patients with ischaemic stroke: an individual patient data meta-analysis [J]. Lancet Neurol, 2023, 22: 312 – 319.

［22］ SHUAIB A, BUTCHER K, MOHAMMAD A A, et al. Collateral blood vessels in acute ischaemic stroke: a potential therapeutic target [J]. Lancet Neurol, 2011, 10: 909 – 921.

［23］ SUN C, LI X, ZHAO Z, et al. Safety and efficacy of Tirofiban combined with mechanical thrombectomy depend on ischemic stroke etiology [J]. Front Neurol, 2019, 10: 1100.

［24］ VAN DER STEEN W, VAN DE GRAAF R A, CHALOS V, et al. Safety and efficacy of aspirin, unfractionated heparin, both, or neither during endovascular stroke treatment (MR CLEAN-MED): an open-label, multicentre, randomised controlled trial [J]. Lancet, 2022, 399(10329): 1059 – 1069.

［25］ WANG W, JIANG B, SUN H, et al. Prevalence, incidence, and mortality of stroke in china: Results from a nationwide population-based survey of 480 687 adults [J]. Circulation, 2017, 135: 759 – 771.

［26］ WANG Y, ZHU L, TAN X, et al. Higher levels of peripheral blood glucose in the acute stage of stroke increase the risk of post-stroke depression: a systematic review and meta-analysis [J]. Neurosci Biobehav R, 2022, 142: 104829.

［27］ YANG J, WU Y, GAO X, et al. Intraarterial versus intravenous Tirofiban as an adjunct to endovascular thrombectomy for acute ischemic stroke [J]. Stroke, 2020, 51(10): 2925 – 2933.

［28］ ZANG L, ZHANG D, YAO Y, et al. Symptomatic intracranial hemorrhage in patients with admission hyperglycemia and diabetes after mechanical thrombectomy: a systematic review and meta-analysis [J]. Am J Emerg Med, 2021, 45: 23 – 28.

［29］ ZHAO W, CHE R, SHANG S, et al. Low-dose Tirofiban improves functional outcome in acute ischemic stroke patients treated with endovascular thrombectomy [J]. Stroke, 2017, 48(12): 3289 – 3294.

第五章

急性大血管闭塞性缺血性卒中介入
治疗相关并发症

近年来,大量高质量的临床研究已充分验证了血管内再通治疗对 AIS-LVO 的疗效。国内外的诸多指南也已推荐该技术并不断更新。在我国,这一技术得到迅速的推广应用,血管内再通治疗已成为我国神经介入治疗中的领先项目。据《2021 年国家医疗服务与质量安全报告-神经系统疾病分册》数据显示,在所有参与调查的医疗机构中,有 10.82%(1 014/9 372)开展了血管内再通治疗。在完成各种类型神经介入治疗手术的医院中,AIS 血管内再通治疗手术数量最多,达到了 76 543 台。然而,与 AIS 血管内再通治疗相关的严重并发症和住院死亡率也居各型神经介入手术并发症发生率和死亡率之首,分别为 6.48% 和 3.67%。虽然 2022 年和 2023 年的相关数据尚未公布,但 AIS 再通治疗并发症率逐年高居不下已成为业内公认的现实。AIS 血管内再通治疗并发症不仅严重威胁患者的生命健康,还会导致住院时间延长、医疗费用增加,给患者家庭和社会带来沉重的经济负担。由此可见,防治 AIS 血管内再通治疗并发症已成为临床医生关注的焦点。本章旨在系统介绍与 AIS 血管内再通治疗相关的并发症,以增进对这些并发症的了解和认识,希望有助于降低并及时救治这些并发症,最终保障患者的生命安全并改善其预后。

第一节　介入治疗相关并发症概述

一　急性缺血性卒中血管内再通治疗并发症的发生率和易发因素

既往试验表明,AIS 血管内再通治疗的并发症发生率为 4%～29%,其中非随机对照临床试验的报告显示发生率为 7%～31%。尽管我国 AIS 血管内再通治疗的真实发生率尚未有确切数据,但如前述,近年来我国的严重并发症和住院死亡率均较高。AIS 再通治疗的并发症通常易发生在具有以下特征的患者:高龄、肥胖、高血压、糖尿病、肾功能异常、周围血管疾病、血小板减少症、接受抗凝治疗、术中躁动难以控制、存在大负荷血栓、多发栓塞、血管夹层以及复杂的病变机制等。

二　我国急性缺血性卒中血管内再通治疗并发症发生率高的原因

首先,我国 AIS 血管内开通的手术量基数是巨大的,并逐年上升。随着人口老龄化和生活方式的变化,卒中患者数量不断增加,而大血管急性闭塞所致的 AIS 也成为重要的卒中类型之一。因此，越来越多的患者需要接受 AIS 血管内再通治疗，手术量不断攀升。这反映了我国医疗水平的提高和医疗服务的普及，但同时也增加了治疗的压力和发生并发症的风险。

其次，大血管急性闭塞所致 AIS 的病理生理是比较复杂的。AIS 是一组疾病的总称，涉及多种类型的血管闭塞和病因。根据血供分布、闭塞血管、病因和发病机制等不同特征，AIS 可分为多个亚型。这些不同的亚型在病理生理机制和治疗策略上存在差异，需要个体化和精准化的治疗方案。然而，目前我国医疗科技水平和医疗资源的分布并不能全面满足 AIS 血管内再通治疗的需求，这增加了治疗的难度和风险。

第三，我国从事血管内再通诊疗工作的医生尚不能满足 AIS 患者的诊疗需要。我国 AIS 患者数量巨大，但从事血管内再通治疗的医生数量相对有限。目前我国的神经介入医生培训体系还不够完善，无法在短时间内培养出足够数量和质量的血管内诊疗医生。此外，缺乏统一的培训教材、培训制度和质控制度也限制了医生的培训效果和治疗质量的提升，增加了治疗的风险和并发症的发生率。

第四，AIS 血管内再通的理念、技术和开通工具日新月异。随着医学研究的不断进展，AIS 血管内再通治疗的理念、技术和工具也在不断更新和改进。新的治疗理念和技术不断涌现，新型的抽栓和取栓工具不断推出，再通技术也在不断革新。这为提高治疗效果提供了机会，但同时也要求医生们不断学习以降低治疗的风险和并发症的发生。

第五，我国各地的经济基础和医疗发展水平还很不均衡，AIS 血管内再通治疗不均衡、不同质的问题仍比较突出。一些地区的医疗条件较差，医疗资源匮乏，治疗质量较低。在经济基础好、介入诊疗基础好和卒中诊疗体系建设好的地区，AIS 再通治疗工作通常开展得较好。

三　急性缺血性卒中血管内再通治疗并发症的分类

AIS 血管内再通治疗的并发症可以根据不同的分类标准进行分类。首先是按照发生的时间分为术中和术后并发症两种。其次，根据并发症的主要原因可分为四大类：与介入操作相关的并发症、与病理生理相关的并发症、与器械相关的并发症和其他并发症（表 5-1）。

表 5-1　急性缺血性卒中血管内再通治疗并发症分类

主要原因		性质	具体并发症
介入操作相关	入路操作相关		穿刺部位血肿、假性动脉瘤、入路动脉夹层、腹膜后血肿、动静脉瘘、急性下肢远端缺血、神经损伤或压迫综合征和感染等
	再通操作相关	缺血性	远端血管及其分支栓塞、血管痉挛、靶血管再闭塞、急诊支架成形相关的并发症等
		出血性	蛛网膜下腔出血、脑出血、动脉穿孔、动脉夹层、颈动脉海绵窦瘘等
病理生理相关			无效复流、再灌注损伤等
器械相关			装置脱载、导丝断裂、导管损伤等
其他			心律失常、心力衰竭、肺水肿、对比剂肾病等

1. 与介入操作相关的并发症

（1）入路相关的并发症：包括穿刺部位血肿、假性动脉瘤、入路动脉夹层、腹膜后血肿、动静脉瘘、急性下肢远端缺血、神经损伤或压迫综合征和感染等。这些并发症与手术入路和操作直接相关。

（2）血管内再通操作相关的并发症：可分为出血性和缺血性两大组。出血性并发症包括颅内出血、脑室内出血等，而缺血性并发症则涉及再灌注损伤、血管再闭塞、远端栓塞等。

2. 与病理生理相关的并发症

（1）无效复流：指经筛选符合指南推荐、适宜采用血管内再通治疗的患者，其闭塞血管获得成功再通后症状未改善或临床预后仍不良。

（2）再灌注损伤：指缺血脑组织获得再灌注后所导致的额外的神经功能缺陷或神经损伤。

3. 与器械相关的并发症

（1）装置脱载：治疗过程中使用的装置因输送杆断裂而发生脱载，可能导致治疗效果不佳或其他并发症的发生。

（2）导丝断裂和导管损伤：在操作过程中可能出现导丝断裂或导管损伤，影响治疗效果并增加风险。

4. 其他并发症

包括心律失常、心力衰竭、肺水肿、对比剂肾病等。这些并发症可能与治疗过程中的药物使用、患者的基础疾病等因素相关。

通常，我们最关心的是在术中发生的与介入操作相关的并发症，因为通过学习和认识这些并发症，可以有效地避免和降低治疗的风险，从而提高患者的临床预后。但与此同时，我们也应该重视与病理生理相关的并发症，因为这些并发症不易降低，需要加强术后管理，以争取良好的临床预后。

第二节　介入治疗并发症分述

鉴于本书另有篇幅展示病例，本节就仅限于并发症的陈述。

一　与介入操作相关的并发症

（一）入路相关的并发症

此类并发症的易发生因素有：高龄、肥胖、穿刺部位血管本身问题（如动脉迂曲、狭窄、钙化、闭塞或需穿刺左侧股动脉等）、凝血功能障碍和患者配合欠佳（如患者烦躁不安、言语障碍、意识障碍、生命体征不稳定、麻醉方式和深度不理想等）等。

此类并发症包括：穿刺部位血肿、假性动脉瘤、入路动脉夹层、腹膜后血肿、动静脉瘘、急性下肢远端缺血、神经损伤或压迫综合征和感染等。其中，前5个并发症在临床中较常见。

1. 穿刺部位血肿和假性动脉瘤

穿刺部位血肿和假性动脉瘤是血管内再通治疗中常见的并发症之一。这两种并发症通常是由于动脉穿刺操作不当或术后的器械缝合或封堵不完善引起的。因此,术者需要熟练掌握规范的动脉穿刺技术、压迫止血技术以及术后的器械缝合或封堵技术。

在进行动脉穿刺时,推荐使用改良的 Seldinger 穿刺技术,这种技术只穿透动脉的前壁而不穿透后壁,以减少损伤和并发症的发生。尤其对于右侧股动脉,由于可能存在重度狭窄、闭塞、严重迂曲或合并原有夹层等情况,术者可能会遇到穿刺困难、穿刺失败、动脉鞘置入或交换困难的情况。在这种情况下,应该寻找经验丰富的术者进行操作,或者及时终止反复穿刺,避免暴力操作。

另外,对于前循环 AIS-LVO 患者,如果存在Ⅲ型弓或者颈总动脉严重迂曲导致指引导管超选困难的情况,可以考虑通过颈总动脉穿刺建立入路,或者直接行颈总动脉切开穿刺置鞘。这些策略和措施都有助于预防股动脉穿刺部位血肿和假性动脉瘤的发生。

总的来说,术者在进行血管内再通治疗时,应该严格遵循操作规范,注意细节,减少并发症的发生,以确保患者的安全和治疗效果。

这两种并发症可在不同的时间点被发现,这有助于及时采取必要的措施来处理并预防进一步的并发症。以下是四个时间点及相应的处理方法:

(1)手术开始时:在手术开始时,术者应密切观察穿刺部位,特别注意是否有局部皮下软组织迅速膨隆的现象。如果出现这种情况,可能是由于血肿充填引起的。术者应保持镇定,并立即进行有效的压迫止血。如果压迫止血后情况未能改善,术者需评估是否需要重新进行穿刺或置鞘。对于穿刺困难或血肿过大的情况,可以考虑改变穿刺入路或寻求经验丰富的术者的帮助。

(2)术后观察期间:在术后,术者应继续观察穿刺部位,注意是否有血肿扩大的迹象。如果发现血肿扩大或术后出血的迹象,应立即进行切实的压迫止血,并加压包扎进行观察。

(3)去除加压包扎物后:当去除加压包扎物后,仍然发现局部软组织肿胀膨隆时,可能存在假性动脉瘤的情况。在这种情况下,可以使用听诊器对穿刺动脉区域进行听诊,以判断是否有假性动脉瘤的存在。对于假性动脉瘤,可采用超声定向引导下压迫穿刺点,或注射凝血酶等方法进行治疗,以促进其闭合和吸收。

(4)院外发现或日常活动中突然发生:症状轻者可以通过加压包扎或超声定向引导下注射凝血酶等方法进行治疗,以促进其闭合和吸收。症状严重者,可能需要立即进行血管外科手术干预。

2. 入路动脉夹层

在穿刺过程中,导丝、动脉鞘甚至导管误入内膜下可能会导致入路动脉发生夹层。特别是如果穿刺动脉为股动脉,夹层可能会延伸到髂外动脉、髂总动脉甚至腹主动脉。术者通常可以根据导丝走行的方向和阻力感觉来发现这种并发症。由于夹层通常延伸方向与正向血流相反(逆向夹层),因此通常不会影响正常血流。

较小的局部夹层,术者可以通过轻柔操作尝试让相关工具通过,继续完成手术。但对于较明显的夹层,术者需要立即终止操作,并选择新的入路动脉。新的入路动脉的选择可以通过评估原入路动脉夹层的严重程度来进行。这样的处理方法有助于避免进一步的并发症，并确保手术的安全进行。

3. 腹膜后血肿

腹膜后血肿的发生原因通常与穿刺点位置过高、透壁穿刺等因素相关。这种并发症最常见的症状包括腹股沟部位疼痛、腹痛、恶心、呕吐、低血压和心动过速等。在清醒的患者中，还可能出现里急后重的症状，这是因为血肿对膀胱和直肠壁的压迫和刺激所致。腹膜后血肿若发现不及时或处理不及时可能会危及生命，因此对这种并发症必须给予足够的重视。任何疑似患有该并发症的患者都需要进行明确的诊断或排除。

对于有活动性出血的责任血管壁，应该克服各种困难，行急诊修复，可以选择腔内、外科或复合手术等方法。此外，应根据患者已使用的溶栓药、抗血小板制剂、肝素等药物，选择相应的逆转方案，并迅速纠正急性血容量不足和休克状态。

如果活动性出血停止后，患者仍然出现持续低血压症状，需要排查是否存在腹腔筋膜室综合征。由于腹膜后血肿产生的高腹腔内压力可能会压迫下腔静脉等结构，导致静脉血回流至心脏受阻，所以在必要时需要采取微创穿刺减压等方法来解除压迫症状。

4. 动静脉瘘

穿刺针或导引鞘穿破动脉而横行入静脉时，可能会在静脉和动脉之间形成异常连通，从而形成动静脉瘘。因此，这种并发症通常发生在静脉与相邻的动脉被穿刺的部位，其中以股动脉穿刺引发的腹股沟区动静脉瘘最为常见。

患者通常在动静脉瘘形成后没有明显的症状，这些无明显症状的动静脉瘘可以动态观察。如果动静脉瘘的流量较大、持续时间较长，就可能导致静脉动脉化，使静脉压力增高，进而引起下肢静脉血栓和下肢静脉充血等症状。在严重情况下，患者可能出现明显的血流动力学分流、肿胀、压痛、心力衰竭，甚至伴有间歇性肢体缺血的盗血综合征。对于这种情况，需要进行谨慎评估，必要时可以采取覆膜支架置入等治疗措施。

（二）与血管内再通治疗操作直接相关的缺血性并发症

如前述，与血管内再通操作相关的缺血性并发症包括远端血管及其分支栓塞、血管痉挛、靶血管再闭塞、急诊支架成形相关的并发症等。

1. 远端血管及其分支栓塞

该并发症是指在血管内再通治疗操作中发生栓子移位、碎裂，造成闭塞血管的邻近分支或次级分支的血管发生栓塞，可能导致患者神经功能缺损加重。在制订血管内再通策略时，应考虑到该并发症，并通过合理的器械选择和再通技术将其风险降低到最低程度。

以往的研究报道远端动脉栓塞的发生率为 0～12.5%。一项有关取栓并发症的荟萃分析报告称，在 DSA 影像上可显影的远端栓塞并发症发生率为 6%（44/773）。该荟萃分析包括的临床研究有 MR CLEAN、ESCAPE、EXTEND-IA、SWIFT PRIME、REVASCAT、THERAPY、THRACE 及 PISTE。体外实验表明，在取栓过程中可释放大量凝块碎片，这些凝块碎片大多很小（约为 $10\mu m$）。由此产生的小栓塞在标准 DSA 影像中可能无法识别；据此推测，临床工作中远端栓塞的实际发生率可能高于文献报道。

远端栓塞的影响因素有：血栓的性质、抗栓药物应用、血管因素、机械因素、取栓装置、取栓策略及其他因素(年龄、麻醉)。

(1) 血栓的性质:包括血栓成分、长度、质地、通透性等。既往研究报道富含红细胞的血栓通常更易破碎导致远端栓塞;然而富含红细胞软质血栓通常有更高的静脉溶栓敏感性、更短的干预时间、更高的再通成功率和更好的预后。纤维蛋白丰富的血栓发生远端栓塞并发症的概率低,但其取栓的难度增加,从而导致较差的临床预后。有研究发现 CTA 上的血栓长度与远端栓塞风险有关。碎裂或远端栓塞可能与血栓的内聚性有关,较长的血栓内聚性降低可能会导致栓塞,尤其是在血栓的远端段。

(2) 抗栓药物应用:一些体外研究指出,抗栓治疗可能对血栓的形成和组成产生影响,进而影响血栓的碎片化倾向和清除的容易程度。研究表明,接受抗栓治疗的远端栓塞患者与未接受抗栓治疗的患者存在显著差异,暗示抗栓治疗可能增加了远端栓塞的概率。这一现象可能是因为抗栓治疗影响了血栓的形成,从而影响了血栓的清除、增加了碎裂倾向。

(3) 取栓前的溶栓治疗:静脉溶栓理论上可以通过溶解远端栓子减少机械取栓过程中栓子的数量,反过来也可以使血栓在取栓过程中更易破碎,但也有研究显示术前静脉 rt‐PA 并不能降低术中远端栓塞的风险。尚有研究显示血管内治疗前的静脉溶栓因增加了远端栓塞的风险而降低闭塞血管再通率。考虑血管内治疗前静脉溶栓后是否发生远端栓塞,可能与血栓成份和发病机制等因素有关。

(4) 血管因素:血栓部位对远端栓塞的发生有影响。研究表明,在大脑中动脉分叉部位发生的血栓,特别是在上下干角度较大的情况下,应用支架取栓时往往会导致血栓破碎,从而增加远端栓塞的风险。此外,如果血管路径迂曲,取栓过程中可能会更加困难,血栓牵拉路程较长,这会增加远端栓塞并发症的发生率。

有大量研究表明,后循环卒中患者似乎有更高的栓塞并发症发生率,并且存在死亡率增加的趋势。这可能与后循环不易实现血流逆转有关,导致血栓更容易进入远端血管,从而增加了远端栓塞的风险。此外,远端栓子与症状性脑出血之间存在显著相关性,这可能是因为远端栓塞导致的脑缺血引起的血管重建和血流动力学改变,增加了脑出血的风险。

(5) 机械因素:在取栓过程中发生远端栓塞的原因包括:微导丝或微导管穿越血栓时对血栓施加的作用力;取栓装置展开时,其网状结构可能对血栓进行切割,导致血栓破裂;血液冲击产生的相反剪切力可能导致血栓碎裂;血栓回拉过程中,血管壁和分支血管的开口摩擦可能使血栓破裂;当取栓装置从较小的血管拉入较大的血管时,由于固有张力,可能会发生扩张和膨胀,导致装置与血栓之间暂时失去连接;血栓被拉入时,通过导管的边缘可能会剪掉血栓的边缘部分,进一步导致血栓碎裂或逃逸。

(6) 取栓装置:取栓装置的设计对于防止远端栓塞至关重要。EmboTrap Ⅱ 采用双层网篮设计,具有出色的血栓抓取、固定和防逃逸的能力,特别是其远端闭合末端设计,比起远端开放末端的取栓支架,能更有效地减小血栓逃逸,从而降低远端栓塞的风险。根据 ARISE Ⅱ 研究,远端栓塞的发生率为 6.6%。此外,长支架释放于血栓远端的技术也被证明能够降低远端栓塞的发生率。长血栓提供了更大的表面积与取栓支架接触,使张力均匀分布,特别适用于血管路径扭曲或者躁动的患者,增加了释放的精确性。如果网孔抓捕血栓失败,这种设计特点也可以增加血栓取出的机会。

（7）取栓技术：ASTER 试验显示，在前循环大血管闭塞机械取栓中，支架取栓和抽吸技术之间未观察到远端栓塞方面的显著差异。Matthew 在 2016 年的体外研究表明，Solumbra 技术是最有效减少硬质血栓碎片的方法，而球囊指引导管则是防止软质血栓碎片的最佳方法，可以减少远端栓塞。使用单纯指引导管时，硬质血栓的远端栓塞风险显著增加。与支架机械取栓技术相比，直接抽吸可使软质血栓碎裂的风险增加至少两倍。目前，支架联合中间导管的抽拉技术（SWIM/Solumbra）被证实优于单纯支架取栓，因为中间导管的使用减少了血栓回拉距离，同时增加了可抽吸力，提高了取栓效率并减少了远端栓塞率。提示对于更易碎裂的血栓，可以采用支架联合抽吸技术来处理，以降低远端栓塞的发生率。BGC 设计旨在暂时性阻断前向血流，以防止血栓破碎和碎片性血栓迁移，从而减少远端栓塞。一项纳入 2622 例患者的研究数据结果表明，BGC 组的远端栓塞发生率为 6.8%，而非 BGC 组为 17.3%。然而，Ahn 进行的荟萃分析表明，BGC 组与非 BGC 组在远端栓塞率方面差异无统计学意义。Lee 等认为，在 BGC 过程中发生的远端栓子可能是在取栓手术之前发生的，或者是由于支架放置过程中血栓破裂并流向远端区域导致的。目前，大部分研究认为同时进行抽吸和 BGC 血流停止可以减少因血栓或碎片化血栓的迁移。最新的联合取栓技术 PROTECT 技术和 BADDASS 技术（BGC+中间导管+长取栓支架）是一种应用前景广阔的方法，通过近端阻断和远端抽拉结合，可以显著减少血栓碎片，从而减少 EVT 过程中的远端栓塞。

（8）其他因素：镇静麻醉下进行取栓的患者远端栓塞比全麻下的患者多，可能是由于患者的不自主运动和相关的技术困难所致。然而，也有相反的研究认为全麻有发生更多远端栓子的趋势，但在控制其他变量时，这种差异并不具有统计学意义。据报道，在取栓术中尝试的取栓次数与在过程中产生的更多远端栓子有关，多次取栓会导致更多的机械损伤，从而产生破损的栓子引起远端栓塞。此外，患者年龄越大，血管路径迂曲和拐折越多，导致取栓过程中远端栓塞事件的发生率增加。

远端血管及其分支栓塞并发症处理：逃逸的栓子通常会栓塞在离闭塞血管较远的血管床，也可能栓塞在与闭塞血管共干的血管床上。如果逃逸的血栓栓塞在重要的血管上，并且对该血管进行内部开通的安全性可以得到保证，那么可以采取个体化的方法进行开通治疗。但如果栓塞的血管较小，预计不会造成严重残疾，并且血管内开通存在困难，那么就不需要强行开通被栓塞的血管。

对于远端栓塞影响患者预后的重要血管，可以尝试行补救治疗。这些重要血管包括大脑中动脉 M1 段、大脑中动脉 M1 分叉部、大脑中动脉 M2 段、大脑前动脉、PICA、AICA、大脑后动脉 P1 段甚至较粗大的 P2 段等。一般来说，对于主干血管的补救相对较安全，但对于远端中等血管，则需要具备合适的开通工具和丰富的操作经验。

近年来，文献报道了盲交换微钉子技术（blind exchange/mini-pinning，BEMP）对远端中等血管进行再通治疗的成功案例，这一技术能够提高再通率并降低围手术期出血并发症的发生率。BEMP 技术建议使用小规格的取栓支架（直径多≤3 mm，可使用 0.017 微导管输送）和远端内径为 0.035 的中间导管；结果表明，这些装置可以有效提高再通率，且 BEMP 组的出血并发症发生率和远端血栓逃逸率都较低。

另一种处理远端栓塞的方法是采取保守药物治疗。如果远端栓塞至非重要功能区血管，例如 M2 非功能支、M3、P3 等，这些部位的取栓风险较大且闭塞对预后影响不大，可以积极评估血流代偿情况，决定是否采取保守治疗。在必要时，可以个体化应用动脉溶栓，或个体化使用单独静脉应用或动静脉联合替罗非班治疗。

2. 血管痉挛

血管痉挛通常是由于取栓器械的物理刺激或血管内操作时的牵拉应力引起的。这种并发症通常是无症状的，术者在血管内再通治疗过程中要轻柔操作，减少或避免过度操作导致血管痉挛。此外，了解血管痉挛与其他情况（如血管狭窄、夹层或附壁血栓等）的鉴别也是必要的。一旦发生血管痉挛，去除器械和外力对血管壁的刺激通常可以使痉挛消失。如果血管痉挛持续存在，可以考虑使用动脉内缓慢推注罂粟碱、法舒地尔或尼莫地平等药物进行处理。

3. 靶血管再闭塞

该并发症是指闭塞血管在再通复流后于同一部位再次发生闭塞。通常再闭塞发生有两个时间点：一个是在血管内再通治疗术中发生，称为即刻再闭塞（instant reocclusion）；另一个是在血管内再通术后发生，称为延迟再闭塞（delayed reocclusion）。

该并发症的确切机制尚未完全阐明，最常见于动脉粥样硬化性急性闭塞患者，也见于自发或继发动脉夹层患者。影响再闭塞发生的因素包括病因、机制、再通治疗措施、术中动态观察的时间、闭塞血管再通复流的分级、闭塞局部残余狭窄的程度及围手术期应用抗栓制剂的策略等因素。

预防即刻再闭塞的关键在于决定是否在术中一期应用急诊球囊和/或支架成形，并在围手术期合理应用好抗血小板为主的抗栓治疗；而对于延迟再闭塞，重点在于早期识别和早期个体化处理，及时进行多模态影像评估，确定靶血管和缺血脑组织的情况，进一步决定是否需要再通复流治疗。治疗方面应充分获得家属知情同意，在个体化的基础上，可以单独应用药物（溶栓、抗血小板、抗凝等制剂）或联合血管内再通补救措施。若再次成功复流，多有助于患者症状改善，但需要注意引发新的并发症，如再灌注损伤等。

4. 急诊支架成形相关的并发症

急诊支架成形是 AIS 血管内开通中常用的技术之一，它有助于开通和预防靶血管再闭塞，但也有引发一系列相关的并发症的风险，如术后支架内血栓形成、远端血管栓塞、合并颅内/外出血、抗血小板治疗增加出血风险以及远期支架植入后可能发生再狭窄。因此，在进行急诊支架成形术时，需要认真评估患者的病情和手术适应证，并密切监测并发症的发生，及时采取相应的处理措施，以确保手术的安全和有效。

对于急诊支架血管成形术不仅要严格把握适应证，而且需注意下列几个能降低与之相关并发症的问题。在麻醉方面，对于颅内需要或潜在需要急诊置入支架的患者，建议进行全身麻醉，全身麻醉对急诊支架置入定位的精准性至关重要。对围手术期抗栓治疗，需要个体化、谨慎使用，权衡利弊，动态调整，急诊支架置入后要结合患者血流开通情况和是否有出血并发症等因素决定是否个体化采用替罗非班抗血小板治疗。

对急诊支架植入血管成形的具体操作技术方面：首先要确保安全，支架植入前要明确患者无出血并发症发生，有经验的术者多知道在操作过程中是否已存在发生出血并发症的风险，术中平板 CT 扫描非常有助于判断是否有明显的颅内出血和蛛网膜下腔出血。支架植入前明确是否已有出血并发症的发生至关重要,因为支架植入后的抗血小板治疗会导致出血并发症进一步加重,不抗血小板治疗又有可能导致支架内急性血栓形成;对有严重血脑屏障破坏的患者支架植入要非常谨慎,因为支架植入后的抗血小板治疗可能会诱发症状性出血而导致灾难性预后。其次,需要选择合适患者使用的支架,在选择中间指引导管和球囊时,要注意这些器械的长度组合需相互匹配。第三,要确保再通:对植入支架的类型、长度和径向支撑力的选择要合适,要尽量做到支架释放后即开通;支架植入前可用预扩球囊体会局部病变的质地并观察扩张后弹性回缩的程度,以帮助选择合适的支架。第四,确保后续器械可以通过:建议尽量用一个支架完成开通(需要医疗中心常备有较长的支架);若需应用多枚支架,则需设计好各个支架的锚定点、设计好支架是分段释放(没有套叠)还是套叠释放;若是套叠释放尽量由远端向近端释放;若是自膨式支架和球囊扩张式支架相套叠,尽量球囊扩张式支架在后;处理好近端支架,贴壁要好、不能盖帽,以确保在支架植入后,若出现急性血栓形成或远期再狭窄仍有机会处理。

(三)与血管内再通治疗操作相关的出血性并发症

如前述,与血管内再通治疗操作相关的出血性并发症包括蛛网膜下腔出血、脑出血、动脉穿孔、动脉夹层、颈动脉海绵窦瘘等。

1. 蛛网膜下腔出血和脑出血

蛛网膜下腔出血通常是由于操作损伤引起的,并且有时会合并不同程度的脑出血。常见的原因包括微导丝穿破穿支和闭塞血管,取栓装置头端结构刺破或划破血管,以及迂曲血管取栓时引起的牵拉血管导致边支或穿支血管断裂。预防的策略包括提高操作技能、轻柔操作,并将微导丝头端塑形为"O"形或"J"形以有效降低微导丝导致血管夹层甚至穿破血管的风险。SWIM技术和Solumbra技术可以有效改变和降低在迂曲血管取栓过程中的牵拉力。少数AIS患者可能合并未处理的颅内动脉瘤;如果动脉瘤位于闭塞血管的同一流域内,则有可能被取栓工具和操作直接引发破裂,严重者可能导致颅内压迅速升高、脑有效灌注压中断,甚至引发脑疝形成或死亡。通常在急性期的AIS开通中不会处理合并的未破裂动脉瘤。

血管内操作也可能导致脑出血,这与蛛网膜下腔出血的病因相似。在血管内再通复流后,由于梗死病灶核心通常导致不同程度的血脑屏障破坏,高灌注损伤也可能引发脑出血。为预防这种情况,需要在进行血管内再通复流操作时保持谨慎和轻柔。术中怀疑并发蛛网膜下腔出血或脑出血时,应进行平板CT检查,以帮助及早识别并及时处理。积极的降压治疗可能有助于减少出血并发症的发生。术后怀疑出血并发症时,应进行动态CT扫描以甄别对比剂外渗和出血情况。对比剂外渗在平扫CT上显示的高密度病灶通常位于梗死灶内,无明显占位效应;8~24h后的复查CT通常显示高密度病灶逐渐吸收,无相应的神经定位体征;24h后的复查CT显示高密度灶的CT值常>90HU。脑出血在平扫CT上显示的高密度病灶可出现在蛛网膜下腔、脑实质内,也可出现在梗死灶范围之外;常伴有占位效应;复查CT显示高密度病灶可进行性增大,常伴有周围水肿;可能出现脑膜刺激征及神经定位体征;24h后的复查CT显示高密度灶的CT值常<90HU。另外,双源CT能够有效区分AIS血管内再通治疗后的碘对比剂外渗与早期的脑出血。

2. 动脉穿孔

动脉穿孔是血管内再通治疗术中较为严重的并发症,可能导致患者严重残疾或死亡。既往临床研究报道该并发症的总发生率约为 1.4%。该并发症的危险因素包括高龄、血管迂曲和动脉粥样硬化等。

防治该并发症的关键是术者需具备扎实的血管内诊疗操作技术,熟悉解剖结构、血管走行及各种开通工具的特性等。术者在操作过程中应谨慎稳妥,可以将微导丝头端塑形为"O"形或"J"形,并确保微导丝和微导管的协同操作,动态调整它们之间的张力。术者应始终确保微导丝在可视范围内,并及时发现微导丝或微导管是否超出血管轮廓。若怀疑有动脉穿孔发生,应小心地使用中间导管或指引导管进行造影,确保在造影前固定好微导丝、微导管等工具。必要时,可进行多角度投照。动脉穿孔可通过造影剂溢出血管并填充到蛛网膜下腔或脑组织空间内来观察,同时监测患者是否出现血压升高、心率加快等生命体征变化。

若确定发生动脉穿孔,术者应保持镇定,并结合自身经验和中心具备的器械工具对该并发症进行处理。在条件允许的情况下,建议经验更丰富的术者协同参与处理。此时不应由仓促撤回导致穿孔的器械,而是要尽快明确穿孔部位,中和肝素,并采取脱水降颅压等措施。如果颅内球囊能够迅速顺利到位,可考虑使用球囊压迫封闭。若球囊压迫封闭后仍然出血,可考虑以下措施:局部注射凝血酶、使用预先准备的自体血栓封堵出血动脉、采用液体栓塞剂或弹簧圈栓塞血管;对于直径较大的血管,有时也可以考虑植入覆膜支架。在某些情况下,需要进行急诊开颅外科手术或复合手术。有些患者的动脉穿孔可能会自发愈合,复查造影时对比剂外渗会逐渐消失,术中平板 CT 显示仅有少量蛛网膜下腔出血,这通常对临床预后影响不大。

妥善止血后,通常会将患者放置于重症监护室,并密切监护其生命体征和神经功能等情况。对于出血量较多、推测颅内压较高的患者,可以考虑谨慎进行腰椎穿刺,建立腰大池引流管,以引流血性脑脊液并降低颅内压(但需注意不能骤降颅压)。如果有条件,医疗中心应当使用经颅多普勒(transcranial Doppler)监测脑部血流速度,并进行动态影像检查,观察动脉穿孔局部是否有血肿、假性动脉瘤、脑组织肿胀和脑室大小等情况,以排查穿孔部位是否有再次出血或渗出。必要时,可以进行血管造影复查,并根据复查结果制订是否需要进一步干预处理的方案。

3. 动脉夹层

血管内再通治疗术中动脉夹层并发症的发生率可达 4%。动脉夹层常见于导丝或导管穿过动脉硬化闭塞的血管、球囊导管充盈等情况,以及在迂曲血管中通过微导丝、微导管、取栓装置、颅内支架等器械时通路导管前窜。

预防动脉夹层的发生,需要术者在进行血管内操作时保持胆大心细、轻柔灵活。术者应观察导丝和导管的走行方向和阻力,尤其在使用单臂 C 臂的 DSA 机器时,可通过多角度透视来辨别血管真腔。在使用大口径抽栓管道时,应尽量采用同轴技术上行,以避免大内腔管道单独上行时对血管造成损伤(边缘效应)。术者需要注意动态调控系统的张力,并在前进、回撤和交换时减少管道系统的相对运动。在回撤取栓支架时,应尽量使用中间导管来保护非病变部位的血管。对于狭窄病变球囊血管成形,一般遵循亚满意原则,即球囊直径宜不超过正常血管直径的 80%。

术者应尽早发现动脉夹层并发症。在血管内膜损伤较轻的情况下,动脉夹层通常是非限流性的,多数情况下无需特殊处理。但是,当血管内膜受损严重时,可能会导致限流性动脉夹层,这时会形成附壁血栓,该血栓可能会在后续操作中脱落,导致动脉到动脉的闭塞事件。限流性夹层通常需要通过支架植入血管成形来处理。

在临床实践中,还会遇到一种特殊情况,即因主动脉夹层导致的 AIS。由于升主动脉夹层引起的 AIS 可能会导致患者意识障碍、语言障碍,因此患者无法表达疼痛感。极少数患者可能出现无痛夹层,若未进行主动脉弓造影而直接选择超过主动脉弓上的血管进行操作,则可能诱发夹层破裂,导致患者立即死亡。

如果术前非侵入性影像学检查显示存在主动脉弓夹层,应及时请相关学科(如血管外科)会诊。这类患者进行血管内再通治疗的风险极高,甚至需要将主动脉夹层的治疗放在首位。如果在获得家属绝对知情同意后尝试进行血管内再通治疗,也应尽量减少操作次数。一旦发现血管真腔难以进入,就应及时中止手术,以防止主动脉夹层扩大或诱发夹层破裂导致灾难性结果。此外,对于明确主动脉夹层患者,可选择颈动脉穿刺入路行前循环 AIS-LVO 取栓;或桡动脉穿刺入路治疗后循环 LVO。

4. 颈动脉海绵窦瘘

在血管内再通治疗中,如果对颈内动脉海绵窦段动脉造成穿通损伤,导致颈内动脉与海绵窦结构发生了短路沟通,就可能发生颈动脉海绵窦瘘(carotid-cavernous fistula)。这种并发症通常发生于颈内动脉严重迂曲的 AIS 患者。患者血管的迂曲可能会阻碍中间导管等器械通过,反复强行穿刺时易发生夹层或 CCF。另外,有些患者的颈内动脉海绵窦段存在重度狭窄,在术者对局部置入球扩张支架时,可能会损伤颈动脉而引发 CCF。近年来,随着柔软性和穿透性更好的微导管及中间导管等装置的应用,CCF 的发生率有所降低。低流量的 CCF 可能会自行愈合,或通过压迫颈动脉来实现愈合。而高流量的 CCF 可能需要进行急诊或限期行覆膜支架等治疗。

⊜ 病理生理相关的急性缺血性卒中再通并发症

如前述,与病理生理相关的并发症常见的有无效复流和开通后再灌注损伤等。

(一)无效复流

无效复流(futile recanalization)是指经筛选符合指南推荐、适宜采用血管内再通治疗的 AIS 患者,其闭塞血管获得成功再通后症状未改善或临床预后仍不良。根据荟萃分析,以取栓支架为主的再通治疗可使者获得 71% 的成功再通率(mTICI≥2b/3),但近一半的患者预后仍然为无效复流。

影响无效复流的因素有很多,包括患者的年龄、梗死体积、基线严重程度、血压等诸多因素。

1. 无效复流的发生机制涉及多个因素

(1)核心梗死体积大、可挽救的缺血半暗带体积小:当患者的核心梗死部分较大,而可挽救的缺血半暗带较小时,再通复流可能导致无效复流。即使影像学上提示为可挽救的半暗带组织,实际再灌注后可能仍会发展为不可逆梗死。

(2) 脑血流自动调节能力损伤:研究表明,脑血流自动调节能力的损伤会增加无效复流的发生。中重度脑组织缺血可导致患者脑血流自动调节能力的损伤。再通复流过程中使用的溶栓药物 rt‑PA 也可能对脑血流自动调节能力产生影响。

(3) 脑组织再灌注损伤:脑组织再灌注损伤的原因包括自由基过度形成、兴奋性氨基酸毒性作用、细胞内钙超载和炎性反应等多种机制。这些因素相互影响,进一步促进了脑缺血再灌注损伤后的神经功能破坏,导致缺血半暗带的脑组织坏死而不可逆转,即发生再灌注损伤。

(4) 脑血管成功再通后早期再闭塞:成功再通后早期再闭塞是无效复流的常见原因,通常发生于再通术后的数小时内。这种情况会导致患者早期神经功能恶化,进而导致机械再通无效复流的发生。

2. 无效复流的相关预测因素

(1) 年龄:老年患者通常被排除在随机对照试验之外,但与传统的保守治疗或静脉溶栓相比,他们也可能从血管内治疗中获益。一些研究表明,甚至 90 岁以上的患者机械取栓可能带来实质性益处。与年轻患者相比,80 岁以上接受血管内治疗的患者表现出较低的临床转归率和较高的死亡率。随着年龄增长,脑卒中的发病率增加,接受大血管闭塞取栓治疗的患者中很大一部分是高龄者。然而,高龄患者常合并较多的基础疾病,接受全身麻醉治疗的高龄患者围手术期并发症风险也高。随着年龄增长,神经可塑性下降,即使成功灌注,神经功能恢复能力也受到限制。此外,随着年龄增长,脑组织可能出现一些如脑白质疏松、血脑屏障脆弱等问题,这些因素增加了高龄患者再通后出血的风险。

(2) 再通时间:脑卒中的抢救工作强调时间至关重要,因为大脑对时间的敏感度很高。尽管目前机械取栓救治的时间窗已延长至 24 h,但时间仍然是影响患者再通治疗预后的重要因素。随着再通时间的延长,脑组织可能会发生不可逆的死亡。既往研究已经证实,血流时间是影响再通无效复流的关键因素之一。HERMES 荟萃分析显示,每缩短 15 min 的再通时间,就有 39 位患者减少残疾风险,其中 25 位患者能够实现良好的预后。

(3) 基线严重程度:患者术前 NIHSS 评分是影响患者临床预后的关键因素之一。然而,与评分较低的患者相比,即使成功再通,术前 NIHSS 评分较高的患者无效再通复流的比例明显较高。这些患者往往具有更广泛的梗死范围和更大的梗死核心,即使成功再通,也难以拯救核心梗死区域。随着术前 NIHSS 评分的增加,患者的无效复流比例也随之增加,但与药物治疗相比,血管内再通治疗仍然可以使术前 NIHSS 评分较高的患者获益。

(4) 影像预测因子:术前影像学改变可预测患者无效复流。研究指出,梗塞范围、侧支循环、血栓负荷量和血流再通程度与机械取栓再通复流后不良预后相关。患者的术前梗死范围与无效复流密切相关。基于 CT‑ASPECT 评分的分析显示,在相同再通情况下,评分较低的患者难以从血管内再通治疗中受益,这与基于 CTA‑ASPECT 的研究结果相一致。再通后的短期内梗死体积通常可预测最终梗死体积,并与患者的临床预后密切相关。术前侧支循环与患者预后相关,良好的侧支循环提示存在更多的可挽救组织,而侧支循环不良则增加了无效复流的风险。此外,血栓负荷量的增加与患者接受机械取栓后无效复流的比例增加相关。血流再通程度对预后也具有重要意义,完全再通(TICI 3 级)相较于不全再通

（TICI≤2b）与更好的预后相关。

（5）其他预测因素：有研究表明，术前基线血压情况是患者最终无效复流的预测因素之一。患者再通后血压较高时容易产生高灌注，增加脑水肿，而血压较低时则可能导致灌注不足，这些因素可能影响无效复流的发生。此外，术后的血压控制也与患者的无效复流相关。其他研究指出，性别也是无效复流的一个因素，女性相比男性有更高的无效复流比例。此外，糖尿病病史、麻醉方式、闭塞部位和闭塞原因等因素也可能影响患者无效复流的发生。

3. 无效复流的防治

在脑卒中治疗中，首要考虑的是患者筛选，需要综合考虑多个因素，包括年龄、影像学结果、症状等，以便筛选出可能从治疗中获益的患者，并规避可能发生无效复流的患者。其次，在手术操作方面，应该尽可能一次实现完全再通，以缩短患者的再通时间，减少术中并发症的发生，从而提高良好预后的比例。最后，严格的围术期管理也是至关重要的，可以最大程度地降低患者发生无效复流的可能性。

（二）再灌注损伤

AIS 再通复流后面临的是缺血脑组织修复和再灌注损伤交织为主的病理生理，有关再灌注损伤的机制目前尚不确定。该并发症可致 AIS 患者预后不良。

1. 再灌注损伤的危险因素

包括高龄（>80 岁）、NIHSS 评分>20 分、ASPECTS≤7、再通时间延长、桥接治疗（rt-PA）、高血糖和血小板减少症等。再灌注损伤通常在术后最初 24 h 内发生，少数情况会延迟至数天后。患者可能出现恶心、呕吐、头痛、对侧神经系统缺损症状或体征以及癫痫发作等症状，严重时可能导致不同程度的出血转化，术后的管理包括合理管理围手术期的抗凝、抗血小板治疗和血压控制，甚至在重症监护条件下实施短期的镇静、镇痛和/或亚低温治疗。对于前循环有大核心病灶的患者，应严格筛选适宜行开通治疗的患者。伴大核心梗死的 AIS 若血管不开通，预后多为"不易死，多残"，但若筛选不当导致开通后出现症状性脑出血，则"易死易残"。

2. 再灌注损伤的防治

首先应警惕具有再灌注损伤危险因素的患者可能发生该并发症。控制血压可能有助于预防再灌注损伤的发生。建议在术后至少一周内每天对患者进行定时的床旁神经系统评估，以密切监测患者的情况。对于出现提示再灌注损伤症状的患者，应紧急进行头部 CT 或 MRI 检查，及时发现出血转化和对比剂渗出。

对于无颅内出血的患者，应严密控制血压，并对症处理并进行观察。对已发生颅内出血的患者，应防止血肿扩大，可调整目标收缩压为<140～160 mmHg。对于存在凝血功能异常的患者，必要时可应用抗纤溶药物或冷凝蛋白以对抗静脉溶栓制剂的药效，同时可使用鱼精蛋白中和肝素，或者使用凝血酶原复合物浓缩物逆转华法林和 Xa 因子抑制剂的作用。

再灌注损伤可能导致不同程度的脑水肿，对于 NIHSS 评分>15 的年轻患者和颅后窝梗死的患者，发生脑疝的风险较高。当患者出现恶性脑水肿或脑疝相关的症状、体征或影像学发现时，应考虑进行静脉高渗疗法（使用 20% 甘露醇或高渗盐水）进行静脉应用。过度换气可迅速降低颅内压，但可能通过诱导脑血管收缩而起作用，因此应限制使用其作为短暂的抢救措施,以免加重缺血性损伤。在恶性脑水肿或脑疝较重时,可能需要进行急诊去骨瓣减压,但外科减压的最佳时机目前尚无定论。

三 与器械相关的并发症

此类并发症包括支架脱载、导丝断裂、导管损伤等。

(一)支架脱载

支架脱载是一种罕见的并发症,其发生率极低。引发此并发症的相关因素包括支架设计存在相对薄弱的连接区或超长设计,患者血管路径的迂曲、闭塞血管合并重度狭窄、局部血管拐折或角度过大,以及血栓质地坚韧或负荷量大等因素。术者多次取栓或过度用力取栓,以及取栓支架与近端已置入的支架纠结缠绕也可能导致支架脱载。

支架脱载本身在血管内不会引起明显症状,但脱载的支架可能诱发血栓延伸、穿支闭塞和侧支循环进一步减少等并发症,甚至血管暴力操作引发出血性并发症。若遭遇支架脱载并发症,手术团队应权衡利弊。最安全的方法是将脱载支架留在体内。虽然有术者尝试各种血管内措施取回脱载支架的报道,但笔者团队建议尽量避免取出脱载支架。如果必须尝试取出,应由经验丰富的高容量中心术者进行安全可控的操作。在试行取出时若遇到明显阻力,应及时考虑终止手术,以免导致更严重的后果。外科手术取出脱载支架在临床工作罕有应用。

(二)导丝断裂或导管损伤

导丝断裂或导管损伤可能由产品设计特征或质量问题引起,也可能是操作不规范或使用过度力量造成的。若遭遇此并发症,手术团队需要仔细权衡利弊,但相较于支架脱载,取出断裂的导丝或导管的风险较低。处理导丝断裂或导管损伤可以使用抓捕器、颅内取栓装置等工具捕捉并取回断裂的导丝或导管。有时,可以利用支架将难以取出的导丝固定于直径较大的血管壁上。外科手术取出断裂的导丝和导管通常是最后的选择,仅在其他方法不能实施或不能成功时才考虑。

四 其他并发症

在高龄困难开通血管通路的患者中,常见的内科并发症包括心律失常、心力衰竭、肺水肿和对比剂肾病等。这些并发症容易发生在术中或术后,特别是合并有心脏、肺部和肾脏等基础性疾病的患者。长时间的麻醉状态、大量液体输入以及对比剂和血管活性药物的使用都会对 AIS 患者的整体生理稳态构成明显挑战。

对比剂肾病的诊断标准是在接受对比剂注射后 48 h 内肌酐水平增加至少 44.2 μmol/L,或增加 25% 以上。既往研究表明,普通患者接受对比剂后对比剂肾病的总发病率约为 3.3% 至 10.5%。然而,在高龄、糖尿病、慢性肾病、慢性心力衰竭及应用肾毒性药物等高风险患者中,对比剂肾病的发病率可高达 10%~50%。因此,在进行血管内再通治疗时,对于具有高风险的 AIS 患者,应尽量减少对比剂的使用量,推荐使用非离子型低渗或等渗碘对比剂,并密切监测肾功能、适当进行水化治疗,避免使用可能影响肾功能的药物,以预防和治疗急性肾损伤。

(朱良付 周志龙 周腾飞 李子付)

·参考文献·

［1］ ARSLANIAN R A, MAROSFOI M, CAROFF J, et al. Complete clot ingestion with cyclical ADAPT increases first-pass recanalization and reduces distal embolization [J]. J Neurointerv Surg, 2019,11(9):931 - 936.

［2］ BRINJIKJI W, PASTERNAK J, MURAD M H, et al. Anesthesia-related outcomes for endovascular stroke revascularization: a systematic review and meta-analysis [J]. Stroke, 2017,48(10):2784 - 2791.

［3］ CHUEH J-Y, PURI A S, WAKHLOO A K, et al. Risk of distal embolization with stent retriever thrombectomy and ADAPT [J]. J Neurointerv Surg, 2016,8(2):197 - 202.

［4］ DUTRA B G, TOLHUISEN M L, ALVES H, et al. Thrombus imaging characteristics and outcomes in acute ischemic stroke patients undergoing endovascular treatment [J]. Stroke, 2019,50(8):2057 - 2064.

［5］ DE RUEDA E M, PARRILLA G, MANZANO-FERNÁNDEZ S, et al. Combined multimodal computed tomography score correlates with futile recanalization after thrombectomy in patients with acute stroke [J]. Stroke, 2015,46(9):2517 - 2522.

［6］ FLINT A C, AVINS A L, EATON A, et al. Risk of distal embolization from tPA (tissue-type plasminogen activator) administration prior to endovascular stroke treatment [J]. Stroke, 2020,51(9):2697 - 2704.

［7］ GOYAL M, MENON B K, VAN ZWAM W H, et al. Endovascular thrombectomy after large-vessel ischaemic stroke: a meta-analysis of individual patient data from five randomised trials [J]. Lancet, 2016,387(10029):1723 - 1731.

［8］ JANJUA N, ALKAWI A, SURI M F K, et al. Impact of arterial reocclusion and distal fragmentation during thrombolysis among patients with acute ischemic stroke [J]. AJNR Am J Neuroradiol, 2008,29(2):253 - 258.

［9］ KHATRI P, YEATTS S D, MAZIGHI M, et al. Time to angiographic reperfusion and clinical outcome after acute ischaemic stroke: an analysis of data from the Interventional Management of Stroke (IMS Ⅲ) phase 3 trial [J]. Lancet Neurol, 2014,13(6):567 - 574.

［10］ LIEBIG T, REINARTZ J, HANNES R, et al. Comparative in vitro study of five mechanical embolectomy systems: effectiveness of clot removal and risk of distal embolization [J]. Neuroradiology, 2008,50(1):43 - 52.

［11］ MAEGERLEIN C, MÖNCH S, BOECKH-BEHRENS T, et al. PROTECT: PRoximal balloon occlusion together with direct thrombus aspiration during stent retriever thrombectomy-evaluation of a double embolic protection approach in endovascular stroke treatment [J]. J Neurointerv Surg, 2018,10(8):751 - 755.

［12］ MOKIN M, FARGEN K M, PRIMIANI C T, et al. Vessel perforation during stent retriever thrombectomy for acute ischemic stroke: technical details and clinical outcomes [J]. J Neurointerv Surg, 2017,9(10):922 - 928.

［13］ PÉREZ-GARCÍA C, MOREU M, ROSATI S, et al. Mechanical thrombectomy in medium vessel occlusions: blind exchange with mini-pinning technique versus mini stent retriever alone [J]. Stroke, 2020,51(11): 3224 - 3231.

［14］ RASMUSSEN M, SIMONSEN C, SHARMA D, et al. Anesthesia-related outcomes for endovascular stroke revascularization: a systematic review and meta-analysis [J]. Stroke, 2018,49(1):20.

［15］ REZNIK M E, ESPINOSA-MORALES A D, JUMAA M A, et al. Endovascular thrombectomy in the setting of aortic dissection [J]. J Neurointerv Surg, 2017,9(1):17 - 20.

［16］ SAVER J L, GOYAL M, VAN DER LUGT A, et al. Time to treatment with endovascular thrombectomy and outcomes from ischemic stroke: a meta-analysis [J]. JAMA, 2016,316(12):1279 - 1288.

［17］ SIBYLLE S, JOHANNES P, CHRISTIAN H, et al. Combined proximal balloon occlusion and distal aspiration: a new approach to prevent distal embolization during neurothrombectomy [J]. J Neurointerv Surg, 2017,9(4):346 - 351.

［18］ ZHOU T, YI T, LI T, et al. Predictors of futile recanalization in patients undergoing endovascular treatment in the DIRECT-MT trial [J]. J Neurointerv Surg, 2022,14(8):752 - 755.

第六章

急性大血管闭塞性缺血性卒中介入治疗展望

第一节 直接取栓与桥接治疗

自从 1995 年阿替普酶(rt-PA)被证实能明显改善时间窗内 AIS 患者的临床预后以来,静脉溶栓一直是急性缺血性卒中的标准治疗方法。然而,对于急性大血管闭塞,单纯的静脉溶栓往往再通率低,总体疗效欠佳。2015 年,多项机械取栓 RCT 研究结果均证实对于急性前循环颅内大血管闭塞性脑卒中,静脉溶栓联合机械取栓(桥接治疗)优于静脉溶栓,因而静脉溶栓基础上进行机械取栓逐渐成为急性大血管闭塞的标准疗法。但在进一步的荟萃分析(HERMES)中,研究者发现因溶栓禁忌等原因未接受静脉溶栓,而直接进行取栓的患者同样可以获得比传统静脉溶栓更佳的临床预后,提示桥接治疗的主要作用可能更多来自机械取栓,而非静脉溶栓;同时,静脉溶栓的应用还面临颅内出血风险增加、栓子碎裂脱落难以取出及总体经济负担更重等缺点。因此,对于急性大血管闭塞机械取栓同时进行静脉溶栓的安全性和必要性存在众多疑虑,但另一方面,静脉溶栓同样可能使患者获得更多的早期血管再通、降低血栓负荷、溶解微小血栓、提高血管再通的作用。对于符合静脉溶栓条件的缺血性卒中患者能否跨过静脉溶栓直接进行机械取栓存在众多争议,并成为卒中领域的一大研究热点。

2017 年开始,国际上 6 个脑血管研究团队相继开展了比较直接取栓与桥接取栓的 RCT 研究。DIRECT MT 是全球第一个发表的比较机械取栓联合或不联合静脉溶栓治疗急性缺血性脑卒中的 RCT 研究。该研究为非劣效性试验设计,纳入的是中国 41 个三级医院卒中中心,发病 4.5h 以内且符合静脉溶栓指征的急性前循环颅内大血管闭塞性卒中患者。主要研究终点为 90d 时 mRS 评分,非劣效界值 $cOR= 0.8$。研究结果显示,在具备快速启动血管内治疗的卒中中心,直接取栓组在主要功能结局方面不劣于桥接治疗组(校正 $OR= 1.07$,95% CI:0.81~1.40,$P= 0.04$);虽然直接取栓组的术前成功再通比例(2.4% vs 7.0%)和术后总体成功再通比例(79.4% vs 84.5%)均低于桥接治疗组,但差异无统计学意义;两组之间的 90d 病死率也无明显差异(17.7% vs 18.8%,$P= 0.71$)。该研究结果提示,对于急性前循环大血管闭塞,在能够快速启动血管内治疗的卒中中心,直接取栓是可行的。DEVT 是另外一项在中国 33 家中心开展的比较单纯血管内治疗联合与不联合 rt-PA 静脉溶栓治疗急性前循环大血管闭塞效果的 RCT 研究,同样也是非劣效性试验设计。

主要终点指标为 90 d 时良好功能预后（mRS 评分 0～2 分）的比例，非劣效界值为 10%。预计入组 970 例患者，但是在入组 234 例患者后因表现出显著的有效性而提前终止。研究结果显示，在 90 d 的良好功能预后方面，单纯血管内治疗组与桥接治疗组的比较达到了非劣效性统计阈值（54.3% vs 46.6%，P= 0.003）。SKIP 是一项由日本 23 家医院发起的 RCT 研究，比较发病 4.5 h 以内颈内动脉及大脑中动脉 M1 段急性闭塞采取直接取栓与桥接治疗的有效性和安全性，其中 rt - PA 静脉溶栓的剂量为 0.6 mg/kg，与其他研究中 rt - PA 剂量为 0.9 mg/kg 不同。该研究同样也是非劣效性试验设计。主要终点指标为 90 d 时良好功能预后的比例，非劣效界值 cOR= 0.74。研究结果提示，直接取栓术与静脉溶栓联合机械取栓术相比，在良好功能预后上未能显示出非劣效性。MR CLEAN - NO IV 是在荷兰、比利时和法国这 3 个欧洲国家共 20 家医院开展的另一项 RCT 研究。它是六大研究中唯一采用优效假设的研究，但同时在次要目标中进行了非劣性比较，非劣效界值 cOR 设定为 0.8。该研究纳入 540 例患者，结果显示，两组患者发病 90 d 的神经功能预后（mRS 评分）差异无统计学意义（OR= 0.88，95% CI：0.65～1.19），统计检验提示直接取栓既不优于也不非劣于桥接治疗。SWIFT DIRECT 是在欧洲和加拿大共 48 家医院开展的，该研究同样采用了非劣性比较，主要终点指标为功能独立，非劣效界值 12%。最终纳入 408 例患者，研究结果同样未能证明直接取栓非劣效于桥接取栓。DIRECT-SAFE 是在澳大利亚、新西兰、中国和越南共 25 家医院开展的另一项 RCT 研究。研究纳入 295 例患者，除了前循环大血管闭塞外，还纳入了少了基底动脉闭塞的患者。在该研究中，静脉溶栓并非限定于阿替普酶，部分患者使用了替奈普酶进行静脉溶栓。研究的主要终点指标为 mRS 0～2 分，研究非劣效性界值（率差）设定为－10%，该研究结果依然未能证明直接取栓非劣效于桥接取栓。

值得注意的是，各大研究虽然都是非劣设计，但是各研究都面临一个共同的缺陷，即非劣界值标准不一，没有使用卒中领域专家推荐的最小临床有意义差异值或固定阈值法来确定该非劣效界值。研究者随后对六大研究进行了基于独立患者数据的荟萃分析（IRIS）。该研究采用非劣效检验设计，针对之前研究设计非劣边界的局限性，在 IRIS 研究设计过程中，研究者结合全球专家问卷的最大可接受值和 ESO/ESMINT 推荐，确定了最大可接受非劣边界（5% 的绝对风险差异），即 cOR 下限 0.82。研究共纳入了 2314 例患者，基于 5% 的非劣效界值，未证实直接取栓不劣于桥接取栓（校正后 OR= 0.89；95% CI：0.76～1.04）；但是，特别值得关注的是，本研究也未能证实桥接治疗优于直接取栓。两种治疗方法之间差异极小，桥接治疗组的良好预后率仅高于直接取栓组 1.7%。这意味着对于符合 IVT+EVT 治疗条件的患者，每桥接治疗 57 例患者，才可能使 1 例患者较单纯 EVT 额外获益。简而言之，在 5% 非劣边界的情况下，直接取栓无法证明不劣于桥接治疗，但同样也无法证明桥接治疗相较于直接取栓能够获益。但应该看到，不管是否进行静脉溶栓，对于急性大血管闭塞，血管内治疗是影响患者疗效的关键因素；静脉溶栓不应优先于或者延误血管内治疗。

同时，六大研究结果的差异也提示静脉溶栓的作用可能在不同人群中存在极大的异质性。IRIS 时间亚组结果显示随着发病至溶栓时间的延长，静脉溶栓的获益也进一步下降，发病 1 h 内进行静脉溶栓良好预后（mRS 0～1 分）可较直接取栓组提高 9%，2 h 内静脉溶栓良好预后可提高 5%，但是到 3 h 获益开始变得并不明显。从连续变量的模型来看，静脉溶栓对临床预后的改善在短时间较为明显,但在 2 h 20 min 之后开始获益变得不明显。DIRECT MT 另一项亚组分析显示血管高密度征同样可能影响静脉溶栓的作用,高密度征象往往意味着新鲜形成的血栓,对于该类患者进行静脉溶栓可以减少血栓的蔓延和负荷,从而提高血管的最后再通率;而没有高密度征象的血栓则可能未能有类似获益,反而需要承担溶栓药物带来的出血风险,在进行多重检验矫正后,高密度征象与静脉溶栓之间存在明显的交互作用。目前多个亚组的研究仍在进一步开展,随着研究的深入,针对不同患者进行个体化的静脉溶栓决策可能是未来的方向。

（曹月洲　刘　圣　周　宇）

第二节　后循环大血管闭塞血管内介入治疗

一　循证医学证据

相比于前循环脑梗死,后循环大血管闭塞性 AIS 的死亡率、致残率明显更高。椎基底动脉系统为后循环的主要供血动脉,供应脑干、丘脑、枕叶、小脑及部分颞叶,一旦发生急性血管闭塞,影响脑干供血,病情进展迅速,致死致残率高,幸存者预后差。

于 2020 年发表的 BEST 随机对照研究对比分析了发病 8 h 内急性椎-基底动脉闭塞患者血管内治疗联合标准药物治疗与单纯标准药物治疗的效果。结果显示:接受血管内治疗者 90d mRS 0~3 分的比例高于接受单纯标准内科治疗者,但差异无统计学意义[44%(28/63) vs 25%(13/51),aOR= 1.54,95% CI:0.76~3.15]。此研究结果可能受到跨组率较高、入组困难提前终止等因素影响。

在荷兰注册的 Endovascular Therapy for Stroke Due to Basilar-Artery Occlusion(BASICS)随机对照试验共纳入了 300 例发病后 6 h 内接受治疗的急性基底动脉闭塞(basilar artery occlusion,BAO)患者,并 1:1 随机分配至血管内治疗组和标准药物治疗组。研究表明:相对于标准药物治疗,血管内治疗在良好功能结果方面未表现出显著优势(aRR= 1.18,95% CI:0.92~1.50)。该研究同样出现了入组困难的问题,整个研究时长达到 8 年,研究期间经历过取栓器械的更新换代;而为了加快研究进度,研究者在研究过程中修改了方案设计,降低样本量,并扩大了研究的适应证,这些因素可能会对结果产生潜在的影响。

然而,一项非随机前瞻性队列研究(Endovascular Treatment for Acute Basilar Artery Occlusion Study,BASILAR)指出在发病 24 h 内,与单纯药物治疗组相比,血管内治疗可改善患者的神经功能预后(aOR= 3.08,95% CI:2.09~4.55)。这初步证实了机械取栓对于急性 BAO 患者的有效性及安全性。2022 年 Criculation 发表了另一项在中国开展的前瞻性多中心登记研究(Endovascular Treatment Versus Best Medical Management in Acute Basilar Artery Occlusion Strokes,ATTENTION)的结果,该研究共招募了 2 134 例急性 BAO 的患者,其中 462 例患者接受标准药物治疗,1 672 名患者接受血管内治疗。

主要结局为治疗后 90 d 良好预后(mRS 评分 0～3 分)。在经过逆概率加权调整混杂因素后,相对于标准药物治疗,血管内治疗与 90 d 更好的功能预后(aRR= 1.42,95% *CI*:1.19～1.65)及较低的死亡率(aRR= 0.78,95% *CI*:0.69～0.88)显著相关。机械取栓的有效性及安全性在基于真实世界的更大样本量的研究中被进一步证实,但这一结果仍需要大型随机对照试验的结果验证,而 ATTENTION 和 BAOCHE 研究真正意义上为后循环闭塞的血管内治疗带来了高级别循证医学的支持。

2021 年开展的多中心随机对照研究 ATTENTION 在共招募了发病后 12 h 内的急性 BAO 患者共 342 例,其中血管内治疗组 226 例,最佳药物治疗组 114 例,这些患者的基线 NIHSS 评分均≥10 分。此项研究的结果显示:血管内治疗组相比于最佳药物治疗组在主要终点(治疗后 90 d mRS 评分 0～3)有显著优势(46% vs 23%),且血管内治疗与治疗后 90 d 功能有存在显著性统计学关联(aRR= 2.1,95% *CI*:1.5～3.0)。尽管血管内治疗有较多症状性颅内出血(5% vs 0%,*P*<0.001),但 90 d 后的死亡率也明显降低(37% vs 55%,*P*<0.001)。

BAOCHE 随机对照试验同样对这一方向展开研究,不同之处在于,他招募了症状发生后 6～24 h 内的患者。在招募了 218 例患者后,中期分析发现两组之间存在显著差异而提前终止试验。最终 212 例患者被纳入研究,结果提示:机械取栓组治疗后 90 d mRS 评分 0～3 分的患者比例高于标准药物治疗组,且血管内治疗与良好预后显著相关[51/110(46%)vs 26/106(24%),aOR= 2.92,95% *CI*:1.56～5.47]。尽管症状性颅内出血发生率和颅内出血的早期死亡率增加,但机械取栓组的 90 d 死亡率仍然下降。

❷ 进一步研究方向

尽管正在进行的 BAOCHE 及 ATTENTION 两项随机对照研究证实了在症状发生后的 24 h 内,急性 BAO 患者接受机械取栓的有效性及安全性。但在一些特定人群中,血管内治疗的益处尚不明确。首先,由于后循环缺血性卒中的非特异性症状,许多 BAO 患者在诊断时已超过 24 h,尽管有个别病例报告显示超过 24 h 仍可接受血管内治疗,但在这些延长时间窗口内进行治疗的益处依然不明,目前需要更多明确的研究结论来指导这些患者的治疗。BAOCHE 和 ATTENTION 研究主要纳入了较重症状的患者(NIHSS 评分≥6 和≥10),而对于后循环 LVO 患者中症状较轻的情况,目前缺乏前瞻性随机对照研究。BASICS 试验结果显示,在 NIHSS 评分低于 10 分的患者中,取栓治疗的疗效有限,这可能是因为这些患者具有较好的侧支循环、较低的血栓负荷,更可能对标准药物治疗敏感。这一发现与 ATTENTION 登记研究结果一致,后者也显示轻度症状的 BAO 患者中,血管内治疗的效果似乎有限。在影像评估方面,卒中早期缺血性变化的检测受到非增强 CT 的限制,其对于早期缺血的敏感性较低。弥散加权成像(diffusion weighted imaging, DWI)是评估缺血性梗死范围更准确的影像学方式,特别在后循环中,而 CT 灌注成像也在识别受益和不受益于血栓切除术的患者方面表现出了希望。在未来,高级的成像方式可能有助于患者筛选,尽管这些还需要在随机对照试验中进一步验证。同时,对于取栓治疗技术选择仍然存在争议,这可能需要基于后循环的解剖结构和病因来考量,抽吸可能为栓塞型 BAO 的患者提供更有效且更安全的选择。这些血栓往往具有较高红细胞和较低纤维蛋白含量。相比之下,大动脉粥样硬化型 BAO 存在独特挑战,血管内治疗本身可能导致内膜损伤和进一步的斑块破裂,并可能导致再闭塞的发生。对于技术的选择,需要根据推测的病因选择合适的方法,同时考虑安全性和有效性。此外,对于 BAO 的取栓治疗理想麻醉策略尚未达成共识。Tao 等评估了ATTENTION 登记研究 1672 例接受血管内治疗的 BAO 患者麻醉管理策略对结局影响。769 例患者(46.0%)使用全身麻醉,903 例患者(54%)使用非全身麻醉,两组在 90 d 良好结局以及死亡之间没有显著差异。目前,针对 BAO 血管内治疗理想麻醉没有达成共识,亟待随机对照研究的详细结果及进一步研究。

此外,对于患有后循环远端或中等血管闭塞的患者,即 P1、P2 或更远端的大脑后动脉闭塞,采用血管内治疗的证据尚未充分。有一些零星和回顾性研究描述了在这些患者中进行血管内治疗的益处,国际性、多中心 TOPMOST(Treatment for Primary Medium vessel Occlusion Stroke)研究对 184 例大脑后动脉 P2 和 P3 段闭塞患者通过倾向性评分的方法进行了血管内治疗和药物治疗的对比,显示对于大脑后远端闭塞,血管内治疗总体安全可行,在高 NIHSS 评分(≥10 分)及没有溶栓的患者中,血管内治疗获益更加明显。但到目前仍有待进一步前瞻性或随机对照试验证据来指导这类患者的治疗。

(胡　伟　殷亚美　周　宇)

第三节　大核心梗死介入治疗研究进展

血管内取栓(EVT)是 AIS-LVO 实现血管再通的最有效方式,能够极大程度上减轻患者神经功能缺损症状、显著改善临床预后。目前国内、外指南中推荐 EVT 用于治疗前循环大血管闭塞导致的 Alberta 卒中项目早期 CT 评分(Alberta stroke program early CT score,ASPECTS)≥6 分或核心梗死体积满足 DAWN 或 DEFUSE 3 研究的患者,即小核心梗死患者。而 ASPECTS≤5 分或核心梗死体积>70 mL 的术前大核心梗死患者能否从中获益尚不明确。

近年来,国内、外学者针对大核心梗死患者行 EVT 治疗的有效性及安全性进行了多项临床随机对照研究。RESCUE Japan LIMIT 是一项评估 ASPECTS 评分 3~5 分的大核心梗死患者行 EVT 治疗的疗效及安全性的临床研究。该研究在国际上首次证实:与单独药物治疗相比,大核心梗死患者接受 EVT 能明显获益。该研究病例筛选入组判断标准是基于CT 或 MRI‑DWI 中 ASPECTS 评分 3~5 分、发病时间在 6 h 内或发病 6~24 h 但 FLAIR图像上无缺血改变。研究共入组 200 例 ASPECTS 评分 3~5 分患者,随机分配至 EVT 组和单独药物组。与既往前循环大血管闭塞 RCT 研究不同,该试验主要结局定义为治疗后90 d 的改良 Rankin 评分(mRS)0~3 分患者的受试者数量、百分比、优势比 OR 和 95%CI。90 d 随访结果表明,EVT 组 90 d mRS 评分 0~3 分比例为 31%,明显优于单独药物组(12.7%)(OR= 2.43,95%CI:1.35~4.37,P= 0.002)。在安全性终点方面,EVT 组所有类型颅内出血发生率明显高于单独药物组,但两组症状性颅内出血方面无显著差异。

ASPECTS 评分除了与影像学检查确定的梗死核心大小有关,还与发病至治疗时间间隔长短密切相关。DAWN 和 DEFUSE 3 试验已经证明对小核心梗死患者,在延长时间窗内行 EVT,随访后 90 d 的功能结局优于单独药物治疗。欧洲进行的一项多中心随机对照试验——TENSION 研究,目的是评估在延长的时间窗内(包括 6～12 h 或发病时间未知)低 ASPECTS 评分的大核心梗死患者,进行 EVT 的有效性及安全性。该研究在欧洲 8 个国家的 40 个中心进行,预计入组 665 例 ASPECTS 评分 3～5 分的大核心梗死患者(ASPECTS 评分基于 NCCT 或 DWI),入组患者通过发病时间(0～6 h,6～11 h)和卒中严重程度(NIHSS≤18,NIHSS 19～25)分层随机化,按 1∶1 随机分配至 EVT 组(EVT 联合药物治疗)和单独药物组。该研究主要终点是卒中后 90 d 的 mRS 评分;在入组 253 例后进行中期分析发现 222 例达到主要终点且结果存在统计学差异,因而提前终止研究。结果表明,在症状出现后 12 h 内的低 ASPECTS 评分患者接受 EVT 治疗,90 d mRS 评分明显高于单独药物治疗且死亡率较低;EVT 治疗明显获益。

值得注意的是,准确评估术前梗死核心体积大小,严格规范大核心梗死定义,对患者治疗方式的选择及预后有着重要意义。然而,影像数据得到的核心梗死与临床结果之间往往存在差异。在大多数 RCT 研究中,仅仅通过 ASPECTS 评分定义梗死核心,难以对局部缺血区域变化进行分级,从而造成结局偏倚。因此 SELECT 2 研究在 ASPECTS 评分基础上将 CTP 纳入梗死核心体积标准中。该研究中大梗死核心患者被定义为基于 NCCT 的 ASPECTS 评分 3～5 分和由 CTP 确定的局部脑血流量(regional cerebral blood flow,rCBF)<30%,或 MRI 中的表观弥散系数(apparent diffusion coefficient,ADC)值<620,且梗死核心体积≥50 cc。同样的,在中国进行的 ANGLE-ASPECT 试验也将 CTP 纳入梗死核心标准中。与 SELECT 2 不同的是,考虑到在早期治疗窗口,CTP 容易高估核心体积,因此为了避免试验误差,CTP 仅在两种情况下被纳入标准,一种是在延长时间窗口(发病>6 h)的 ASPECTS 评分>5 分患者中,另一种是在随意时间内 ASPECTS 评分 0～2 分患者,并且 rCBF<30% 或 ADC<620,核心梗死体积为 70～100 cm³ 患者才可入组。而在发病 24 h 内 ASPECTS 评分 3～5 分患者无需 CTP 即可入组。这些试验有助于重新定义大核心梗死,从而大大增加符合血管内介入治疗条件的患者比例。

ANGEL-ASPECT 是一项旨在验证血管内治疗在急性前循环大血管闭塞导致大梗死核心的人群中有效性及安全性的研究。该研究由中国 46 家医院共同开展,探索血管内治疗联合最佳药物治疗(血管内治疗组)是否优于单独药物治疗(药物治疗组)。研究结果显示,对于发病 24 h 内的大核心梗死患者,血管内治疗组的患者 90 d 功能预后显著优于单独药物治疗组。虽然总体出血比率增加,但血管内治疗能显著改善患者临床结局。这一研究结果在国际上为大核心梗死患者的急诊血管内取栓治疗提供了高级别循证证据,为进一步指南的改写奠定了重要基础。虽然 ANGEL-ASPECT 研究提供了有关大梗死核心患者血管内治疗的重要证据,然而在实际的临床决策中,医生需要根据患者的具体情况、病情严重程度、治疗风险和预后等因素进行综合考虑,以制订最适合患者的治疗方案。

SELECT2 研究是一项关于大面积缺血性梗死患者血管内治疗效果的随机、前瞻性、3 期临床试验。该研究的目的是评估血管内治疗对于具有大核心梗死患者的长期效果。患者被分为接受血管内治疗联合标准药物治疗组和仅接受标准药物治疗组。研究的主要终点是患者 90 d 的 mRS 评分，次要终点包括功能独立的比例等。SELECT2 研究发现，与单独标准药物治疗相比，血管内治疗联合药物治疗能够显著改善大核心梗死患者的功能结局（OR= 1.51,95% CI：1.20～1.89）；90 d 功能独立比例也明显高于单独标准药物治疗（20% vs ＞7%，OR= 2.97,95% CI：1.60～5.51）。血管内治疗相关的并发症包括穿刺点并发症、动脉夹层、血管穿孔及血管痉挛等；两组症状性颅内出血发生率相仿。SELECT2 研究结果表明大核心梗死行血管内治疗获益与风险同时存在；因此，需要术者术前充分评估患者获益和风险。

TESLA 研究是一项探索利用头颅 CT 平扫来筛选大梗死核心患者，并评估在这一人群中进行血管内治疗的有效性和安全性。与传统的基于多模态影像（如 MRI 或 CTP）的筛选方法相比，TESLA 研究采用更易实施的头颅 CT 平扫来评估患者的梗死核心大小，这有助于更广泛地应用于临床实践中，特别是在基层医院或资源有限的地区。在该研究中，患者的主要纳入标准包括急性缺血性卒中、存在颅内颈内动脉或大脑中动脉 M1 段闭塞、基线 NIHSS 评分≥6 分、基于头颅 CT 平扫的 ASPECTS 评分为 2～5 分。研究结果表明，血管内治疗在部分患者中确实显示出了优越性，尤其是在功能恢复和生活质量方面。然而，研究也指出，血管内治疗可能会增加某些类型的脑出血风险，需要在临床实践中予以关注。

LASTE 研究是一项关于无限制梗死范围的大核心脑梗死取栓的临床试验。这项研究主要关注血管内取栓对前循环大动脉闭塞导致的大梗死核心的急性卒中患者的疗效。LASTE 研究的一个关键点是它涵盖了梗死体积较大的患者，尤其是那些 ASPECTS 评分较低（如 0～2 分）的患者。然而，目前对于这部分患者，关于血管内取栓术的疗效尚不完全明确。这是因为担心与大核心梗死再灌注相关的潜在有害影响，部分梗死体积最大的患者（例如 ASPECTS 值为 0 或 1）可能并未被纳入既往研究。研究结果表明，对于 ASPECTS 评分≤5 分的急性前循环大血管闭塞性缺血性卒中患者，血管内治疗联合药物治疗组患者 90 d 中位数 mRS 评分为 4 分，明显优于单独药物治疗组（中位数 mRS 为 6 分）（OR= 1.63,95% CI：1.29～2.06）。90 d 死亡率两组无明显差异（36.1% vs 55.5%）（aOR= 0.65,95% CI：0.50～0.84）；两组症状性颅内出血发生率相仿（9.6% vs 5.7%，aOR= 1.73,95% CI：0.78～4.68）。LASTE 研究结果表明，即使术前存在极大面积的梗死核心，与药物治疗相比，虽然 1/3 患者最终死亡，血管内治疗仍能使患者获益且不增加症状性颅内出血风险。该研究对于极大梗死核心患者行血管内治疗提供了理论支持，对临床实践有一定的指导意义。

在以往的随机对照试验中，对颅内前循环大血管闭塞患者进行取栓术的益处已在选定的患者中得到证明。但在大多数这些试验中，大面积梗死核心病变的患者被排除在外，这使得临床上相当多的患者受困于指南而得不到有效的血管再通治疗。上述六项随机对照研究对于大核心梗死患者的血管内治疗提供了证据支持，并有望改写大核心梗死血管内治疗指南；但同时我们也要看到大核心梗死血管内治疗的潜在并发症及风险。如何在术前通过精确的影像评估筛选出真正能从血管内治疗获益的大核心梗死患者、在降低手术相关并发症的前提下提高血管内治疗的效率，从而使整体人群获益是日后大核心梗死研究的重点。

（程光森　刘　羽　邢鹏飞）

第四节　中等血管闭塞血管内介入治疗

远端血管闭塞目前较为公认的名称是中等血管闭塞（medium vessel occlusion，MeVO）。MeVO 的诊断主要依据靶血管解剖部位、血管直径及神经功能损伤程度等，包括大脑前动脉（ACA）A1～A5 段、大脑中动脉（MCA）M2 远端～M4 段、大脑后动脉（PCA）P1～P5 段、小脑后下动脉（PICA）、小脑前下动脉（AICA）和小脑上动脉（SCA）闭塞等。MeVO 根据发病类型分为原发性闭塞和继发性闭塞，占急性缺血性脑卒中血管闭塞的 25%～40%。随着神经介入器械和技术的不断更新，EVT 治疗 MeVO 的技术可行性和安全性的循证医学证据越来越多，虽然缺乏随机临床试验的验证，但国内外指南都有不同程度的推荐。

目前对于 MeVO 患者进行 EVT 的循证医学证据最多的是 MCA-M2 段闭塞的患者，得益于纳入少量 MCA-M2 段闭塞患者的五项随机对照临床试验。HERMES 汇总分析了试验中的 130 例 MCA-M2 段闭塞患者后发现，与单纯药物治疗相比，EVT 显著改善了患者功能独立性，为 EVT 在 MeVO 患者中的潜在受益提供了重要的初步观点。前瞻性或回顾性队列研究的荟萃分析也发现，MCA-M2 段闭塞患者行 EVT 治疗可以显著改善患者的预后，且不增加症状性颅内出血的风险。

对于其他部位的 MeVO 的血管内治疗，证据主要来自病例系列报道或队列研究。一项国际多中心病例对照研究-TOPMOST，通过对 23 家综合卒中中心的 184 例匹配后的原发性大脑后动脉 P2 或 P3 段闭塞患者分析后发现，与标准药物治疗相比，EVT 对原发性 MeVO 是安全的且技术可行。随后大样本的观察性研究虽然未发现血管内治疗原发性大脑后动脉闭塞优于药物治疗，但大脑后动脉闭塞血管内治疗与药物治疗（endovascular versus medical management of posterior cerebral artery occlusion stroke，PLATO）研究通过对 1023 例大脑后动脉闭塞的患者治疗分析发现，尽管 EVT 组有更高的症状性颅内出血率和死亡率，但 EVT 组获得良好结果的可能性更高。对于大脑前动脉供血区 MeVO，研究表明 EVT 均具有较高的再通率和较低的并发症发生率。虽然这些证据不是来源于随机对照临床试验，但可以表明 EVT 治疗 MeVO 可以实现较高的再灌注率及较低的并发症发生率。

随着神经介入发展及器材改进，可应用于 MeVO 治疗的血管内介入器械越来越多，包括 2.5～3.0 mm 直径的支架型取栓器（如 Catch Mini、pREset LITE、Mindframe Capture LP、Trevo XP ProVue、蛟龙、Tigertriever 13 等）、3MAX 等专门用于远端血管闭塞设计的抽吸导管。同样，随着术者介入技术提高、理念更新，采用 0.027～0.030 in 的微导管抽吸取栓治疗 MeVO 也逐步应用于临床实践，并表现出较高的血管再通率和良好预后率，如 Excelsior XT-27、Headway 27 等微导管抽吸导管。

至于采用何种技术手段对 MeVO 患者进行 EVT，目前尚无定论。在比较接触抽吸 EVT 与支架取栓的 ASTER 试验中，79 例入组患者发生 M2 段闭塞，两组再灌注率差异无统计学意义，90 d 时的功能独立性相似，但接触抽吸组的死亡率有增加的趋势。随后的一项大型单中心病例系列研究中，69 例 MeVO 患者（包括 ACA、MCA-M3 和 PCA）进行了 EVT，54% 为支架取栓，52% 为动脉内阿替普酶，45% 为血栓抽吸。结果 EVT 取得了较高的再灌注率和较低的并发症发生率。近期 TOPMOST 研究亚组分析表明，对于原发性后循环 MeVO 患者，血栓抽吸和支架取栓均具有良好的安全性，且在再灌注率和良好临床预后方面，两者结果相似。此外，对于 MeVO 患者，EVT 采取何种麻醉方式目前尚无大型研究。由于远端血管解剖位置较远、迂曲度大和血管壁较薄等特点，局麻下 EVT 治疗可能会增加夹层或穿孔出血风险，全身麻醉状态下治疗 MeVO 相对安全。

MeVO 患者 EVT 治疗缺乏临床随机对照研究结果的证据支持。目前国际上关于 MeVO 患者采用 EVT 有 7 大随机对照临床试验已经注册，国外的六项分别为 DISCOUNT 研究（Evaluation of Mechanical Thrombectomy in Acute Ischemic Stroke Related to a Distal Arterial Occlusion）、DISTAL 研究［EnDovascular Therapy Plus Best Medical Treatment（BMT）Versus BMT Alone for Medium Vessel Occlusion stroke］、DISTALS 研究（Distal Ischemic Stroke Treatment With Adjustable Low-Profile Stentriever）、DUSK 研究（Combined Thrombectomy for Distal Medium Vessel Occlusion Stroke）、ESCAPE‐MeVO 研究（Endovascular Treatment to improve outcomss for Medium Vessel Occlusions）和 FRONTIER‐AP 研究（Randomized Controlled Trial of the Clinical Outcome and Safety of Endovascular Versus Standard Medical Therapy for Stroke With Medium Sized Vessel Occlusion）。国内由中国科学技术大学附属第一医院胡伟教授发起一项 MeVO 取栓相关的临床研究（Evaluation of Endovascular Treatment in Acute Intracranial Distal Medium Vessel Occlusion Stroke，ORIENTAL MeVO）。详见表 6‐1。

随着神经介入器械和技术的不断更新，MeVO 可能将成为下一个潜在 EVT 治疗前沿。但在循证医学证据之前，MeVO 患者行 EVT 需经过严格的筛选，建议在大容量卒中中心由 EVT 治疗经验丰富的神经介入医生谨慎进行。

（魏　森　管　生　朱　宣）

第五节　低 NIHSS 评分的血管内介入治疗

低 NIHSS 评分患者，即轻型卒中，即使发病在静脉溶栓时间窗内，是否给予静脉溶栓治疗仍存在争议。对于接受溶栓治疗的低 NIHSS 评分患者，如果同时存在残疾缺陷（定义为妨碍日常生活的基本活动或无法重返工作岗位），其功能结果将会改善；而 PRIMS 试验表明，在低 NIHSS 评分且无致残性缺陷的患者中，溶栓治疗没有额外获益。2019 年 AHA/ASA 更新指南中指出，对于发病 0～4.5 h 的致残性轻型卒中给予静脉溶栓是合理的；而非

表6-1 目前注册且正在进行的 MeVO 取栓相关的临床研究

试验名称/ID号码	DISCOUNT	DISTAL	DISTALS	DUSK	ESCAPE‑MeVO	FRONTIER‑AP	ORIENTAL‑MeVO
发起者国家	法国	瑞士	美国	美国	加拿大	澳大利亚	中国
临床注册号	NCT09583757	NCT05029414	NCT05030142	NCT05983757	NCT05151172	ACTRN 12621001746820p	NCT06146790
计划纳入人数	488	526	168	564	530	240	564
发病时间	≤6 h	≤24 h	≤24 h	≤12 h	≤12 h	≤9 h	<12 h
分组	EVT+BMT	EVT+BMT	EVT+BMT	EVT+BMT	EVT+BMT	EVT+BMT	EVT+BMT
	BMT	BMT	BMT	BMT	BMT	BMT	BMT
MeVO 定义	MCA M2/M3	MCA M2‑M4	远端血管	MCA M2(非主干且直径≤2.5 mm)/M3	MCA M2/M3	MCA M2/M3	MCA M2(非主干/共主干且直径≤2.0 mm)/M3
	ACA A1‑A3	ACA A1‑A3	直径≥1.5 mm	ACA A1‑A3	ACA A2/A3	ACA A1/A2	ACA A1‑A3
	PCA P1‑P3	PCA P1‑P3	非大血管闭塞	PCA P1‑P3	PCA P2/P3		PCA P1‑P3
EVT 方式	采用支架取栓(Trevo NXT ProVue Retriever, Catchview mini‑i, pReset Lite, Tigertriever 13)	器械不限,术式根据手术医生判断决定	首选支架取栓(Tigertriever 13)	器械:AXS Vecta 46,AXS CAT 5, NXT ProVue Retriever	首选支架取栓(Solitaire X)	首选支架取栓(Solitaire X)	器械不限,术式根据手术医生判断决定
主要结局变量	90 d 良好预后(mRS≤2分)	90 d 的功能预后情况(mRS 评分)	影像恢复再灌注且无症状性颅内出血	90 d 的功能预后情况(mRS 评分)	90 d 的功能预后情况(mRS 评分)	90 d 的功能预后情况(mRS 评分)	90 d 的功能预后情况(mRS 评分)

注:EVT, endovascular thrombeetomy; BMT, best medical treatment; MeA, middle cerebral artery; ACA, Anterior cerebral artery; PCA, posterior cerebral artery。

致残下轻型卒中静脉溶栓可能不获益,因而指南中未推荐静脉溶栓治疗非致残性轻型卒中。

然而即便在 0～5 分的轻型卒中患者中,仍然会有 1/3 左右留下明显的功能残疾。部分大血管闭塞导致的急性缺血性卒中患者也表现为低 NIHSS 评分,尽管低 NIHSS 评分是其良好结局的预测指标,这些患者可能会从再灌注治疗中获益。由于低 NIHSS 评分患者症状较轻,其潜在的临床获益较小,但介入相关风险同样存在,对于大血管闭塞相关性的低 NIHSS 评分 AIS 患者,是否需要进行血管内治疗以及血管内治疗的疗效,一直存在着广泛争议;已发表的回顾性研究结果常相互矛盾,需要准确地在轻微的神经功能障碍与再灌注治疗的风险之间进行衡量。

虽然 NIHSS 评分是用来预测 AIS 的严重程度和整体结局最常用的工具之一,但其可能缺乏对轻型卒中临床预后预测的准确性。轻型卒中最常见的定义是 NIHSS 评分≤5,其次是 NIHSS 评分≤8 和 NIHSS 评分≤7,并不是所有的低 NIHSS 评分对临床结局的预测能力都是等同的。在溶栓治疗登记(SITS - ISTR)研究报告中指出,AIS 患者中约有 21%～22% 的 NIHSS 评分<6,通过对低 NIHSS 评分卒中患者血管影像资料的回顾,发现其中有25% 存在颅内、外动脉闭塞,出院时的致死、致残(mRS 评分 3～6 分)率仍高达 27%～35%;在保守治疗的 NIHSS 评分≤8 的大血管闭塞 AIS 患者中,Mokin 等回顾性观察到了38% 的死亡或生活依赖(不能独立行走)率。

血管内治疗轻型卒中在一些单臂试验中结果表明,低 NIHSS 评分的 AIS 患者行血管内治疗的结果与先前报道的临床研究结果相似。血管再通到 mTICI≥2b 级的比例达到 78%～97%,而症状性颅内出血(sICH)发生率为 0～10%。成功的血管再通与良好的临床结局显著相关,在 NIHSS 评分≤5 的轻型卒中患者中,功能独立率(mRS 评分≤2 分)在 mTICI≥2b 的患者中为 89%,而未再通患者中为 60%($P<0.05$)。

一些研究比较了轻度卒中患者采用血管内治疗和最佳药物治疗的疗效,有助于进行再通的功能益处与血管内治疗手术的额外风险之间权衡。Haussen 等观察了 32 例 NIHSS 评分≤5 分的 AIS-LVO 患者,入院立即行 EVT 组的出院 NIHSS 改变高于最佳药物治疗组(-2.5 vs 0,$P<0.01$)。然而,两组患者 90 d 时功能独立和死亡率是相同的。随后,Haussen 等在一项多中心队列研究中进行了外部验证并扩展了他们的发现,这项研究中行血管内治疗是出院时低 NIHSS 评分($P= 0.04$)、有利的 NIHSS 改变($P= 0.03$)和出院时的独立生存能力提高($P= 0.03$)的独立预测因素。

为了研究桥接治疗在低 NIHSS 评分患者急性期治疗中的作用,Manno 等开展了一项匹配分析研究:将 NIHSS 评分≤5 的大血管闭塞性 AIS 患者根据治疗策略分组:血管内治疗组联合静脉溶栓(EVT+IVT 组) vs 单独静脉溶栓组(IVT 组)。结果显示,两组的极好临床预后(mRS 评分≤1 分)率相当(分别为 63% 和 65.7%,$P= 0.840$);虽然两组中 sICH 都很低(2.8% vs 0,$P= 0.997$),但接受血管内治疗组死亡率更高(9.3% vs 2.8%,$P= 0.06$)。当治疗组被分为单独 EVT 组、EVT+IVT 组和单独 IVT 组时,结果表明单独 EVT 与死亡率相关($OR= 12.75$,$P= 0.004$),这提示单独 EVT 可能会导致额外的非出血性风险。该回顾性分析未观察到低 NIHSS 评分的 LVO 患者进行单独 EVT 和单独 IVT 治疗之间存在差异。既往已发表的另外两项比较 EVT±IVT 和单独 IVT 治疗的研究也表明两种治疗方法之间的结果没有显著差异。上述结果提示,EVT 可能只在不符合 IVT 条件的部分患者中有效。

在以往的机械取栓临床研究中已被反复证明,确定哪些患者将受益是最为重要且极具挑战性的。理想的低 NIHSS 评分 EVT 候选者,是那些会进展为早期神经功能恶化的患者,所以入院时血压明显升高以及较大范围的低灌注区域等因素需要特别考虑。据报道,有18%~34.6%的低 NIHSS 评分的 AIS-LVO 患者将进展为早期神经功能恶化。不幸的是,患者出现临床表现恶化时,再行 EVT 并不会带来良好的结果,而且可能会招致更多的风险。Nagel 等观察到,接受"挽救性"血管内治疗的患者的预后比接受最佳药物治疗或积极血管内治疗的患者更差(54.5%挽救性 EVT、71.7%最佳药物治疗、85%积极 EVT,$P= 0.007$)。MCA-M1 或 ICA 闭塞的低 NIHSS 评分 AIS-LVO 患者更有可能进展为早期神经功能恶化($P= 0.04$),这支持了排除远端血管这一标准的适用性。理论上,近端大血管闭塞的患者有着更大的危险脑组织区域,也就可能存在更广泛的血管内治疗受益范围。此外,远端血管闭塞患者行血管内治疗可能会导致更高的血管穿孔破裂风险;目前大量相关研究的异质性很大程度上是源于远端血管排除标准。在一些关于血管内治疗可行性的研究中,获得的血运重建率高是由于研究只纳入了 MCA-M1 段闭塞的患者,然而这些研究不可避免地会受到样本量小的困扰。其他患者选择的考虑因素包括时机和患者侧支循环状态。症状出现后就诊较晚(>6 h)的患者进展为早期功能恶化的时间窗口已经缩短,而出现较早的患者的临床病程更不确定。侧支循环良好与减轻 AIS-LVO 患者的梗死面积扩大和良好的预后相关,侧支状态差的低 NIHSS 评分 LVO 患者可能更容易发生早期神经功能恶化。应用灌注成像有助于评估这一患者群体的侧支循环状态,但仍需要进一步地研究,随机临床试验对于阐明低NIHSS 评分 AIS-LVO 患者进行合适的 EVT 选择至关重要。

由于大多数接受药物治疗的低 NIHSS 评分急性大血管闭塞患者并不会进展到早期神经功能恶化,这使得未来评估这一类人群对血管内治疗的获益方面具有很大的挑战性。为了充分评估血管内治疗的疗效,研究需要很大的样本,或者需要严格的纳入标准。目前两个旨在调查低 NIHSS 评分急性大血管闭塞患者血管内治疗效果的临床研究正在进行中:"低NIHSS 缺血性卒中的血管内治疗(ENDOLOW)"和"轻微卒中治疗评估(MOSTE)"。这两个试验都招募了 NIHSS 评分≤5 分的近端 LVO 患者(颈 ICA、MCA-M1)。ENDOLOW 是一项总部设在北美的试验,计划招募 200 例在症状出现后 8 h 内就诊的患者,随机选择采用EmboTrap Ⅱ 作为取栓装置进行血管内治疗或最佳药物治疗。MOSTE 是一项基于欧洲的多中心临床试验,计划招募 824 例在症状出现后 24 h 内就诊的患者,随机接受血管内治疗或最佳药物治疗。试验的主要终点包括 mRS 评分改变、mRS 评分≤1 的比率、mRS 评分≤2 的比率、sICH、早期神经功能恶化(NIHSS 评分增加≥4 分)以及与健康相关的生活质量。MOSTE 试验的纳入标准宽泛和计划招募的样本量大,可能是为了明确哪些患者将从血管内治疗中受益,而 ENDOLOW 试验则旨在快速确定取栓治疗在较小特定患者人群中的疗效。

对于低 NIHSS 评分的 AIS-LVO 患者进行血管内治疗作用的评价尚在研究阶段,目前的文献报道多为回顾性综述,存在研究设计和纳入标准的异质性,且报告结果常相互矛盾,相关的荟萃分析表明相较于最佳药物治疗,血管内治疗具有潜在的好处。如何选择能从血管内治疗中获益的患者至关重要，这可能需要考虑闭塞部位、症状出现到就诊的时间以及侧支循环状态。目前正在进行的和未来的随机临床研究将更好地阐明血管内治疗在这一患者群体中的安全性和有效性。

（黄国祥　何　爽　张云峰）

第六节　晚时间窗血管内介入治疗

AIS-LVO 血管内介入治疗（EVT）按发病时间分为早期时间窗（<6h）、晚期时间窗（≥6h），晚期时间窗患者的占比接近一半。相较于欧美等发达国家，由于医疗救治环境的地域差异以及发病机制构成比等不同，中国 AIS-LVO 晚时间窗治疗患者的占比可能更高。目前晚时间窗 EVT 临床研究主要集中在发病 6～24h，发病>24h 相关研究相对较少。

DAWN 和 DEFUSE 3 研究是目前 AIS-LVO 晚时间窗 EVT 最主要的两项随机对照研究。DAWN 研究证实对于发病 6～24h、存在临床-影像错配的前循环 AIS-LVO 患者，EVT 相比药物治疗可显著改善患者的临床预后。DEFUSE 3 研究结果表明，发病 6～16h，存在影像错配的患者 EVT 治疗效果同样优于药物治疗。AURORA 研究汇总六项随机对照研究中晚时间窗 AIS-LVO 患者，结果表明：EVT 组 90d 功能独立比例显著优于最佳药物治疗组，且各亚组治疗效果没有异质性。进一步分组结果表明，发病 12～24h 内的患者相对于 6～12h 组治疗效果更好，这一现象被称为"晚窗悖论"，其原因可能是真正的"缓慢进展者"可能在随后的时间内有着更多侧支代偿。MRCLEAN－LATE 研究利用术前 CTA 评估侧支循环及筛选晚时间窗患者接受 EVT，结果表明，与最佳药物治疗相比，虽然会增加症状性颅内出血风险，EVT 明显改善晚时间窗大血管闭塞患者的临床预后。

理论上来讲，在侧支循环良好的患者中，即使发病超过 24h，缺血半暗带仍然存在。一项 DEFUSE 3 研究事后分析发现，在药物治疗组中，有 18% 的患者在发病 38h 仍存在满足研究纳入标准的错配，即缺血半暗带，但这部分病例临床预后极差。另一项研究的事后分析引入了一个新的评价指标——持续缺血半暗带指数（persistent penumbra index，PPI），即灌注成像 Tmax>6s 体积与 DWI 梗死体积的比值。研究中有 32 例患者在随机后 24h 复查影像学提示 PPI>1，即仍存在缺血半暗带，相较于 PPI≤1，这组患者更易发生早期功能恶化，功能独立差且死亡率更高。针对这类病例，如果在发病超过 24h 后选择 EVT 是否可以改变临床结局是未知的。

目前关于超晚时间窗 EVT 的研究多为观察性研究。早期的个案报道和病例系列研究提示，超过 24h 的 EVT 治疗在临床实践中是存在的，且大多是安全、有效的；该类病例往往术前 NIHSS 评分不高且侧支循环良好。一项韩国单中心病例对照研究，研究结果显示，相比于内科治疗，>24h 的亚组分析中 EVT 有显著获益。近期一项国际多中心回顾性队列研究，共纳入 301 例发病超过 24h 前循环 AIS-LVO 患者，同样显示 EVT 组病例的功能独立性更佳。目前中国一项多中心、前瞻性随机对照研究（LAIE－MI）已经启动，研究拟纳入存在影像错配且发病时间超过 24h 的前循环 AIS-LVO 患者，进行 EVT 联合药物治疗或单纯药物治疗,探索超晚时间窗 EVT 的安全性和有效性。

AIS-LVO 患者 EVT 时间窗逐渐延长主要来自从时间窗到组织窗治疗理念的转变。应用多模态 CT 或 MRI 影像间接评价患者缺血半暗带。在晚时间窗 AIS-LVO 中,指南推荐应用多模影像及高级影像筛查软件(如 Rapid 软件)来评价缺血半暗带、筛选 EVT 潜在获益者。有研究表明,与经 CT、MRI 等简单影像评估后进行 EVT 相比,经高级影像评估筛选的患者临床预后更佳。事实上,目前高级影像评估工具可能高估了核心梗死体积。核心梗死的定义是细胞病理性坏死,包括评估时已经坏死和血管再通前呈进行性坏死的脑组织,而目前的 CTP 或 DWI 都只是通过脑组织血液灌注程度和神经毒性水肿程度等判断病灶区域大小。为进一步研究晚时间窗 EVT 的影像学评估,一项随机对照研究(SELECT2)将 CT 平扫、CTP 或 MRI 评估为大核心梗死且发病 24 h 内的患者随机分为机械取栓组与药物治疗组,评估经严格影像学筛选后晚时间窗机械取栓的有效性。然而,现实世界中高级影像检查的可用性和适用性可能并不理想,过于严格的筛选标准可能会造成部分 EVT 潜在获益患者的遗漏。几项非随机对照研究显示不符合 DAWN 和 DEFUSE 3 研究纳入标准的患者仍可能获益于 EVT 治疗。基于此,有研究探索简单影像筛选方案(如 NCCT/CTA)与高级影像筛选方案 EVT 后的疗效差异。一项荟萃分析纳入四项随机对照研究及 28 项观察性研究,结果表明:在晚时间窗前循环 AIS-LVO 中,使用简单影像方案筛选 EVT 适宜患者可达到与高级影像方案相似的治疗效果,且未明显增加死亡率和症状性颅内出血发生率。

总之,经过严格筛选的晚时间窗 AIS-LVO 患者接受 EVT 治疗是安全且有效的,但需要更多高级别循证医学证据支持,亟须在全球化范围内开展多中心、前瞻性 RCT 研究,为规范晚时间窗 EVT 临床方案提供指导。如何提高神经影像学评估能力、筛选并提高晚时间窗 AIS-LVO 患者的 EVT 治疗比例及临床预后仍然是临床的重要课题。

(温昌明 孙 军 朱 宣)

·参考文献·

[1] ALTENBERND J, KUNHNT O, HENNIGS S, et al. Frontline ADAPT therapy to treat patients with symptomatic M2 and M3 occlusions in acute ischemic stroke: initial experience with the Penumbra ACE and 3MAX reperfusion system [J]. J Neurointerv Surg, 2018,10:434-439.

[2] BAIK S H, PARK H J, KIM J H, et al. Mechanical thrombectomy in subtypes of basilar artery occlusion: relationship to recanalization rate and clinical outcome [J]. Radiology, 2019,291(3):730-737.

[3] CROCKETT M T, PHILLIPS T J, CHIU A H Y. Dual suction Headway27 microcatheter thrombectomy for the treatment of distal intracranial arterial occlusion strokes: initial experience with the micro-ADAPT technique [J]. J NeuroIntervent Surg, 2018:1-6.

[4] FISCHER U, KAESMACHER J, STRBIAN D, et al. Thrombectomy alone versus intravenous alteplase plus thrombectomy in patients with stroke: an open-label, blinded-outcome, randomised non-inferiority trial [J]. Lancet, 2022,400(10346):104-115.

[5] GOYAL M, OSPEL J M, MENON B K, et al. MeVO: the next frontier? [J]. J Neurointerv Surg, 2020,12(6):545-547.

[6] GOYAL N, TSIVGOULIS G, MALHOTRA K, et al. Medical management vs mechanical thrombectomy for mild strokes: an international multicenter study and systematic review and meta-analysis [J]. JAMA Neurol, 2020,77:16-24.

[7] HACKE W, KASTE M, FIESCHI C, et al. Randomised double-blind placebo-controlled trial of thrombolytic

therapy with intravenous alteplase in acute ischaemic stroke（ECASS Ⅱ）. Second European-Australasian Acute Stroke Study Investigators［J］. Lancet，1998，352:1245-1251.

［8］ KÜHN A L，WAKHLOO A K，LOZANO J D，et al. Two-year single-center experience with the 'Baby Trevo' stent retriever for mechanical hrombectomy in acute ischemic stroke［J］. J Neurointerv Surg，2017，9: 541-546.

［9］ LANGEZAAL L C M，VAN DER HOEVEN E J R J，MONT'ALVERNE F J A，et al. Endovascular therapy for stroke due to basilar-artery occlusion［J］. N Engl J Med，2021，384(20):1910-1920.

［10］ LECOUFFE N E，KAPPELHOF M，TREURNIET K M，et al. A randomized trial of intravenous alteplase before endovascular treatment for stroke［J］. N Engl J Med，2021，385:1833-1844.

［11］ LIU X，DAI Q，YE R，et al. Endovascular treatment versus standard medical treatment for vertebrobasilar artery occlusion（BEST）: an open-label，randomised controlled trial［J］. Lancet Neurol，2020，19(2): 115-122.

［12］ MAJOIE C B，CAVALCANTE F，GRALLA J，et al. Value of intravenous thrombolysis in endovascular treatment for large-vessel anterior circulation stroke: individual participant data meta-analysis of six randomised trials［J］. Lancet，2023，402(10406):965-974.

［13］ MANNO C，DISANTO G，BIANCO G，et al. Outcome of endovascular therapy in stroke with large vessel occlusion and mild symptoms［J］. Neurology，2019，93:10.

［14］ MEYER L，STRACKE C P，JUNG I N，et al. Thrombectomy for primary distal posterior cerebral artery occlusion stroke: The TOPMOST Study［J］. JAMA Neurol，2021，78(4):434-444.

［15］ MEYER L，STRACKE P，WALLOCHA M，et al. Aspiration versus stent retriever thrombectomy for distal，medium vessel occlusion stroke in the posterior circulation: a subanalysis of the TOPMOST study［J］. Stroke，2022，53(8):2449-2457.

［16］ MITCHELL P J，YAN B，CHURILOV L，et al. Endovascular thrombectomy versus standard bridging thrombolytic with endovascular thrombectomy within 4.5 h of stroke onset: an open-label，blinded-endpoint，randomised non-inferiority trial［J］. Lancet，2022，400(10346):116-125.

［17］ NGUYEN T N，QURESHI M M，STRAMBO D，et al. Endovascular versus medical management of posterior cerebral artery occlusion stroke: the PLATO study［J］. Stroke，2023，54(7):1708-1717.

［18］ OSPEL J M，NGUYEN T N，JADHAV A P，et al. Endovascular treatment of medium vessel occlusion stroke［J］. Stroke，2024，55(3):769-778.

［19］ PHAN K，MAINGARD J，KOK H K，et al. Contact aspiration versus stent-retriever thrombectomy for distal middle cerebral artery occlusions in acute ischemic stroke: meta-analysis［J］. Neurointervention，2018，13:100-109.

［20］ SABBEN C，CHARBONNEAU F，DELVOYE F，et al. Endovascular therapy or medical management alone for isolated posterior cerebral artery occlusion: a multicenter study［J］. Stroke，2023，54(4):928-937.

［21］ SAVER J L，CHAPOT R，AGID R，et al. Thrombectomy for distal，medium vessel occlusions: a consensus statement on present knowledge and promising directions［J］. Stroke，2020，51(9):2872-2884.

［22］ SUZUKI K，MATSUMARU Y，TAKEUCHI M，et al. Effect of mechanical thrombectomy without vs with intravenous thrombolysis on functional outcome among patients with acute ischemic stroke: the SKIP randomized clinical trial［J］. JAMA，2021，325:244-253.

［23］ TAO C，QURESHI A I，YIN Y，et al. Endovascular treatment versus best medical management in acute basilar artery occlusion strokes: results from the ATTENTION multicenter registry［J］. Circulation，2022，146:6-17.

［24］ Writing Group for the BASILAR Group，ZI W，QIU Z，et al. Assessment of endovascular treatment for acute basilar artery occlusion via a nationwide prospective registry［J］. JAMA Neurol，2020，77(5):561-573.

［25］ YANG P，ZHANG Y，ZHANG L，et al. Endovascular thrombectomy with or without intravenous alteplase in acute stroke［J］. N Engl J Med，2020，382:1981-1993.

［26］ ZI W，QIU Z，LI F，et al. Effect of endovascular treatment alone vs intravenous alteplase plus endovascular treatment on functional independence in patients with acute ischemic stroke: the DEVT randomized clinical trial［J］. JAMA，2021，325:234-243.

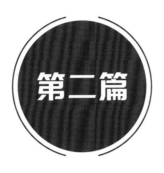

第二篇

各　论

第七章

颈动脉闭塞

第一节　颈总动脉闭塞

 病历简介

（一）病例 1：左侧颈总动脉狭窄

1. 临床表现

（1）病史：患者，男，90 岁，以"突发头晕、右侧肢体无力 1 天"入院。缘于入院 1 d 前无明显诱因头晕，表现为头部昏沉感，呈持续性，伴右侧肢体无力，步态不稳，易跌倒，至外院就诊，行 MRI 检查，结果提示左侧大脑半球急性脑梗死，予抗血小板聚集等治疗后症状无明显好转至我院就诊。

（2）既往史：有冠心病病史，不规律药物治疗（具体欠详）。否认高血压、糖尿病、心房纤颤病史。

（3）神经系统查体：血压 102/56 mmHg；NIHSS 评分 6 分；GCS 评分 15 分，神志清楚，言语清晰，对答切题，查体合作，双眼球活动自如，右侧鼻唇沟浅，右侧口角低，伸舌居中，右侧肢体肌力 M_4，右侧偏身痛觉减退，右侧病理征阳性。

（4）辅助检查：

血常规：白细胞 6.07×10^9/L，中性粒细胞 70.80%，血红蛋白 120 g/L，血小板 230×10^9/L。

血糖：7.35 mmol/L。

凝血四项：正常。

心电图：窦性心律，部分 ST－T 改变。

影像学检查：术前头颅 CT 未见新鲜梗死灶及出血灶，CTA 提示左侧颈总动脉中段闭塞，颈内动脉闭塞，CTP 提示左侧大脑半球低灌注，核心梗死区 7 mL，缺血半暗带 55 mL，不匹配比例 8.9（图 7－1）。

2. 临床诊断

①急性左侧颈内动脉供血区脑梗死（大动脉粥样硬化型）；②急性左侧颈总动脉闭塞（狭窄闭塞可能）。

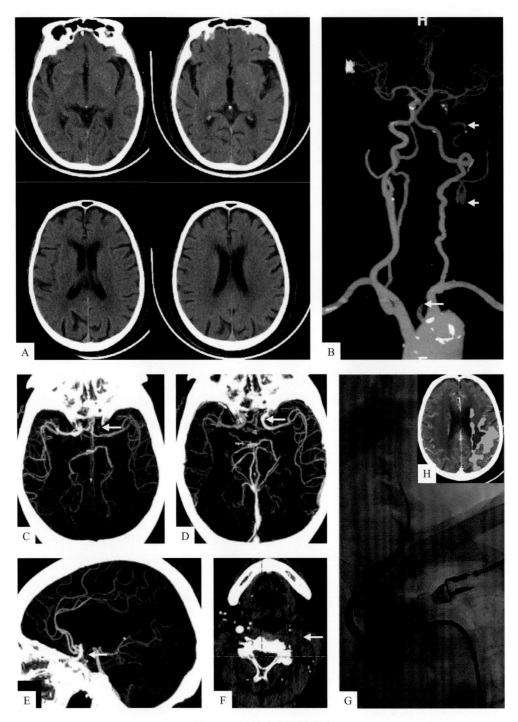

图 7-1 取栓术前影像评估

注：A. 头颅 CT 平扫示左侧大脑半球未见新鲜梗死灶；B. CTA 动脉早期，头颈部 CTA 成像提示左侧颈总起始段闭塞（长箭头所指），后循环通过与颈外动脉分支吻合逆行供应颈内动脉可能，并可见左侧颈内动脉全程显影（短箭头所指）；C～E. CTA 动脉晚期，提示左侧颈内动脉颅内段显影佳。水平位和矢状位示左侧大脑中动脉下干闭塞（图 D、E 箭头所指）；CTA 示双侧大脑前动脉、基底动脉及其分支显影良好；F. CTA 原始图像提示左侧颈总动脉末段闭塞，可见环征（箭头所示）；G. DSA 示左侧颈总动脉末端栓塞可能，呈鼠尾征；H. CTP 提示左侧大脑半球低灌注，核心梗死区 7 mL，缺血半暗带 55 mL，不匹配比例 8.9。

病情分析:患者为老年男性,既往有冠心病病史,无房颤病史。CTA 及 DSA 提示左侧颈总动脉闭塞,CTA 水平位提示左侧颈总动脉粥样硬化的环征,伴有钙化,故此次发病为左侧颈总动脉狭窄闭塞。

3. 介入治疗

(1) 手术策略:经股动脉行左侧颈总动脉保护伞下球囊扩张+支架置入术。

(2) 手术耗材:

导引导管:长鞘 Neuron Max,内径 0.088 in,长度 90 cm;

导丝:泥鳅导丝,直径 0.035 in,长度 180 cm;

微导丝:波科 PT,直径 0.014 in,长度 300 cm;

波科 V18,直径 0.018 in,长度 300 cm;

球囊:Sterling 3×30 mm,Aviator 4×30 mm;

颈动脉支架:Wallstent 7×40 mm,Wallstent 9×40 mm;

保护伞 SpiderFX 4.0 mm;

普通肝素 20 mg。

(3) 手术过程(图 7-2):持续静脉镇静中,6F Neuron Max 长鞘在泥鳅导丝及 4F 多功能导管、V18 导丝导引下置于左颈总动脉处,手推造影剂提示左侧颈总动脉末端闭塞(图 7-2A),PT 微导丝小心通过颈内动脉开口放入 C2 段、在 PT 导丝辅助下,小心将 SpiderFX 4.0 mm 保护装置穿过颈内动脉狭窄段,并将保护伞置入左颈内动脉 C1 末端(图 7-2B 箭头所指),造影提示左侧颈总动脉末段闭塞(图 7-2C),沿保护伞导丝小心将 Sterling 3×30 mm 球囊(图 7-2D 箭头所指),置入左侧颈总动脉并完全覆盖狭窄段,接压力泵行左侧颈总动脉狭窄段预扩张,此过程中患者心率血压无明显下降。泄出球囊后,造影提示颈总动脉远端残余重度狭窄(图 7-2E 箭头所指);颅内血管造影示左侧大脑中动脉显影良好,左侧大脑前动脉未显影(图 7-2F、G)。将 Aviator 4×30 mm 球囊置入颈总动脉并完全覆盖狭窄段,接压力泵行左颈总动脉狭窄段预扩张,泄除球囊后,复查造影提示颈总动脉远端残余中度狭窄,沿保护伞微导丝将 Wallstent 7×40 mm 支架置入狭窄段并释放。复查造影示:左侧颈总动脉狭窄段管径明显改善,未残留明显狭窄,支架位置良好,约 10% 残余狭窄(图

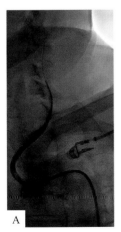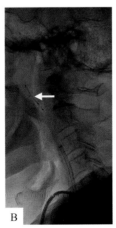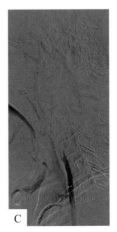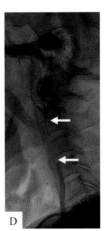

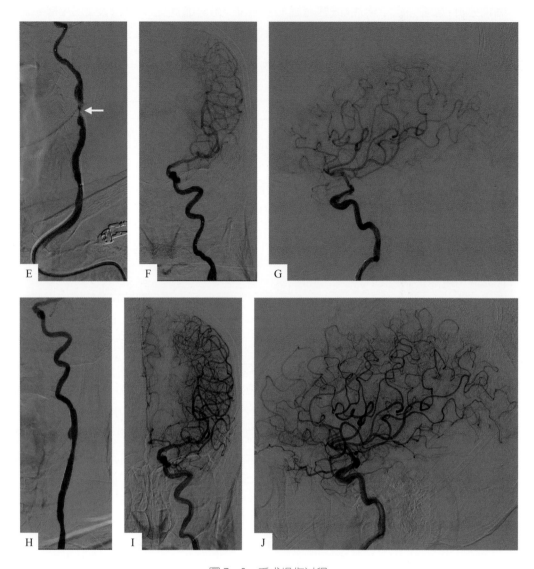

图 7－2　手术操作过程

7－2H)；左侧大脑中动脉、大脑前动脉显影良好，eTICI 3 级(图 7－2I、J)，小心回撤保护装置，保护伞内可见少许血栓。Dyna CT 检查未见造影剂渗出。10 min 复查造影提示左侧颈总动脉管径改善，未残留明显狭窄，支架未回缩；手术完毕，未中和肝素，股动脉缝合器缝合穿刺点并用敷料加压包扎固定。

（4）术后管理及随访(图 7－3)：术后予控制血压、静脉使用替罗非班重叠交替口服双重抗血小板聚集、他汀类稳定斑块等处理，患者肌力好转。查体：NIHSS 评分 0 分，神志清楚，四肢肌力正常。术后 4 d 头颅 MRI 检查：DWI 序列提示左侧基底节及侧脑室旁急性散在腔隙性脑梗死(图 7－3A)。MRA 提示左侧颈内动脉、大脑中动脉、大脑前动脉血流通畅(图 7－3B、7－3C)，颈动脉彩超提示左侧颈总动脉支架置入术后，残余中度狭窄(图 7－3D、E)。出院 mRS 评分 0 分。

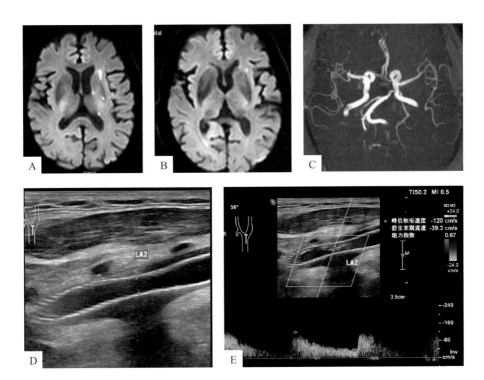

图 7-3 术后磁共振和颈动脉彩超

（二）病例 2：左侧颈总动脉串联病变（狭窄）

1. 临床表现

（1）病史：患者，女，50岁，因"发现右侧肢体无力5小时"入院。末次正常时间 03-31 21:30，发现时间 04-01 05:30。入院 2h 余前无明显诱因醒后发现右侧肢体无力，右侧肢体完全不能活动，伴言语障碍、理解障碍，伴人事不清，口角稍歪斜，无呕吐、肢体抽搐，无二便失禁，就诊于当地县医院，完善头颅 CT 未见出血，症状无明显好转至我院就诊。

（2）既往史：否认高血压、糖尿病、心脏病病史。

（3）神经系统查体：血压：120/70 mmHg。NIHSS 评分 20 分。GCS 评分 12 分，嗜睡，混合性失语，查体部分合作，双眼球向左侧凝视，右侧鼻唇沟浅，右侧口角低，伸舌右偏，右侧肢体肌力 M_1，左侧肢体肌力 M_5，共济运动、深、浅感觉检查不配合，右侧病理征阳性。

（4）辅助检查：

血常规：白细胞 $7.69×10^9$/L，血红蛋白 128 g/L，血小板 $102×10^9$/L。

凝血四项：正常。

心电图：窦性心律、大致正常心电图。

影像学检查：术前头颅 CT 未见新鲜梗死灶及出血灶，CTA 提示左侧颈总动脉起始段闭塞，CTP 提示左侧大脑半球低灌注，核心梗死区 11 mL，缺血半暗带 45 mL，不匹配比例 5.1（图 7-4）。

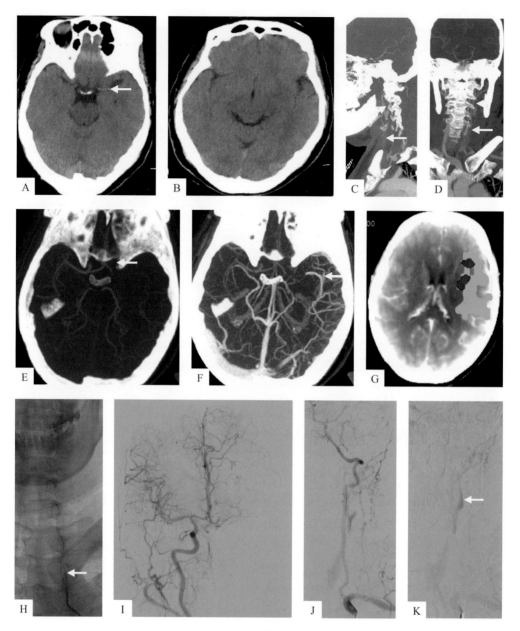

图 7-4　取栓术前影像评估

注：A、B. 头颅 CT 平扫示未见出血灶及新鲜梗死灶，左侧大脑中动脉致密征（箭头所指）；C、D. CTA 示左侧颈总动脉闭塞（长箭头所指）；颈内动脉 C1 闭塞，呈鼠尾征（短箭头所指）；E. （动脉早期）CTA 水平位示左侧颈内动脉颅内段闭塞（箭头所指）；F. （动脉晚期）CTA 见代偿返流回来的血流，大脑中动脉远端可见显影（箭头所指）；G. CTP 提示左侧大脑半球低灌注，核心梗死区 11 mL，缺血半暗带 45 mL，不匹配比例 5.1；H. DSA 左侧颈总动脉手推造影剂示左侧颈总动脉起始段（箭头所指）；I. DSA 示前交通开放，右侧颈内动脉通过前交通代偿左侧大脑前，左侧大脑前动脉通过脑膜支代偿左侧大脑中动脉；J、K. DSA 示后循环通过枕动脉代偿左侧颈外动脉，颈外动脉回流向下至左侧颈总动脉末端显影，并向上左侧颈内动脉 C1 中段显影（箭头所指）。

2. 临床诊断

①急性左侧颈内动脉供血区脑梗死（大动脉粥样硬化型）；②急性左侧颈总动脉起始段并左侧颈内动脉颅内段闭塞（狭窄性串联闭塞可能）。

病情分析：患者为中年女性，无房颤病史，CTA 及 DSA 提示左侧颈总动脉起始段闭塞，DSA 提示残端可疑"笔杆征"，故此次发病为左侧颈总动脉狭窄性闭塞并栓子脱落至左侧颈内动脉颅内段栓塞。

3. 介入治疗

（1）手术策略：经股动脉行左侧颈总动脉球囊扩张+左侧颈内动脉颅内段支架取栓+左侧颈总动脉支架置入术。

（2）手术耗材：

导引导管：5F 椎动脉管，内径 0.038 in，长度 100 cm；

8F 波科 Mach 1，内径 0.091 in，长度 90 cm；

导丝：泥鳅导丝，直径 0.035 in，长度 180 cm；

中间导管：6F Navien，外径近端 0.075 in，远端 0.0835 in，内径 0.072 in，长度 115 cm；

微导管：Rebar 18，内径 0.021 in，长度 153 cm；

微导丝：Synchro，直径 0.014 in，长度 200 cm；

PT，直径 0.014 in，长度 300 cm；

V18，直径 0.018 in，长度 300 cm；

取栓支架：Solitaire AB 6×30 mm；

球扩支架：Omnilink 支架 8×29 mm；

普通肝素 20 mg。

（3）手术过程（图 7-5）：持续静脉镇静中，5F 椎动脉管手推造影剂示左侧颈总动脉起始段闭塞，残端可疑笔杆征（图 7-5A），予替罗非斑 0.625 mg 静脉负荷应用后予 0.3 mg/h 持续静脉泵入抗血小板聚集。300 cm V18 导丝通过左颈总动脉起始闭塞段至远端（图 7-5B）后利用交换技术撤出椎动脉管，沿 V18 导丝送入 Sterling 6×30 mm 球囊至左颈总动脉起始闭塞段（图 7-5C 箭头所指），准确对位后接压力泵予 10 atm 压力扩张狭窄段，泄除球囊同时将 8F 导引导管送至颈总动脉远端，在 V18 导丝引导下将 8F 导引导管送至左颈内动脉颈段远端（图 7-5D）。撤出 V18 导丝，左侧颈总动脉手推造影剂提示左侧颈内动脉颅内段闭塞（图 7-5E）。沿 8F 导引导管送入 6F 中间导管，微导管在微导丝辅助下送至左侧大脑中动脉 M2 段。退出微导丝，沿微导管送入 Solitaire 6×30 mm 支架至病变部位后释放，支架打开满意；手推造影剂示颈内动脉远端至大脑中动脉 M1 段血栓。约 3 min 后撤出微导管及支架，此过程保持负压抽吸。沿导引导管送入 SpiderFX 5.0 mm 保护伞至颈内动脉颈段释放并将导引导管退至左侧颈总动脉起始段，复查造影左侧颈内动脉颅内段、大脑中动脉主干及分支通畅，未见乏血管区，eTICI 3 级（图 7-5F、G），左颈总动脉开口仍重度狭窄（图 7-5H）。送入 V18 导丝（图 7-5I），回收保护伞，沿 V18 导丝将 Omnilink 8×29 mm 支架至左颈总动脉起始段，准确对位后扩张将支架释放（图 7-5J），复查造影支架位置良好，无明显残余狭窄。行左颈总动脉造影见左颈总动脉、颈内动脉及大脑中动脉显影良好，未见乏血管区（图 7-5K），行 Dyna CT 见左侧基底节区高密度影考虑造影剂渗出（图 7-5L），观察 10 min 后复查高密度影无扩大，未中和肝素，保留右股动脉鞘，局部予纱布包扎。

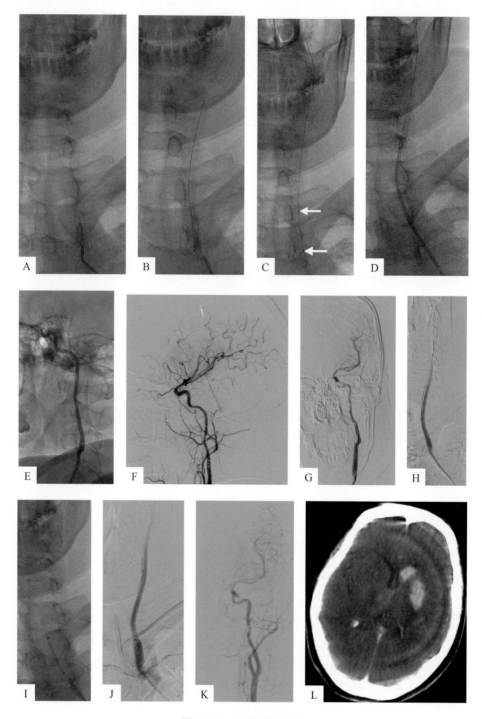

图7-5 手术操作过程

（4）术后管理及随访（图7-6）：术后予控制血压、静脉抗血小板聚集并过渡至替格瑞洛口服抗血小板聚集、他汀类药物稳定斑块等处理。患者右侧肢体肌力好转，查体：NIHSS评分12分，神志清楚，不全性混合性失语，右上肢肌力 M_2，右下肢肌力 M_{3-}。术后7d头颅

MRI 检查:DWI 序列提示左侧基底节急性脑梗死伴 PH1 出血性转化(图 7-6A、B)。MRA提示左侧颈内动脉及左侧大脑中动脉血流通畅(图 7-6C)。CTA 示左侧颈总动脉支架在位通畅(图 7-6D)。术后 90 d 随访 NIHSS 评分 2 分,mRS 评分 2 分。

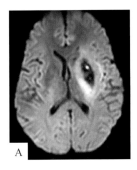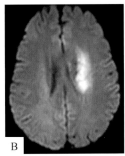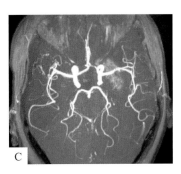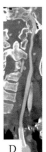

图 7-6 术后磁共振和颈动脉 CTA

（三）病例 3：单纯左侧颈总动脉栓塞

1. 临床表现

（1）病史:患者,女,82 岁,以"发现右侧肢体无力 1 小时余"为主诉入院。末次正常时间 22:30,发现时间为次日凌晨 01:00。缘于入院前 1h 无明显诱因醒后发现右侧肢体无力,右侧肢体活动不灵活,伴言语含糊、口角歪斜,无头痛、头晕,无对答不能、理解障碍,无大小便失禁、意识不清,未诊治。

（2）既往史:有高血压病、慢性心功能不全、脑出血病史 2 次,治疗后无遗留后遗症,有心房纤颤病史,未服用抗凝药。

（3）神经系统查体:体重 45kg。NIHSS 评分 5 分。神志清楚,构音欠清,言语欠流利,对答部分切题,双眼球无凝视,右侧鼻唇沟浅,伸舌偏右,左侧上、下肢肌力 M_5,右侧上肢肌力 M_4,右下肢肌力 M_{4-},右侧巴氏征阳性。

（4）辅助检查:

血常规:白细胞 $5.60×10^9$/L,血红蛋白 118g/L,血小板 $172×10^9$/L。

血糖:6.30mmol/L。

凝血四项:正常。

心电图:心房纤颤,左心室肥大伴部分 ST-T 改变。

影像学检查:术前头颅 CT 未见新鲜梗死灶及出血灶,CTA 提示左侧颈内动脉闭塞,CTP 提示左侧大脑半球低灌注,核心梗死区 20mL,缺血半暗带 103mL,不匹配比例 6.2(图 7-7)。

2. 临床诊断

①急性左侧颈内动脉供血区脑梗死(心源性栓塞型);②急性左侧颈总动脉末段栓塞。

病情分析:患者为老年女性,既往有房颤病史,未服用抗凝药物,CTA 及 DSA 提示左侧颈总动脉闭塞,DSA 提示残端呈杯口状,故此次发病考虑为栓塞。

3. 介入治疗

（1）手术策略:经股动脉行左侧颈总动脉抽栓后改球囊导引导管+支架取栓术。

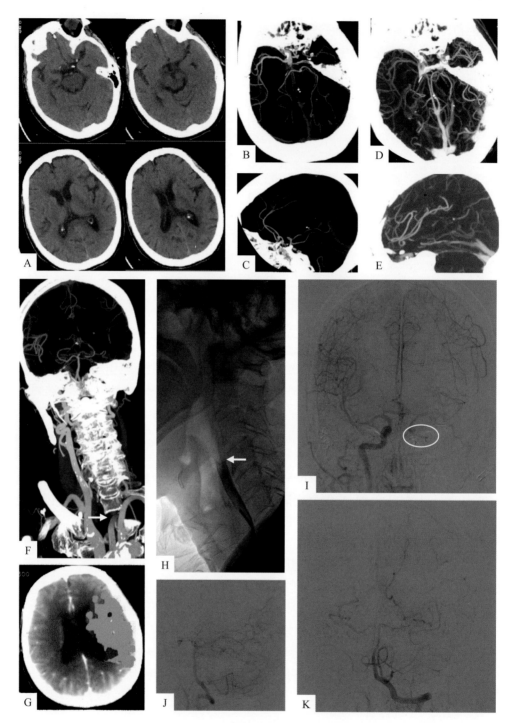

图 7 - 7　术后磁共振和颈动脉 CTA

注: A. 头颅 CT 未见新鲜梗死灶及出血灶。CTA 示双侧大脑中动脉、大脑前动脉、基底动脉及其分支显影良好, 左侧大脑中动脉显影较右侧淡。B、C. 动脉早期 CTA。D、E. 动脉晚期。F. CTA 示左侧颈总动脉闭塞(箭头所指)。G. 左侧大脑半球低灌注, 核心梗死区 20 mL, 缺血半暗带 103 mL, 不匹配比例 6.2。H. DSA 示左侧颈总动脉末端栓塞, 呈"杯口征"; I. DSA 示前交通开放, 双侧大脑前动脉由右侧颈内动脉供应, 左侧大脑前动脉 A1 段缺如, 左侧大脑前动脉通过脑膜支代偿左侧大脑中动脉供血区, 右侧颈外动脉通过吻合支供应左侧眼动脉, 眼动脉向上代偿左侧大脑中动脉供血区(圈圈所指)。J、K. DSA 示后循环通过颞支、大脑后动脉脑膜支代偿左侧大脑中动脉供血区。

（2）手术耗材：

导引导管：8F 波科 Mach 1，内径 0.091 in，长度 90 cm；

8F 球囊导引导管（BGC）Flowgate2，内径 0.084 in，长度 95 cm；

导丝：泥鳅导丝，直径 0.035 in，长度 180 cm；

微导管：Frepass，内径 0.021 in，长度 150 cm；

微导丝：Synchro，直径 0.014 in，长度 200 cm；

取栓支架：Reco 5×30 mm；

普通肝素 15 mg。

（3）手术过程（图 7-8）：持续静脉镇静中，5F 造影管超选左侧颈总动脉手推造影剂提示左侧颈总动脉末端，残端呈杯口状（图 7-8A 箭头所指），将 8F 导引导管后接 2 个 50 mL 自制负压器，并在泥鳅导丝辅助下从左侧颈总动脉抽吸至左侧颈内动脉中段（图 7-8B、C），抽吸出大量血栓。8F 导引导管手推造影剂示左侧颈总动脉及左侧颈内动脉 C1 中段显影，未见血栓，C1 中段以远闭塞（图 7-8D）。将 8F 导引导管更换为 8F BGC，8F BGC 直接进入左颈内动脉 C1 中段，箭头所指为 BGC 的显影标记（图 7-8E）。微导管在微导丝辅助下送颈内动脉末段，退出微导丝，沿微导管送入 Reco 5×30 mm 支架，送至左侧颈内动脉末段并完全覆盖血栓段后释放，支架打开满意。导引导管手推造影剂示左侧颈内动脉 C1 中段以远未见显影，约 3 min 后充盈 BGC（图 7-8F 箭头所指），后予撤出支架及微导管，此过程

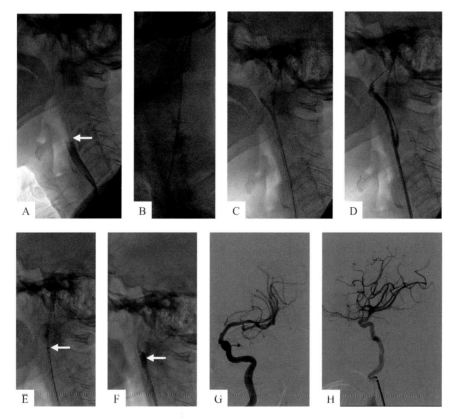

图 7-8　手术操作过程

中用 50 mL 注射器保持负压抽吸。支架取出大量血栓,但 8F BGC 回血不通畅。微导管内带支架沿 8F BGC 送至左侧颈内动脉 C2 段后支架释放于左侧 C2 段后撤离支架,取出血栓。8F BGC 回血通畅,手推造影剂示左侧颈内动脉复通,泄球囊后造影示左侧颈内动脉颅内段、大脑中动脉主干及其分支血流通畅,eTICI 3 级(图 7-8G、H),行 Dyna CT 示未见明显异常,遂结束手术,未中和肝素,保留右股动脉鞘,以无菌纱布局部予绷带包扎。

(4) 术后管理及随访(图 7-9):术后予控制血压、脱水降颅压等处理,患者右侧肌力好转。查体:NIHSS 评分 2 分,右侧中枢性面瘫,四肢肌力 M_5,术后第一天予利伐沙班 10 mg 抗凝。术后 3d 头颅 MRI 检查:DWI 示左侧基底节脑梗死(图 7-9A)。MRA 提示左侧颈内动脉及左侧大脑中动脉血流通畅(图 7-9B)。术后 90 d 随访 mRS 评分 0 分。

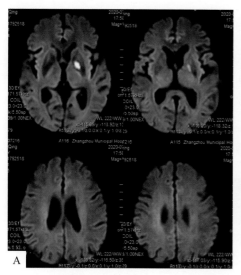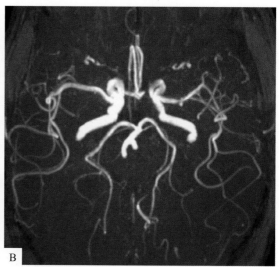

图 7-9　术后磁共振

(四)病例 4:右侧颈总动脉串联病变(栓塞)

1. 临床表现

(1) 病史:患者,女,78 岁,以"突发左侧肢体无力 4 小时余,加重 1 小时"为主诉入院。缘于入院前 4h 无明显诱因出现突发左侧肢体无力,上肢可勉强抬起,但不能行走,伴口角歪斜、对答不能、理解障碍,近 1 h 出现左侧肢体无力加重至左侧完全不能活动,急诊我院行头颅 CT 未见新鲜梗死灶及出血灶,拟"急性左侧脑梗死"收入院。

(2) 既往史:高血压病史,平素规则服用阿司匹林及降压药。否认心脏病、糖尿病病史。

(3) 神经系统查体:血压:164/102 mmHg。GCS 评分 12 分,NIHSS 评分 17 分,嗜睡,混合性失语,双眼向右凝视,左侧鼻唇沟变浅,伸舌稍偏左,左侧肢体肌力 M_0,右侧肢体肌力正常,左侧巴氏征阳性。

(4) 辅助检查:

血常规:白细胞 6.66×10^9/L,血红蛋白 113 g/L,血小板 157×10^9/L。

血糖:7.34 mmol/L。

凝血四项：正常。

心电图：快速型房颤。

影像学检查：术前头颅 CT 未见新鲜梗死灶及出血灶，右侧大脑中动脉致密征（图 7－10）。

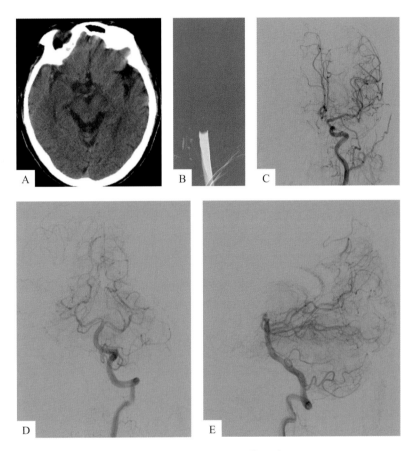

图 7－10　取栓术前影像评估

注：A. 头颅 CT 示未见新鲜梗死灶，右侧大脑中动脉致密征；B. DSA 示右侧颈总动脉栓塞，呈杯口状；C. DSA 示前交通开放，双侧大脑前动脉由左侧颈内动脉供应，右侧大脑前动脉通过脑膜支代偿右侧大脑中动脉供血区；D、E. DSA 示后循环通过右侧大脑后动脉脑膜支代偿右侧大脑中动脉供血区。

2. 临床诊断

①急性右侧颈内动脉供血区脑梗死（心源性栓塞）；②急性右侧颈总动脉末段栓塞并右侧颈内动脉颅内段闭塞（栓塞性串联）。

病情分析：患者为老年女性，心电图提示快速型房颤，DSA 提示右侧颈总动脉闭塞残端呈杯口状，右侧颈内动脉颅内段、大脑中动脉未见显影，故此次发病为右侧颈总动脉栓塞并右侧颈内动脉颅内段闭塞（栓塞性串联）病变。

3. 介入治疗

（1）手术策略：经股动脉行导引导管越过颈总末段血栓，先行右侧颈内动脉颅内段支架取栓，后行保护伞保护下右侧总动脉支架取栓术。

（2）手术耗材：

导引导管:8F 波科 Mach 1,内径 0.091 in,长度 90 cm;

导丝:泥鳅导丝,直径 0.035 in,长度 180 cm;

微导管:Rebar 27,内径 0.027 in,长度 153 cm;

微导丝:PT 直径 0.014 in,长度 185 cm;

　　　　Transend floppy 直径 0.014 in,长度 205 cm;

取栓支架:Solitaire AB 6×30 mm;

普通肝素 20 mg。

（3）手术过程（图 7-11）：全身麻醉,路途示右侧颈总动脉末端,残端呈杯口状（图 7-11A 箭头所指）,在泥鳅导丝导引下,于路图辅助下,将 8F 导引导管直接进入右颈内动脉颈段,路图下提示右侧颈内动脉颅内段闭塞（图 7-11B、C）。微导管在微导丝辅助下送大脑中动脉 M1 段,造影右侧颈内动脉颅内段复通,右侧大脑中动脉下干闭塞（图 7-11D）。微导管在微导丝辅助下送大脑中动脉 M2 段,沿微导管送入 Solitaire AB 6×30 mm 支架,送至左侧大脑中动脉 M2 段并完全覆盖血栓段后释放,支架打开满意。约 3 min 后,予撤出支架及微导管,此过程中保持负压抽吸。取栓后路图发现右侧颈内动脉及右侧大脑中动脉主干及其分支血流通畅（图 7-11E）。保护伞保护下的颈总动脉支架取栓（图 7-11F,短箭所指为保护伞,长箭所指为 Solitaire AB 取栓支架）,经过 3 次支架取栓及导引导管抽栓后复查造影示右侧颈总动脉及右侧颈内动脉完全复通（图 7-11G）。右侧颈内动脉、大脑前动脉主干及其分支血流通畅,eTICI 3 级（图 7-11H、I）,行 Dyna CT 示未见明显异常,结束手术。

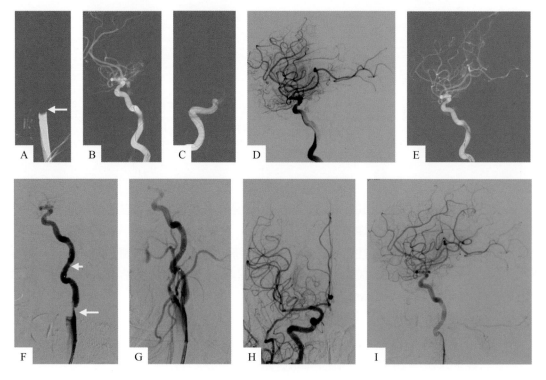

图 7-11　手术操作过程

（4）术后管理及随访（图7－12）：术后予控制血压、脱水降颅压等处理，患者左侧肢体肌力好转。查体：NIHSS评分4分，左侧中枢性面瘫，左侧肌力 M_4，术后第1天予低分子肝素钠抗凝，并于出院时桥接为华法林抗凝。术后7d头颅MRI检查：DWI序列提示右侧侧脑室旁脑梗死（图7－12A）。MRA提示右侧颈内动脉及右侧大脑中动脉血流通畅（图7－12B）。术后90d随访mRS评分0分。

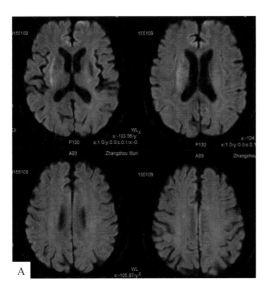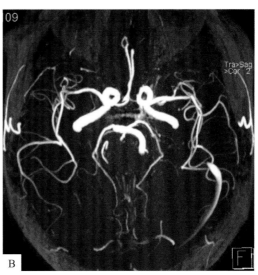

图7－12 术后磁共振

二 病例讨论

（一）背景及诊断

颈总动脉闭塞（common carotid artery occlusion，CCAO）是脑血管病的少见病因，因无症状性CCAO大多是意外发现，因此无法得知真实的发病率，而症状性CCAO的发生率目前报告并不一致。Parthenis基于一项6 415例彩超检查数据库报告得出CCAO的发生率为0.54%，颈内动脉闭塞（internal artery occlusion，ICAO）发生率为2.8%。Zoltán基于5 000例中风患者的超声数据报告得出CCAO的发生率为0.4%，ICAO发生率为3.2%。亦有学者报告CCAO发生率为1%～5%，且男性多见，占63%～70%。

CCAO的病因包括大动脉粥样硬化、大动脉炎、放射性血管病、心源性栓塞、原发或继发的凝血功能异常。根据彩超检查颈总动脉分支颈内及颈外动脉的通畅及血流方向情况，将CCAO分为4型，Ⅰ型为颈内、外动脉均通畅；Ⅱ型是颈内动脉闭塞，颈外动脉通畅，且血流为正向血流；Ⅲ型是颈内动脉通畅，颈外动脉闭塞；Ⅳ型是颈内、外动脉均闭塞。其中Ⅰ型根据血流方向将其分为Ⅰa型血流从颈外动脉流向颈内动脉，Ⅰb型为血流从颈内动脉流向颈外动脉（图7－13）。

因血流动力学和血管长度不一样、主动脉弓斑块对左侧颈总动脉的直接侵蚀等因素影响，双侧CCAO发生率不一样。大部分报告是左侧为主，可高达60%～90%；亦有报告双

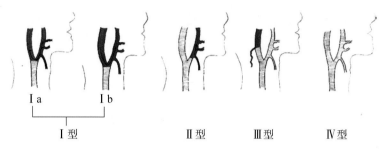

图 7-13　CCAO 分为 4 型

侧发生率差不多(左:右为 51%:49%)。CCAO 的临床表现不一,与闭塞分型密切相关。在Ⅳ型发生中风的概率(50%)比Ⅱ型(30%)、Ⅰ型(10%)高,Ⅱ型(67%)及Ⅳ型(50%)发生 TIA 的概率比Ⅰ型高(40%),无症状性 CCAO 均为Ⅰ型。CCAO 易合并对侧颈动脉狭窄,尤其是Ⅱ型和Ⅳ型,Ⅱ型中 40%,Ⅳ型 50%合并同侧颈内动脉重度狭窄。

颈总动脉完全闭塞,同侧大脑半球的血流来自颅外或颅内段代偿血管。颅外代偿路径主要是同侧锁骨下动脉通过肋颈干或甲颈干和椎动脉,少数代偿是颈外动脉通过甲状腺上动脉、舌动脉、面动脉和枕动脉的分支,这些代偿逆行性向颈外动脉供血,然后顺行向颈内动脉供血。非常少见的Ⅲ型 CCAO 中颈内动脉顺向血流是因为颈内动脉颅外段变异。颅内代偿主要是通过 Willis 环的前交通、后交通动脉。

CCAO 的诊断据病因将其分为狭窄性、栓塞性、夹层性、放射性血管病、大动脉炎等,其中动脉粥样硬化为最常见原因,其次分别是大动脉炎、放射性血管病及心源性栓塞。CCAO 血栓形成机制目前仍有争论,有些学者认为是颈动脉球部斑块形成逆向血栓形成;有学者认为是近端颈总动脉斑块破裂顺向血栓形成。依据有无累及颅内动脉,将其分为串联病变及单纯颈总动脉闭塞。受血流动力学影响或颈动脉斑块侵袭影响,CCA 狭窄易发生在 CCA起始部位或末端。栓塞性病变易发生在颈总动脉末端,因颈内动脉狭窄好发起始部,且是颈内、外分叉,因此血栓易卡在这个地方。孤立性自发性颈总动脉夹层相对少见,其原因可能是动脉内膜的退化,大部分是主动脉弓夹层累及颈总动脉,亦有少量报告外伤性颈总动脉夹层。放射性血管病与接受放射部位有关,其主要表现是射线照射区域的节段性不光滑、坚硬,表现凹凸不平。

CCAO 的血管内介入治疗的临床预后主要取决于颅内动脉累及情况及血流代偿情况。

(二)治疗方法

1. 血管内介入治疗

急性 CCAO 首选血管内介入治疗,尽早开通闭塞的颈总动脉和或颅内动脉;常用的血管内介入治疗技术包括机械取栓、球囊扩张术及支架成形术。一般选择股动脉入路,对于复杂血管条件、股动脉入路困难时,可以根据具体情况选择桡动脉入路或腋动脉入路或颈动脉穿刺入路。因颅内动脉闭塞与患者的临床预后密切相关,因此尽快开通颅内动脉闭塞是原则。

2. 药物治疗/外科手术

如果 CCAO 的病因是狭窄或者夹层,那么术中则要求需要抗血小板聚集,临床上首选静脉使用糖蛋白Ⅱb/Ⅲa受体拮抗剂抗(如替罗非班)等。部分栓塞的病例若使用支架植入，术中需要使用静脉抗血小板聚集药物。部分特殊情况，可颈动脉穿刺或颈动脉切开取栓+颈动脉内膜剥脱术。

3. 可能的并发症

介入治疗中常见的并发症或风险包括血栓脱落远端栓塞或新血管流域栓塞、动脉夹层、出血转化、恶性脑水肿脑疝等。

(三)策略选择及技术要点

CCAO据不同的病因，其策略选择不一样。

1. 狭窄性串联的策略及技术要点

CCA狭窄性串联病变的处理原则同颈内动脉狭窄性串联病变一致，优先再通远端闭塞血管，以提高患者的临床预后。常见的方式包括前向法(先处理近端狭窄后取远端血管)、逆向法(先远端闭塞血管取栓后处理近端)、半前向法、球囊锚定技术(balloon-assisted tracking technique，BAT)、ReWiSed CARe技术等。先处理近端，让更大的导引导管通过近端，促进代偿血流的恢复，从而可以减少远端异位的风险；先处理颅内可以快速恢复颅内闭塞动脉的血流，挽救缺血脑组织，从而减少脑梗死面积。

BAT技术，通过球囊扩张，可以确保大腔的导引导管通过，且缩短了颅内闭塞动脉的再通时间。ReWiSed CARe技术是先取栓支架释放于颅内闭塞动脉，使颅内动脉复通，然后沿取栓支架的导丝将球囊送到颈动脉闭塞段。球囊扩张后将导引导管/抽吸导管越过闭塞段，进行颅内动脉取栓，颅内动脉取栓完毕后再返回来进行颈动脉支架置入术。ReWiSed CARe技术的关键点是取栓支架的导丝与球囊的适配性。目前0.014in导丝的取栓支架相对较少，包括pREset(Phenox公司，德国)，Aperio(阿玛迪斯公司，德国) or Revive SE(强生公司，美国)，Syphonet(加奇公司，中国)。大部分的取栓支架是0.017in的导丝，有报道ReWiSed CARe技术采用Solitaire取栓支架和Monorail球囊，需要注意的是Solitaire支架要4mm直径的规格才有办法使用这个技术，6mm直径的导丝与支架的过度端直径＞0.017in。

CCAO狭窄性串联病变处理的最难的类型是近端病变位于左侧CCA起始部位，因此处病变的8Fr导引导管无法稳定着陆，导致微导丝超选过病变的难度增加。可以选择5Fr的造影管钩住颈总动脉闭塞的残端，将微导丝超选至颈内动脉，临床上一般会选择硬度较大的0.014in微导丝，但对于主动脉弓开口，即为闭塞残端，选用0.014in的微导丝可能是不合适的，一般选择V18导丝通过残端，然后将5F的造影管交换成8Fr导引导管，选择可以兼容0.018in导丝的颈动脉球囊进行病变部位扩张，利用球囊锚定技术将导引导管越过近端病变，再处理远端。有文献报道使用5F造影管辅助0.038in滑行导丝通过近端闭塞段后将5F造影管通过近端闭塞段，明确远端血管的闭塞情况。然后送入0.035in的交换导丝交换出造影管置入长鞘，先行近端球扩支架后处理远端闭塞血管。对于颈总动脉开口狭窄或近闭塞的病变，有学者提出了RECCAS技术，技术详解如下：①8Fr股动脉鞘，6F长鞘(Neuron Max)置于CCA开口；②超声下用21G，7cm细针穿刺CCA；③将3m的0.014in微导丝逆行通过狭窄性颈总动脉至主动脉弓；④通过2mm×175cm AndraSnare Micro

ASM-2将微导丝捕获到6Fr长鞘；⑤将微导丝逆行捕获出股动脉鞘；⑥沿微导丝顺行将球囊或支架送至左侧颈总动脉开口狭窄处；⑦最后用血管封堵器封堵颈动脉的穿刺口。RECCAS技术对于急诊可能不适用，但是可作为挽救性措施。

颈总动脉开口病变的支架选择与颈内动脉不同，大部分颈总动脉开口的支架选择为球扩支架，少部分选择自膨颈动脉支架。球扩支架可以通过0.035或0.018 in导丝，定位精准，支架植入后不会突太长至主动脉弓。

2. 栓塞性串联的策略及技术要点

颈总动脉栓塞性串联相对少见。颈总动脉栓塞一般栓子较大，有报道使用杂交手术治疗颈总动脉栓塞性串联，颈动脉切开，清除颈动脉球部的大负荷血栓，然后使用3Fr Fogarty管清除颈内动脉的血栓，然后用阿替普酶开通闭塞的大脑前、中动脉，最后用Prolene 5-0缝合血管。

对于颈总动脉栓塞性病变，一般血栓负荷量大，选择大腔的导管对颈总动脉进行抽吸，如0.091 in的导引导管在泥鳅导丝导引下进行血栓抽吸。然后更换为BGC，BGC因可以阻断前向血流，可以提高取栓效率，减少远端异位。倘若颈总动脉的血栓不易被清除掉的情况下，导引导管可以越过近端的血栓，将导引导管置于颈内动脉中段，然后联合中间导管、取栓支架，先进行颅内动脉取栓。颈动脉颈段以远的血栓完全清除掉后，然后在保护伞保护下对颈总动脉血栓清除。这种技术的优点是可以较快速复通颅内动脉，可以通过Wills环的前、后交通、眼动脉先恢复颅内动脉的血流，改善脑组织缺血，从而改善患者的预后。

3. 夹层性串联的策略及技术要点

颈总动脉夹层相对少见，一般是主动脉夹层累及颈总动脉，少见的病因有外伤性颈总动脉夹层。因主动脉夹层累及颈总动脉致急性缺血性卒中，有学者采用直接颈部切开，暴露颈总动脉，然后穿刺置6F鞘，鞘内手推造影剂提示CCA至ICA夹层，接近闭塞的ICA有血栓（图7-14A）。用导引导管抽出血栓，然后在夹层处植入2枚支架（图7-14B），缝合第一穿刺点，在第1穿刺点上方进行逆向穿刺，手推造影剂提示颈总动脉夹层（图7-14C），逆行植入2枚支架（图7-14D）。在第1穿刺点下方进行第3次穿刺，并植入第5枚支架，覆盖

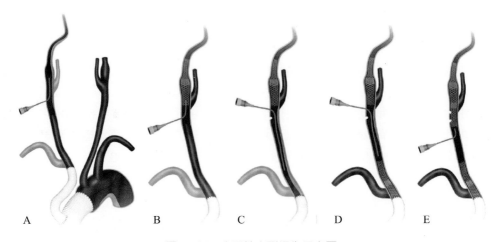

图7-14　夹层性串联操作示意图

CCA 到 ICA 的残余病变(图 7‑14E),拔出穿刺针并进行缝合。颅外血管自发性夹层是青年性卒中的主要病因,而自发性夹层通常与肌纤维发育不良、内膜囊性坏死、马‑凡氏综合征、Ⅳ 型亚‑当氏综合征、主动脉根部扩张、颅内动脉和高血压有关。孤立性 CCA 自发性夹层相对少见,因此最佳的治疗方式目前仍不明确,药物和外科治疗均有报道,亦有学者提出支架置入。

（伍美华　易婷玉　陈文伙　李子付）

第二节　颈内动脉颅外段闭塞

 病历简介

（一）病例 1：右侧颈内动脉起始段狭窄性闭塞

1. 临床表现

（1）病史:患者,男,55 岁,因"发现左侧肢体无力 7 小时"入院。缘于入院前 7h 睡醒发现左侧肢体无力,表现为左侧肢体持物欠稳、行走不能,伴左侧肢体麻木,伴言语稍含糊,伴口角歪斜,无肢体抽搐、二便失禁,无呕吐,在外未诊治,症状无明显好转或加重。

（2）既往史:高血压病,规律服药;否认房颤、心脏瓣膜病史。

（3）神经系统查体:血压 149/89mmHg, NIHSS 评分 8 分。神志清楚,构音欠清,言语稍欠流利,查体合作,双眼球向左侧不全凝视,右侧鼻唇沟浅,右侧口角低,伸舌欠配合,右侧上肢、下肢肌力 M_5,左侧上肢肌力 M_{4-} ,左侧下肢肌力 M_3,右侧病理征阳性。

（4）辅助检查:

血常规:白细胞 $8.57×10^9$/L,红细胞 $5.51×10^{12}$/L,血红蛋白 162g/L,血小板 $302×10^9$/L。

凝血四项:正常。

血糖:7.36mmol/L。

心电图:窦性心律、正常心电图。

影像学检查:术前头颅 CT 示未见出血灶,ASPECT 评分 10 分;CTA 见右侧颈内动脉闭塞;CTP 示右侧大脑半球低灌注表现,核心梗死灶 5mL、缺血半暗带 79mL、不匹配率 15.8(图 7‑15)。

2. 临床诊断

①急性右侧大脑半球脑梗死(大动脉粥样硬化型);②右侧颈内动脉起始段闭塞。

病情分析:患者为中年男性,有高血压,无房颤病史,CTA 及 DSA 提示右侧颈内动脉起始段闭塞,CTA 提示右侧颈内动脉闭塞处可见"环征",故此次发病为右侧颈内动脉起始段狭窄性闭塞可能。

3. 介入治疗

（1）手术策略:经股动脉行右侧颈内动脉起始段闭塞球囊扩张+取栓+支架植入术。

（2）手术耗材:

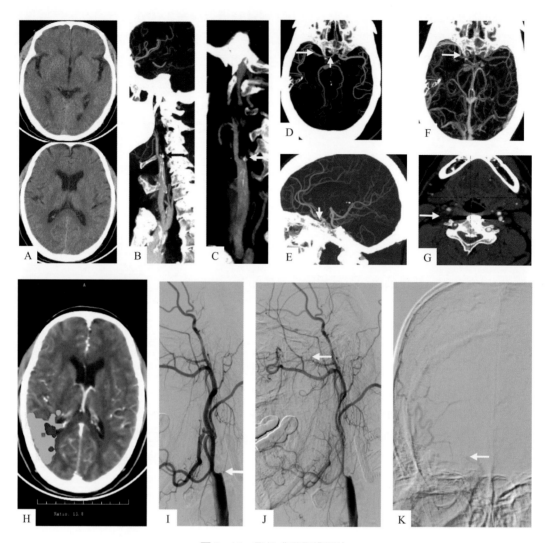

图 7 - 15　取栓术前影像评估

注:A. 头颅 CT 平扫未见出血灶及新鲜梗死灶;B. (动脉早期)、C(动脉晚期). CTA 示右侧颈内动脉起始段闭塞(箭头所指),早期晚期闭塞部位一致,提示颈动脉真性闭塞;D、E(动脉早期). CTA 示右侧大脑中动脉及分支血流通畅,右侧颈内动脉颅内段显影欠佳(图 D 长箭头所指),前后交通开放(图 D、E 小箭头所指);F. 动脉晚期,CTA 示右侧大脑中动脉及分支血流通畅,右侧颈内动脉颅内段显影佳(箭头所指);G. CTA 原始图像提示右侧颈内动脉起始段闭塞,可见动脉粥样硬化表现的环征(箭头所指);H. CTP 右侧大脑半球低灌注表现,核心梗死灶 5 mL,缺血半暗带 79 mL,不匹配值 15. 8 mL;I. DSA 右侧颈内动脉起始段闭塞,有小残端(箭头所指);J、K. DSA 示眼动脉开放,向上代偿右侧大脑中动脉,大脑中动脉远端显影不佳,考虑眼动脉非优势代偿血管。

　　导引导管:8F 波科 Mach 1,内径 0.091 in,长度 90 cm;

　　导丝:泥鳅导丝,直径 0.035 in,长度 180 cm;

　　中间导管:6F Catalyst,外径近端 0.071 in,远端 0.068 in,内径 0.060 in,长度 132 cm;

　　微导丝:PT,直径 0.014 in,长度 300 cm;

　　球囊:Maverick 2.5×15 mm;

　　　　　Aviator 5×30 mm;

　　颈动脉支架:Wallstent 9×30 mm;

保护伞 SpiderFX 5.0mm；

普通肝素 20mg。

（3）手术过程（图 7－16）：持续静脉镇静中，Seldinger 法穿刺右股动脉成功后，留置 8F 鞘，给予全身半肝素化。8F 导引导管在 4F 多功能管、泥鳅导丝的辅助下，到达右侧颈总动脉起始段。造影见右侧颈内动脉闭塞，起始段可见一残端（图 7－16A 箭头所指），右侧颈外动脉通过眼动脉代偿颅内血管。路图下，将中间导管 Catalyst 6 送到右侧颈总动脉，PT 微导丝在球囊 Maverick 2.5/15mm 的辅助下顺利通过闭塞段至 C1 末段，球囊部分在中间导管内（图 7－16B 箭头所指），以 6atm 命名压在起始段进行预扩张，扩张后顺利将中间导管通过闭塞段，到达 C2 段远端（图 7－16C 短箭头为充盈的球囊，长箭头为中间导管管头）。8Fr 导引导管顺利通过闭塞段，到达 C1 中段，退出球囊和微导丝，中间导管负压下进行抽吸，中间导管抽吸下因回血不畅缓慢回撤至体外，未抽出血栓，导引导管回血通畅。导引导管在 C1 远端造影见右侧颈内动脉 C1 远端以远血管、右侧大脑中动脉、右侧大脑前动脉显影佳（图 7－16D）。PT 微导丝顺利通过 C3 段，保护伞 SpiderFX 5.0mm 沿微导丝输送至 C1 末段进行释放（图 7－16E 箭头所指），导引导管负压下退到右侧颈总动脉，中间导管在负压下退到右侧颈总动脉起始段，未抽吸出血栓。造影见 C1 起始段重度狭窄，C2～C3 段血管痉挛，沿着保护伞导丝，将 Aviator 球囊送到颈内动脉起始段狭窄部位（图 7－16F 箭头所指），对位准确后，进行预扩张，扩张前给予阿托品 1mg 处理。退出球囊，造影见原狭窄段扩张明显，残余轻度狭窄（图 7－16G）。予替罗非斑 0.5mg 静脉负荷应用后予 0.3mg/h 持续静脉泵入处理。沿着保护伞导丝将支架 Wallstent 9×30mm 输送至狭窄段，对位准确后进行释放。支架释放满意，造影见原狭窄段血管成形满意，退出保护装置。复查造影右侧颈内动脉约 10% 残余狭窄（图 7－16H），右侧大脑中动脉、大脑前动脉主干及其分支血流通畅，下干远端一分支闭塞（图 7－16I、J），结合术前 CTA，考虑术前就闭塞，最终 eTICI 分级 2C 级。行 Dyna CT 未见高密度影（图 7－16K），予结束手术，未中和肝素，拔除右股动脉鞘，局部予绷带加压包扎。

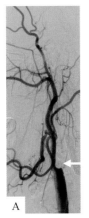 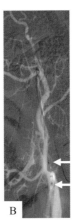 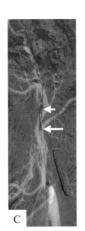 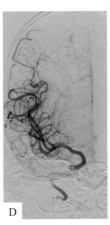 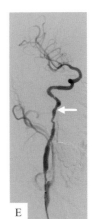

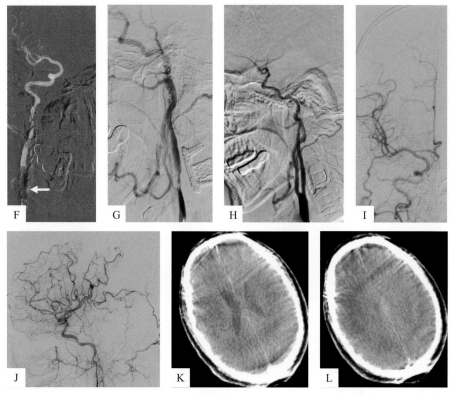

图 7-16　手术操作过程

（4）术后管理及随访（图 7-17）：术后予控制血压、静脉抗血小板聚集并过渡至阿司匹林、氯吡格雷抗血小板聚集、他汀类稳定斑块等处理，患者肌力好转。查体：神志清楚，构音欠清，右侧中枢性面瘫，左上肢肌力 M_{5-}，左下肢肌力 M_{5-}。术后 2 d 头颅 MRI 检查：DWI序列提示右侧大脑半球散在脑梗死（图 7-17A、B）。MRA 提示右侧颈内动脉及右侧大脑中动脉、右侧大脑前动脉血流通畅（图 7-17C）。CTA 提示右侧颈内动脉支架在位通畅（图 7-17D）。术后 90 d 随访 mRS 评分 0 分。

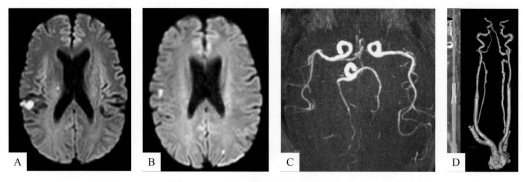

图 7-17　术后磁共振和头颈部 CTA

（二）病例 2：左侧颈内动脉起始段串联病变（狭窄）（先远后近）

1. 临床表现

（1）病史：患者，男，73 岁，以"被发现右侧肢体无力 4 小时"为代诉入院。缘于入院 2 h

余前无明显诱因醒后发现右侧肢体无力(末次正常时间 22:05,发现时间为次日 08:06),右侧肢体完全不能活动,伴言语障碍、理解障碍,伴口角稍歪斜,无呕吐、肢体抽搐,无二便失禁,在外未诊治,症状无明显好转或加重。

(2)既往史:否认高血压、糖尿病、心脏病病史。

(3)神经系统查体:NIHSS 评分 22 分。神志呈嗜睡,混合性失语,查体不合作,双眼球向左侧凝视,右侧鼻唇沟浅,右侧口角低,伸舌不合作,颈部无抵抗,四肢肌力检查不配合,疼痛刺激左侧肢体可见活动,右侧肢体未见活动,共济征检查不配合,深、浅感觉检查不配合,右侧病理征阳性。

(4)辅助检查:

血常规:白细胞 7.27×10⁹/L,血红蛋白 167g/L,血小板 175×10⁹/L。

凝血四项:正常。

血糖:6.28mmol/L。

心电图:窦性心律、左室面高电压、部分 T 波改变。

影像学检查:术前头颅 CT 未见大面积梗死灶及出血灶,CTA 提示左侧颈内动脉起始段极重度狭窄次全闭塞,左侧颈内动脉颅内段闭塞,左侧副大脑中动脉。CTP 提示左侧大脑半球低灌注,核心梗死区 26mL,缺血半暗带 106mL,不匹配比例 5.1(图 7-18)。

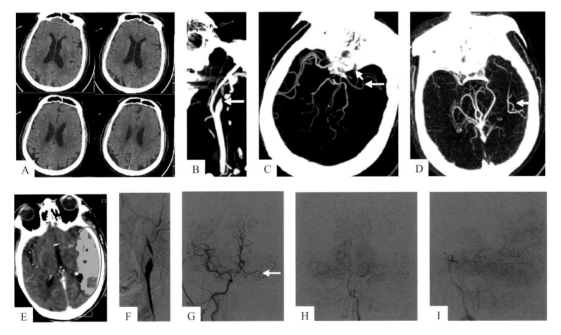

图 7-18 取栓术前影像评估

注:A. 头颅 CT 平扫示左侧大脑半球未见新鲜梗死灶;B. CTA 示左侧颈内动脉起始段极重度狭窄次全闭塞(箭头所指);C. CTA 示左侧颈内动脉颅内段闭塞(短箭所指),左侧副大脑中动脉(长箭所指);D. CTA 动脉晚期示返流代偿回来的血流(箭头所指);E. CTP 提示左侧大脑半球低灌注,核心梗死区 26mL,缺血半暗带 106mL,不匹配比例 5.1(椭圆形区域);F. DSA 左侧颈内动脉起始段极重度狭窄次全闭塞;G. DSA 示前交通开放,右侧颈内动脉通过前交通遍代偿左侧大脑前动脉及左侧副大脑中动脉(箭头所指),左侧大脑前动脉通过脑膜支代偿左侧大脑中动脉;H、I. DSA 示后循环通过颞支代偿左侧大脑中动脉供血区。

2. 临床诊断

①急性左侧颈内动脉供血区脑梗死(大动脉粥样硬化型);②急性左侧颈内动脉起始段极重度狭窄并左侧颈内动脉颅内段闭塞(狭窄性串联)。

病情分析:患者为老年男性,无房颤病史,CTA 及 DSA 提示左侧颈内动脉起始段极重度狭窄,左侧颈内动脉颅内段闭塞,故此次发病为左侧颈内动脉起始段极重度狭窄并栓子脱落至左侧颈内动脉颅内段栓塞。

3. 介入治疗

(1) 手术策略:经股动脉行左侧颈内动脉颅内段支架取栓+左侧颈内动脉起始段球囊扩张+支架置入术。

(2) 手术耗材:

导引导管:5F 造影管内径 0.038 in,长度 100 cm;

　　　　　8F 波科 Mach 1,内径 0.091 in,长度 90 cm;

导丝:泥鳅导丝,直径 0.035 in,长度 180 cm;

中间导管:6F Navien,外径近端 0.075 in,远端 0.083 5 in,内径 0.072 in,长度 115 cm;

微导管:Rebar 18,内径 0.021 in,长度 153 cm;

微导丝:Synchro,直径 0.014 in,长度 200 cm;

　　　　PT,直径 0.014 in,长度 300 cm;

　　　　取栓支架:Solitaire AB 6×30 mm;

球囊:Aviator 5×30 mm;

颈动脉支架:Wallstent 9×40 mm;

保护伞 SpiderFX 5.0 mm;

普通肝素 30 mg。

(3) 手术过程(图 7 - 19):持续静脉镇静中,取 5F 造影管行全脑血管造影提示左侧颈内动脉 C1 极重度狭窄,次全闭塞(图 7 - 19A)。在泥鳅导丝导引、路图辅助下,8F 导引导管内套 6F Navien 管直接进入左侧颈内动脉 C1 段。微导丝在微导管辅助下沿血管小心通过狭窄段到左侧颈动脉岩骨段,退出 PT 导丝,微导管送入 V18 导丝,将中间导管在微导管及 V18 导丝辅助下通过 C1 狭窄段至 C1 中段。退出 V18 导丝,更换成 Synchro 微导丝,将微导管在微导丝辅助下送大脑中动脉 M2 段,退出微导丝,沿微导管送入 Solitaire 支架至左侧大脑中动脉 M2 段并完全覆盖血栓段后释放,支架打开满意,手推造影剂左侧颈内动脉颅内段未见显影(图 7 - 19B,箭头所指为取栓支架远端)。利用锚定技术将导引导管通过狭窄段送至 C1 中段(图 7 - 19C,箭头所指为导引导管),约 5 min 后先将中间导管送至左侧颈内动脉末段并靠近血栓,予负压抽吸,撤出支架、微导管、中间导管,此过程中用 50 mL 注射器保持负压抽吸。取出数个血栓,复查造影左侧大脑中动脉、左侧大脑前动脉主干及分支血流通畅,eTICI3 级(图 7 - 19D、E)。沿中间导管送入保护伞置于左侧颈内动脉 C1 远端,将导引导管保持负压下撤回至左侧颈总动脉造影。左侧颈总动脉造影发现左侧颈内动脉 C1 段重度狭窄(图 7 - 19F),予替罗非班 0.5 mg 静脉负荷应用后予 0.25 mg/h 持续静脉泵入。5 min 后复查造影提示左侧颈内动脉起始段狭窄回缩，远端血流明显减慢（图 7 - 19G），沿保护装置微导丝将 5×30 mm 球囊置入左侧颈内狭窄闭塞段，行预扩张，因患者基础心率慢，予阿托品 1 mg iv，此过程中患者心率血压无明显下降，泄除球囊后复查造影示左侧颈内动脉仍无血流，沿保护装置微导丝将 Wallstent 9×40 mm 支架置入狭窄段并释放。

　　复查造影示：支架位置良好，但左侧颈内动脉血流缓慢（图 7 - 19H），考虑保护伞有血栓，沿保护装置微导丝将中间导管及导引导管送至 C1 末段小心回撤保护装置（图 7 - 19I），此过程中用 50 mL 注射器保持负压抽吸血液，取出数个血栓。复查颅内血管造影，左侧大脑中动脉、大脑前动脉显影良好（图 7 - 19J、K），左侧颈内动脉支架在位、通畅、远端血流佳（图 7 - 19L）。行 Dyna CT 左侧基底节高密度灶（图 7 - 20A），予结束手术，未中和肝素，保留右股动脉鞘，以无菌纱布加压包扎。术后患者仍处于镇静中，双瞳孔等大，对光反射存在，右侧巴氏征阳性。

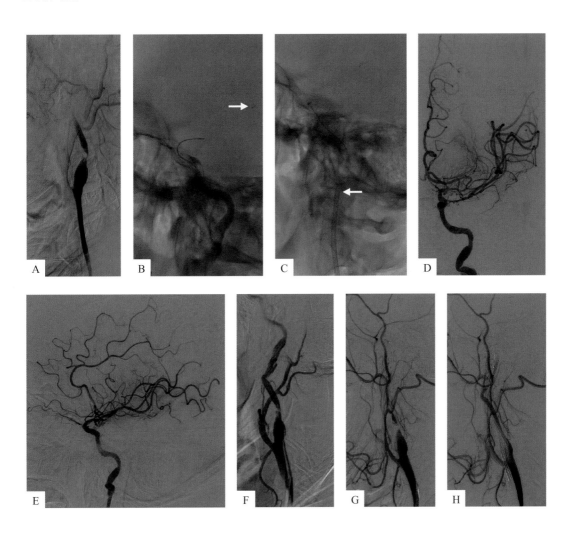

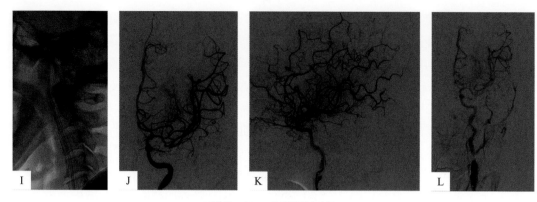

图 7-19 手术操作过程

（4）术后管理及随访（图 7-20）：术后予控制血压、静脉抗血小板聚集并过渡至口服抗血小板聚集、他汀类稳定斑块等处理，患者肌力好转不明显。查体：NIHSS 评分 15 分，神志清楚，构音含糊，不全运动性失语，理解正常，右侧鼻唇沟浅，伸舌右偏，右上肢 M_0，右下肢肌力刺激 M_{2-}。术后 7d 头颅 MRI 检查：DWI 序列提示左侧基底节急性脑梗死伴 H2 出血性转化（图 7-20B）。MRA 提示左侧颈内动脉及左侧大脑中动脉血流通畅（图 7-20C）。CTA 示左侧颈内动脉支架在位通畅（图 7-20D）。术后 90d 随访 mRS 评分 4 分。

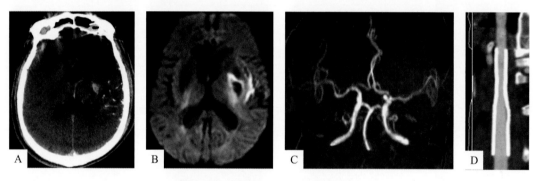

图 7-20 术后 Dyna CT 和磁共振

（三）病例 3：左侧颈内动脉起始段狭窄性串联

1. 临床表现

（1）病史：患者，男，73 岁，以"突发右侧肢体无力 5 小时"入院。入院前 5h 无明显诱因突发右侧肢体无力，无法持物及行走，伴口角歪斜，无头痛、呕吐，伴对答不能、理解障碍，无大小便失禁、人事不清，无吞咽困难、饮水呛咳，在外未诊治症状无好转，至我院急诊行头颅 CT 未见新鲜梗死灶及出血灶。

（2）既往史：高血压病史数年。否认糖尿病、心脏病病史。

（3）神经系统查体：NIHSS 评分 19 分。神志清楚，混合性失语，查体不合作，双侧瞳孔等大等圆，直径 3mm，对光反射灵敏，双眼向左凝视，双眼未见眼震，右侧鼻唇沟变浅，伸舌不配合，双侧咽反射灵敏，疼痛刺激右侧肢体未见活动，左侧肢体活动尚可，右侧巴氏征阳性。

（4）辅助检查：

血常规：白细胞 11.99×10^9/L，血红蛋白 119g/L，血小板 150×10^9/L。

凝血四项：正常。

血糖：8.0mmol/L。

心电图：窦性心律、正常心电图。

影像学检查：术前头颅 CT 示左侧大脑中动脉致密征，左侧基底节低密度灶，DSA 示左侧颈内动脉起始段、左侧颈内动脉颅内段闭塞（图 7-21）。

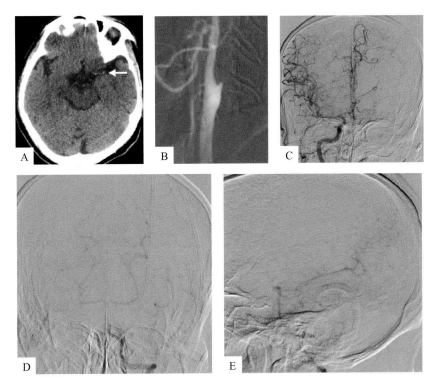

图 7-21　取栓术前影像评估

注：A. 头颅 CT 平扫示 CT 示左侧大脑中动脉致密征（箭头所指），左侧基底节低密度灶；B. DSA 左侧颈内动脉起始段闭塞；C. DSA 示前交通开放，右侧颈内动脉通过前交通代偿左侧大脑前动脉，左侧大脑前动脉通过脑膜支代偿左侧大脑中动脉；D、E. DSA 示左侧大脑后动脉通过脑膜支代偿左侧大脑中动脉供血区。

2. 临床诊断

①急性左侧颈内动脉供血区脑梗死（大动脉粥样硬化型）；②急性左侧颈内动脉起始段闭塞并左侧颈内动脉颅内段闭塞（狭窄性串联）。

病情分析：患者为老年男性，有高血压病史，无房颤病史，DSA 提示左侧颈内动脉起始段闭塞，左侧颈内动脉颅内段闭塞，故此次发病为左侧颈内动脉起始段闭塞并栓子脱落至左侧颈内动脉颅内段闭塞。

3. 介入治疗

（1）手术策略：经股动脉行左侧颈内动脉起始段球囊扩张+左侧颈内动脉颅内段闭塞支架取栓（PEARS 技术）。

（2）手术耗材：

导引导管：8F 波科 March 1，内径 0.091in，长度 90cm；

导丝：泥鳅导丝，直径 0.035 in，长度 180 cm；

微导管：Rebar 27，内径 0.027 in，长度 153 cm；

微导丝：Transend floppy，直径 0.014 in，长度 205 cm；

PT，直径 0.014 in，长度 300 cm；

取栓支架：Solitaire 6×30 mm；

球囊：Aviator 5×30 mm；

保护伞 SpiderFX 5.0 mm；

普通肝素 20 mg。

（3）手术过程（图 7-22）：持续静脉镇静中，8F 导引导管在泥鳅导丝导引下置于左颈总动脉远端处，行左侧颈总动脉造影示左颈内动脉闭塞（图 7-22A），在路图导引下，将微导管在长 PT2 长导丝辅助下通过起始段闭塞段，手推造影见左颈内动脉眼动脉段以远闭塞并可见血栓形成（图 7-22B）。利用交换技术退出微导管，沿微导丝小心将 SpiderFX 5.0 mm 保护装置穿过颈内动脉狭窄段，并将保护伞置入左颈内动脉岩骨段。路图下见左侧颈内动脉起始段极重度狭窄（图 7-22C），沿保护伞导丝小心将 Aviator 5×30 mm 球囊送至左侧颈内动脉起始段，接压力泵行左颈内动脉开口狭窄段预扩张，扩张后 8F 导引导管顺着球囊越过狭窄段（图 7-22D）。负压下先后回撤球囊及回收保护伞，回抽出较多血栓。微导管在微导丝辅助下超选至大脑中动脉 M2 段，退出微导丝，微导管手推造影剂见大脑中动脉远端显影可，沿微导管送入 Solitaire 6×30 mm 支架至左侧大脑中动脉 M1 段并完全覆盖血栓段后释放，支架打开满意（图 7-22E）。5 min 后予回撤支架及微导管，此过程中用 50 mL 注射器保持负压抽吸血液，取栓支架取出一枚 0.2 cm×2.0 cm 的血栓。复查造影左侧颈内动脉及左侧大脑中动脉 M1 段通畅，远端显影良好，eTICI 3 级（图 7-22F、G）将保护伞送至左侧颈内动脉 C1 末段，负压下将 8F 导引导管后撤至左侧颈总动脉，造影见左侧颈内动脉起始段轻度狭窄（图 7-22H），左侧颈内动脉、大脑中、前动脉主干及其分支血流通畅（图 7-

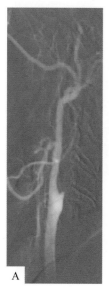 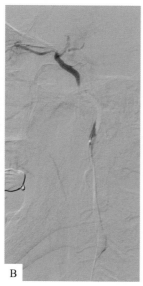 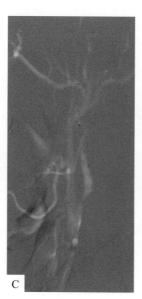 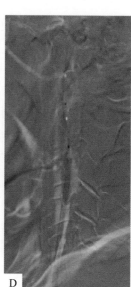

A   B   C   D

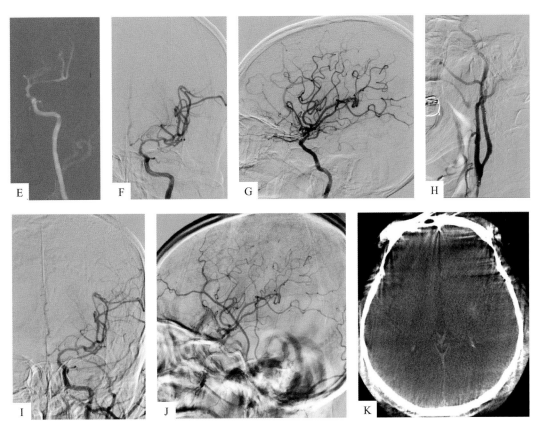

图 7 - 22　手术操作过程

22I、J），行 Dyna CT 见左侧基底节区少许渗出（图 7 - 22K）。

（4）术后管理及随访（图 7 - 23）：术后予控制血压、静脉抗血小板聚集并过渡至口服双重抗血小板聚集、他汀类稳定斑块等处理，患者肌力好转。查体：NIHSS 评分 4 分，神志清楚，运动性失语，右下肢肌力 M_4，右上肢肌力 M_3，左侧肢体活动尚可。术后 3 d 头颅 MRI 检查：DWI 序列提示左侧基底节急性脑梗死伴 H2 出血性转化，梗塞面积 46 mL（图 7 - 23A、B）；MRA 提示左侧颈内动脉轻度狭窄，左侧大脑中动脉、双侧大脑前动脉血流通畅（图 7 - 23C）。术后 90 d 随访 mRS 评分 1 分。

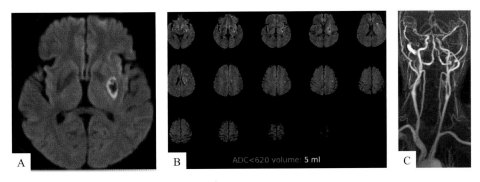

图 7 - 23　术后磁共振和头颈部 CTA（彩）

（四）病例4：左侧颈内动脉漂浮血栓

1. 临床表现

（1）病史：患者，男，33岁，以"突发言语错乱41小时余"为主诉入院。于入院41h前无明显诱因突发言语错乱，伴理解力差，无头痛、呕吐，无吞咽困难、饮水呛咳，无肢体抽搐、二便失禁、人事不清，行颅脑CT示左侧颞叶小片状梗死灶，头颈部CTA示颈动脉血栓形成。

（2）既往史：否认高血压病、糖尿病、心脏病、心律失常等病史。

（3）神经系统查体：血压114/80mmHg。NIHSS评分5分。神志清楚，理解障碍，对答不切题，查体欠合作，双眼球活动自如，无眼震，双侧鼻唇沟对称，双侧口角对称，伸舌居中，右侧上肢近端肌力M_4，远端肌力M_4，右侧下肢近端肌力M_4，远端肌力M_4，左侧上肢近端肌力M_5，远端肌力M_5，左侧下肢近端肌力M_5，远端肌力M_5，共济征检查不合作，四肢肌张力正常，四肢腱反射正常，全身无不自主运动，深浅感觉检查不合作。

（4）辅助检查：

血常规：白细胞7.77×10^9/L，血红蛋白150g/L，血小板192×10^9/L。

凝血四项：正常。

血糖：5.24mmol/L。

心电图：窦性心律、正常心电图。

影像学检查：术前头颅CT示左侧额颞顶叶及基底节区片状低密度影（图7-24A）。CTA左侧颈内动脉起始处管腔飘浮血栓（图7-24B箭头所指）。CTP：左侧大脑半球供血区低灌注，核心梗死区6mL，缺血半暗带17mL，不匹配比率3.8（图7-24C）。DSA示左侧颈内动脉起始处管腔飘浮血栓（图7-24D），左侧大脑中动脉M_2段下干闭塞，见乏血管区（图7-24E椭圆所指）。

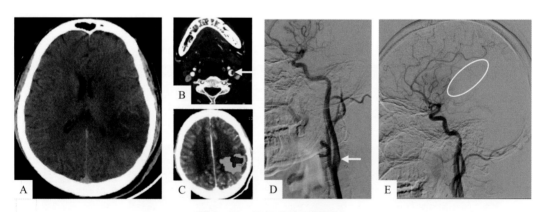

图7-24　取栓术前影像评估

2. 临床诊断

①急性左侧颈内动脉供血区脑梗死（心源性栓塞型）；②急性左侧颈内动脉起始段飘浮血栓并左侧大脑中动脉下干闭塞（栓塞性串联）。

病情分析：患者为年轻男性，无房颤病史，CTA及DSA提示左侧颈内动脉起始段飘浮血栓，DSA提示左侧大脑中动脉下干闭塞，故此次发病为左侧颈内动脉起始段漂浮血栓并栓子脱落至大脑中动脉下干闭塞。

3. 介入治疗

（1）手术策略：双侧股动脉置鞘，左侧股动脉入路放保护伞，右侧入路行导引导管在保护伞下抽栓术。

（2）手术耗材：

导引导管：8F 波科 March1，内径 0.091 in，长度 90 cm；

导丝：泥鳅导丝，直径 0.035 in，长度 180 cm；

微导丝：PT，直径 0.014 in，长度 185 cm；

保护伞 SpiderFX 5.0 mm；

普通肝素 20 mg。

（3）手术过程（图 7-25）：持续静脉镇静中，患者取仰卧位，消毒铺单，以 Seldinger 法穿刺双侧股动脉成功后，两侧均留置 8F 鞘，给予 20 mg 肝素全身半肝素化。全脑血管造影提示左侧颈内动脉起始段血栓影（图 7-25A 箭头所指），左侧大脑中动脉下干闭塞，局部乏血管区（图 7-25B 椭圆区域）。于路图辅助下，分别从左、右侧股动脉送入 8F 导引导管至左侧颈总动脉。SpiderFX 5.0 mm 保护伞在 PT 导丝辅助下沿左侧股动脉鞘所在的 8F 导引导管，小心通过血栓闭塞段到左侧颈动脉岩骨段打开（图 7-25C 长箭头所指为保护伞头端），将右侧股动脉鞘所在的 8F 导引导管送至血栓段保持负压抽吸（图 7-25C 短箭头所指为导引导管头端），抽取出数枚血栓，复查造影未见明显血栓影。行左侧颈内动脉起始段 3D 造影，提示仍有附壁血栓（图 7-25D 箭头所指）。遂再次将 8F 导引导管送至血栓处抽吸，抽出数枚血栓（图 7-25E 箭头所指），复查造影未见明显血栓影（图 7-25F），床旁颈动脉彩超未见附壁血栓，复查颅内动脉造影未见血栓向颅内血管逃逸，左侧大脑中动脉 M2 段仍闭塞（7-25G，H），Dyna CT 提示左侧顶叶、颞叶（下干供血区）高密度影，考虑造影剂渗出，左侧大脑中动脉下干供血区已有病灶，且代偿尚可，暂不适宜行颅内动脉支架取栓术。回撤保护伞可见一 0.2 cm×0.2 cm 的血栓，复查造影未见血栓异位栓塞颅内动脉，予结束手术，未中和肝素，保留右股动脉鞘。

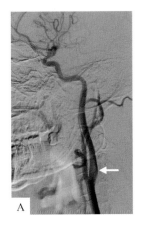
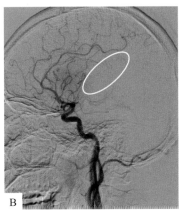
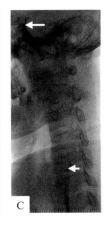
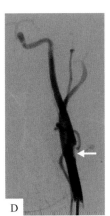

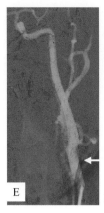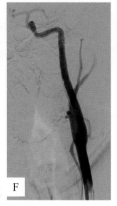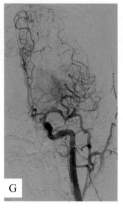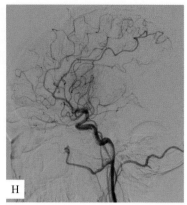

图 7-25　手术操作过程

（4）术后管理及随访（图 7-26）：术后控制血压、改善循环等处理，患者言语理解较前改善。查体：NIHSS 评分 2 分，神志清楚，查体欠合作，感觉性失语、命名性失语，左侧肢体肌力正常，右侧肢体肌力 M_5。术后 5 d 头颅 MRI 检查：DWI 序列提示左侧大脑半球脑梗死，梗塞面积 73 mL（图 7-26A、B）。MRA 提示左侧大脑中动脉及其分支血流通畅（图 7-26C）。CTA 示左侧颈内动脉未见血栓（图 7-26D）。术后 90 d 随访 mRS 评分 1 分。

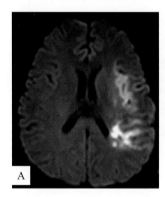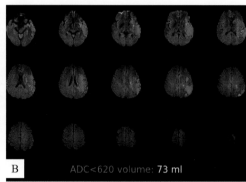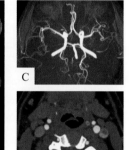

ADC<620 volume: **73** ml

图 7-26　术后磁共振

（五）病例 5：右侧颈内动脉串联病变（栓塞）

1. 临床表现

（1）病史：患者，男，71 岁，因"突发左侧肢体无力 2.5 小时"入院。缘于入院 2.5 h 前无明显诱因突发左侧肢体无力，伴口角歪斜，无头痛、头晕，无恶心、呕吐，大小便失禁、人事不清，无胸闷、心悸。外院急诊行头颅 CT 未见新鲜梗死灶及出血灶，转诊我院。

（2）既往史：冠心病，缺血性心肌病，心房颤动，心功能Ⅲ级；慢性阻塞性肺疾病；2 型糖尿病并糖尿病周围神经病变、糖尿病肾病Ⅳ期；右肾梗死；帕金森病。

（3）神经系统查体：NIHSS 评分 12 分。神志清楚，构音障碍，言语不流利，对答不能，反应灵敏，查体合作，双眼球向右侧凝视，无眼震，无复视，左侧鼻唇沟浅，左侧口角低，伸舌偏左，右侧上肢近端肌力 M_5，远端肌力 M_5，右侧下肢近端肌力 M_5，远端肌力 M_5，左侧上肢近端肌力 M_0，远端肌力 M_0，左侧下肢近端肌力 M_0，远端肌力 M_0，四肢肌张力正常，四肢腱反射正常,全身无不自主运动,左侧偏身痛觉减退。

(4) 辅助检查:

血常规:白细胞 9.49×10⁹/L,血红蛋白 169g/L,血小板 169×10⁹/L。

凝血四项:正常。

血糖:8.19mmol/L。

心电图:窦性心律、正常心电图。

影像学检查:术前头颅 CT 示右侧大脑中动脉致密征,右侧颞叶肿胀,CTA 见右侧颈内动脉、大脑中动脉下干动脉闭塞;CTP:右侧大脑半球供血区低灌注,核心梗死区 69mL,缺血半暗带 106mL,不匹配比率 2.5。DSA 示右侧颈内动脉起始段闭塞,眼动脉开放,右侧颈外动脉通过眼动脉代偿右侧大脑中动脉,大脑中动脉下干闭塞(图 7-27)。

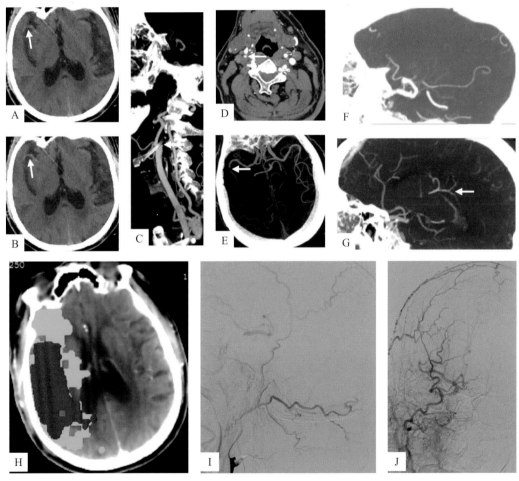

图 7-27 取栓术前影像评估

注:A、B. 头颅 CT 平扫示右侧大脑中动脉致密征(箭头所指),右侧颞叶肿胀;C. CTA 示右侧颈内动脉起始段闭塞(箭头所指);D. CTA 水平位示右侧颈内动脉起始段闭塞部位呈等密度灶(箭头所指);E. CTA 水位动脉早期示右侧大脑中动脉下干闭塞(箭头所指);F. (动脉早期)、G. (动脉晚期). CTA 矢状位示左侧大脑中动脉下干闭塞,下干有部分返流代偿回来的血流(箭头所指);H. CTP:右侧大脑半球供血区低灌注,核心梗死区 69mL,缺血半暗带 106mL,不匹配比率 2.5;I (DSA 侧位);J(DSA 正位). 右侧颈内动脉起始段闭塞,眼动脉开放,右侧颈外动脉通过眼动脉代偿右侧大脑中动脉,大脑中动脉下干闭塞。

2. 临床诊断

①急性右侧颈内动脉供血区脑梗死（心源性栓塞型）；②急性右侧颈内动脉起始段闭塞并右侧大脑中动脉下干闭塞（栓塞性串联）。

病情分析：患者为老年男性，既往有房颤病史，CTA 及 DSA 提示右侧颈内动脉起始段闭塞，右侧大脑中动脉下干闭塞，故此次发病为右侧颈内动脉起始段栓塞并栓子脱落至右侧大脑中动脉下干闭塞。

3. 介入治疗

（1）手术策略：导管直接越过 C1 段血栓，先行右侧大脑中动脉下干支架取栓，后行右侧颈内动脉 C1 段支架植入术。

（2）手术耗材：

导引导管：8F 波科 March1，内径 0.091 in，长度 90 cm；

导丝：泥鳅导丝，直径 0.035 in，长度 180 cm；

中间导管：6F Catalyst，外径近端 0.071 in，远端 0.068 in，内径 0.060 in，长度 132 cm；

微导管：Rebar 18，内径 0.021 in，长度 153 cm；

微导丝：Synchro，直径 0.014 in，长度 200 cm；

取栓支架：Solitaire 4×20 mm；

保护伞 SpiderFX 5.0 mm；

颈动脉支架：Wallstent 9×40 mm；

普通肝素 20 mg。

（3）手术过程（图 7 - 28）：持续静脉镇静中，取右侧股动脉为穿刺点，以 Seldinger 法穿刺右股动脉成功后，置 8F 鞘。8F 导引导管在 4F 多功能导引导管辅助下送至右侧颈总动脉末端，造影示右侧颈内动脉起始段闭塞，眼动脉开放，右侧颈外动脉通过眼动脉代偿右侧大脑中动脉，大脑中动脉下干闭塞（图 7 - 28A、B）。6F 中间导管在微导管和微导丝辅助下直接越过 C1 闭塞段至海绵窦段（图 7 - 28C），微导管（Rebar 18）在微导丝（Synchro）辅助下送大脑中动脉下干最下分支 M2 段，微导管手推造影剂见大脑中动脉 M2 段显影佳。沿微导管送入 Solitaire 4×20 mm 支架至右侧大脑中动脉 M2 段并完全覆盖血栓段后释放，支架打开满意，造影提示支架所在血管通畅，但另一分支仍闭塞（图 7 - 28D 箭头所指）。约 5 min 后将 6F 中间导管送至血栓近端后予撤出支架及微导管，此过程中用 50 mL 注射器保持 6F 中间导管负压抽吸血液，未抽出血栓。复查造影右侧大脑中动脉下干分支仍闭塞，再用上述方法分别进行两分支取栓，各等待 5 min（图 7 - 28E）及 3 min（图 7 - 28F），各取出数个细小血栓，复查造影见右侧大脑中动脉主干通畅及其分支血流通畅，远端分支异位，eTICI 分级 2C 级（图 7 - 28G）。再用上述方法将 Solitaire 4×20 mm 支架半释放于颈内动脉末段，手推造影剂提示虹吸段有血栓（图 7 - 28H），2 min 后将采用上述方法进行取栓，取出数个血栓，再用微导管将支架送至虹吸段第二、第三次取栓，均取出血栓，手推造影剂提示颈动脉颈段以远未见血栓，远端显影良好（图 7 - 28I）。沿 6F 中间导管将 SpiderFX 5.0 mm 保护装置通过闭塞段放置于颈段远端释放，并通过中间导管手推造影剂提示保护伞近端无血栓（图 7 - 28J 箭头所指）。将中间导管在负压抽吸下退至颈总动脉远端后予交换撤出，沿保护伞微导丝将 Wallstent 9×40 mm 支架通过闭塞段远端送至颈段远端近端覆盖颈总远端，准确对位后释放（图 7－28K 箭头所指）。复查颅内血管造影，右侧大脑中动脉及右侧大脑前动脉显影良好，eTICI 3 级（图 7－28L、M），小心回撤保护装置。观察 15 min 后复查造影支架内未见血栓形成（图 7－28N），远端显影同前。行 Dyna CT 示见右侧颞叶高密度影（图 7－28O），考虑造影剂渗出，遂结束手术，未中和肝素，保留右股动脉鞘，以无菌纱布局部予绷带包扎。

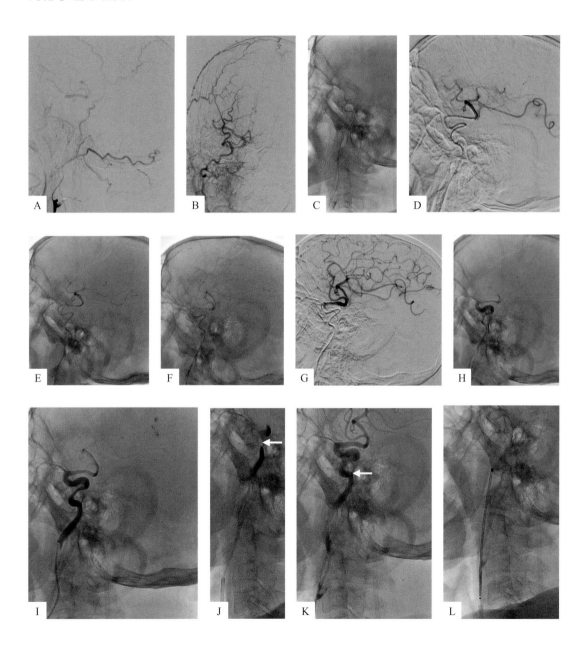

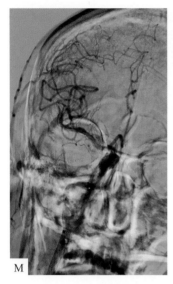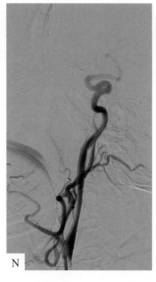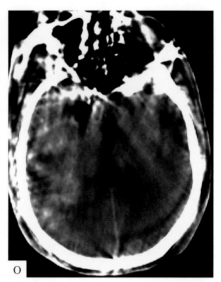

图 7-28　手术操作过程

（4）术后管理及随访（图 7-29）：术后予控制血压、他汀类稳定斑块等处理，患者左侧肢体肌力好转不明显。查体：NIHSS 评分 6 分，神志清楚，左侧肢体肌力 M_{2+}。术后 3 d 头颅MRI 检查：DWI 序列提示左侧大脑半球脑梗死伴 H2 出血性转化，梗塞面积 0 mL（图 7-29A、B）。MRA 提示右侧大脑中动脉及其分支血流通畅（图 7-29C）。颈动脉彩超提示右侧颈内动脉支架置入术后，支架在位通畅（图 7-29D）。术后 90 d 随访 mRS 评分 4 分。

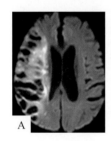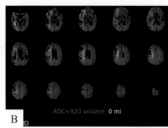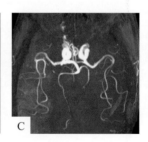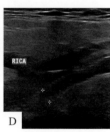

图 7-29　术后磁共振和颈动脉彩超

（六）病例 6：左侧颈内动脉栓塞性串联

1. 临床表现

（1）病史：患者，男，48 岁，以"被发现人事不省 3 小时"入院。缘于入院 3 h 前无明显诱因被发现意识不清，呼之可睁眼，无应答，伴口角歪斜、理解障碍，无肢体抽搐、二便失禁，外院行头颅 CT 未见明显出血及占位，症状无明显好转。现于就诊我院。

（2）既往史：2020 年行房颤射频消融术，既往有糖尿病史数年，长期口服降糖药治疗（具体不详），血糖未监测。

（3）神经系统查体：体重：75 kg。NIHSS 评分 17 分。神志嗜睡，不全混合性失语，查体不合作，双眼球向左侧不全凝视，右侧鼻唇沟浅，右侧口角低，伸舌不能，房颤心律，四肢肌力检查不配合，左侧肢体可见自主活动，刺激右侧肢体可见回避动作，共济征检查不配合，浅感觉检查不配合，深感觉检查不配合，右侧病理征阳性。

（4）辅助检查：

血检验：血常规：白细胞 10.98×10^9/L，血红蛋白 153 g/L，血小板 166×10^9/L。

凝血四项：正常。

血糖：15.25 mmol/L。

心电图：窦性心律、正常心电图。

影像学检查：术前头颅 CT 示左侧额颞叶见多发片状稍低密度影灶，ASPECT 1 分，CTA 见双侧颈内动脉起始段闭塞，左侧急性闭塞，右侧慢性闭塞，左侧颈内动脉并大脑中动脉主干闭塞。CTP：双侧大脑半球供血区低灌注，核心梗死区 91 mL，缺血半暗带 309 mL，不匹配比率 4.4。DSA 示右侧颈内动脉起始段闭塞，眼动脉开放，右侧颈外动脉通过眼动脉代偿右侧大脑前及中动脉，显影淡，左侧颈内动脉 C1 段血栓，有部分前向血流，左侧颈内动脉 C4 段以远闭塞，后交通开放，后循环通过后交通及双侧大脑后动脉脑膜支代偿双侧颈内动脉供血区（图 7-30）。

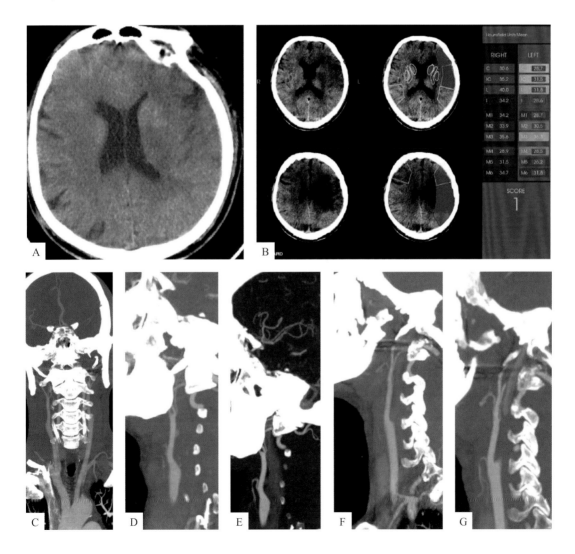

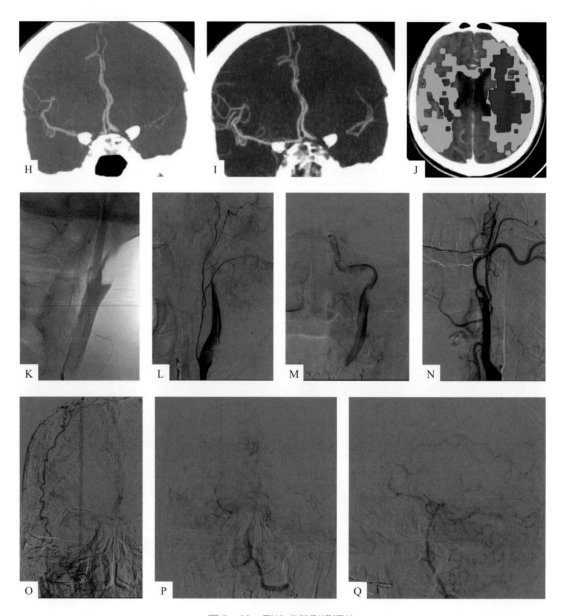

图7-30　取栓术前影像评估

注：A、B. 头颅CT平扫示左侧额颞叶见多发片状稍低密度影灶，ASPECT 1分；C. CTA冠状位示双侧颈内动脉起始段闭塞，左侧颈内动脉并大脑中动脉主干闭塞；D(动脉早期)、E(动脉晚期). CTA矢状位提示右侧颈内动脉起始段闭塞，动脉早期及晚期，闭塞部位恒定，头端圆钝，提示慢性闭塞；F(动脉早期)、G(动脉晚期). CTA矢状位提示左侧颈内动脉起始段闭塞，晚期闭塞部位较早期高，提示左侧颈内动脉急性闭塞；H(动脉早期)、I(动脉晚期). CTA矢状位提示左侧颈内动脉并大脑中动脉主干闭塞，晚期返流回来的血流至大脑中动脉分叉前(箭头所指)；J. CTP：双侧大脑半球低灌注，核心梗死区91 mL，缺血半暗带309 mL，不匹配比率4.4；K DSA(正位)、L(侧位)、M(正位). 左侧颈内动脉起始段血栓，左侧颈内动脉延长显影，C4段以远未见显影；O(正位). 右侧颈内动脉起始段慢性闭塞，右侧颈外动脉通过眼动脉代偿右侧大脑前及中动脉，显影淡；P(正位)、Q(侧位). 后循环通过后交通及双侧大脑后动脉脑膜支代偿双侧颈内动脉供血区。

2. 临床诊断

①急性左侧颈内动脉供血区脑梗死(心源性栓塞型)；②急性左侧颈内动脉起始段栓塞并左侧颈内动脉颅内段闭塞(栓塞性串联)。

病情分析：患者为中年男性，既往有射频消融、糖尿病病史，此次入院发现房颤，CTA及DSA提示左侧颈内动脉起始段栓塞并左侧颈内动脉颅内段闭塞，故此次发病为左侧颈内动脉起始段栓塞并栓子脱落至左侧内动脉颅内段。

3. 介入治疗

（1）手术策略：BGC辅助下近端抽吸取栓+远端支架取栓术。

（2）手术耗材：

导引导管：8F史赛克BGC（Flowgate2），内径0.084 in，长度95 cm；

导丝：泥鳅导丝，直径0.035 in，长度180 cm；

微导管：Rebar 18，内径0.021 in，长度153 cm；

微导丝：Synchro，直径0.014 in，长度200 cm；

取栓支架：Solitaire 6×30 mm；

普通肝素20 mg。

（3）手术过程（图7-31）：持续静脉镇静中，取右侧股动脉为穿刺点，持续静脉镇静中，以Seldinger法穿刺右股动脉成功后，留置8F鞘。造影提示左侧颈内动脉起始段血栓，C4段以远未见显影（图7-31A～C）。8F BGC在5F多功能导引导管及泥鳅导丝导引下送至左颈内动脉起始部，撤出泥鳅导丝，负压下缓慢从下到上抽吸，抽吸出大量褐色血栓。左侧颈内动脉手推造影剂示左侧颈内动脉起始段血栓完全清除（图7-31D）。将BGC在泥鳅导丝导引下送至左颈内动脉C1段远端，微导管在微导丝辅助下送至左大脑中动脉M1段远端，退出微导丝，沿微导管送入Solitaire 6×30 mm支架送左侧大脑中动脉M1段并完全覆盖血栓段后释放，支架打开满意，造影示左侧颈内动脉C4段未见显影（图7-31E、F）。约3 min后将1 mL造影剂充满BGC末端球囊，缓慢撤出微导管和支架，此过程中用50 mL注射器保持负压抽吸，取出大量散在褐色栓子，8F BGC回血通畅。再次将Solitaire 6×30 mm及微导管送至左颈内动脉岩骨段（图7-31G），并半释放后作为远端保护在负压情况下后撤BGC并缓慢泄气，未见血栓。复查造影左颈内动脉、左侧大脑中动脉主干及分支血流通畅，前交通开放，左侧颈内动脉通过前交通向右侧大脑中动脉、大脑前动脉代偿供血（图7-31H），予回收栓支架。复查造影示双侧大脑中、前动脉血流通畅，eTICI 3级（图7-31I）。左侧颈内动脉起始段通畅（图7-31J），行Dyna CT示未见高密度灶，给予人血白蛋白静滴

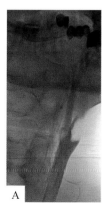
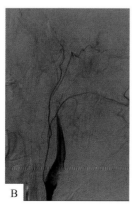
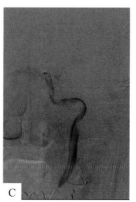
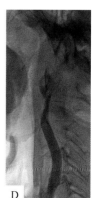

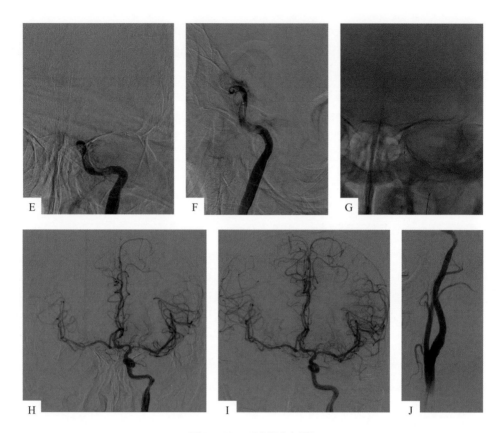

图 7 - 31　手术操作过程

减轻脑水肿,尼莫地平控制血压在 140/90 mmHg 以下,遂结束手术,未中和肝素,保留右股动脉鞘,以无菌纱布局部予绷带包扎。

　　(4) 术后管理及随访(图 7 - 32):术后 TCD 指导下控制血压、脱水降颅压等处理,患者右侧肢体肌力好转不明显。查体:NIHSS 评分 16 分,神志清楚,不全混合性失语,右侧中枢性面舌瘫,左侧肢体、右侧下肢可见自主活动,右上肢刺激未见活动,右侧病理征阳性。术后 6 d 头颅 MRI 检查:DWI 序列提示左侧大脑半球脑梗死伴 H2 出血性转化,梗塞面积 32 mL (图 7 - 32A、B)。MRA 提示左侧大脑中动脉及其分支血流通畅(图 7 - 32C)。术后 90 d 随访 mRS 评分 3 分。

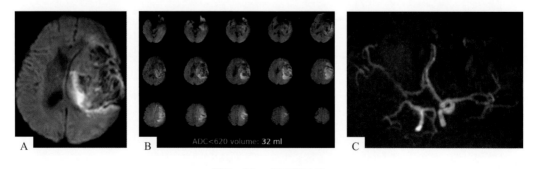

图 7 - 32　术后磁共振

（七）病例7：左侧颈内动脉起始段夹层+大脑中动脉栓塞

1. 临床表现

（1）病史：患者，男，59岁，以"被发现意识不清5小时"入院。缘于入院5h前无明显诱因被发现人事不醒（末次正常时间13:00，发现时间16:00），右侧肢体活动少，无呕吐、肢体抽搐、二便失禁症状，在外未诊治，症状无明显好转或加重，现就诊我院。急诊行头颅CT未见新鲜出血灶，左侧大脑中动脉致密征。

（2）既往史：8年前甲亢病史，经治疗后痊愈。否认高血压、糖尿病、心脏病病史。

（3）神经系统查体：NIHSS评分23分，GCS评分12分。神志昏睡，查体不合作，双眼球向左侧凝视，右侧鼻唇沟浅，右侧口角低，伸舌不配合，四肢肌力检查不配合，疼痛刺激左侧肢体可见活动，右侧肢体未见活动。

（4）辅助检查：

血常规：白细胞8.48×10⁹/L，血红蛋白133g/L，血小板269×10⁹/L。

凝血四项：正常。

血糖：5.45mmol/L。

心电图：窦性心动过缓、心电轴左偏。

影像学检查：术前头颅CT示左侧大脑中动脉致密征，左侧基底节、颞叶稍低密度灶。CTA提示左侧颈内动脉及左侧大脑中动脉闭塞。CTP：左侧大脑半球低灌注，核心梗死区23mL，缺血半暗带82mL，不匹配比例4.6（图7-33）。

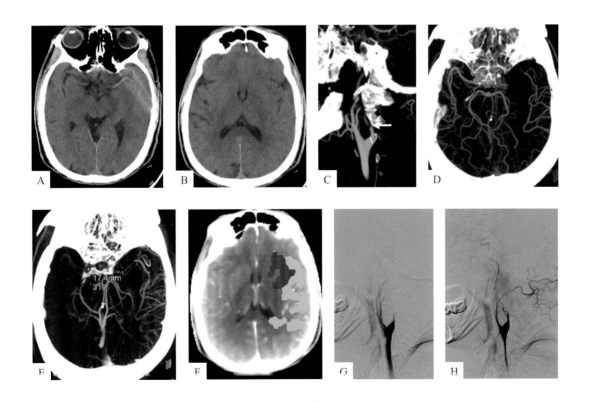

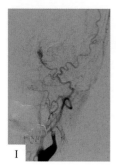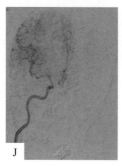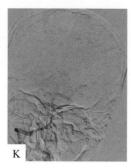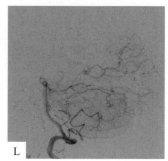

图 7-33　取栓术前影像评估

注：A、B. 头颅 CT 平扫示左侧大脑中动脉致密征，左侧基底节、颞叶稍低密度灶；C. CTA 示左侧颈内动脉起始段闭塞，残端不规则（箭头所指）；D（动脉早期）、E（动脉晚期）. CTA 示左侧大脑中动脉闭塞，血栓长度 17.4 mm；F. CTP，左侧大脑半球低灌注，核心梗死区 23 mL，缺血半暗带 82 mL，不匹配比例 4.6；G～I. DSA 示左侧颈内动脉起始段近闭塞，残端不规则，可见长条状不规则状前向血流，左侧大脑中动脉闭塞；J. DSA 示前交通开放，右侧颈内动脉通过前交通代偿左侧大脑前动脉，左侧大脑前动脉通过脑膜支代偿左侧大脑中动脉；K、L. DSA 示左侧大脑后动脉通过脑膜支代偿左侧大脑中动脉供血区。

2. 临床诊断

①急性左侧颈内动脉供血区脑梗死（其他原因型）；②急性左侧颈内动脉起始段闭塞并左侧大脑中动脉闭塞（夹层性串联）。

病情分析：患者为中年男性，无房颤病史，CTA 及 DSA 提示左侧颈内动脉起始段近闭塞，残端不规则，可见长条状不规则状前向血流，考虑夹层可能性大，左侧大脑中动脉闭塞，故此次发病为左侧颈内动脉颈段夹层性闭塞可能并栓子脱落至左侧大脑中动脉。

3. 介入治疗

（1）手术策略：中间导管越过颈动脉颈段夹层段，先行大脑中动脉抽吸取栓，后行左侧颈内动脉夹层段支架置入术。

（2）手术耗材：

导引导管：8F 波科 Mach 1，内径 0.091 in，长度 90 cm；

导丝：泥鳅导丝，直径 0.035 in，长度 180 cm；

中间导管：6F Catalyst，外径近端 0.071 in，远端 0.068 in，内径 0.060 in，长度 132 cm；

微导管：Rebar 18，内径 0.021 in，长度 153 cm；

微导丝：Synchro，直径 0.014 in，长度 200 cm；

颈动脉支架：Wallstent 9×50 mm；

普通肝素 20 mg。

（3）手术过程（图 7-34）：持续静脉镇静中，8F 导引导管在 4F 多功能导引导管及泥鳅导丝导引下，于路图辅助下，在 8F 导引导管置于左侧颈总动脉，退出 4F 多功能导引导管，造影示左侧颈内动脉 C1 近段近闭塞，残端不规则，可见长条状不规则状前向血流（图 7-34A）。中间导管沿 8F 导引导管送至左侧颈内动脉 C1 近段近闭塞，中间导管在泥鳅导丝导引下顺利通过真腔送至左侧颈内动脉 C2 段。微导管在微导丝辅助下小心通过左侧大脑中动脉闭塞段（图 7-34B 箭头所指为中间导管），中间导管在微导管及微导丝辅助下送至左侧大脑中动脉,用 20 mL 注射器接 6F Catalyst 管呈持续负压抽吸 3 min 后在负压抽吸情况下后撤中间导管,后撤至海绵窦段,可见回血通畅(图 7-34C)。中间导管造影示左侧大脑中、前动脉主干及分支血流通畅,eTICl3 级(图 7-34D、E)。将 8F 导引导管沿 6F Catalyst 管送至左侧颈内动脉 C1 末段(图 7-34F),负压情况下撤出中间导管(图 7-34G),沿 8F 导引导管送入 Wallstent 9×50 mm 支架置入左侧颈内动脉颈段末段,完全覆盖夹层段半释放后将 8F 导引导管后撤颈总动脉复查造影支架完全覆盖夹层段(图 7-34H)后完全释放。复查造影:原左侧颈内动脉不规则段成形良好,前向血流佳,支架位置良好(图 7-34I),左侧大脑中动脉、大脑前动脉显影良好(图 7-34J),行 Dyna CT 未见出血灶,予替罗非班 0.25 mg/h 持续静脉泵入,予结束手术,未中和肝素,保留右股动脉鞘,以无菌纱布加压包扎。

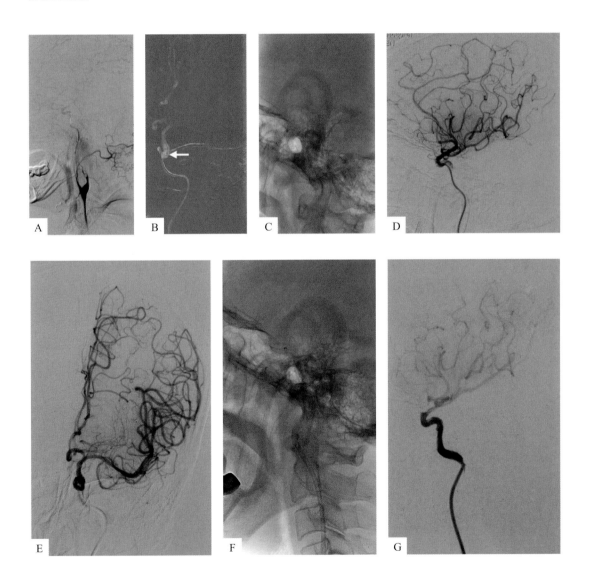

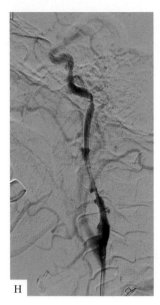
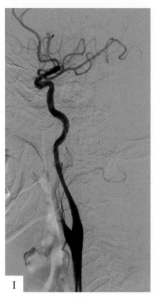
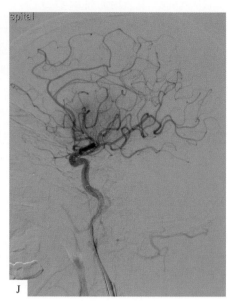

图 7-34 手术操作过

（4）术后管理及随访（图 7-35）：术后予控制血压、静脉抗血小板聚集并过度至替格瑞洛口服抗血小板聚集、他汀类稳定斑块等处理，患者肌力好转。查体：NIHSS 评分 3 分，神志清楚，对答切题，双眼球活动自如，左侧肌力 M_5，右上肢肌力 M_{4+}，右下肢肌力 M_{5-}。术后 4 d 头颅 MRI 检查：DWI 序列提示左侧基底节、颞叶急性脑梗死，梗塞面积 55 mL（图 7-35A、B）。CTA 提示左侧颈内动脉支架在位通畅，左侧大脑中动脉、大脑前动脉血流通畅（图 7-35C、D）。术后 90 d 随访 mRS 评分 0 分。

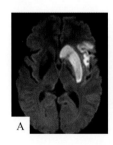
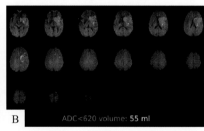
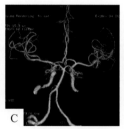
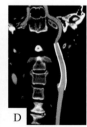

图 7-35 术后磁共振和头颈部 CTA

（八）病例 8：颈动脉夹层

1. 临床表现

（1）病史：患者，男，59 岁，因"进行性右侧肢体无力 4 天"入院。入院 4 d 前无明显诱因出现右侧肢体无力，表现为上肢可勉强抬离床面但无法持物，无法自行站立行走，无大小便失禁、意识不清，无吞咽困难、饮水呛咳、呼吸困难。外院急诊行头颅 CT 未见新鲜梗死灶及出血灶，诊断"脑梗死"予相关治疗后症状仍进行性加重，伴言语障碍、理解力差，转诊我院。

（2）既往史：年幼时患"脊髓灰质炎"致右下肢发育障碍、肌萎缩，无法自行站立行走。否认高血压、糖尿病、心脏病病史。

（3）神经系统查体：血压：118/68 mmHg。NIHSS 评分 11 分。神志清楚，部分运动性失语，查体部分合作，双眼球活动无凝视，右侧鼻唇沟浅，右侧口角低，伸舌偏右，左侧肢体活动正常，右侧肢体疼痛刺激可稍见收缩，共济征检查不配合，浅感觉检查正常，深感觉检查不配合，右侧病理征阳性。

（4）辅助检查：

血常规：白细胞 8.51×10^9/L，血红蛋白 136 g/L，血小板 214×10^9/L。

凝血四项：正常。

血糖：6.86 mmol/L。

心电图：窦性心律，正常心电图。

影像学检查：术前头颅 CT 示左侧额叶、岛叶、侧脑室旁脑梗死，CTA 提示左侧颈内动脉中段夹层可能，CTP：未见明显异常。DSA 示左侧颈内动脉颈段夹层，前向血流受限；右侧颈内动脉通过前交通动脉向左侧大脑中动脉及大脑前动脉代偿供血。（图 7-36）。

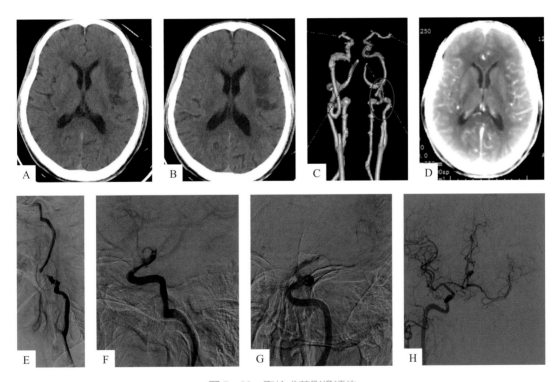

图 7-36 取栓术前影像评估

注：A、B. 头颅 CT 平扫示左侧额叶、岛叶、侧脑室旁脑梗死；C. CTA 示左侧颈内动脉起始段闭塞，残端不规则（红圈所指）；D. CTP：未见明显异常；E~G. DSA 示左侧颈内动脉中段变细，形态不规则（红圈所指），颅内血流缓慢；H. DSA 示前交通开放，右侧颈内动脉通过前交通代偿左侧大脑中、前动脉。

2. 临床诊断

①急性左侧颈内动脉供血区脑梗死（其他原因型）；②急性左侧颈内动脉颈段夹层。

病情分析：患者为年轻男性，否认外伤及颈部按摩史，CTA 及 DSA 提示左侧颈内动脉颈段夹层，故此次发病为左侧颈内动脉颈段夹层至左侧大脑半球血流动力学障碍。

3. 介入治疗

（1）手术策略：经股动脉行左侧颈内动脉夹层段支架置入术。

（2）手术耗材：

导引导管：8F 史赛克 BGC（Flowgate2），内径 0.084 in，长度 95 cm；

导丝：泥鳅导丝，直径 0.035 in，长度 180 cm；

中间导管：6F Catalyst，外径近端 0.071 in，远端 0.068 in，内径 0.060 in，长度 132 cm；

微导管：Trevo Pro 18，内径 0.021 in，长度 150 cm；

微导丝：Synchro，直径 0.014 in，长度 200 cm；

取栓支架：Solitaire 6×30 mm；

普通肝素 20 mg。

（3）手术过程（图 7-37）：持续静脉镇静中，以 Seldinger 法穿刺右股动脉成功后，留置 8F 鞘，将 8F BGC 送入颈内动脉起始段，造影示左侧颈内动脉段 C1 中段夹层、前向血流缓慢流（图 7-37A）。中间导管送至左侧颈内动脉 C1 近段，微导管在微导丝辅助下沿血管小心通过夹层段至远端真腔，退出微导丝（图 7-37B），沿微导管送入 Solitaire 6×30 mm 支架，完全覆盖夹层段血管，支架打开满意。造影示左侧大脑中动脉远端显影佳、左侧大脑前动脉显影差（图 7-37C），予替罗非班 0.5 mg 静脉负荷剂量应用，0.375 mg/h 静脉泵入。观

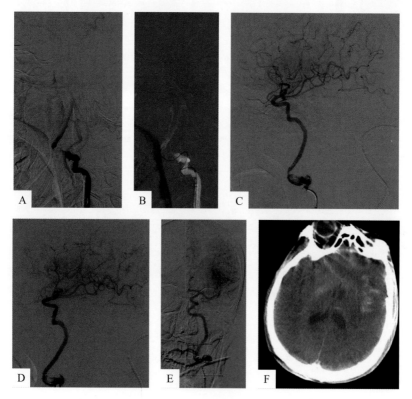

图 7-37　手术操作过程

察 23min 复查造影示左侧颈内动脉及左侧大脑中动脉显影良好，用微导管（Trevo Pro 18）回收 Solitaire 6×30mm 支架，支架内无血栓。继续观察 20min 后造影示左侧颈内动脉 C1 中段呈双腔征，但前向血流明显改善，左侧大脑中、前动脉可见显影，eTICI 3 级（图 7-37D、E）。多次行 Dyna CT 示左侧颞叶可见高密度灶（图 7-37F），故将替罗非班调到 0.25mg/h 持续静脉泵入，遂结束手术，未中和肝素，拔除右股动脉鞘，局部予绷带加压包扎。

（4）术后管理及随访（图 7-38）：术后予控制血压、静脉抗血小板聚集并过渡至口服双重抗血小板聚集、他汀类稳定斑块等处理，患者右侧肢体肌力好转。查体：NIHSS 评分 4 分，右上肢肌力 M_3，右下肢肌力 M_3。术后 6d 头颅 MRI 检查：DWI 序列提示左侧侧脑室旁急性脑梗死，梗塞面积 11mL（图 7-38A、B）。MRA 提示左侧大脑中动脉、大脑前动脉血流通畅（图 7-38C）。术后 6 个月 CTA 提示左侧颈内动脉颈段夹层，无明显血流限流（图 7-38D）。术后 90d 随访 mRS 评分 3 分。

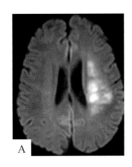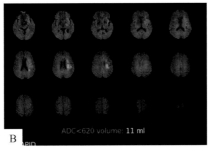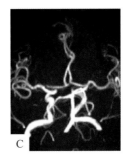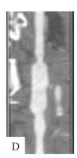

图 7-38　术后磁共振和头颈部 CTA

二 病例讨论

（一）背景及诊断

颈内动脉闭塞（ICAO）导致的临床症状变异性较大，可从无症状到短暂性脑缺血发作或中重度的缺血性卒中。其临床症状与侧支代偿、闭塞特点、脑血管反应性及血流动力学障碍因素、闭塞时间有关，症状可从完全前循环梗死、部分前循环梗死、腔隙性梗死、短暂性脑缺血发作到无症状。颈动脉闭塞可出现动脉-动脉栓塞，导致颅内动脉闭塞，这种病变称为串联病变，如果未出现颅内动脉栓塞事件，则称之为单纯颈动脉闭塞，单纯颈动脉闭塞的临床预后优于串联病变。颅内大动脉闭塞的急性脑梗死中有 10%～20% 合并同侧颅外动脉闭塞；男性患者颈动脉粥样硬化更常见，因此串联病变的男女比例亦有区别，以男性多见（男：女比例约为 6：4）。

ICAO 的病因包括大动脉粥样硬化、夹层、颈动脉蹼、心源性栓塞。症状性 ICAO，大动脉粥样硬化为 51%～55%，心源性栓塞为 14%～19%，夹层为 10%～13%。颈内动脉闭塞，Wills 环在代偿上表现出重要的作用，Wills 环可通过前后交通代偿闭塞侧的血管，颈外动脉可以通过眼动脉代偿颈内动脉，这些代偿途径的强大与否与患者的临床症状密切相关。

影像学如 CTA、头颅 MRA 及 DSA 检查在诊断颈动脉闭塞发挥着重要的作用。颈动脉闭塞可分为真性闭塞及假性闭塞。真性闭塞是指颈动脉闭塞位置位于颈动脉颈段,假性闭塞是指影像学提示颈动脉闭塞,但真正闭塞位置位于颈动脉颅内段。颈动脉 CTA 对鉴别真/假性闭塞有重要作用。有学者据 CTA 图像将颈动脉闭塞形状分为 3 型,分别为鸟嘴状(图 7-39A)、圆顶状(图 7-39B)、平台状(图 7-39C);鸟嘴状主要见于假性闭塞,平坦形主要见于真性闭塞,圆顶形可见于真性及假性闭塞。据 CTA 图像若出现造影剂渐衰减(图 7-40A),则为假性闭塞,若闭塞长度(图 7-40B)较长,为(13.9±4.0)mm,则为假性闭塞,真性闭塞通常为(6.1±4.8)mm。多时相 CTA 提高颈动脉真假性闭塞的诊断准确性。如果病变侧 CTA 不同时相造影剂充盈缺损位置不一样,提示假性闭塞,倘若病变侧 CTA 不同时相造影剂充盈缺损位置一致,提示真性闭塞。颈动脉真性闭塞包括狭窄性闭塞、夹层性闭塞、栓塞性闭塞。狭窄性闭塞,一般见于有动脉粥样硬化危险因素的,有 TIA、脑卒中病史,CTA 颈动脉球部有钙化或斑块,DSA 上狭窄性闭塞残端可表现为"发丝样"钉征(图 7-41A 箭头所指)、三角钉征(图 7-41B 箭头所指)、圆形钉征(图 7-41C 箭头所指)、钉征(图 7-41D 箭头所指)、"细发样"钉征(图 7-41E 箭头所指)。颈动脉夹层一般见于年轻人,可有

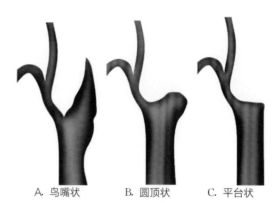

A. 鸟嘴状　　　B. 圆顶状　　　C. 平台状

图 7-39　颈动脉闭塞分型

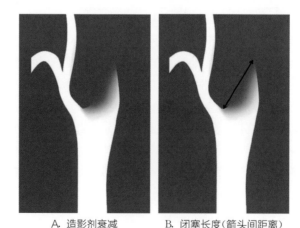

A. 造影剂衰减　　　B. 闭塞长度(箭头间距离)

图 7-40　CTA 上近端 ICA 闭塞对比度逐渐下降和造影剂填充总长度示意图

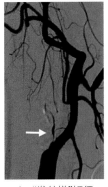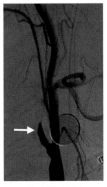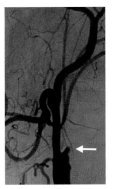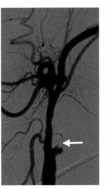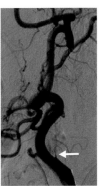

A. "发丝样"钉征　　　B. 三角钵征　　　C. 圆形钉征　　　D. 钉征　　　E. 细发丝样钉征

图 7 - 41　DSA 上提示 ICA 近端粥样硬化狭窄闭塞的征象举例

外伤史、颈部按摩史等，其发生与颈动脉迂曲有关，一般好发于岩骨段，CTA 或 DSA 可见火焰征、伪内膜征、双腔征（图 7 - 42 箭头所指）。栓塞性闭塞，一般有心房纤颤、心脏病等有心源性栓塞的基础疾病，CTA 或 DSA 提示颈动脉球部无钙化、斑块，残端呈杯口状，若有颈外动脉栓塞，则进一步支持心源性栓塞。

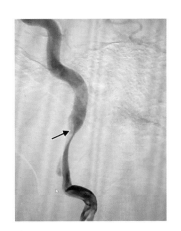

图 7 - 42　双腔征

（二）治疗方法

1. 血管内介入治疗

急性 ICAO 首选血管内介入治疗，尽早开通闭塞的颈内动脉和或颅内动脉；常用的血管内介入治疗技术包括机械取栓、球囊扩张术及支架成型术。一般选择股动脉入路，对于复杂血管条件、股动脉入路困难时，可以根据具体情况选择桡动脉入路、肱动脉入路或颈动脉穿刺逆行开通，顺行取栓。因颅内动脉闭塞与患者的临床预后密切相关，因此对于串联病变，尽快开通闭塞的颅内动脉应作为首选治疗策略。

2. 药物治疗/外科手术

如果 ICAO 的病因是狭窄或者夹层，那么术中则要求需要抗血小板聚集，临床上首选静脉使用糖蛋白 Ⅱ b/Ⅲ a 受体拮抗剂抗（如替罗非班等），因口服、纳肛的可控性较差，急诊术中较少用，部分栓塞的病例若植入支架，静脉抗血小板聚集治疗。

3. 可能的并发症

介入治疗中常见的并发症或风险包括血栓脱落远端栓塞或新血管流域栓塞、动脉夹层、出血转化、恶性脑水肿脑疝等。

（三）策略选择及技术要点

ICAO 据不同的病因，其策略选择不一样。

1. 狭窄性串联的策略及技术要点

ICAO 串联处理原则是优先再通远端闭塞血管，以提高患者的临床预后，常见的方式包括前向法(先处理近端狭窄后取远端血管)、逆向法(先远端闭塞血管取栓后处理近端)、半前向法的 PEARS 技术、球囊锚定技术(Balloon-Assisted Tracking technique,BAT)、ReWiSed CARe 技术。

(1) PEARS 技术示意图(图 7 - 43)。

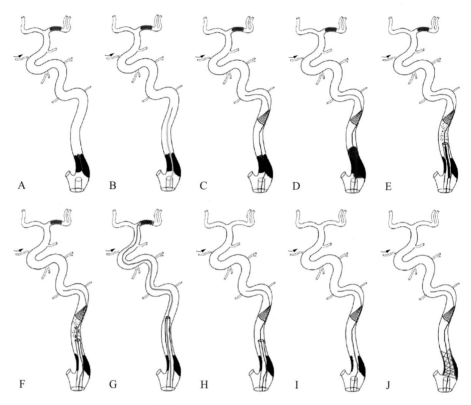

图 7 - 43 　PEARS 技术示意图

注:A. 颈内动脉狭窄性闭塞;B. 微导管、微导丝通过闭塞段,退出微导丝,微导管确认在真腔;C. 重上微导丝,利用交换技术退出微导管,沿微导丝送入保护伞;D. 选择合适的颈动脉球囊扩张;E. 扩张后引导导管越过闭塞段至远端;F. 退出球囊进行抽吸,抽吸完毕退出保护伞;G. 进行颅内闭塞动脉取栓;H. 取栓完毕,将洗干净的保护伞送至颈内动脉;I. 将导引导管至颈总动脉造影,造影以了解颈内动脉狭窄程度;J. 必要时行颈动脉支架置入术。

PEARS 技术有几个需要的注意点。

1) 中间导管的选择:如果 PEARS 技术单纯使用导引导管,有可能无法保证导引导管通过近端闭塞段,加上中间导管的应用,则球囊扩张后中间导管越过近端闭塞段的成功率会提高,因此后期的 PEARS 技术常规会配套使用中间导管。中间导管选择上需要注意内腔与长度。中间导管一般会选择腔大,如 0.070、0.071 in。中间导管长度的选择与选用球囊的长度密切相关。强生的颈动脉球囊杆长为 142 cm,波科颈动脉球囊为 135 cm,心玮颈动脉球囊为 140 cm,而常规 Y 阀长度为 10 cm,因此正常中间导管长度会选择 115 cm,如果选择 125 cm 的长度,则需要配套超短 Y 阀(2 cm)。

2) 保护伞选择:在 PEARS 技术保护伞要回收后做第二次利用,因此一般会选择有独立导丝的保护伞,如 SpiderFX。

3）球囊的选择：一般直径会选择 4 或 5 mm，确保颈动脉病变部位受到充分的扩张，球囊长度记住需要与中间导管适配。

4）技术中的抽吸：因颈动脉狭窄性闭塞，有 70%～80% 的概率在闭塞远端会有新鲜的血栓形成，因此 PERAS 技术中抽吸相当关键。抽吸需要几个注意点，球囊扩张后可部分泄气，球囊锚定下将中间导管送至闭塞远端，或者球囊泄气与推送中间导管抽吸密切衔接，最大化减少颈动脉闭塞部位因球囊扩张恢复正向血流导致血栓向远端移位。

5）支架的选择：PEARS 技术在早期主张无支架植入，但后期相关数据表明支架植入有利于术后血压及抗栓的管理，因此后期的 PEARS 技术大部分进行了支架植入。颈动脉支架可分为闭环及开环支架，闭环支架的代表包括雅培的 XACT、波科的 Wallstent 支架，开环支架代表包括美敦力的 Protege、Cordis 的 Precise、雅培的 Acculink，一般闭环支架的网眼会小于开环支架，同时导引导管更容易通过闭环支架进而处理远端病变，因此急性串联病变大部分选择闭环支架。

（2）Csaba Nagy 报道 BAT 技术采用的球囊为 4 mm，我们中心近期对狭窄性串联病变会更多采用 BAT 技术（图 7-44）。与 PERAS 技术相比，BAT 技术更省时，减少释放保护伞前后的交换工作，其次最大化减少颈动脉远端恢复正向血流。BAT 技术中，我们中心依然会选择小直径球囊锚定下中间导管通过病变段，小球囊会更大化减少颈动脉远端恢复正向血流可能，同时也会减少大球囊锚定对颈内动脉的损伤。

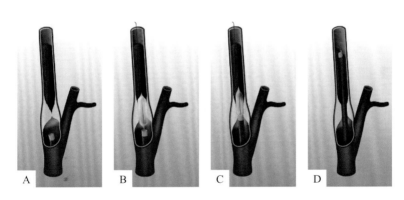

图 7-44 BAT 技术示意图

注：A. 颈动脉狭窄性闭塞；B. 颈动脉球囊扩张狭窄段；C. 球囊锚定下将导引导管越过闭塞段；D. 回收球囊。

（3）ReWiSed CARe 技术的主要核心就是取栓支架推送导丝需要与颈动脉球囊的内腔适配，且建议先进行球囊扩张，导引导管到位后先进行颅内动脉取栓，然后做近端支架的置入（图 7-45）。倘若先进行近端支架置入，支架则有可能影响导引导管通过近端病变。

2. 栓塞性串联的策略及技术要点

颈内动脉栓塞性串联相对少见。早期对于颈内动脉栓塞性串联可以采用 double PT 技术（图 7-46）。这个技术有个缺点，同条人路的保护伞会影响取栓；其二是反复支架取栓，血栓破碎，大量细小的血栓可能会通过保护伞的网眼造成颅内动脉的闭塞。因此若采用这

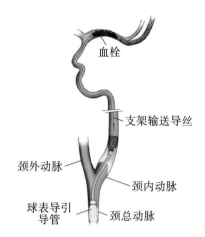

图7-45 ReWiSedCARe技术示意图

注:微导管微导丝通过近端闭塞段后,再顺利通过颅内闭塞动脉,退出微导丝释放取栓支架,退出微导管,沿取栓支架完成颈内动脉球囊扩张及支架置入,然后BGC越过近端病变进行远端支架取栓

个技术,保护伞可以选择网眼小的保护伞,如雅培的 NAV6。此外为减少保护伞对支架取栓的影响,可以选择双路径,一个通路放保护伞,一个通路进行支架取栓,或选用大的抽吸导管进行抽吸取栓。当然,单纯的颈内动脉血栓可以选择网眼小的闭环颈动脉支架将血栓覆盖,防止血栓脱落至颅内动脉栓塞。对于颈内栓塞性串联,可以选择用大腔的中间导管将近端的血栓抽吸出来,颈动脉颈段至少清理至中段,然后更换 BGC,对颅内闭塞动脉进行支架取栓,也可以加用中间导管,即 BADDASS 技术(balloonguide with large bore distal access catheter with dual aspiration with stent-retriever as standard approach),从而提高取栓效率。

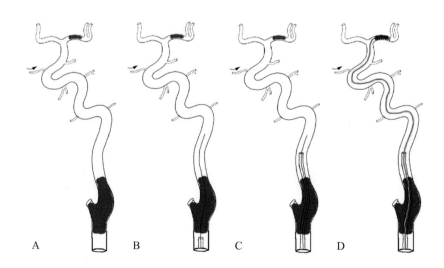

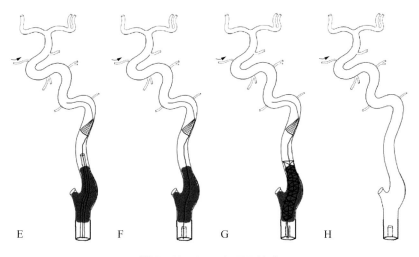

图 7 - 46 Double PT 技术

注：A. 颈内动脉栓塞性串联；B. 泥鳅导丝通过血栓段，导引导管靠近血栓进行抽吸；C. 血栓无明显减容，则导引导管在泥鳅导丝辅助下越过近端血栓段；D. 进行颅内动脉支架取栓；E. 释放保护伞；F. 将导引导管退回颈总动脉；G. 对颈内动脉支架取栓；H. 完全复通颈内动脉及颅内动脉。

3. 夹层性串联的策略及技术要点

一般亦主张先从远到近，微导管微导丝通过夹层段，确定通过真腔后中间导管越过夹层段，后进行颅内动脉取栓，最后颈动脉夹层段释放支架。这个技术有几个需要注意点。

（1）导引导管的选择：可以选择长鞘，因为长鞘可在中间导管辅助下上高至岩骨段，如夹层段累及岩骨段，为岩骨段支架植入奠定了基础。

（2）中间导管的选择：0.072 in 的中间导管大于 6F 导引导管（0.070 in），因此在没有长鞘的情况下，可以选择 0.072 in 的中间导管，如果后期支架置入，可以选择通过 6F 导引导管的颈动脉支架，如波科 7 mm 及以下的 Wallstent 支架、Cordis 的 8 mm 及以下 Precise 支架。

（3）支架的选择：夹层是因内膜下血肿造成管腔狭窄至闭塞，因此对支架的径向支撑力不需要太强，网眼需要密，防止夹层部位血栓挤到网眼，继发支架内血栓形成导致支架闭塞。因此在临床上一般选择闭环的颈动脉支架，或经微导管释放的编织支架。

（林定来　陈文伙　易婷玉　李子付）

第三节　颈内动脉颅内段闭塞

一 病历简介

（一）病例 1：左侧颈内动脉颅内段并累及左侧大脑中动脉、双侧大脑前动脉

1. 临床表现

（1）病史：患者，男，71 岁，以"发现右侧肢体无力 6 小时余"入院。末次正常时间

13:00,发现时间16:10,缘于入院6h前无明显诱因家属发现其右侧肢体无力,右侧肢体完全不能动弹,伴意识状态差,呼叫不能睁眼和应答,无恶心、呕吐,无大小便失禁,无肢体抽搐等,来我院急诊就诊。行头颅CT示左侧额颞叶、基底节区低密度灶,左侧大脑中动脉致密征;CTA示左侧颈内动脉末端、左侧大脑中动脉闭塞。

（2）既往史:否认高血压、糖尿病、心脏病、心房纤颤病史。

（3）神经系统查体:体重:65kg。NIHSS评分24分。神志昏睡,混合性失语,查体不合作,双眼球活动向右凝视,右侧鼻唇沟浅,右侧口角低,伸舌不能,四肢肌力检查不配合,疼痛刺激左侧肢体可见活动,右侧肢体未见活动,共济运动检查不配合,浅感觉检查不配合,深感觉检查不配合,右侧巴氏征阳性。

（4）辅助检查:

血常规:白细胞13.04×10⁹/L,血红蛋白138g/L,血小板234×10⁹/L。

凝血四项:正常。

血糖:6.7mmol/L。

心电图:窦性心律、正常心电图。

影像学检查:头颅CT示左侧额颞叶、基底节区低密度灶,左侧大脑中动脉致密征;CTA示左侧颈内动脉末端、左侧大脑中动脉闭塞;CTP示左侧大脑半球低灌注表现,核心梗死区75mL,缺血半暗带196mL,不匹配比值3.6(图7-47)。

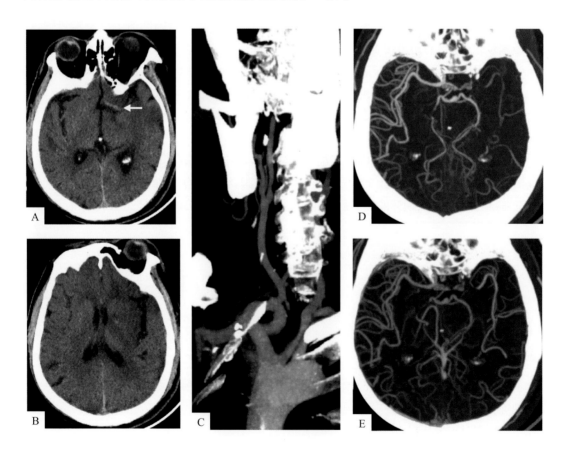

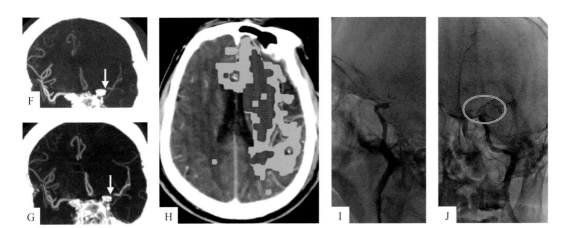

图 7 - 47 取栓术前影像评估

注：A、B 头颅 CT 平扫示左侧额颞叶、基底节区低密度灶，左侧大脑中动脉致密征（箭头所指）；C. CTA 示牛角弓；D（动脉早期）、E（动脉晚期）. CTA 水平位提示左侧颈内动脉颅内段并大脑中动脉闭塞；F（动脉早期）、G（动脉晚期）. CTA 矢状位提示左侧颈内动脉颅内段并左侧大脑中动脉、前动脉 A1 段闭塞，右侧大脑前动脉缺如（箭头所指）；H. CTP：左侧大脑半球及右侧大脑前动脉供血区低灌注，核心梗死区 75 mL，缺血半暗带 196 mL，不匹配比值 3.6；I.（侧位）；J（正位）. 左侧颈内动脉颅内段并左侧大脑中动脉、大脑前动脉闭塞（红圈所指）。

2. 临床诊断

①急性左侧颈内动脉供血区脑梗死；②左侧颈内动脉颅内段并左侧大脑中动脉、大脑前动脉闭塞（颈动脉"T"型栓塞）。

病情分析：患者为老年男性，无房颤病史，CTA 及 DSA 提示左侧颈内动脉颅内段并左侧大脑中动脉、大脑前动脉闭塞（"T"型栓塞）。

3. 介入治疗

（1）手术策略：经股动脉入路行 BGC 辅助下双支架取栓。

（2）手术耗材：

导引导管：8F 史赛克 BGC（Flowgate2），内径 0.084 in，长度 95 cm；

导丝：泥鳅导丝，直径 0.035 in，长度 180 cm；

微导管：Rebar 18，内径 0.021 in，长度 153 cm；

　　　　Prower Select plus，内径 0.021 in，长度 150 cm；

微导丝：Synchro，直径 0.014 in，长度 200 cm；

取栓支架：Solitaire 6×30 mm，心玮 4×40 mm；

普通肝素 15 mg。

（3）手术过程（图 7 - 48）：持续静脉镇静。患者取仰卧位，双腹股沟区消毒铺单，右侧股动脉穿刺留置 8F 鞘，在泥鳅导丝导引、路图辅助下，将 8F BGC 内衬多功能管直接进入左颈内动脉颈段，手推造影剂发现左侧颈内动脉末段并左侧大脑中动脉、大脑前动脉闭塞（图 7 - 48A、B 红圈所指）。微导管在微导丝辅助下送至左侧大脑前动脉 A1 段，退出微导丝（图 7 - 48C 长箭头所指），利用上述方法将微导管在微导丝辅助下送至左侧大脑中动脉 M1 段（图 7 - 48C 短箭头所指），退出微导丝，沿微导管送入 Solitaire 6×30 mm 支架送左侧大脑中动脉 M1 段并完全覆盖血栓段后释放（图 7 - 48D 短箭头所指），沿微导管送入心玮 4×

40 mm 支架至左侧大脑前动脉 A1 段并完全覆盖血栓段后释放（图 7‑48D 长箭头所指）。双支架打开满意,造影示 T 分叉血栓(图 7‑48E)。约 8 min 先后将 2 条微导管张力泄掉(图 7‑48F),后将 8F BGC 用 0.8 mL 造影剂完全充盈球囊,后予同步撤出双支架及微导管(图 7‑48G),此过程中用 50 mL 注射器保持负压抽吸血液。拉出数个血栓,最大约 0.8 cm×0.8 cm,但 8F BGC 回血不畅,利用微导管送入 Solitaire 6×30 mm 支架在 8F BGC 管口刮栓一次后 BGC 回血通畅,造影可见左侧颈内动脉颅内段、大脑中动脉、大脑前

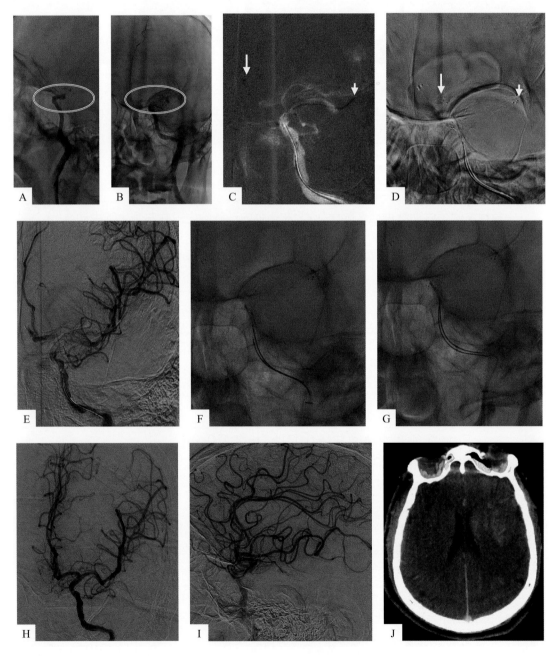

图 7‑48　手术操作过程

主干及其分支血流通畅,eTICI 3 级(图 7－48H、I)。行 Dyna CT 示左侧基底节区稍高密度灶(图 7－48J),考虑造影剂渗出,遂结束手术,未中和肝素,使用 ProGlide 血管缝合器缝合穿刺口,以无菌纱布覆盖。

(4) 术后管理及随访:术后予控制血压、脱水降颅压、他汀类稳定斑块等处理,患者右侧肢体肌力有所好转。查体:NIHSS 评分 15 分,神志清楚,运动性失语,右侧鼻唇沟浅,右侧口角低,伸舌不配合,右侧上肢肌力 M_{2-},右侧下肢肌力 M_{3-}。术后 7d 头颅 MRI 检查:DWI 序列提示左侧大脑半球急性脑梗死,梗塞面积 46 mL(图 7－49A、B)。MRA 提示左侧颈内动脉轻度狭窄,左侧大脑中动脉、双侧大脑前动脉血流通畅(图 7－49C)。术后 90 d 随访 mRS 评分 4 分。

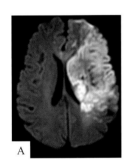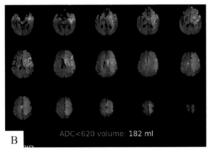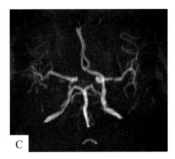

图 7－49 术后磁共振

(二)病例 2:右侧颈内动脉颅内段并累及右侧大脑中动脉(L 型)

1. 临床表现

(1) 病史:患者,女,84 岁,以"发现左侧肢体无力 3 小时"入院。末次正常 05:00,发现时间:7:50。缘于入院前 3h 醒后发现左侧肢体无力,左侧上肢不能抬起,左侧下肢完全不能动弹,伴口角歪斜、言语不利,无头痛、无大小便失禁、人事不清。外院急诊行头颅 CT 未见新鲜梗死灶及出血灶,予改善循环等处理后转诊我院。查颅脑 CT 阅片:未见新鲜梗死灶及出血灶;CTA:右侧颈内动脉末段闭塞,右侧大脑中动脉闭塞;CTP:右侧大脑半球低灌注。

(2) 既往史:多年持续性心房颤动病史(具体不详),无心力衰竭、糖尿病、高血压、冠心病、外周血管病、脑卒中。

(3) 神经系统查体:体重:60kg。NIHSS 评分 10 分。神志清楚,构音清晰,言语不利,对答切题,反应灵敏,查体合作,双眼球向右侧不全凝视,无眼震,无复视,左侧鼻唇沟稍变浅,左侧口角稍低垂,伸舌居中,右侧上肢近端肌力 M_5,远端肌力 M_5,右侧下肢近端肌力 M_5,远端肌力 M_5,左侧上肢近端肌力 M_2,远端肌力 M_2,左侧下肢近端肌力 M_0,远端肌力 M_0,左侧病理征阳性。

(4) 辅助检查:

血常规:白细胞 $5.93×10^9$/L,血红蛋白 126 g/L,血小板 $207×10^9$/L。

凝血四项:正常。

血糖:5.75 mmol/L。

心电图:心房纤颤,部分 T 波改变。

影像学检查:头颅 CT 示未见出血灶及明显的低密度灶,CTA 示右侧颈内动脉末段闭塞,右侧大脑中动脉闭塞,CTP 示右侧大脑半球低灌注,核心梗死区 16 mL,缺血半暗带 117 mL,不匹配比例 8.3(图 7 - 50)。

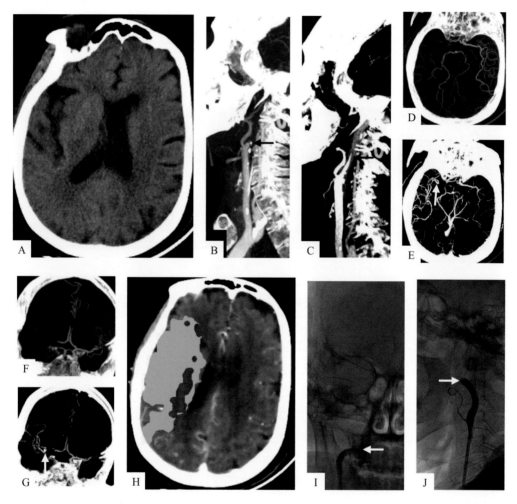

图 7 - 50　取栓术前影像评估

注:A. 头颅 CT 平扫未见出血灶及明显的低密度灶;B(动脉早期)、C(动脉晚期). CTA 矢状位提示右侧颈内动脉起始段闭塞,晚期与早期闭塞部位不一致(箭头所指),提示右侧颈内动脉假性闭塞;D(动脉早期)、E(动脉晚期). CTA 水平位提示右侧颈内动脉颅内段并右侧大脑中动脉闭塞,晚期提示代偿返流回来的血流至大脑中动脉分叉处(箭头所指);F(动脉早期)、G(动脉晚期). CTA 冠状位提示右侧颈内动脉颅内段并右侧大脑中动脉闭塞,晚期提示代偿返流回来的血流至大脑中动脉分叉处(箭头所指);H. CTP:右侧大脑半球低灌注,核心梗死区 16 mL,缺血半暗带 117 mL,不匹配比例 8.3;I. DSA(正位)、J(侧位). 示右侧颈内动脉颈段中段以远未见显影(箭头所指)。

2. 临床诊断

①急性右侧颈内动脉供血区脑梗死(心源性栓塞);②右侧颈内动脉颅内段并右侧大脑中动脉闭塞(颈动脉"L"型栓塞)。

病情分析:患者为老年女性,有房颤病史,CTA 及 DSA 提示右侧颈内动脉颅内段并右侧大脑中动脉("L"型栓塞)。

3. 介入治疗

(1) 手术策略:经股动脉入路行 BGC 辅助下中间导管联合支架取栓。

(2) 手术耗材:

导引导管:8F BGC(Flowgate2),内径 0.084 in,长度 95 cm;

导丝:泥鳅导丝,直径 0.035 in,长度 180 cm;

微导管:Rebar 18,内径 0.021 in,长度 153 cm;

微导丝:Synchro,直径 0.014 in,长度 200 cm;

中间导管:6F Catalyst,外径近端 0.071 in,远端 0.068 in,内径 0.060 in,长度 132 cm;

取栓支架:Solitaire FR 6×30 mm;

普通肝素 20 mg。

(3) 手术过程(图 7-51):持续静脉镇静中,取右侧股动脉为穿刺点,右侧股动脉置入 8F 导管鞘,8F BGC 到位后手推造影剂示:右侧颈内动脉 C1 中段以远闭塞(图 7-51A、B)。沿 8F BGC 送入 6F 中间管,微导管在微导丝辅助下送至右侧大脑中动脉,撤出微导丝,用 5 mL 注射器回抽有回血,实在真腔。沿微导管将 Solitaire FR 6×30 mm 送至右侧大脑中动脉上干近端,待支架完全覆盖住血栓后释放支架(图 7-51C),造影示前向血流缓慢,右侧大脑中动脉上干显影淡(图 7-51D)。在 V18 支撑下将 Flowgate2 BGC 送至右侧颈内动脉 C1 段远端,将中间管送至 C5 段靠近血栓,撤出 V18 导丝,充盈 BGC 球囊(图 7-51E 箭头所指),用 50 mL 注射器持续抽吸 BGC 及中间管,在双重抽吸下回撤中间管及支架,取出数个暗红色血栓,最大约 3 mm×3 mm×1.5 mm,BGC 负压回抽无回血,考虑血栓堵管,在 BGC 持续负压抽吸下,用微导管及支架在右侧颈内动脉 C1 末端至 C3 段进行 BGC 口刮栓 5 次 BGC 有回血,手推造影剂示远端血流通畅,eTICI 分级 3 级(图 7-51F、G)。泄 BGC 球囊后,造影示右侧大脑中动脉远端各分支显影,前向血流通畅,行 Dyna CT 未见渗出。

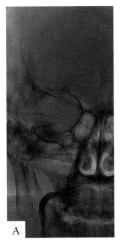
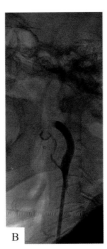
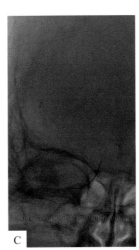
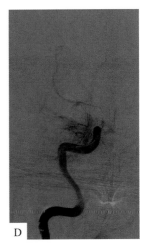

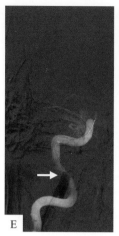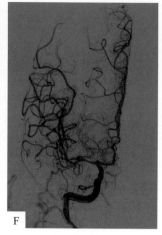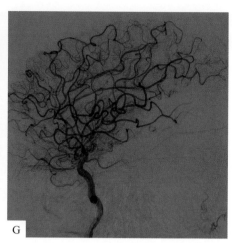

图 7-51　手术操作过程

（4）术后管理及随访（图 7-52）：术后予控制血压、脱水降颅压、他汀类稳定斑块等处理，患者左侧肢体肌力有所好转。查体：NIHSS 评分 15 分，神志清楚，左侧肢体肌力 M_{5-}，右侧肢体肌力 M_5。术后 48h 头颅 MRI 检查：DWI 序列提示左侧基底节急性脑梗死，梗塞面积 0mL（图 7-52A、B）。MRA 提示右侧颈内动脉、右侧大脑中、前动脉分支及血流通畅（图 7-52C）。术后 90d 随访 mRS 评分 1 分。

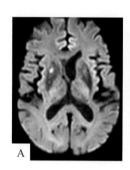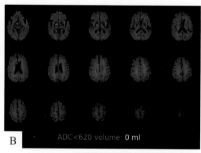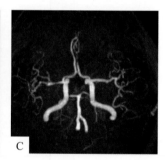

图 7-52　术后磁共振及 CTA、CTP

（三）病例 3：右侧颈内动脉颅内段栓塞

1. 临床表现

（1）病史：患者，男，79 岁，因"被发现左侧肢体无力 1.5 小时"入院。最后正常时间 19：00，发现时间为次日凌晨 05：00。缘于入院前 1.5h 无明显诱因被发现左侧肢体无力，表现为左侧上肢抬举困难，无法独立行走，伴言语含糊，反应迟钝，无意识不清，无头痛、呕吐，无肢体抽搐等，在外未诊治，症状无明显好转或加重转我院。急诊完善颅脑 CT 未见出血及占位，CTA 提示右侧颈动脉闭塞。

（2）既往史：3 年前行心脏瓣膜置换，合并心房颤动（持续性），术后口服华法林，已停药 1 月余。

（3）神经系统查体：体重：60kg。NIHSS 评分 10 分。神志清楚，构音含糊，言语稍不利,对答切题,反应迟钝,双眼球向右部分凝视,无眼震,无复视,左侧鼻唇沟浅,左侧口角低,伸舌偏左,右侧上、下肢肌力 M_5,左侧上肢近端肌力 M_3,远端肌力 M_2,左侧下肢近端肌力 M_3,远端肌力 M_2,双侧病理征未引出。

（4）辅助检查：

血常规:白细胞 $6.68×10^9$/L,血红蛋白 146 g/L,血小板 $156×10^9$/L。

凝血四项:正常。

血糖:5.46 mmol/L。

心电图:心房纤颤,部分 ST 段改变。

影像学检查:头颅 CT 未见出血灶及新鲜梗死灶;CTA 示右侧颈内动脉起始段闭塞;CTP 示右侧大脑半球低灌注:核心梗死 41 mL,缺血半暗带 80 mL,不匹配比值 3.0(图 7 - 53)。

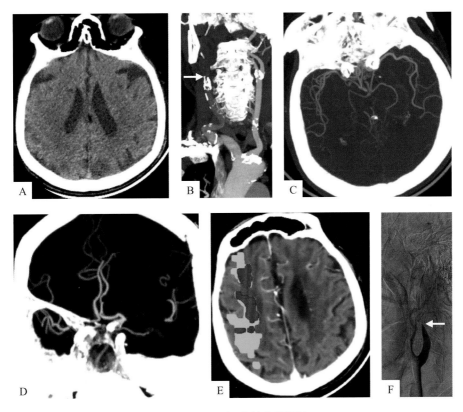

图 7 - 53　取栓术前影像评估

注:A. 头颅 CT 平扫未见出血灶及梗死灶;B. CTA 示右侧颈内动脉起始段闭塞(箭头所指);C(水平位)、D CTA(冠状位).示双侧大脑中动脉、大脑前动脉主干及分支血流通畅;E. CTP:右侧大脑半球低灌注,核心梗死 41 mL,缺血半暗带 80 mL,不匹配比值 3.0;F. DSA(侧位)手推造影剂示右侧颈内动脉颈段中段以远未见显影(箭头所指)。

2. 临床诊断

①急性右侧颈内动脉供血区脑梗死(心源性栓塞);②右侧颈内动脉颅内段闭塞。

病情分析:患者为老年男性,有心脏瓣膜置换及房颤病史,CTA 及 DSA 提示右侧颈内动脉颅内段闭塞。结合病史,考虑心源性栓塞可能性大。

3. 介入治疗

(1) 手术策略:经股动脉入路行 BGC 辅助下中间导管联合支架取栓。

(2) 手术耗材:

导引导管:8F BGC(Flowgate2),内径 0.084 in,长度 95 cm;

导丝:泥鳅导丝,直径 0.035 in,长度 180 cm;

微导管:Rebar 18,内径 0.021 in,长度 153 cm;

微导丝:Synchro,直径 0.014 in,长度 200 cm;

中间导管:6F Catalyst,外径近端 0.071 in,远端 0.068 in,内径 0.060 in,长度 132 cm;

取栓支架:Solitaire AB 6×30 mm;

普通肝素 10 mg。

(3) 手术过程(图 7-54):持续静脉镇静中,右股动脉留置 8F 鞘,5F 造影管造影发现右侧颈内动脉造影剂滞留于 C1 段,眼动脉未见明显向颅内代偿血流,大脑中动脉和大脑前动脉未见显影(图 7-54A)。在泥鳅导丝导引、路图辅助下,将 8F BGC 超选进入右颈总动脉,中间导管顺利置于颈内动脉 C1 段,微导管在微导丝辅助下至大脑中动脉 M1 段起始。撤出微导丝,沿微导管送入 Solitaire 6×30 mm 支架至右侧大脑中动脉 M1 段起始部(图 7-54B),并完全覆盖血栓段后释放。支架打开满意,造影示右侧颈内动脉 C2~C6 段可见血栓影(图 7-54C、D),中间导管内置入 V18 导丝增加支撑,支架锚定下,BGC 推送至 C1 远端后将球囊充盈(图 7-54E 箭头所指)。中间导管贴近血栓近端,同时撤出支架,微导管及中间导管,此过程中用 50 mL 自制负压器保持中间导管及 BGC 持续负压抽吸,取出血栓,BGC 回血通畅,泄球囊复查造影右侧颈内动脉再通成功,远端右侧大脑中动脉和右侧大脑前动脉各分支显影良好,eTICI 分级为 3 级(图 7-54F、G)。行 Dyna CT 未见高密度灶,遂结束手术,未中和肝素,保留右股动脉鞘,以无菌纱布覆盖。

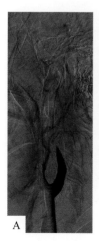 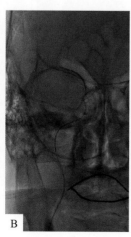 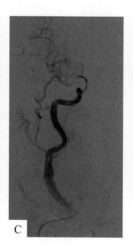 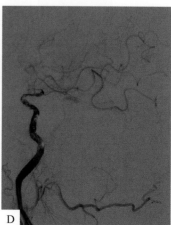

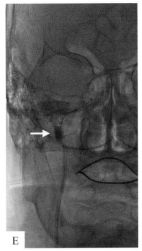
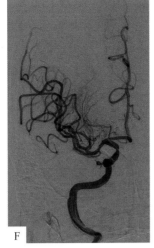
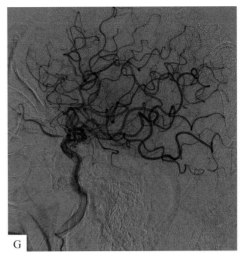

图 7 - 54 手术操作过程

（4）术后管理及随访（图 7 - 55）：术后予控制血压、他汀类稳定斑块等处理，患者左侧肢体肌力有所好转。查体：NIHSS 评分 1 分，神志清楚，左侧肢体肌力 M_{5-}，右侧肢体肌力 M_5。术后 6 d 头颅 MRI 检查：DWI 序列提示左侧大脑半球急性脑梗死，梗塞面积 0 mL（图 7 - 55A、B）；MRA 提示右侧颈内动脉颅内段、右侧大脑中动脉、前动脉主干及其分支血流通畅（图 7 - 55C）。术后 90 d 随访 mRS 评分 0 分。

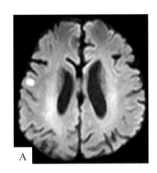
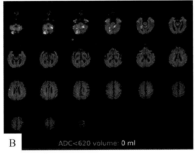
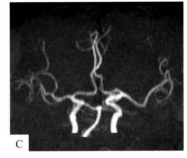

图 7 - 55 术后磁共振、CTA 和 CTP

（四）病例 4：左侧劲内动脉狭窄闭塞

1. 临床表现

（1）病史：患者，男，70 岁，以"突发右侧肢体无力 18 小时，加重 10 小时"入院。缘于入院 18 h 前无明显诱因突发右侧肢体无力，右侧肢体活动不灵，右上肢持物不稳，伴言语不利，偶伴有发作性视物模糊不清，头部胀痛不适，恶心感，症状可自行缓解，但反复发作 2～3 次，未诊治。10 h 前右侧肢体无力加重，行走不能，无呕吐，无对答不能、理解障碍，无大小便失禁、神志不清，无吞咽困难、饮水呛咳、呼吸困难等。至我院急诊，行头颅 CT 未见新鲜梗死灶及出血灶，CTA 示左侧颈内动脉闭塞，CTP 示左侧大脑半球大片低灌注。

（2）既往史：高血压病史，否认糖尿病、心脏病、心房纤颤病史。

（3）神经系统查体：血压：168/88 mmHg。体重：60 kg。NIHSS 评分 13 分，神志嗜睡，构音欠清，言语欠流利，对答尚可，反应尚可，查体尚合作，双眼球无凝视，无眼震，无复视，右侧鼻唇沟浅，右侧口角低，伸舌偏右，右侧上肢近端肌力 M_0，远端肌力 M_0，右侧下肢近端肌力 M_0，远端肌力 M_0，左侧上肢近端肌力 M_5，远端肌力 M_5，左侧下肢近端肌力 M_5，远端肌力 M_5。

（4）辅助检查：

血常规：白细胞 8.89×10^9/L，血红蛋白 140 g/L，血小板 207×10^9/L。

凝血四项：正常。

血糖：10.77 mmol/L。

心电图：窦性心律、正常心电图。

影像学检查：头颅 CT 未见新鲜梗死灶及出血灶，CTA 示左侧颈内动脉闭塞，CTP 示左侧大脑半球低灌注表现，核心梗死区 21 mL，缺血半暗带 215 mL，不匹配比例 11.2（图 7-56）。

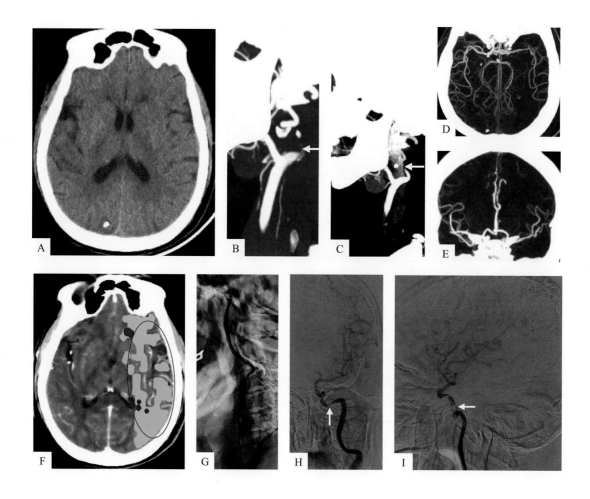

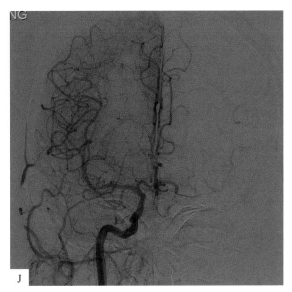
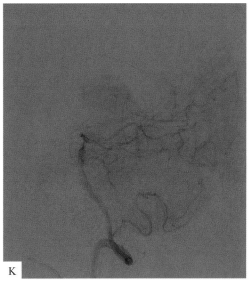

图 7 - 56　取栓术前影像评估

注:A. 头颅 CT 平扫未见新鲜梗死灶及出血灶;B(动脉早期)、C(动脉晚期). CTA 矢状位提示左侧颈内动脉起始段闭塞,动脉晚期与早期闭塞部位不一致(箭头所指),考虑颈动脉假性闭塞;D(水平位)、E(矢状位). CTA 示双侧大脑中、前动脉主干及分支血流通畅;F. CTP:左侧大脑半球及左侧大脑前动脉供血区低灌注(椭圆区域),核心梗死区 21 mL,缺血半暗带 215 mL,不匹配比例 11. 2;G. DSA(侧位)示左侧颈内动脉 C1 段未见明显异常;H DSA(正位)、I DSA(侧位). 左侧颈内动脉 C2 段重度狭窄,血流缓慢,左侧颈外动脉通过眼动脉代偿左侧颈内动脉,血流向上供应大脑中动脉,向下返流并与左侧颈内动脉前向血流汇合,C4~C5 段可见血栓影(箭头所指);J. DSA 示前交通开放,右侧颈内动脉通过前交通代偿左侧大脑前动脉;K. DSA 示后循环通过大脑后动脉脑膜支代偿左侧大脑中动脉供血区。

2. 临床诊断

①急性左侧颈内动脉供血区脑梗死(大动脉粥样硬化型);②左侧颈内动脉颅内段闭塞。

病情分析:患者为老年男性,既往有高血压病史,入院测血糖偏高,CTA 及 DSA 提示左侧颈内动脉 C2 段重度狭窄,远端血管可见血栓。

3. 介入治疗

(1) 手术策略:经股动脉入路行 BGC 辅助下中间导管联合支架取栓。

(2) 手术耗材:

导引导管:8F 史赛克 BGC(Flowgate2),内径 0.084 in,长度 95 cm;

导丝:泥鳅导丝,直径 0.035 in,长度 180 cm;

中间导管:6F Catalyst,外径近端 0.071 in,远端 0.068 in,内径 0.060 in,长度 132 cm;

微导管:Rebar 18,内径 0.021 in,长度 153 cm;

微导丝:Synchro,直径 0.014 in,长度 200 cm;

取栓支架:Solitaire AB 6×30 mm;

球囊:Maverick 2.5×15 mm;

普通肝素 20 mg。

(3) 手术过程(图 7 - 57):持续镇静中,右股动脉入路,留置 8F 鞘,5F 造影脉管造影示:左侧颈内动脉 C3 段重度狭窄,血流缓慢,左侧颈外动脉通过眼动脉代偿左侧颈内动脉。血流向上供应大脑中动脉,向下返流并与左侧颈内动脉前向血流汇合,C4~C5段可见血栓影(图7-57A、B)。8F Flowgate 2输送至左侧颈总动脉末端,中间导管在泥鳅导丝辅助下顺利输送至颈内动脉岩骨段,微导管在微导丝辅助下送至颈内动脉眼动脉段,退出微导丝,沿微导管输送 Solitare AB 6×30 mm 支架至远端,并完全覆盖血栓后释放(图7-57C)。造影示左侧颈内动脉 C4~C5 段血栓形成,C3 段重度狭窄(图7-57D、E),予 0.5 mg 替罗非班动脉负荷 0.4 mg/h 持续静脉泵入。约 4 min 后充盈 BGC,将中间导管、微导管及取栓支架同步撤出体外,此过程中保持中间导管负压抽吸,取出血栓,但 BGC 未见回血,采用 RTRS 技术取栓 2 次后 BGC 回血通畅,手推造影剂提示左侧颈内动脉复通。泄球囊造影示,左侧颈内动脉 C3 段重度狭窄(90%),左侧大脑中、前动脉血流通畅,eTICI 3 级(图7-57F、G),5 min 后远端血流减慢,将 Maverick 2.5×15 mm 球囊送至狭窄处在命名压下扩张,扩张后狭窄较前改善(残余狭窄约 70%)。动脉注入替罗非班 0.125 mg 观察约 20 min,未见狭窄处闭塞及狭窄回缩,过程中行 Dyna CT 示未见高密度影。造影示前向血流通畅,eTICI 3 级。

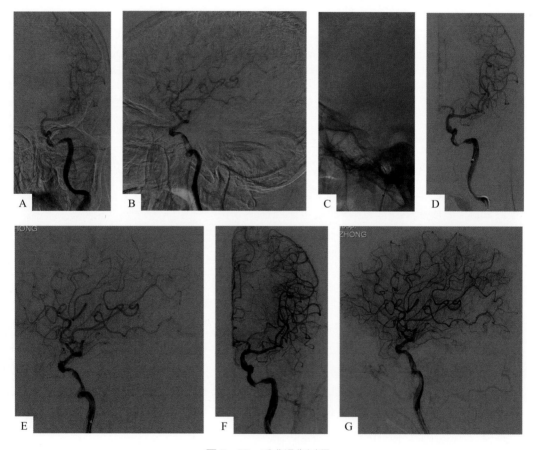

图7-57 手术操作过程

(4)术后管理及随访(图7-58):术后予静脉抗血小板聚集、控制血压、他汀类稳定斑块等处理,并桥接至口服双重抗血小板聚集,患者右侧肢体肌力有所好转。查体:NIHSS 评分 0 分,神志清楚,四肢肌力正常。术后 3 d 头颅 MRI 检查:DWI 序列提示左侧大脑半球急性脑梗死,梗塞面积 0 mL(图 7－58A、B)。MRA 提示左侧大脑中动脉、大脑前动脉血流通畅(图 7－58C)。左侧颈内动脉 C3 段重度狭窄(图 7－58D)。术后 90 d 随访 mRS 评分 0 分。

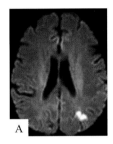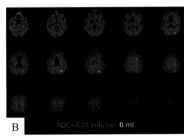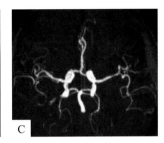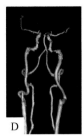

图 7－58 术后磁共振和 CTA 及 CTP

(五)病例 5:右侧颈内动脉颅内段栓塞并右侧大脑中动脉栓塞

1. 临床表现

(1)病史:患者,女,71 岁,以"突发左侧肢体不自主扭动 10 小时"入院。缘于入院前 10 h 无明显诱因突发左侧肢体不自主扭动,呈持续性,无肢体麻木、无力,无头晕、头痛、呕吐,无吞咽困难、饮水呛咳,无二便失禁、双眼上翻,在外未诊治,症状无明显好转。现就诊我院,急诊查头颅 CT 未见出血,CTA 提示右侧颈内动脉、右侧大脑中动脉闭塞。

(2)既往史:有心房纤颤病史,否认高血压、糖尿病、心脏病病史。

(3)神经系统查体:体重:65 kg。NIHSS 评分 0 分。神志清楚,构音清晰,言语流利,对答切题,反应灵敏,查体合作,双眼球活动自如,无眼震,无复视,双侧鼻唇沟对称,双侧口角对称,伸舌居中,颈右侧上肢近端肌力 M5,远端肌力 M5,右侧下肢近端肌力 M5,远端肌力 M5,左侧上肢近端肌力 M5,远端肌力 M5,左侧下肢近端肌力 M5,远端肌力 M5,浅感觉检查正常,深感觉检查正常,双侧病理征未引出。

(4)辅助检查:

血常规:白细胞 5.33×10^9/L,血红蛋白 140 g/L,血小板 182×10^9/L。

凝血四项:正常。

血糖:7.90 mmol/L。

心电图提示:心房纤颤、左心室肥大伴 ST－T 改变。

影像学检查:头颅 CT 未见出血灶及新鲜梗死灶,右侧大脑中动脉致密征,CTA 示右侧颈内动脉颅内段、大脑中动脉闭塞,CTP 示右侧大脑半球低灌注表现,核心梗死区 0 mL,缺血半暗带 46 mL(图 7－59)。

2. 临床诊断

①急性右侧颈内动脉供血区脑梗死(心源性栓塞);②右侧颈内动脉颅内段并右侧大脑中动脉分叉部栓塞(栓塞性串联)。

病情分析:患者为老年女性,既往有房颤病史,CTA 及 DSA 提示右侧颈内动脉颅内段

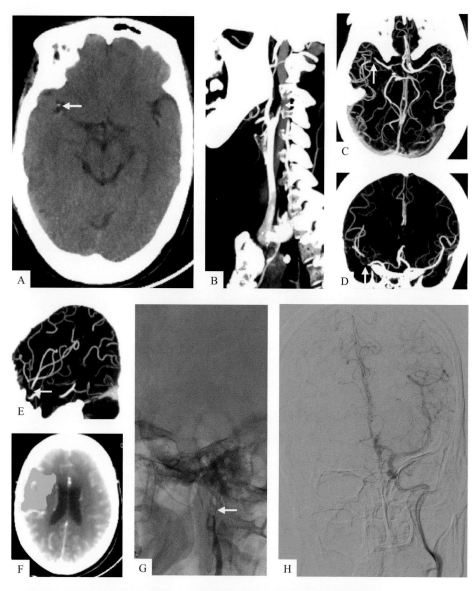

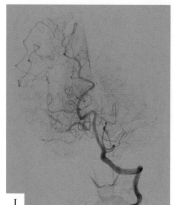

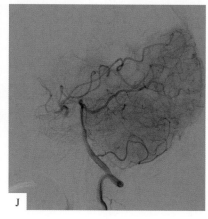

图 7-59　取栓术前影像评估

注：A. 头颅 CT 未见出血灶及新鲜梗死灶，右侧大脑中动脉致密征（箭头所指）；B. CTA 矢状位提示右侧颈内动脉 C1 以远闭塞，呈鼠尾征（箭头所指）；C（水平位）、D（冠状位）、E（侧位）. CTA 提示右侧大脑中动脉分叉部血栓（箭头所指）；F. CTP：右侧大脑半球低灌注，核心梗死区 0 mL，缺血半暗带 46 mL，不匹配比值＞1000；G. DSA（侧位）提示右侧颈内动脉颅内段闭塞（箭头所指）；H. DSA 示前交通开放，左侧颈内动脉通过前交通代偿右侧大脑前动脉；I、J. DSA 示后交通开放，后循环通过后交通及大脑后动脉代偿右侧大脑中动脉供血区，右侧大脑中动脉分叉部血栓。

并右侧大脑中动脉分叉部栓塞。

3. 介入治疗

（1）手术策略：经股动脉入路行 BGC 辅助下中间导管联合支架取栓。

（2）手术耗材：

导引导管：8F BGC（Merci），内径 0.078 in，长度 95 cm；

导丝：泥鳅导丝，直径 0.035 in，长度 180 cm；

中间导管：5F Navein，外径近端 0.070 in，远端 0.063 in，内径 0.058 in，长度 125 cm；

微导管：Rebar 18，内径 0.021 in，长度 153 cm；

微导丝：Synchro，直径 0.014 in，长度 200 cm；

取栓支架：Solitaire 6×30 mm；

普通肝素 20 mg。

（3）手术过程（图 7-60）：持续静脉镇静中，右侧股动脉入路，8F 导引导管在 4F 多功能导引导管辅助下送至右侧 C1 中段，手推造影剂示右侧颈内动脉颅内段闭塞（图 7-60A）。于路图及 4F 多功能导引导管辅助下，将 8F BGC 直接进入右颈内动脉颈段中段，中间管在微导管及微导丝辅助下送至右侧颈内动脉 C3 段，微导管在微导丝辅助下送至大脑中动脉 M2 段。沿微导管送入 Solitaire 6×30 mm 支架至右侧大脑中动脉 M2 段并完全覆盖血栓段后释放，支架打开满意（图 7-60B）。手推造影剂示右侧颈内动脉 C5 段以远未见显影（图 7-60C），约 6 min 后先将中间导管送至右侧颈内动脉眼动脉段并靠近血栓，予负压抽吸，同时将 8F BGC 用 0.7 mL 造影剂完全充盈球囊（图 7-60D 箭头所指），后予撤出微导管、支架及中间管，此过程 8F BGC 及中间导管保持负压抽吸，取出血栓。路图下示右侧颈内动脉颅内段、右侧大脑中动脉主干及上干血流通畅，下干闭塞（图 7-60E 箭头所指）。予泄球囊，采用上述方法再次将 Solitaire 6×30 mm 支架送至右侧大脑中动脉下干闭塞段并完全覆盖血栓段后释放，支架打开满意（图 7-60F），约 5 min 后采用上述方法进行取栓，取出血栓，BGC 回血通畅，泄球囊后，复查造影提示右侧颈内动脉颅内段、右侧大脑中动脉主干及其分支血流通畅，eTICI 3 级（图 7-60G、H）。手推造影剂示右侧颈内动脉 C1～C6 段血流通畅（图 7-60I），行 Dyna CT 检查无明显高密度灶，遂结束手术，未中和肝素，保留右股动脉鞘，以无菌纱布覆盖。

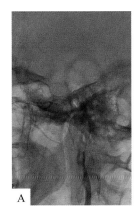
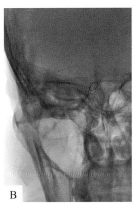
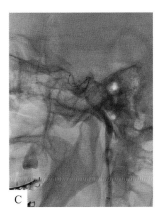
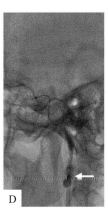

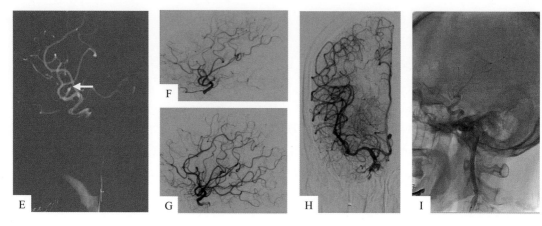

图 7 - 60 手术操作过程

（4）术后管理及随访：术后予控制血压、脱水降颅压、他汀类稳定斑块等处理，患者症状缓解。查体：NIHSS 评分 0 分，神志清楚，四肢肌力正常。术后 6 d 头颅 MRI 检查：DWI 序列提示右侧颞叶点状脑梗死灶，梗塞面积 0 mL（图 7 - 61A、B）。MRA 提示右侧颈内动脉大脑中动脉、大脑前动脉血流通畅（图 7 - 61C）。术后 90 d 随访 mRS 评分 0 分。

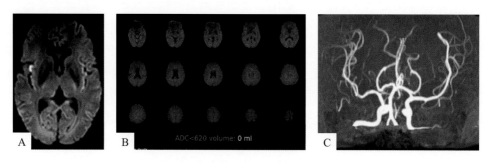

图 7 - 61 术后磁共振、CTA 和 CTP

（六）病例 6：右侧颈内动脉狭窄闭塞

1. 临床表现

（1）病史：患者，女，59 岁，以"左侧肢体无力 24 小时"入院。24 h 前无明显诱因出现左侧肢体无力，左上肢抬起困难、无法持物，无法独立行走，伴口角歪斜、言语不利，无头痛、头晕，无对答不能、理解障碍，无大小便失禁、人事不清，无吞咽困难、饮水呛咳、呼吸困难等，在外未诊治，症状有所加重。我院急诊行头颅 CT 未见出血灶及占位性病变，CTA 示右侧颈内动脉闭塞，CTP 示右侧大脑半球大片低灌注。

（2）既往史：高血压病史，否认糖尿病、心脏病、心房纤颤病史。

（3）神经系统查体：NIHSS 评分 6 分。神志清楚，构音清晰，言语流利，对答切题，反应灵敏，查体合作，左侧鼻唇沟浅，左侧口角低，右侧上肢近端肌力 M_5，远端肌力 M_5，右侧下肢近端肌力 M_5，远端肌力 M_5，左侧上肢近端肌力 M_4，远端肌力 M_4，左侧下肢近端肌力 M_4，远端肌力 M_4。

（4）辅助检查：

血常规：白细胞 13.16×10^9/L，血红蛋白 165 g/L，血小板 194×10^9/L。

凝血四项：正常。

血糖：26.23 mmol/L。

心电图：窦性心律、正常心电图。

影像学检查：头颅 CT 示右侧基底节、额叶脑梗死，CTA 示右侧颈内动脉闭塞，CTP 示右侧大脑半球低灌注表现（椭圆区域），核心梗死区 2 mL，缺血半暗带 87 mL，不匹配比例 44.5（图 7-62）。

2. 临床诊断

①急性右侧颈内动脉供血区脑梗死（大动脉粥样硬化型）；②右侧颈内动脉颅内段闭塞（狭窄可能）。

病情分析：患者为老年女性，既往有高血压病史，入院测血糖偏高，CTA 及 DSA 提示右侧颈内动脉单纯颅内段闭塞，眼动脉开放代偿。

3. 介入治疗

（1）手术策略：经股动脉入路行 BGC 辅助下支架取栓。

（2）手术耗材：

导引导管：8F 史赛克 BGC（Flowgate2），内径 0.084 in，长度 95 cm；

导丝：泥鳅导丝，直径 0.035 in，长度 180 cm；

中间导管：6F Catalyst，外径近端 0.071 in，远端 0.068 in，内径 0.060 in，长度 132 cm；

微导管：Prowler Select plus，内径 0.021 in，长度 150 cm；

微导丝：Synchro，直径 0.014 in，长度 200 cm；

ASAHI，直径 0.014 in，长度 200 cm；

取栓支架：Solitaire 4×20 mm，6×30 mm；

普通肝素 20 mg。

（3）手术过程（图 7-63）：持续镇静中，右股动脉入路，留置 8F 鞘，5F 造影管造影示右侧颈内动脉 C1 近段以远未见显影（图 7-63A 箭头所指），眼动脉开放，右侧颈外动脉通过眼动脉代偿右侧大脑中动脉供血区（图 7-63B）。8F BGC 直接进入右颈内动脉颈段，造影示右侧颈内动脉 C4 段闭塞（箭头所指），眼动脉开放，右侧颈外动脉通过眼动脉代偿右侧颈内动脉眼动脉段（图 7-63C 箭头所指），沿 BGC 送入中间导管至右侧颈内动脉海绵窦段。微导管在微导丝（Synchro）辅助下沿血管通过血栓闭塞段困难，换用微导丝（Asahi）顺利到达大脑中动脉 M2 段。微导管手推造影剂见真腔，拟沿微导管送入 Solitaire 6×30 mm 支架至右侧颈内动脉 C6 段失败，改用 Solitaire 4×20 mm 支架输送至右侧颈内动脉 C6 段并完全覆盖血栓段后释放，支架打开后前向血流恢复（图 7-63D）。约 15 min 后先充盈 BGC 的球囊（图 7-63E 箭头所指），回撤支架、微导管及中间导管取栓，此过程中用 50 mL 注射器保持负压抽吸，取出血栓，复查造影右侧颈内动脉再通，右侧颈内动脉 C6 段 60% 狭窄，右侧大脑中、前动脉主干及其分支血流通畅，eTICI 分级 3 级（图 7-63F、G）。行 Dyna CT 示未见高密度灶，继续观察 30 min，多次复查造影提示右侧颈内动脉 C6 段局部狭窄无回缩，血流通畅，遂结束手术，未中和肝素，保留右股动脉鞘，以无菌纱布覆盖。

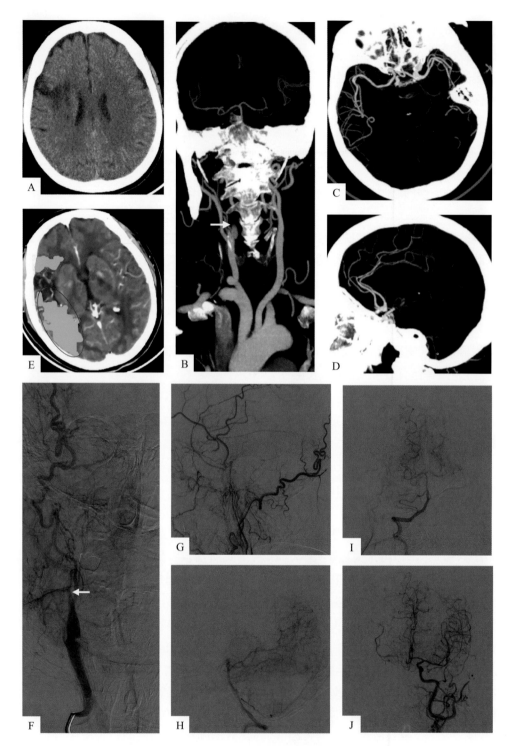

图 7 - 62　取栓术前影像评估

注：A.头颅CT示右侧基底节、额叶脑梗死；B.CTA冠状位提示右侧颈内动脉起始段闭塞（箭头所指）；C（水平位）、D（矢状位）.CTA示双侧大脑中、前动脉主干及分支血流通畅；E.CTP：右侧大脑半球低灌注表现（椭圆区域），核心梗死区 2 mL，缺血半暗带 87 mL，不匹配比例 44.5；F.DSA（侧位）示左侧颈内动脉 C1 段近段以远段未见显影（箭头所指）；G.DSA示眼动脉开放，右侧颈外动脉通过眼动脉代偿右侧大脑中动脉；H、I.DSA示右侧大脑后动脉通过脑膜支代偿右侧大脑中动脉供血区；J.DSA示前交通开放，左侧颈内动脉通过前交通代偿右侧大脑前、中动脉。

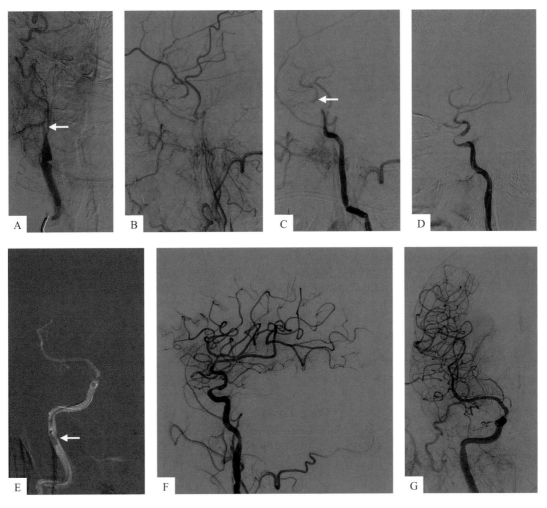

图 7-63　手术操作过程

（4）术后管理及随访（图 7-64）：术后予静脉抗血小板聚集、控制血压、他汀类稳定斑块等处理，并桥接至口服双联抗血小板聚集，患者左侧肢体肌力有所好转。查体：NIHSS 评分 2 分，神志清楚，左侧肢体肌力 M$_4$。术后 3 d 头颅 MRI 检查：DWI 序列提示右侧大脑半球急性脑梗死，梗塞面积 16 mL（图 7-64A、B）；MRA 提示右侧颈内动脉颅内段重度狭窄，右侧大脑中动脉、大脑前动脉血流通畅（图 7-64C）。术后 90 d 随访 mRS 评分 0 分。

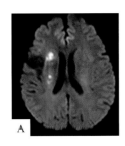
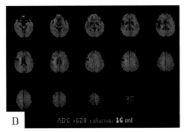
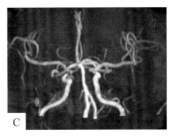

图 7-64　术后磁共振

（七）病例 7：左侧颈内动脉 C7 段狭窄闭塞

1. 临床表现

（1）病史：患者，男性，66 岁，因"发现右侧肢体无力 6 小时"入院。缘于入院前 6h 于醒后发现右侧肢体无力，表现为右侧肢体上抬费力，无法独立行走，伴言语含糊不利，反应迟钝，理解能力差，无呕吐、肢体抽搐、神志不清等，在外未诊治，症状有所加重。我院急诊行头颅 CT 未见新鲜梗死灶及占位性病变；CTA 示左侧颈内动脉闭塞；CTP 示左侧大脑半球大片低灌注。

（2）既往史：高血压病史，否认糖尿病、心脏病、心房纤颤病史。

（3）神经系统查体：血压：150/65 mmHg，NIHSS 评分 16 分。神志清楚，混合性失语，查体不合作，双瞳孔等大等圆，对光灵敏，双眼球向左侧部分凝视，右侧鼻唇沟浅，右侧口角低，伸舌欠合作，心律齐，各瓣膜听诊区未闻及病理性杂音，四肢肌力检查不配合，左侧肢体可见自主活动，右侧肢体活动差，深浅感觉检查不配合，右侧巴氏征阳性。

（4）辅助检查：

血常规：白细胞 11.53×10^9/L，血红蛋白 143 g/L，血小板 154×10^9/L。

凝血四项：D–二聚体 1331.00 ng/mL。

血糖：6.2 mmol/L。

心电图：窦性心律、正常心电图。

影像学检查：头颅 CT 示左额顶叶脑梗死，CTA 示左侧颈内动脉末段闭塞，CTP 示左侧大脑半球低灌注表现（椭圆区域），核心梗死区 26 mL，缺血半暗带 195 mL，不匹配比例 8.5（图 7–65）。

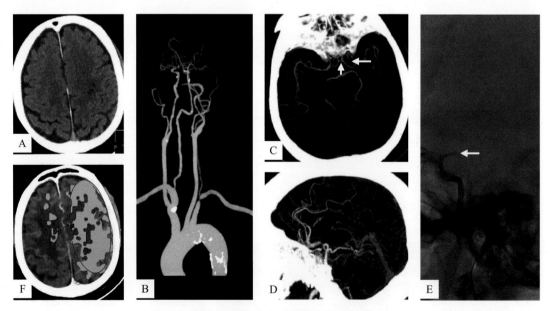

图 7–65 取栓术前影像评估

注：A. 头颅 CT 示左额顶叶脑梗死；B. CTA 提示 2 型弓；C（水平位）. CTA 示左侧颈内动脉末段闭塞（长箭头所指），前交通开放（短箭头所指），右侧颈内动脉通过前交通代偿左侧大脑中动脉；D（矢状位）. 双侧大脑前、基底动脉及其分支血流通畅；E. DSA（侧位）示左侧颈内动脉 C7 段闭塞（箭头所指）；F. CTP：左侧大脑半球低灌注表现（椭圆区域），核心梗死区 26 mL，缺血半暗带 195 mL，不匹配比例 8.5。

2. 临床诊断

①急性左侧颈内动脉供血区脑梗死(大动脉粥样硬化型);②左侧颈内动脉颅内段闭塞(狭窄)。

病情分析:患者为老年男性,否认房颤病史,CTA 及 DSA 提示左侧颈内动脉颅内段闭塞,前交通开放;考虑狭窄基础上闭塞。

3. 介入治疗

(1) 手术策略:经股动脉入路行 BGC 辅助下+取栓支架保护下球囊扩张+支架取栓术(BASIS 技术)。

(2) 手术耗材:

导引导管:8F 大禹 BGC,内径 0.084 in,长度 95 cm;

导丝:泥鳅导丝,直径 0.035 in,长度 180 cm;

中间导管:6F Catalyst,外径近端 0.071 in,远端 0.068 in,内径 0.060 in,长度 132 cm;

微导管:Trevo Pro 18,内径 0.021 in,长度 150 cm;

微导丝:Synchro,直径 0.014 in,长度 200 cm;

球囊:Sacspeed 球囊 2.5×15 mm;

取栓支架:Syphonet 6×35 mm;

普通肝素 20 mg。

(3) 手术过程(图 7 - 66):取右侧股动脉为穿刺点,以改良 Seldinger 技术穿刺右股动脉成功后,留置 8F 鞘,给予半量肝素化。在泥鳅导丝、4F 多功能管导引下将 8F 通桥 BGC 送至左侧颈内动脉 C1 段,手推造影剂发现左侧颈内动脉 C7 段闭塞,TICI 分级:0 级(图 7 - 66A 箭头所指)。沿 BGC 送入中间导管,微导管在微导丝辅助下沿血管小心通过血管闭塞段到左侧大脑中动脉 M2 远端。退出微导丝,微导管回血通畅。沿微导管送入 Syphonet 6×35 mm 支架并释放。支架打开满意。造影见左侧颈内动脉 C7 段重度狭窄(图 7 - 66B 箭头所指),左侧大脑中动脉 M1 远端及 M2 下干起始部重度狭窄(图 7 - 66B 短箭头所指),左侧大脑中动脉远端显影尚可。路图下,利用交换技术撤出微导管并将中间导管上高至颈内动脉狭窄近端,将 Sacspeed 球囊 2.5×15 mm 沿支架导丝输送至左侧颈内动脉 C7 段越过狭窄段,接压力泵在命名压 6 atm 下行狭窄段扩张(图 7 - 66C 箭头所指),球囊扩张 5 min 后泄除球囊,手推造影剂及造影见左侧颈内动脉 C7 段狭窄明显改善,左侧大脑中动脉及大脑前动脉各干显影可,未见血栓异位(图 7 - 66D)。在路图下,8F BGC 上高至左侧颈内动脉 C1 段远端,使用 1 mL 注射器充盈通桥 BGC 球囊(图 7 - 66E 箭头所指),上高 Catalyst6 中间导管靠近支架后撤出支架及中间导管,此过程中用 50 mL 注射器保持负压抽吸血液,抽拉未见血栓,BGC 回抽血通畅,BGC 前端球囊泄气造影见左侧大脑中、前动脉血流通畅,eTICI 分级 3 级(图 7 - 66F、G),行 Dyna CT 未见明显异常(图 7 - 66H、I)。分别观察 15、25 min 后复查造影见左侧颈内动脉 C7 段及左侧大脑中动脉、大脑前动脉显影佳,手术完毕,未中和肝素,局部以无菌纱布加压包扎固定。

(4) 术后管理及随访(图 7 - 67):术后予静脉抗血小板聚集、控制血压、他汀类稳定斑块等处理,并桥接至口服双重抗血小板聚集,患者左侧肢体肌力有所好转。查体:NIHSS 评分

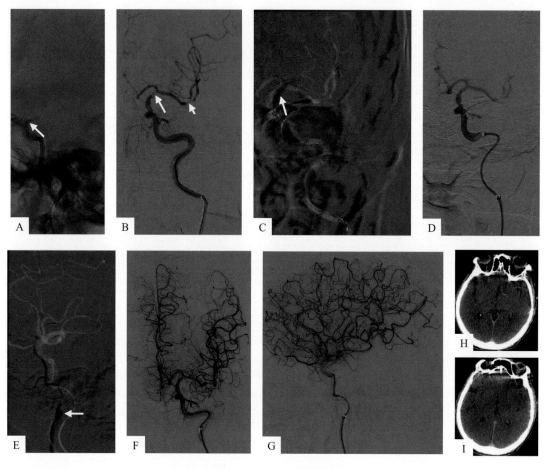

图 7-66 手术操作过程

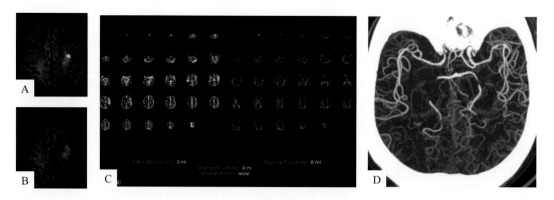

图 7-67 术后磁共振、CTA 和 CTP

2 分,神志清楚,右侧鼻唇沟浅,右侧肢体肌力正常。术后 9 d 头颅 MRI 检查:DWI 序列提示左侧大脑半球急性脑梗死(图 7-67A、B)。CTP 提示左侧大脑半球无低灌注(图 7-67C)。CTA 示左侧大脑中动脉血流通畅(图 7-67D)。术后 90 d 随访 mRS 评分 0 分。

二 病例讨论

（一）背景及诊断

颈内动脉颅内段闭塞是急性颅内大动脉闭塞常见的类型，占 25%～35%。据血栓位置可分为单纯颈动脉颅内段闭塞（图 7-68A）；颈动脉"T"型闭塞（图 7-68B），即累及颈内动脉颅段、大脑中动脉、大脑前动脉 A1 段；颈动脉"L"型闭塞（图 7-68C），即累及颈内动脉颅段、大脑中动脉。据闭塞下流区域的灌注情况分为功能单纯颈动脉颅内段闭塞、功能"T"型闭塞、功能"L"型闭塞，如颈动脉"T"型闭塞，血栓累及颈内动脉颅内段、大脑中动脉、大脑前动脉 A1 段，但对侧颈动脉通过前交通代偿患侧大脑前的血流，则称为功能性"L"型闭塞，功能性"T"型闭塞是 3 种颈内动脉闭塞模式功能预后最差的一种。还有学者据 Wills 环代偿情况，将颈内动脉末段闭塞分为简单颈内动脉末段闭塞和复杂颈内动脉末段闭塞。简单颈内动脉末段闭塞分为颈动脉"T"型闭塞和颈动脉"L"型闭塞，其定义与按血栓位置分级一样。复杂型则分为 5 型，1 型血栓累及 A2 段或前交通发育不良，阻止了大脑前动脉脑膜支代偿（图 7-69A），2 型是血栓累及同侧的大脑后动脉（图 7-69B），3 型是 1 型和 2 型的组合（图 7-69C），4 型是对侧大脑前动脉缺如（图 7-69D），5 型是伴有对侧颈动脉闭塞（图 7-69E），其中简单型颈动脉闭塞与良好预后呈正相关（OR= 6.1）。颈内动脉颅内段闭塞导致的临床症状变异性较大，可从无症状到短暂性脑缺血发作或中重度的缺血性卒中。其临床症状与侧支代偿密、闭塞特点、脑血管反应性及血流动力学障碍因素、闭塞病因有关。一般来讲，颈动脉 T 字部闭塞，特别是功能颈动脉 T 字部闭塞的预后较其他类型差。颈动脉颅内段闭塞也可出现动脉-动脉栓塞，导致颅内动脉闭塞，这种病变广义上也称为串联病变。

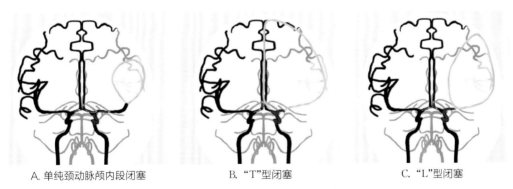

| A. 单纯颈动脉颅内段闭塞 | B. "T"型闭塞 | C. "L"型闭塞 |

图 7-68 颈内动脉颅内段闭塞类型

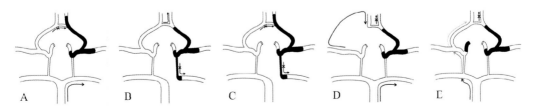

图 7-69 复杂颈内动脉末段闭塞分型

颈动脉颅内段闭塞的病因包括大动脉粥样硬化、栓塞、夹层等。颈动脉"T"型闭塞一般是栓塞。颈动脉颅内段闭塞，尤其是眼动脉以近的部位闭塞，因颈动脉下流区域无分流血管，因此可以表现为假性闭塞。术前多时相 CTA 检查在真假性闭塞尤为重要，同时对颈动脉闭塞分型也有指导作用。

（二）治疗方法

1. 血管内介入治疗

急性颈内动脉颅内段闭塞首选血管内介入治疗，尽早开通闭塞的颈内动脉段；常用的血管内介入治疗技术包括机械取栓、抽吸、球囊扩张术及支架成型术。一般选择股动脉入路，对于复杂血管条件、股动脉入路困难时，可以根据具体情况选择桡动脉入路或腋动脉入路或颈动脉穿刺等。

2. 药物治疗/外科手术

如果颈内动脉颅内段闭塞的病因是狭窄或者夹层，那么术中则需要抗血小板聚集，临床上首选静脉使用糖蛋白 Ⅱb/Ⅲa 受体拮抗剂抗（如替罗非班等），部分栓塞的病例若需要植入支架，也需要使用静脉抗血小板聚集。

3. 可能的并发症

介入治疗中常见的并发症或风险包括血栓脱落远端栓塞或新血管流域栓塞、动脉夹层、出血转化、恶性脑水肿脑疝等。

（三）策略选择及技术要点

对于颈动脉颅内段闭塞，往往血栓负荷量大，因此对于颈动脉颅内段闭塞一般会选用 BGC+中间导管+取栓支架，也称为 BADDASS 技术。BGC 可以阻断颈动脉的前向血流，有利于血栓的取出，减少血栓异位的风险。中间导管一般选择大腔中间导管，但 BGC 比普通导引管的腔小，因此限制了大腔中间导管的应用。第一代 BGC（MERCI），其内腔是 0.078in，因此其适配 5F 的中间导管，其内腔为 0.055～0.058in，第二代 BGC（Flowgate2），其内腔为 0.084in，因此他可能适配部分 6F 的中间导管，如 Catalyst 6、Catalyst7，正常中间导管的外径小于 BGC 内径 0.02in 以上，那么中间导管则可以通过 BGC。近期也有国产的 BGC 可选择。取栓支架一般选择较长的，可以提高取栓效率。

BADDASS 技术处理颈内动脉颅内段大负荷量血栓可能出现一个问题，那就是 BGC 内腔小，大负荷血栓可能会堵住 BGC，导到 BGC 回血不通畅，如果出现这个问题，可以按照我们中心提出的 RTRS 技术进行处理（图 7－70）。颈内动脉颅内段闭塞，采用 BADDASS 技术，BGC+中间导管+取栓支架（图 7－70A），充盈 BGC 球囊，然后负压下撤出取栓支架及中间导管（图 7－70B），BGC 口被血栓盖住，负压抽吸装置无回流，保持 BGC 的球囊处于充盈状态，微导管内套取栓支架直接推送至导引导管头端不远处（图 7－70C），释放取栓支架（图 7－70D），释放完无需等待，负压下撤离取栓支架（图 7－70E），重复图 7－70C 和图 7－70D 操作，直到 BGC 回血通畅，手推造影剂提示血管通畅，泄球囊造影（图 7－70F）。RTRS 技术有几个需要注意的，首先是如果 BGC 不回血，要保持持续充盈，同时忌造影或手推造影剂，因这些操作都会导致 BGC 管头的血栓向颅内迁移。其次，BGC 持续血流阻断下，进行反复支架取栓，直到 BGC 回血通畅，且支架上无血栓。当 BGC 无回血，但取栓支架未能取出血栓时,需要注意可能有以下的问题存在,一是 BGC 管头被迂曲的血管壁盖住,二是颅内的血栓未被取下来。如何鉴别这两种情况,可以采取以下两种方法。第一种是 BGC 球囊保持充盈,保持负压抽吸下,将 BGC 向下撤些距离,如果有回血,且回血通畅,就可以手推造影剂观察回流情况;如果血管复通,则可以泄球囊进行造影,如果没有回血则进行第二种方法。第二种方法是 BGC 球囊保持充盈,微导管在微导丝辅助下送至颈动脉末段,将取栓支架半释放在颈动脉末段,然后泄球囊进行造影,如果是血管复通,则原位回收支架,如果血管未复通,则进行第 2 次取栓。RTRS 技术有几个小诀窍,第一是微导管和取栓支架复合体快速重装。BADDASS 技术退出取栓支架和中间导管时,可将微导管和取栓支架从中间导管退出,支架头端被顶出微导管部分,快速将取栓支架的血栓清洗干净后,再将取栓支架回纳到微导管;第二,微导管和取栓支架复合体最高可送至颈动脉海绵窦段。

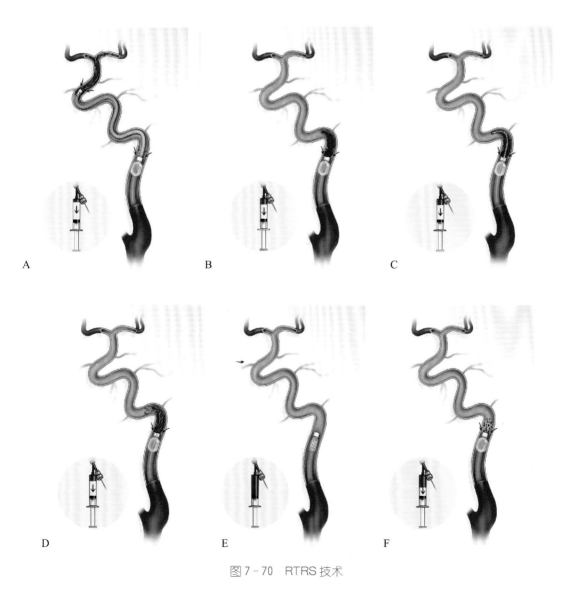

图 7 - 70　RTRS 技术

颈动脉闭塞有个特殊闭塞类型,也就是颈动脉闭塞复杂分型中的 5 型,双侧大脑前动脉由闭塞侧颈内动脉供应。此类型闭塞有几个特点,第一是大脑前动脉 A1 段供应双侧大脑前动脉(临床俗称"一拖三"),因此决定大脑前动脉 A1 段管径及血流量均不比同侧大脑中动脉的差,因此大脑前动脉 A1 段的血栓负荷不低于大脑中动脉;第二是在取栓的过程中,没有对侧前交通动脉血流的作用,A1 段的血栓往 A2 逃逸的概率更高。因此针对此类型病变推荐双支架技术(图 7 - 71)。

双支架技术采用双微导管技术,即先后将 2 条微导管送至大脑前及大脑中动脉(图 7 - 71A),双支架沿微导管先后到达靶血管并依次交替释放支架覆盖血栓,3 min 左右,充盈 BGC(图 7 - 71B),在保持负压情况下同步撤离双支架(图 7 - 71C)。能容纳两条内腔为 0.021 in 的微导管的导管内腔至少要 0.070 in,而目前 0.070 in 内腔的中间导管能适配 BGC 相当少。对于小于 0.070 in 内腔的中间导管如果要使用双支架技术,则可以采用预埋导丝技术。第 1 步:大脑中动脉(或大脑前动脉)先部分放取栓支架(支架位于颈动脉末段保持未释放);第 2 步:上高中间导管;第 3 步:取 3 m 微导丝沿中间导管送至大脑前(或大脑中动脉);第 4 步:完全释放取栓支架,并利用支架锚定完全退出微导管;第 5 步:沿 3 m 微导丝送入微导管至大脑前(或大脑中动脉);第 6 步:退出微导丝,沿微导管送入取栓支架至大脑前或大脑中动脉释放。对于"一拖三",因此不推荐预埋导丝技术,其理由如下:病情重,取栓速度快,预埋导丝技术相对费时;其次,当先将一个取栓支架释放,则颈内动脉可能会血流复流,随后未放取栓支架那个血管的血栓则可能因正向血流作用往远端逃逸。因此对于"一托三"要采取双支架技术,双微导管到位,释放取栓支架也是有讲究的,两个支架先后释放部分,覆盖大脑前及大脑中动脉,后再先后释放支架重叠部分。对于大脑前动脉,取栓支架一般选择 4 mm 的直径,对于大脑中动脉,支架一般选择 6 mm 的直径。

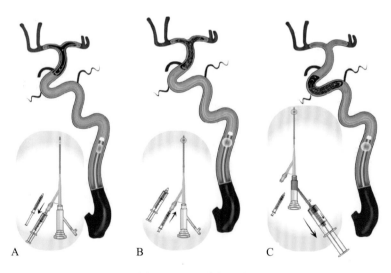

图 7 - 71 双支架技术

颈内动脉颅内段栓塞,因血栓负荷量大,如果选择抽吸,则应该选择腔越大的抽吸导管效果越好。部分中间导管的内腔可达 0.088 in,但需要适配 8F 长鞘。

对于颈动脉颅内段狭窄性闭塞，在取栓后如果需要血管成型，可选择药物涂层支架，可能会减少后期再狭窄的概率。

（伍美华　林定来　陈文伙　易婷玉　李子付）

·参考文献·

［1］CHEN W H，YI T Y，WU Y M，et al. Endovascular therapy strategy for acute embolic tandem occlusion：the pass-thrombectomy-protective thrombectomy（double PT）technique［J］. World Neurosurg，2018，120，421－427.

［2］CHOI J H，JANG J，KOO J，et al. Multiphasic computed tomography angiography findings for identifying pseudo-occlusion of the internal carotid artery［J］. Stroke，2020，51：2558－2562.

［3］GOYAL M，DEMCHUK A M，MENON B K，et al. Randomized assessment of rapid endovascular treatment of ischemic stroke［J］. N Engl J Med，2015，372，1019－1030.

［4］GROSSBERG J A，HAUSSEN D C，CARDOSO F B，et al. Cervical carotid pseudo-occlusions and false dissections：intracranial occlusions masquerading as extracranial occlusions［J］. Stroke，2017，48：774－777.

［5］HAUSSEN D C，AL-BAYATI A R，GROSSBERG J A，et al. Longer stent retrievers enhance thrombectomy performance in acute stroke［J］. J Neurointerv Surg，2019，11：6－8.

［6］HUMPHREY P W，KELLER M P，SPADONE D P，et al. Spontaneous common carotid artery dissection［J］. J Vasc Surg，1993，18：95－99.

［7］LOCKAU H，LIEBIG T，HENNING T，et al. Mechanical thrombectomy in tandem occlusion：procedural considerations and clinical results［J］. Neuroradiology，2015，57，589－598.

［8］MCTAGGART R A，MCTAGGART R A，MCTAGGART R A，et al. Optimization of endovascular therapy in the neuroangiography suite to achieve fast and complete（expanded treatment in cerebral ischemia 2c－3）reperfusion［J］. Stroke，2020：1961－1968.

［9］MURATA T，HORIUCHI T，NITTA J，et al. Urgent open embolectomy for cardioembolic cervical internal carotid artery occlusion［J］. Neurosurg Rev，2010，33：341－348.

［10］NGUYEN T N，MALISCH T，CASTONGUAY A C，et al. Balloon guide catheter improves revascularization and clinical outcomes with the solitaire device：analysis of the North American solitaire acute stroke registry［J］. Stroke，2014，45：141－145.

［11］NIKOUBASHMAN O，WISCHER D，HENNEMANN H M，et al. Balloon-guide catheters are needed for effective flow reversal during mechanical thrombectomy［J］. Am J Neuroradiol，2018，39，2077－2081.

［12］NOH Y，JUNG C. K，HONG J. H，et al. Recanalization rate and clinical outcome in acute carotid-T occlusion［J］. Eur Neurol，2015，74：36－42.

［13］PARTHENIS D G，KARDOULAS D G，IOANNOU C V，et al. Total occlusion of the common carotid artery：a modified classification and its relation to clinical status［J］. Ultrasound Med Biol，2008，34：867－873.

［14］PAUL A R，ENTEZAMI P，NOUROLLAHZADEH E，et al. Simultaneous revascularization of the occluded internal carotid artery using the solitaire as a workhorse wire during acute ischemic stroke intervention［J］. Interv Neuroradiol，2020，26：205－210.

［15］POPPE A Y，JACQUIN G，ROY D，et al. Tandem carotid lesions in acute ischemic stroke：mechanisms，therapeutic challenges，and future directions［J］. Am J Neuroradiol，2020，41：1－7.

［16］SAINI H，CEREJO R，WILLIAMSON R，et al. Internal carotid artery occlusion：management［J］. Curr Neurol Neurosci Rep，2022，22：383－388.

［17］TSAI C F，JENG J S，LU C J，et al. Clinical and ultrasonographic manifestations in major causes of common carotid artery occlusion［J］. J Neuroimaging，2005，15：50－56.

［18］YANG P，ZHANG Y，ZHANG L，et al. Endovascular thrombectomy with or without intravenous alteplase in acute stroke［J］. N Engl J Med，2020，382：1981－1993.

［19］YI T Y，CHEN W H，WU Y M，et al. Another endovascular therapy strategy for acute tandem occlusion：

protect-expand-aspiration-revascularization-stent (PEARS) technique [J]. World Neurosurg, 2018,113:431 - 438.

[20] ZAIDAT O O, YOO A J, KHATRI P, et al. Recommendations on angiographic revascularization grading standards for acute ischemic stroke: a consensus statement [J]. Stroke, 2013,44:2650 - 2663.

[21] ZHANG Y, ZHANG L, Zhang Y, et al. Endovascular recanalization for acute internal carotid artery terminus occlusion: a subgroup analysis from the direct-MT trial [J]. Neurosurgery, 2022,91:596 - 603.

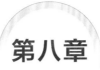

第八章

大脑中动脉闭塞

第一节　大脑中动脉 M1 段闭塞

一　病历简介

（一）病例 1：左侧大脑中动脉 M1 段栓塞

1. 临床表现

（1）病史：患者，女，63 岁。心血管内科急性冠脉综合征患者，"突发右侧肢体无力伴言语不能 30 分钟"联系卒中绿色通道。

（2）既往史：高血压病史，20 天前急性前壁心肌梗死。

（3）神经系统查体：神清，不完全混合性失语，右侧中枢性面舌瘫，右侧肢体肌力 M_1，右侧病理征阳性，NIHSS 评分 13 分。

（4）辅助检查：

血常规：白细胞 $10.3×10^9/L$，血小板 $182×10^9/L$。

血糖：6.4 mmol/L。

心电图：Ⅱ 导联心房颤动。

影像学检查：术前头颅 CT 平扫提示左侧颞叶脑软化灶，左侧多发腔隙性脑梗死（图 8-1A～D），头部 CTP 显示左侧 MCA 供血区 CBF 明显降低，CBV 正常，提示存在大量半暗带（图 8-1E～H）。头颈 CTA 提示左椎动脉-基底动脉通畅（图 8-1I），左侧 MCA 闭塞（图 8-1J）；DSA 示左侧大脑中动脉 M1 段闭塞（图 8-1K、L）。

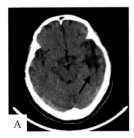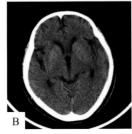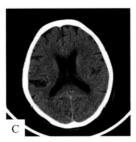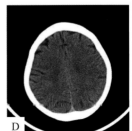

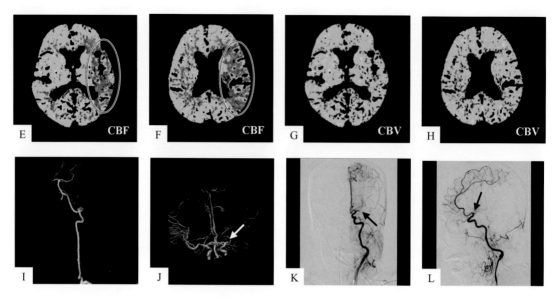

图 8-1　术前检查评估

注：A～D. 头颅 CT 平扫未见明显低密度灶(黑色箭头所指)；E、F. 左侧大脑中动脉供血区 CBF 降低(红色圆形所指)；G、H. CBV 未见明显下降；I、J. CTA 提示后循环向前循环未见明显代偿；左侧大脑中动脉闭塞(白色箭头所指)；K、L. 术前造影提示左侧大脑中动脉闭塞(黑色箭头所指)。

2. 临床诊断

①急性脑梗死(心源性栓塞)；②左侧大脑中动脉闭塞；③冠状动脉粥样硬化性心脏病、陈旧性广泛前壁心肌梗死。

病情分析：老年女性，急性发病，主要表现为右侧肢体无力伴言语不能，有高血压病、冠心病等脑血管病常见病因，结合头 CT 可定性为缺血性卒中。患者近期急性心肌梗死，此次以急性冠脉综合征入心血管内科，TOAST 分型考虑为心源性栓塞。结合患者入院时查体，可定位于左侧大脑半球。CTA 及 DSA 检查提示左侧大脑中动脉 M1 段闭塞，此次发病考虑为左侧大脑中动脉栓塞所致。

3. 介入治疗

(1) 手术策略：左侧大脑中动脉取栓术(单纯抽吸)。

(2) 手术耗材：

导引导管：6F Neuron MAX 长鞘内径 0.088 in，长度 90 cm；

导丝：泥鳅导丝，直径 0.035 in，长度 150 cm；

抽吸导管：ACE 60，内径 0.060 in，长度 132 cm；

微导管：Rebar 18，内径 0.021 in，长度 153 cm；

微导丝：Synchro^2，直径 0.014 in，长度 200 cm。

(3) 手术过程(图 8-2)：在泥鳅导丝及多功能导管辅助下，将 6F Neuron MAX 088 导管送至 C1 段近端，路图下 Penumbra ACE 060 抽吸导管经导引导管送至 C5 段。200 cm Synchro^2 微导丝携带 Rebar 18 微导管经抽吸导管送入，微导丝小心尝试后成功通过闭塞部位并送至 M2 远端，跟进微导管，跟进抽吸导管至 M1 段闭塞部位。撤出微导丝及微导管，经抽吸导管反复负压抽吸，取出大块栓子 1 枚，复查造影见左侧大脑中动脉完全再通，分支显影良好，血流通畅，eTICI 3 级。无造影剂外渗，撤出导引导管等，封堵股动脉穿刺口并局部加压包扎，术毕。

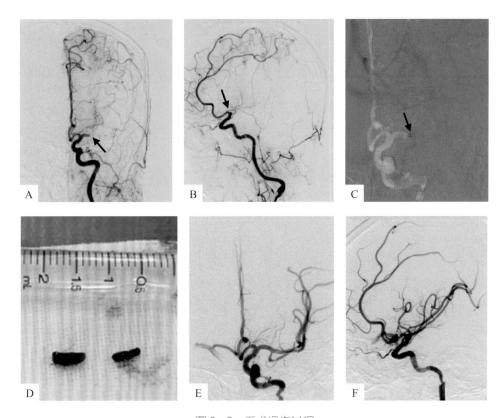

图 8－2　手术操作过程

注：A、B. 左侧大脑中动脉闭塞（箭头所指）；C. ACE60 导管接触血栓后抽吸（箭头所指）；D. 取出的栓子；E、F. 抽吸后血管再通。

（4）术后处理及随访：术后复查头颅 CT 未见颅内出血（图 8－3A～D）麻醉状态送入重症监护病房，呼吸机辅助呼吸，监测生命体征。给予改善循环、神经保护、补液、维持水电解质平衡等治疗，患者病情平稳，次日脱机拔管。术后 24 h 头颅 CT 检查：左侧颞叶脑软化灶，未见明显梗死灶（图 8－3E～H）。术后复查经颅多普勒超声提示左侧大脑中动脉血流畅通，术后 24 h 给予低分子肝素 5 000 U，2 次/d，抗凝 3 d。出院 NIHSS 评分 0 分。

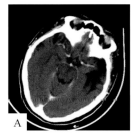
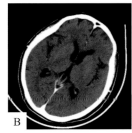
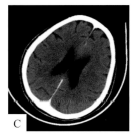
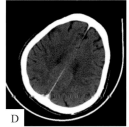

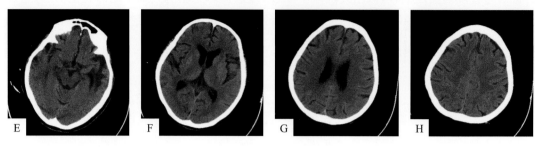

图 8-3 术后影像学检查

术后 90 d 电话随访,无缺血性卒中发作,无神经系统阳性体征,NIHSS 评分 0 分,mRS 评分 0 分。

（二）病例 2：右侧大脑中动脉 M1 段栓塞

1. 临床表现

（1）病史：患者,女,53 岁,"突发左侧肢体无力 8 小时 20 分钟"入急诊卒中绿色通道。

（2）既往史：二尖瓣狭窄、房颤病史。

（3）神经系统查体：嗜睡,轻度构音障碍,双眼向右凝视,伸舌左偏,左侧肢体肌力 M_2,左侧病理征阳性。急诊 NIHSS 评分 11 分。

（4）辅助检查：

血常规：白细胞 $9.4\times10^9/L$,血小板 $180\times10^9/L$。

血糖：5.4 mmol/L。

心电图：窦性心律；术中心电监护提示心房颤动伴快速心室率。

影像学检查：术前头颅 CT 平扫提示右侧基底节放射冠多发脑梗死,部分软化灶形成（图 8-4A～D）,CTP 提示右侧大范围缺血半暗带（图 8-4E～H）,头颈 CTA 提示右侧 MCA 闭塞（图 8-4I、J）；DSA 示右侧大脑中动脉 M1 段闭塞（图 8-4K、L）。

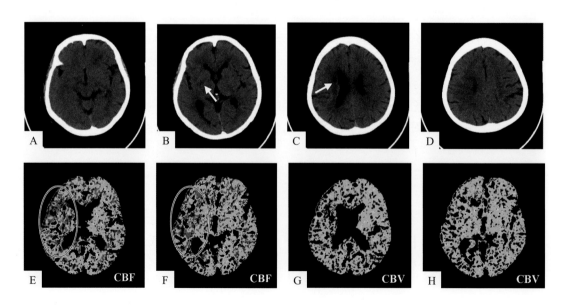

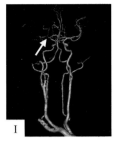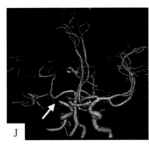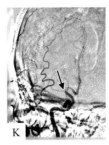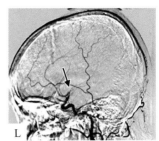

图 8 - 4　术前影像检查评估

注：A～D. 头颅 CT 平扫示右侧基底节区低密度灶（箭头所指）；E～H. 右侧大脑中动脉供血区 CBF 降低，CBV 未见明显下降（红色圆形区所指）；I、J. CTA 提示右侧大脑中动脉闭塞（箭头所指）；K、L. 术前造影提示右侧大脑中动脉闭塞（箭头所指）。

2. 临床诊断

①急性脑梗死（心源性栓塞）；②右侧大脑中动脉闭塞；③风湿性心脏病、二尖瓣狭窄、心房纤颤。

病情分析：中年女性，急性发病，主要表现为左侧肢体无力，既往二尖瓣狭窄、房颤病史。结合头 CT 可定性为缺血性卒中，TOAST 分型心源性栓塞可能。结合患者入院时查体，可定位于右侧大脑半球。CTA 检查及 DSA 检查提示右侧大脑中动脉 M1 段闭塞，此次发病考虑为房颤、瓣膜病栓子脱落致右侧大脑中动脉闭塞。

3. 介入治疗

（1）手术策略：右侧大脑中动脉取栓术。

（2）手术耗材及术中用药：

导引导管：8Fr Guide Catheter（内径 0.091 in），长度 90 cm；

导丝：泥鳅导丝直径 0.035 in，长度 150 cm；

中间导管：Catalyst6，内径 0.060 in，长度 132 cm；

微导管：Rebar 18 内径 0.021 in，长度 153 cm；

微导丝：Synchro^2 直径 0.014 in，长度 200 cm；

取栓支架：Solitaire FR 4×20 mm。

（3）手术过程（图 8 - 5）：8F 导引导管送至右侧颈内动脉 C1 段，中间导管送至 C4 段。200 cm Synchro^2 微导丝携带 Reabr 18 微导管经中间导管送入，路图下微导丝小心尝试后成功通过右侧大脑中动脉闭塞段后跟进微导管至 M2 段，撤出微导丝经微导管手推造影剂确定位于血管真腔内并了解远端血管床情况。Solitaire FR 取栓支架经微导管送入，将支架于闭塞病变定位准确后释放，5 min 后跟进 Catalyst6 中间导管到达支架尾端，回收取栓支架同时经中间导管负压抽吸，取出数块暗红色血栓，复查造影见右侧大脑中动脉完全再通，血流通畅，分支显影清晰，eTICI 3 级，回撤导引导管至右侧颈总动脉末端复查造影同前，撤出导引导管等，结束手术，封堵股动脉穿刺口并局部加压包扎。患者复查颅脑 CT 后入病房继续治疗。

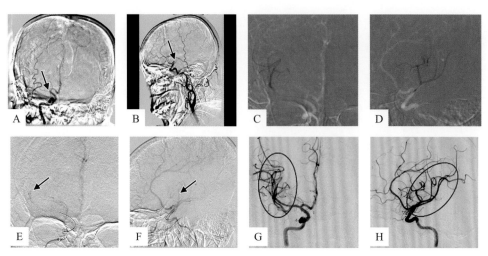

图 8-5　手术操作过程

注:A、B. 右侧大脑中动脉闭塞(箭头所指);C、D. 微导丝携带微导管通过病变后经微导管手推造影剂确认真腔;E、F. 4.0×20 mm Solitaire FR 取栓支架释放(箭头所指);G、H. SWIM 技术一次取栓后血管再通,eTICI3 级。

　　(4) 术后处理及随访:术后严控血压,给予改善循环、神经保护、补液、维持水电解质平衡等治疗,患者病情平稳,术后即刻头颅 CT 提示右侧基底节区高密度影;术后 24h 头颅 CT 见渗出基本吸收(图 8-6)。术后血管彩超右侧大脑中动脉血流畅通,术后给予低分子肝素

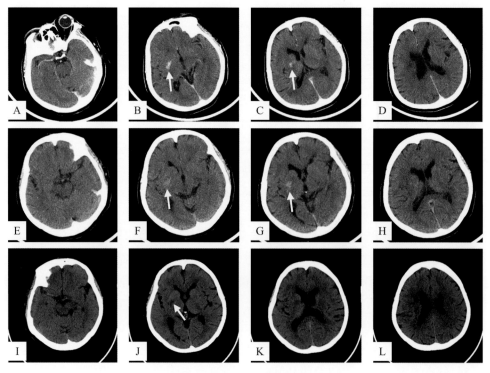

图 8-6　术后影像学检查

注:A~D. 术后即刻 CT 右侧基底节区高密度影(箭头所指);E~H. 术后 6 h CT 右侧基底节区高密度影但较前密度降低(箭头所指);I~L. 术后 24 h CT 见高密度影消失,右侧基底节区梗死灶(箭头所指)。

5 000 U，1/12 h 一次，出院时改为口服抗凝剂，出院 NIHSS 评分 1 分。

术后 90 d 电话随访，无缺血发作，无神经系统阳性体征，mRS 评分 0 分。

（三）病例 3：左侧大脑中动脉闭塞

1. 临床表现

（1）病史：患者，男，53 岁，因"右侧肢体活动不利伴言语笨拙 4 小时 45 分钟"入急诊绿色通道。

（2）既往史：高血压病史、糖尿病史、痛风病史、吸烟饮酒史。

（3）神经系统查体：不完全运动性失语，右侧中枢性面舌瘫，右上肢近端肌力 M_3，远端肌力 M_4，右下肢肌力 M_4，右侧病理征阳性，急诊 NIHSS 评分 7 分。

（4）辅助检查：

血常规：白细胞 11.4×10^9/L，血小板 234×10^9/L。

血糖：15.3 mmol/L。

心电图：窦性心律，89 次/分。

术前头颅 CT 平扫提示左侧基底节区及侧脑室旁低密度灶（图 8-7A～D 箭头所指），术前 CTP 提示左侧颞叶、左侧基底节区、放射冠见斑片状 CBF 略减低（图 8-7E、F 红色圆形区域所指），MTT、TTP 略延长，CBV 未见明显异常（图 8-7G、H）。头颈 CTA 提示左侧 MCA 闭塞（图 8-7I、J 箭头所指）；DSA 示左侧大脑中动脉 M1 段闭塞（图 8-7K、L 箭头所指）。

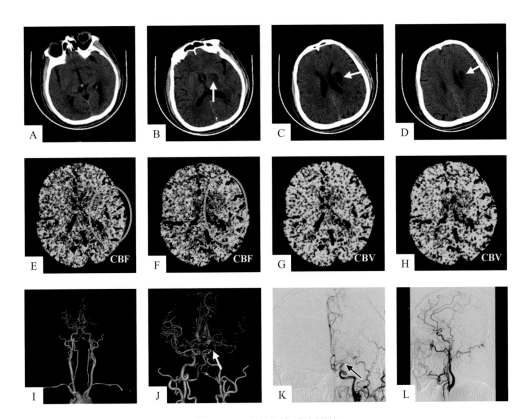

图 8-7　术前影像检查评估

2. 临床诊断

①急性脑梗死(大动脉粥样硬化型);②左侧大脑中动脉闭塞;③高血压 3 级(很高危险组);④糖尿病。

病情分析:患者为中年男性,急性发病,主要表现为发现右侧肢体活动不灵 4 h 45 min,有高血压、糖尿病等脑血管病常见病因。结合头颅 CT 可定性为缺血性卒中。入院查体:不完全运动性失语,右侧中枢性面舌瘫,右上肢近端肌力 M_3 级,远端肌力 M_4 级,右下肢肌力 M_4 级。可定位于左侧大脑半球。CTA 检查及 DSA 检查提示左侧大脑中动脉 M1 段闭塞,此次发病考虑为左侧大脑中动脉急性闭塞所致。

3. 介入治疗

(1) 手术策略:左侧大脑中动脉取栓术。

(2) 手术耗材及术中用药:

导引导管:8Fr Guide Catheter,内径 0.088 in,长度 90 cm;

导丝:泥鳅导丝,直径 0.035 in,长度 150 cm;

中间导管:Catalyst 6,外径 0.081 in/内径 0.060 in,长度 132 cm;

微导管:Rebar 18,内径 0.021 in,长度 153 cm;

微导丝:Fathom 14,直径 0.014 in,长度 200 cm;

取栓支架:Solitaire Platinum 4×40 mm;

普通肝素、替罗非班。

(3) 手术过程(图 8-8):全身麻醉,气管插管。右侧股动脉穿刺成功置入 8F 动脉鞘,造影示左侧大脑中动脉 M1 段闭塞。在泥鳅导丝及多功能导管辅助下,将 8F 导引导管送至左侧颈内动脉 C1 远端,撤出泥鳅导丝及多功能导管。Catalyst 6 中间导管、Fathom 14 微导丝、Rebar 18 微导管三者同轴经导引导管送入,路图下微导丝成功通过左侧大脑中动脉闭塞段后跟进微导管至 M2 段远端,撤出微导丝,经微导管手推造影剂确定位于血管真腔内并了解远端血管床情况。Solitaire Platinum 取栓支架经微导管送入,将支架于左侧大脑中动脉闭塞病变定位准确后释放,5 min 后回收取栓支架同时经中间导管负压抽吸,少许血栓碎屑取出,复查造影见左侧大脑中动脉仍闭塞。重复上述取栓操作,并于支架成功释放后,给予 6 mL 替罗非班鞘内注射,同时 6 mL/h 静脉泵入,取出 1 大块暗红色血栓,复查造影见左侧大脑中动脉成功再通,残留中-重度狭窄,eTICI 分级 2b 级,观察 5 min 后,再次造影同前,撤出导引导管等,封堵股动脉穿刺口并局部加压包扎,术毕。患者术后即刻复查颅脑 CT 未见出血,后入监护室病房继续治疗。

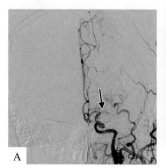
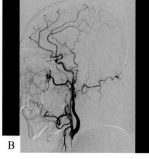
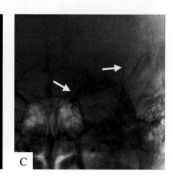

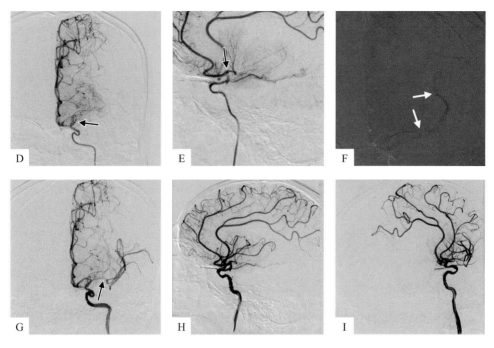

图 8-8　手术操作过程

注：A、B. 左侧大脑中动脉闭塞（箭头所指）；C. 4×40mm Solitaire Platinum 取栓支架释放（箭头所指）；D、E. 第一次取栓后造影左侧大脑中动脉仍闭塞（箭头所指）；F. 取栓支架再次释放（箭头所指）；G、H. 第二次取栓后血管再通，左侧大脑中动脉残余中-重度狭窄（箭头所指）；I. 5min 后再次造影同前，结束手术。

（4）术后处理及随访：术后麻醉未醒入重症监护病房，呼吸机辅助呼吸，监测生命体征。术后即刻 CT 未见明显造影剂渗出，左侧基底节区及侧脑室旁低密度灶（图 8-9A、B）。给予替罗非班 6mL/h 持续泵入，神经保护、补液、维持水电解质平衡等治疗，患者病情平稳。术后 72h 头颅 CT 及 MRI 检查：左侧放射冠区急性期脑梗死（图 8-9C、D）。术后 24h 给予阿司匹林 100mg，每日 1 次；氯吡格雷 75mg，每日 1 次。

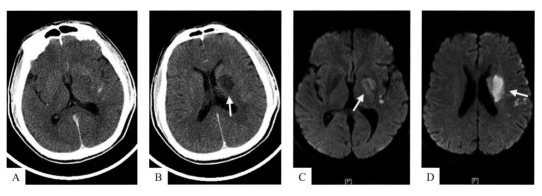

图 8-9　术后影像检查评估

注：A、B. 术后即刻 CT 左侧基底节区及侧脑室旁低密度灶（箭头所指）；C、D. 术后 72h 复查核磁左侧基底节区及侧脑室旁急性期梗死灶（箭头所指）。

术后 90d 电话随访，患者仅遗留右下侧肢体乏力，日常生活和工作不受限，mRS 评分 1 分。

（四）病例 4：右侧大脑中动脉 M1 段闭塞

1. 临床表现

（1）病史：患者，男，54 岁，醒后卒中，发现"左侧肢体活动不灵敏 1 小时 46 分钟"入急诊卒中绿色通道。

（2）既往史：否认房颤病史、高血压病史和糖尿病病史；有慢性乙型肝炎病史。

（3）神经系统查体：神清，言语笨拙，双眼向右凝视，左侧中枢性面舌瘫，左上肢肌力 M_0，左下肢肌力 M_1，左侧病理征阳性。急诊 NIHSS 评分 11 分。

（4）辅助检查：

血常规：白细胞 8.2×10^9/L，血小板 240×10^9/L。

血糖：7.1 mmol/L。

心电图：窦性心律，78 次/分。

影像学检查：术前头颅 CT 平扫未见异常（图 8 - 10A、B）；CTA 提示右侧大脑中动脉闭塞，远端可见分支（图 8 - 10C 箭头所指）；CTP 提示右侧大脑中动脉供血区 CBF 降低，CBV

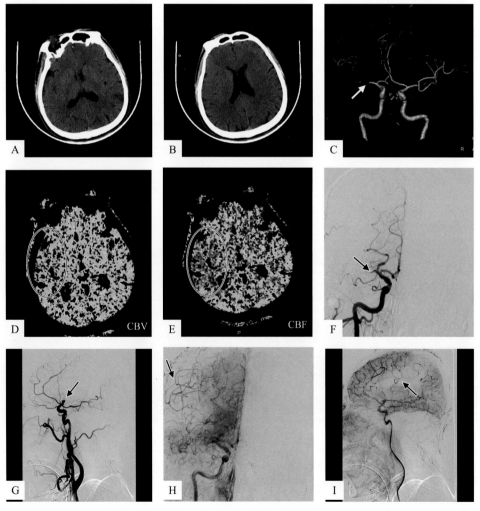

图 8 - 10　术前影像检查评估

未见明显下降(图 8 - 10D、E 红色圆圈所指);全身麻醉下右侧股动脉穿刺行 DSA 提示右侧大脑中动脉起始处闭塞,右侧大脑前动脉通过软脑膜支向右侧大脑中动脉供血区代偿(图 8 - 10F~I 箭头所指)。

2. 临床诊断

①急性脑梗死(大动脉粥样硬化型);②右侧大脑中动脉闭塞。

病情分析:中年男性,急性起病,CTA 提示右侧大脑中动脉 M1 段闭塞;CTP 提示右侧大脑半球较大面积缺血半暗带。DSA 提示右侧大脑中动脉 M1 段闭塞,闭塞部位形态呈锥形,右侧大脑前动脉通过软脑膜支向右侧大脑中动脉少量代偿。考虑患者可能为 ICAS 病变继发急性血栓形成导致右侧大脑中动脉闭塞。

3. 介入治疗

(1) 手术策略:于右侧大脑中动脉利用 SWIM 技术取栓,对残余 ICAS 病变行球囊扩张,必要时支架植入。

(2) 手术耗材:

导引导管:8Fr Guiding Catheter,内径 0.088 in,长度 90 cm;

造影导管:5F 多功能造影导管,内径 0.048 in,长度 125 cm;

导丝:泥鳅导丝,直径 0.035 in,长度 150 cm;

中间导管:React 68,外径 0.083 in/内径 0.068 in,长度 132 cm;

微导管:Rebar 18,内径 0.021 in,长度 153 cm;

微导丝:Synchro^2,直径 0.014 in,长度 200 cm、300 cm 各一根;

取栓支架:Solitaire FR 4.0×20 mm;

球囊:赛诺球囊 2.0×15 mm。

(3) 手术过程(图 8 - 11):全身麻醉,气管内插管。右侧股动脉穿刺成功置入 8F 动脉鞘,造影示:右侧大脑中动脉 M1 段闭塞,在泥鳅导丝及多功能造影导管辅助下,将 8F 导引导管置于送至右侧颈内动脉 C1 远段,撤出泥鳅导丝及多功能导管。200 cm Synchro^2 微导丝、Rebar 18 微导管、React 68 中间导管经导引导管送入,路图下微导丝小心尝试后成功通过右侧大脑中动脉闭塞段后跟进微导管至 M2 段远端,中间导管跟进至右侧颈内动脉 C5 段。跟进微导管至病变部远端,撤出微导丝经微导管手推造影剂确定位于血管真腔内并了解远端血管床情况。Solitaire FR 取栓支架经微导管送入,将支架于闭塞病变定位准确后释放,5 min 后跟进 React 68 中间导管到达支架尾端,回收取栓支架同时经中间导管负压抽吸,取出 1 小块暗红色血栓块。复查造影见左侧大脑中动脉再通,残余重度狭窄,前向血流受限,考虑动脉硬化狭窄所致。200 cm Synchro^2 微导丝辅助微导管在路图下经中间导管小心通过右侧大脑中动脉病变部至 M2 段远端,撤出微导丝,而后沿微导管置入 300 cm 微导丝,采用交换技术,撤出微导管。沿微导丝将球囊输送至病变段,定位准确后充盈球囊扩张狭窄段。泄球囊后造影示大脑中动脉狭窄较前改善。撤出球囊,将微导管输送至右侧大脑中动脉 M2 段,跟进微导管至病变远端,撤出微导丝,Solitaire FR 取栓支架经微导管送入,支架于右侧大脑中动脉病变部定位准确后成功解脱,撤出支架传送系统,造影见大脑中动脉管腔较前改善,残余狭窄<50%,eTICI 分级 2b,远端血流通畅,无

明显造影剂外渗,给予替罗非班 8 mL 鞘内注射,6 mL/h 静脉泵入,观察 5 min 后再次造影同前,撤出导引导管等,结束手术,封堵股动脉穿刺口并局部加压包扎。

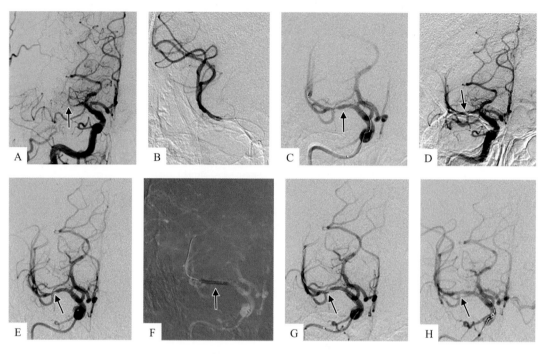

图 8 - 11　手术操作过程

注:A. 右侧大脑中动脉闭塞(箭头所指);B. 微导管造影确认真腔;C. 4.0×20 mm Solitaire FR 取栓支架释放后造影,正位提示右侧大脑中动脉存在狭窄(箭头所指);D. 第一次取栓后造影提示右侧大脑中动脉残余重度狭窄,血流受限(箭头所指);E. 第二次取栓后仍残余重度狭窄,血流受限(箭头所指);F. 右侧大脑中动脉球囊扩张(箭头所指);G. 球扩后造影,右侧大脑中动脉仍残余重度狭窄,血流受限(箭头所指);H. 取栓支架释放后造影,残余轻度狭窄,血流通畅(箭头所指)。

(4) 术后处理及随访:术后复查头颅 CT 提示右侧外侧裂局部极高密度(图 8 - 12A、B),转入重症监护病房,呼吸机辅助呼吸,监测生命体征。给予替罗非班、营养神经、控制血压等治疗,患者病情平稳。术后 6 h 头颅 CT 提示右侧脑出血,破入脑室及蛛网膜下腔(图 8 - 12C、D),停止替罗非班泵入,给予甘露醇、速尿、白蛋白脱水,控制血压,监测电解质平衡等治疗。术后 24 h 头颅 CT 改变同术后 6 h(图 8 - 12E、F)。术后 4 d 脱机拔管,查体:神志清,双眼向右侧凝视,左侧肢体 M_0,左侧病理征阳性。出院时查体:神清,轻度构音障碍,左侧鼻唇沟浅,左上肢肌力 M_2,左下肢肌力 M_2,左侧病理征阳性,NIHSS 评分 8 分。后患者

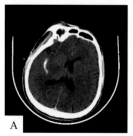
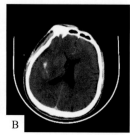
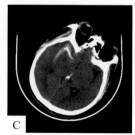
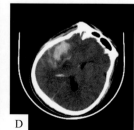

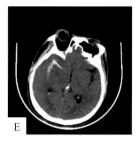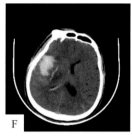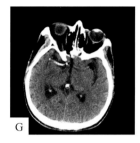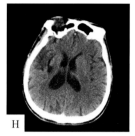

图 8-12 术后影像学检查

转入康复医院继续治疗，术后 3 个月随访，患者左侧肢体肌力 3 级，mRS 评分 4 分。复查头颅 CT 平扫血肿吸收，右侧基底节区及颞叶片状软化灶（图 8-12G、H）。术后 TCD 提示右侧大脑中动脉血流速度及频谱正常。

（五）病例 5：右侧大脑中动脉 M1 段闭塞

1. 临床表现

（1）病史：患者，男，53 岁。"发作性左侧肢体活动不灵 1 个月，复发不缓解 6 小时"。1 个月前发作性左侧肢体活动不灵，每次数秒钟到 1min，可完全恢复正常。6h 前再次出现左侧肢体活动不灵并持续不缓解。

（2）既往史：高血压病病史，糖尿病病史，吸烟史。

（3）神经系统查体：神清，构音障碍，左肢上肢肌力 M_3，左下肢肌力 M_4，右侧肢体肌力 M_5，四肢肌张力正常，双侧腱反射正常。双侧病理征（-）。急诊 NIHSS 评分 5 分。

（4）辅助检查：

心电图提示窦性心律，Ⅰ度房室传导阻滞。

发病时（术前 1 个月）头颅 MRA 提示右侧大脑中动脉闭塞（图 8-13A 箭头所指），后循环未见明显异常（图 8-13B），术前头颅 CT 平扫显示右侧基底节区及侧脑室旁片状梗死灶（图 8-13C），DSA 示右侧大脑中动脉 M1 段闭塞（图 8-13D 箭头所指），并可见动脉晚期来自右侧大脑前动脉的侧支代偿（图 8-13E 红色椭圆所指）。

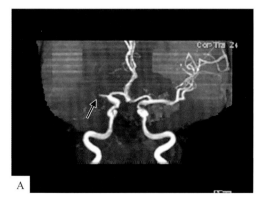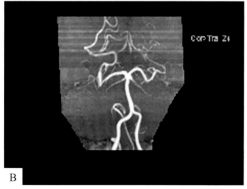

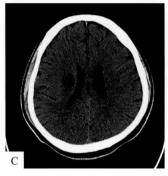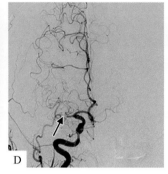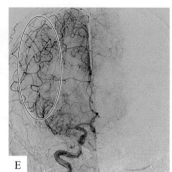

图 8 - 13　术前影像检查评估

2. 临床诊断

①急性脑梗死(大动脉粥样硬化型);②右侧大脑中动脉闭塞;③高血压病;④糖尿病。

病情分析:中年男性,发作性起病、加重不缓解,主要表现为左侧肢体无力,有高血压病、糖尿病、吸烟等脑血管病常见病因,TOAST 分型为大动脉粥样硬化型可能。结合患者入院时查体,可定位于右侧大脑半球。MRA 及 DSA 检查提示右侧大脑中动脉 M1 段闭塞。

3. 介入治疗

(1) 手术策略:右侧大脑中动脉闭塞再通术(球囊扩张)。

(2) 手术耗材:

导引导管:6F Neuron MAX 长鞘内径 0.088 in,长度 90 cm;

导丝:泥鳅导丝,直径 0.035 in,长度 150 cm;

中间导管:Catalyst 5,内径 0.058 in,长度 115 cm;

微导管:Echelon 10,内径 0.016 5 in,长度 150 cm;

微导丝:Avigo,直径 0.014 in,长度 205 cm;Synchro^2,直径 0.014 in,长度 300 cm;

球囊:赛诺球囊 1.5×15 mm。

(3) 手术过程(图 8 - 14):在泥鳅导丝及多功能导管辅助下,将 6F Neuron MAX 088 导管送至 C1 段远端,Catalyst5 中间导管经长鞘送至右侧颈内动脉 C4 段。路图下 Avigo 微导丝携带 Echelon - 10 微导管经中间导管送入,微导丝小心通过右侧大脑中动脉闭塞部位至 M2 段,跟进微导管通过病变部位,撤出微导丝并经微导管造影确认真腔。300 cm Synchro^2 微导丝经微导管送至 M2 段远端,固定微导丝,撤出微导管。1.5×15 mm 赛诺颅内球囊沿微导丝送至右侧大脑中动脉病变部位给予 6 atm 压力充盈球囊,维持 2 min 后缓慢抽瘪球囊。复查造影见右侧大脑中动脉再通,残余狭窄约 50%,血流通畅,分支显影良好。

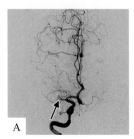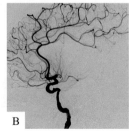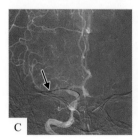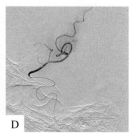

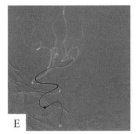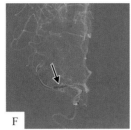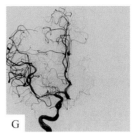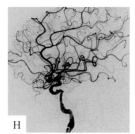

图 8 - 14　手术操作过程

注:A、B. 右侧大脑中动脉闭塞(箭头所指);C. 微导丝携带微导管通过病变部位(箭头所指);D. 通过微导管造影确认真腔;E. 300 cm 微导丝到达大脑中动脉 M2 段远端,并撤出微导管;F. 球囊扩张病变部位(箭头所指);G、H. 球囊扩张后造影,右侧大脑中动脉再通。

给予替罗非班 8 mL 鞘内注射,同时 6 mL/h 静脉泵入。10 min 后复查造影同前,撤出长鞘等,封堵股动脉穿刺口并局部加压包扎,术毕,患者复查颅脑 CT 后入病房继续治疗。

　　(4) 术后处理及随访:麻醉苏醒后状态良好,未见新增神经系统体征,复查头颅 CT 见右侧基底节区片状高密度灶(图 8 - 15A、B 箭头所指),安返病房,监测生命体征。给予改善循环、神经保护、替罗非班持续泵入及对症支持等治疗,患者病情平稳。术后 24 h 头颅 CT 检查:右侧基底节区及侧脑室旁片状低密度灶,如术前(图 8 - 15C、D 箭头所指)。复查 CTA 提示右侧大脑中动脉通畅(图 8 - 15E、F)。术后 3 d 查 TCD 提示右侧大脑中动脉血流轻度增快,形态频谱大致正常,术后 24 h 给予阿司匹林 100 mg,每日 1 次,氯吡格雷 75 mg,每日 1 次,抗血小板聚集;低分子肝素 5000 U,每日 2 次,抗凝治疗 3 d。出院 NIHSS 评分 0 分。

　　术后 90 d 电话随访,无缺血性卒中发作,无神经系统阳性体征,mRS 评分 0 分。

图 8 - 15　术后影像学检查

二 病例讨论

（一）背景及诊断

大脑中动脉是前循环大血管闭塞最常见的血管，一项荟萃分析表示前循环闭塞的大血管接近 80% 为大脑中动脉。大脑中动脉共分为五段：M1 是水平段，自颈内动脉分叉部起点延伸至侧裂，包含两部分，分叉前段及分叉后段。分叉前段是单独的主干，分叉后段则一般为双干或三干；M2 是脑岛叶段，自 M1 段远端大脑中动脉主干转向后上形成的膝部处至侧裂顶部到达环状沟的终端。M2 段包括 6～8 支主干动脉在侧裂内走行脑岛之上；M3 是岛盖段，自环状沟的顶部开始向外行走处，终止于侧裂表面；M4、M5 合称为终末段或皮层支，自侧裂表面开始，然后在大脑半球皮层表面延伸。大脑中动脉闭塞可分为主干闭塞、深穿支闭塞、皮层支闭塞。

大脑中动脉闭塞原因主要包括动脉粥样硬化基础上的血栓形成、各种原因的栓塞、动脉夹层等。动脉粥样硬化基础上的血栓形成往往是高龄患者，具有高血压、糖尿病、高血脂等病史，多静态发病，逐渐加重，血管侧支代偿较好等特点；栓塞的患者往往具有一定的心脏疾病病史，发病突然，短时间内即形成梗死核心；动脉夹层的常为青年患者，发病时往往有头痛等症状。

在亚洲人群中，ICAS 导致的 LVO 是导致急性缺血性卒中（AIS）的主要原因。在报道的文献中，ICAS 相关急性 LVO 的患病率为 1.9%～30%，病情在亚洲人群中更为多见。在亚洲人口中，与 ICAS 相关的急性 LVO 估计约占所有急性 LVO 患者的 1/3。既往关于 ICAS 相关性急性 LVO 危险因素的研究显示，与栓塞性 LVO 相比，ICAS 相关性急性 LVO 患者更年轻，且更多为男性。此外，ICAS 相关急性 LVO 患者高血压、高血脂、糖尿病的发生率较高，而房颤的发生率较低。与栓塞相比，部分 ICAS-LVO 患者在 ET 后仍有持续的狭窄，通常需要动脉内抗血小板、溶血栓、抗凝血、血管成形术、支架植入术或联合治疗。此外，ICAS-LVO 患者 EVT 后经常使用抗血小板药物，增加了出血性并发症的风险。

ICAS 相关急性/亚急性卒中的发病机制此前已被广泛研究。ICAS 导致 TIA/卒中的主要机制如下：①原位血栓形成；②分支动脉粥样硬化性疾病；③血流动力学损伤；④动脉-动脉栓塞；或⑤上述原因共同导致。然而，对于 ICAS 相关的急性 LVO，主要的机制是不稳定的斑块破裂，随后的原位血栓形成，导致闭塞。

虽然 ICAS 相关急性 LVO 患者有更多的危险因素，但其诊断仍极具挑战性。ICAS 相关急性 LVO 患者在术前影像评估中通常有较低的血栓负荷、较重的钙化，并有较好的侧支循环。在手术过程中，支架释放后病变部分支架没有完全打开，并且在初次血运重建尝试后残余狭窄或出现再闭塞，并且排除其他原因如夹层，则考虑 ICAS 相关急性 LVO。

（二）治疗方法

1. 血管内介入治疗

针对大脑中动脉闭塞的血管内治疗方式主要包括支架取栓、直接抽吸、抽拉结合技术及球囊扩张、支架植入、动脉溶栓等补救措施。目前，血管内治疗是治疗大脑中动脉闭塞性脑卒中最有效的治疗方法。主要包括直接抽吸、支架取栓、抽吸+支架取栓等技术。一项荟萃分析表明相比单独抽吸和单独支架取栓,抽吸+取栓支架的联合治疗血管成功再通的比率更高。联合治疗方式最早在 2012 年被报道,经过多年改进、发展,已由最初的 Solumbra 技术演变为现在的 SWIM 技术(stent with intracranial support catheter for mechanical thrombectomy technique)。SWIM 技术的本质其实是抽拉相结合,从而提高再通成功率。广义上来讲,凡是手术过程中使用取栓支架及中间导管联合取栓,皆可称之为 SWIM 技术。因此,SWIM 技术家族包括非常广泛,包括 Solumbra、ADVANCE、Captive、ARTS、Retrograde semi-retrieval、SAVE 技术等。理论上,SAVE 技术应是目前最为成熟的 SWIM 技术。不过在临床上,应根据患者的实际情况,选择最直接、有效、快速的取栓技术。

直接抽吸技术最早出现于 2006 年,历经多年,从 FAST 研究到 ADAPT 研究,抽吸导管的内腔越来越大、推进性越来越顺畅、抽吸作用越来越强,直接抽吸技术取栓的有效性已被不断证实。由于具有操作简单、手术时间短、有效性高等优点,直接抽吸技术被很多神经介入医生所青睐。直接抽吸技术适应于栓塞性病变、白色血栓、抽吸导管与血栓的角度 $\geqslant$ 125.5°等情况。不过,对于动脉粥样硬化性严重狭窄病变,有研究表明,首选支架取栓比直接抽吸更加有效。ICAS 相关急性 LVO 常用的血管内介入治疗技术包括机械取栓、球囊扩张术及支架成型术。一般选择股动脉入路,对于复杂血管条件、股动脉入路困难时,可以根据具体情况选择桡动脉入路或腋动脉入路。由于 ICAS 相关急性 LVO 有更高的再闭塞率,因此重复地造影评估血流和狭窄程度及再闭塞趋势是有必要的,并且在必要时采取合适的补救措施。

2. 药物治疗

大脑中动脉闭塞的药物治疗主要包括静脉溶栓治疗及标准的药物治疗,不过药物治疗的良好预后仅为 26.5%。药物治疗由于 ICAS 相关急性 LVO 的治疗涉及动脉粥样硬化病变,因此抗血小板聚集治疗在 ICAS 相关急性 LVO 的治疗中具有重要意义。对于血管成形术后或血管内介入治疗术后残余中度以上狭窄的患者,需要给予抗血小板聚集治疗;给药途径包括口服、纳肛或静脉使用糖蛋白Ⅱb/Ⅲa 受体拮抗剂,并且需要评估抗血小板药物带来的出血风险。

3. 可能的并发症

大脑中动脉血管内介入治疗可能会出现动脉穿孔、动脉夹层、远端栓塞、基底节区出血、再灌注损伤、血管再闭塞等并发症。ICAS 相关急性 LVO 血管内介入治疗中常见的并发症或风险包括血栓脱落远端栓塞、动脉夹层、出血转化、恶性脑水肿脑疝等。微导管、微导丝、中间导管接近或通过病变部位时可能发生继发血栓的脱落致远端栓塞。动脉夹层多见于病变球囊扩张术后,取栓操作过程中也可能导致动脉夹层。出血转化一方面与取栓操作时器械损伤(导管、导丝、支架等)相关,一方面与再灌注损伤相关。若未实现再通或术后血管发生再闭塞,可能导致恶性脑水肿的发生甚至脑疝,往往需要行去骨瓣减压术等外科手术治疗。

(三)策略选择及技术要点

1. 策略选择

(1)单独支架取栓:即取栓支架单纯取栓,不使用中间导管。由于 SWIM 技术的再通率要高于单独支架取栓,因此单独取栓技术目前并不常用于介入治疗中,但对于路径严重迂曲的血管,中间导管有的时候很难送至颈内动脉末段或者大脑中动脉,因此,此时单独支架取栓就成了最后的治疗策略。

(2)直接抽吸:当闭塞性质高度提示为心源性栓塞,术中造影发现典型的血栓征象,直接抽吸往往可以在短时间内实现首次再通。

(3)抽拉结合:即 SWIM 技术,SWIM 技术将支架的机械取栓与中间导管的抽吸功能相结合,大大提高了再通成功率,适用于大多数闭塞血管的再通。

(4)取栓后给予补救:采取支架取栓、ADAPT 或 SWIM 等技术进行取栓,取栓后残余＞50%以上狭窄,血流受限或有再闭塞趋势,可采取单纯球囊扩张或支架植入方式进行补救。文献报道对 ICAS 相关急性 LVO 进行球囊扩张或支架植入是安全有效的,并且有近50%的患者需要补救措施以实现成功的血运重建。此策略适用于单纯取栓未能实现成功的血运重建者,但球囊扩张可能会导致动脉夹层的出现,进一步加重缺血程度,支架植入后也需要持续的抗血小板药物防止支架内闭塞。

(5)BASIS 技术:远端取栓支架保护下的球囊血管成形术(balloon angioplasty with the distal protection of stent retriever)。常规建立三轴系统后,微导管穿过血栓远端 15 mm 以上,释放取栓支架后撤出微导管,沿取栓支架导丝送入快交球囊定位于病变处并充盈球囊扩张,抽瘪球囊后中间导管推高超过狭窄段,撤出快交球囊并利用 SWIM 技术取栓。取栓后经中间导管送入颅内支架并回撤中间导管释放支架。此策略优点在于减少手术时间,减少器械交换次数,降低血栓逃逸风险,降低取栓支架对 ICAS 病变的损伤。但需要中间导管成功跨过 ICAS 病变处,可能存在通过困难或对病变造成进一步损伤,术后需要持续抗血小板药物应用。

(6)单纯球囊扩张术:对动脉极度狭窄或软脑膜动脉代偿良好者,可以看到中动脉闭塞段很短,微导管通过及造影证实没有新鲜血栓形成的患者可以用小球囊(一般直径 1.5 mm 球囊)直接扩张实现再通(mTICI 分级 2b/3 级)。残余狭窄≤70%再给予抗血小板药物(如糖蛋白 IIb/IIIa 受体拮抗剂)观察 10～20 min 后,重复造影未出现狭窄加重或再闭塞趋势则结束手术。此策略适合于狭窄非常严重或闭塞很短、没有新鲜血栓的患者,手术方式简单、再通快速。

2. 技术要点

(1)导引导管到位:同所有的神经介入手术一样,导引导管到位往往是治疗的初始步骤,对 I 型弓患者,可以采用同轴技术,直接在多功能导管导引下直接将导引导管送到位;当遇到 III 型弓、牛角弓等复杂弓型时,会大大增加导引导管到位的难度,此时可以选择交换技术,利用西蒙造影导管先将长泥鳅导丝送足够远,再沿泥鳅导丝将导引导管送到位,或者采用同轴技术,使用 VTK 导管辅助下将导引导管送到位。

(2)直接抽吸技术:直接抽吸技术一般在微导丝及微导管引导下,将中间导管送至血栓近端,微导管最好不通过血栓,以减少远端栓塞;但对动脉粥样硬化严重、路径严重迂曲的高龄患者,可能需要将微导丝微导管通过闭塞部位,才能将中间导管推送到栓子闭塞的部位。抽吸取栓时,闭塞血管末端往往会继发形成部分血栓,因此为了使抽吸导管紧贴真正的栓子,需将中间导管在闭塞血管末端再向前推进一点,也就是将血栓"吃"进去,从而达到一次抽吸取栓血管再通。对于部分合适的病例或者病变部位,抽吸导管可以不依赖微导丝、微导管，直接推送至血栓近端，即 SNAKE 技术。

（3）SWIM 技术：①支架释放时宁远勿近，保证支架的有效段充分接触血栓；②抽吸时可撤出微导管利用裸导丝技术提高抽吸力；③C6 段迂曲时可在微导管辅助下先将中间导管送至血栓近端再撤出微导管；④对于大负荷量血栓，可利用取栓支架与抽吸导管的"钳夹"作用将两者一起撤出，往往会提高首次再通率；⑤各种技术间的差别。Solumbra 技术，中间导管可以越过大脑前动脉开口，但并不接触大脑中动脉闭塞处的血栓，取栓时中间导管也不同时和支架整体撤出（除非有血栓嵌顿）。ARTS 技术是在 ADAPT 失败时的一种补救措施。抽吸失败后，将取栓支架回撤并拉入导管直至受阻，经导管抽吸同时，支架与导管锁定为一整体撤出。与 Solumbra 技术最大的区别是：ARTS 的导管与支架是要同时撤出的。

（4）ICAS 相关血管内治疗：对于高度怀疑 ICAS 相关急性 LVO 患者，是否可以跨过取栓直接进行球囊扩张或支架植入仍不清楚。因为极有可能在 ICAS 病变上有血栓形成，所以依然建议先行取栓，避免血栓被球囊挤压后逃逸，同时可以观察支架形态进一步确定为 ICAS 相关急性 LVO。

对于补救措施的选择，若取栓后残余狭窄≤70%或狭窄程度改善 30%以上的 ICAS 病变，可以动脉与静脉联合给予糖蛋白Ⅱb/Ⅲa 受体拮抗剂，观察并重复造影，若无再狭窄及再闭塞趋势且前向血流稳定，可以免于血管成形术。对于残余狭窄>50%的 ICAS 病变，可先尝试球囊扩张成形术，在球囊扩张后仍难以维持血流者，再考虑支架植入。值得注意的是，支架植入后需应用抗血小板药物，需要注意手术本身存在的出血风险及抗血小板药物所带来的出血风险，一旦支架植入术后发生出血转化，则应立即停止抗血小板药物应用，并依据出血量给予脱水降颅压等对症支持治疗，必要时行外科手术治疗。上述病例中即使患者术后因为出血而短暂停用抗血小板药物，但术后 3 个月复查 TCD 提示右侧大脑中动脉支架内依然通畅。

（王守春　李　超　李　强）

第二节　大脑中动脉 M2 近端闭塞

一 病史简介

（一）病例 1：右侧大脑中动脉 M2 段闭塞

1. 临床表现

（1）病史：患者，女，66 岁，"突发左侧肢体无力 4 小时 20 分钟"入急诊卒中绿色通道。

（2）既往史：心动过缓、高血压病史。

（3）神经系统查体：轻度构音障碍，双眼向右凝视，左上肢肌力 M_2，左下肢肌力 M_3，左侧病理征阳性。急诊 NIHSS 评分 7 分。

（4）辅助检查：

血常规：白细胞 $9.3×10^9$/L，血小板 $221×10^9$/L。

血糖:6.4mmol/L。

心电图:窦性心动过缓。

影像学检查:术前头颅 CT 未见早期缺血改变(图 8－16A、B);CTP 示右侧大脑中动脉供血区 CBF 降低(图 8－16C 红色圆圈所指),CBV 未见明显下降(图 8－16D);头颈 CTA 提示右侧 MCA-M2 段闭塞(图 8－16E 箭头所指);DSA 示右侧大脑中动脉 M2 段上干闭塞(图 8－16F、G)。

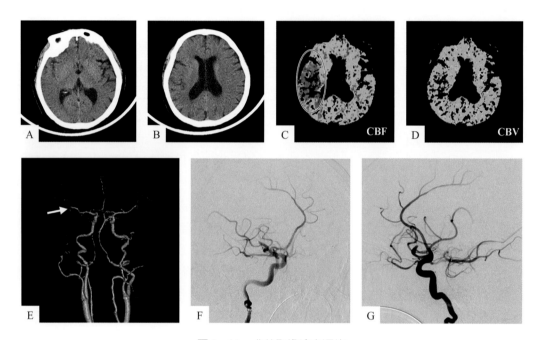

图 8－16　术前影像检查评估

2. 临床诊断

①急性脑梗死(大动脉粥样硬化性型);②右侧大脑中动脉闭塞。

病情分析:老年女性,卒中样起病,主要表现为左侧肢体无力,既往长期高血压病史,结合辅助检查可定性为缺血性脑血管病。结合患者入院时查体,可定位于右侧大脑半球,DSA 检查提示右侧大脑中动脉 M2 段闭塞。CTP 提示右侧颞顶额叶缺血半暗带。此次发病考虑为右侧大脑中动脉 M2 段闭塞所致。

3. 介入治疗

(1) 手术策略:右侧大脑中动脉 M2 段支架取栓术。

(2) 手术耗材及术中用药:

导引导管:8Fr Guide Catheter,内径 0.088 in,长度 90 cm;

导丝:泥鳅导丝,直径 0.035 in,长度 150 cm;

中间导管:Catalyst 6 外径 0.081 in/内径 0.060 in,长度 132 cm;

微导管:TJMC 16,内径 0.021 in,长度 150 cm;

微导丝:Synchro^2,直径 0.014 in,长度 200 cm;

取栓支架：Aperio 3.5×28mm；

普通肝素、替罗非班。

（3）手术过程（图8-17）：全身麻醉，气管插管。全麻生效后，右侧股动脉穿刺成功后置入 8F 动脉鞘，造影示：右侧大脑中动脉上干近段闭塞。在泥鳅导丝及 Catalyst 6 中间导管辅助下，将 8F 导引导管头端置于右侧颈内动脉 C1 段远端，Catalyst 6 中间导管头端置于右侧颈内动脉 C4 段，撤出泥鳅导丝，Synchro^2 微导丝携带 TJMC 16 微导管经中间导管送入。路图下微导丝小心通过大脑中动脉闭塞段至 M2 段远端，跟进微导管后撤出微导丝，经微导管造影确定位于血管真腔内并了解远端血管床情况，Aperio 取栓支架经微导管送入，将支架于大脑中动脉闭塞病变定位准确后释放，5 min 后跟进中间导管至支架尾端，回收取栓支架同时经中间导管尾端负压抽吸，见暗红色血栓取出。复查造影见大脑中动脉 M2 段闭塞段完全再通，前向血流通畅，远端分支显影良好，无造影剂外渗，撤出导引导管等，封堵股动脉穿刺口并局部加压包扎，术毕，患者复查头颅 CT 后入重症监护病房继续治疗。

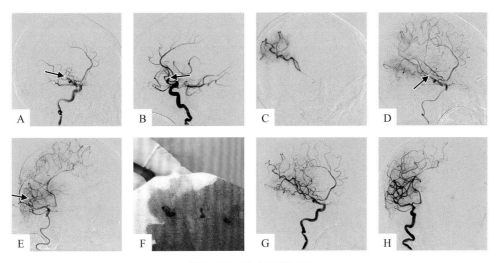

图 8-17　手术操作过程

注：A、B. 右侧大脑中动脉 M2 段上干闭塞（箭头所指）；C、D. 微导管造影确认真腔（箭头所指）；E. 支架释放后造影（箭头所指）；F. 取栓的栓子；G、H. 一次取栓后血管再通，eTICI3 级。

（4）术后处理及随访：术后麻醉未醒入重症监护病房，呼吸机辅助呼吸，监测生命体征，术后即刻头颅 CT 未见明显异常（图 8-18A～D），给予替罗非班 6 mL/h 持续泵入，同时给予神经保护、对症支持治疗。患者病情平稳，术后 24 h 头颅 CT 右侧颞叶小片低密度灶（图 8-18E～H 箭头所指），并成功脱机拔管，给予阿司匹林 100mg，每日 1 次；氯吡格雷 75mg，

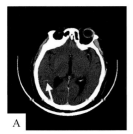
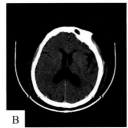
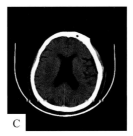
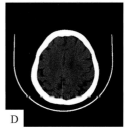

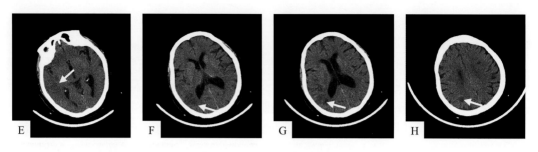

图 8-18　术后影像学检查

每日 1 次, 口服双抗 4 h 后停用替罗非班。术后 90 d 电话随访, 患者恢复良好, 无明显后遗症, mRS 评分 0 分。

（二）病例 2: 左侧大脑中动脉 M2 段闭塞

1. 临床表现

（1）病史: 患者, 女, 81 岁, 醒后卒中, 发现"右侧肢体活动不灵伴言语笨拙 3 小时"入急诊卒中绿色通道。

（2）既往史: 糖尿病病史、高血压史。

（3）神经系统查体: 不完全运动性失语, 右侧中枢性面舌瘫, 右侧上肢肌力 M_4, 右下肢肌力 M_4, 右侧病理征阳性, 急诊 NIHSS 评分 6 分。

（4）辅助检查:

血糖: 7.7 mmol/L。

心电图: 窦性心律, I 度房室传导阻滞。

影像学检查: 术前头颅 CT 未见早期缺血改变; CTP 提示左侧大脑中动脉部分供血区 CBF 降低, CBV 未见明显下降; 头颈 CTA 提示左侧 MCA-M2 段闭塞; DSA 示左侧大脑中动脉 M2 段闭塞（图 8-19）。

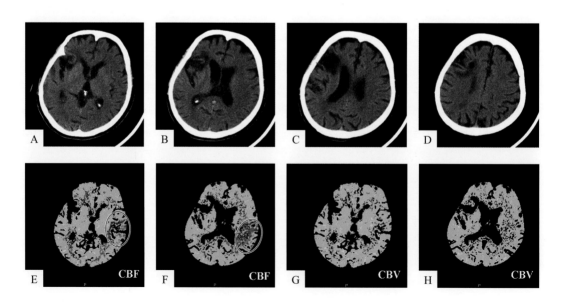

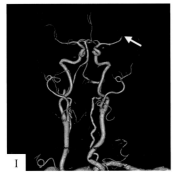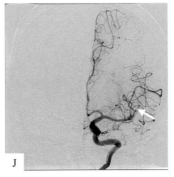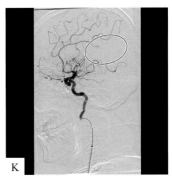

图 8 - 19　术前影像检查评估

注：A～D. 头颅 CT 平扫左侧未见明显最低密度灶；E～H. 左侧大脑中动脉部分供血区 CBF 降低（圆圈所指），CBV 未见明显下降；I. CTA 提示左侧大脑中动脉 M2 段闭塞（箭头所指）；J、K. 术前造影提示左侧大脑中动脉 M2 段闭塞（箭头及圆圈所指）。

2. 临床诊断

①急性脑梗死（不明原因型）；②左侧大脑中动脉闭塞。

病情分析：老年女性，醒后卒中，主要表现为右侧肢体活动不灵伴言语笨拙，既往有长期糖尿病、高血压病史，结合辅助检查可定性为缺血性脑血管病。结合入院时查体，可定位于左侧大脑半球，DSA 检查提示左侧大脑中动脉 M2 段闭塞。CTP 提示左侧颞顶叶缺血半暗带。此次发病考虑为左侧大脑中动脉栓塞，栓子来源不明。

3. 介入治疗

（1）手术策略：左侧大脑中动脉 M2 段抽吸取栓术。

（2）手术耗材及术中用药：

导引导管：6Fr Neuron MAX，内径 0.088 in，长度 90 cm；

导丝：泥鳅导丝，直径 0.035 in，长度 150 cm；

抽吸导管：ACE 60，外径 0.070 in/内径 0.060 in，长度 132 cm；

微导管：Trevo Pro 18，内径 0.021 in，长度 150 cm；

微导丝：Synchro[2]，直径 0.014 in，长度 200 cm；

普通肝素。

（3）手术过程（图 8 - 20）：全身麻醉，气管插管。全麻生效后，右侧股动脉穿刺成功置入 8F 动脉鞘，造影示：左侧大脑中动脉 M2 段闭塞，在泥鳅导丝及多功能导管辅助下将 6F Neuron MAX 导引导管置于超选至左侧颈内动脉 C1 远端，撤出泥鳅导丝及多功能导管。200 cm Synchro[2] 微导丝、Trevo Pro 18 微导管、ACE 60 抽吸导管同轴经导引导管送入至 C4 段。路图下微导丝小心尝试后成功通过左侧大脑中动脉闭塞处跟进至 M2 段远端，跟进微导管及抽吸导管至血栓近端，撤出微导丝及微导管。经抽吸导管负压抽吸，抽出数枚暗红色血栓，经抽吸导管复查造影见左侧大脑中动脉 M2 段部分再通，M2 段仍有一分支血管闭塞。微导丝携带微导管经抽吸导管送入，路图下微导丝小心通过闭塞部，在微导丝、微导管辅助下跟进抽吸导管至血栓近端，撤出微导丝微导管，经抽吸导管负压抽吸，抽出 1 枚暗红色血栓。经抽吸导管造影见左侧大脑中动脉成功再通，远端分支血管显影良好，无造影剂外渗,远端血流通畅,分支显影清晰,eTICI 3 级,回撤抽吸导管及导引导管至左侧颈总动脉再次造影同前,撤出导引导管等,结束手术,封堵股动脉穿刺口并局部加压包扎,术毕。患者复查颅脑 CT 后入监护病房继续治疗。

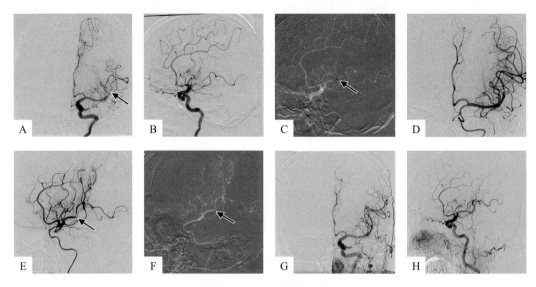

图 8-20　手术操作过程

注:A、B. 左侧大脑中动脉 M2 段下干闭塞(箭头所指);C. ACE60 接触血栓并抽吸(箭头所指);D、E. 第一次抽吸后栓子逃逸至远端(箭头所指);F. ACE60 接触血栓后再次抽吸(箭头所指);G、H. 第二次抽吸后实现完全再通。

　　(4)术后处理及随访:术后患者入监护病房,呼吸机辅助呼吸,监测生命体征。术后即刻 CT 见左侧岛叶皮层脑沟内少许渗出(图 8-21A~D 箭头所指),给予神经保护、对症支持治疗。术后 24 h CT 渗出吸收(图 8-21E~H)。给予阿司匹林 100 mg,每日 1 次,氯吡格雷 75 mg,每日 1 次。术后 90 d 电话随访,患者仅遗留轻度运动性失语。日常生活不受限,mRS 评分 1 分。

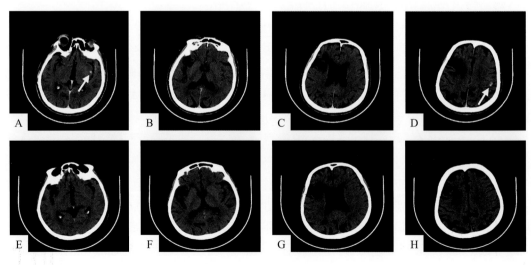

图 8-21　术后影像学检查

二　病例讨论

（一）背景

随着五大研究及 DAWN、DEFUSE 3 研究的发表，前循环主干大血管的血管内治疗越来越被认可，而对大脑中动脉 M2 段的血管内治疗还有待探索。M2 段闭塞性 AIS 发病率为 4%。与 M1 段相比，尽管 M2 段闭塞影响的脑区较小，但仍具有较高的致死率（27%）和致残率（57%），尤其是当闭塞发生在优势半球时。因此，越来越多的临床医生也尝试对大脑中动脉 M2 段闭塞患者进行血管内治疗。Amrou 等研究者通过多中心回顾性队列研究对急性期大脑中动脉 M2 段闭塞血管内治疗的安全性及有效性进行了深入探索，发现血管内治疗组良好预后率高于标准药物治疗组，且在主要安全事件上两组间并无明显差异。同样在多中心 ARISE Ⅱ 研究的前期分析中，M2 段取栓的良好预后也高达 70.2%，明显高于对照组。并且多数荟萃分析也得到了同样的阳性结果。上述研究均证明了大脑中动脉 M2 段血管内治疗的安全性及有效性，但仍需较大规模的前瞻性随机对照试验来佐证。

（二）大脑中动脉 M2 段闭塞取栓病例筛选

2022 年发布的《急性缺血性卒中血管内治疗中国指南》指出，对于大脑中动脉 M2/M3 段闭塞行取栓治疗有潜在的获益性，但应权衡血管功能、临床症状、取栓操作难度，尽可能减少并发症风险。M2 段血管内治疗的筛选主要沿用目前指南推荐的前循环大血管内治疗的筛选指标。相对于其他前循环大血管闭塞，大多数 M2 段闭塞的缺血半暗带体积相对较小，可能会降低血管内取栓治疗的获益。目前对大脑中动脉 M2 段的血管内治疗，临床上多选择症状表现明显，瘫痪较重的患者。既往研究中，此类患者 NIHSS 评分中位数多在 14～16 分不等，同时有着较高的 ASPECT 评分，这些患者 M2 段支配的功能区较为重要，且存在较多的缺血半暗带，如不及时挽救，将严重影响预后。对此类患者应按指南筛查，避免漏筛，对症状较重的患者应积极给予介入治疗。

（三）M2 段取栓治疗策略器械选择及技术要点

1. 策略器械选择

既往国内研究提示大脑中动脉起始部 1 mm 处管腔直径为（2.30±0.35）mm，国外有研究表明，大脑中动脉 M1 段管腔直径为 3～5 mm，M2 段管腔直径目前尚无研究统计，但与 M1 段相比，M2 段血管直径相对较细、管壁薄且走形迂曲，使得取栓治疗难度加大，并且增加了动脉破裂出血及管壁夹层等围手术期风险。主要的策略器械选择包括：①抽拉结合：中间导管的抽吸功能与取栓支架相配合实现再通，临床工作中术者多根据大脑中动脉 M2 段实际管腔直径来选用手术器材，目前支架取栓多采用直径相对较小的第三代取栓支架（Trevo Pro、SolitaireX 等），可覆盖直径 1.5～4.0 mm 的 M2 段管腔。②抽吸取栓：对于栓塞的患者，直接抽吸取栓往往效果显著，但应注意部分患者可能存在血栓逃逸的风险。目前应用的抽吸导管已可进行 M2 段甚至 M3 段的抽吸取栓。③单纯支架取栓：与抽拉结合相比，再通率略低，但由于 M2 段解剖结构的特殊性，部分中间导管无法到达 M2 段血栓近端，在此情况下单纯支架取栓也是一种选择。

2. 技术要点

（1）抽拉结合技术：由于大脑中动脉 M2 段取栓相对靠近皮层，无论是支架取栓还是抽吸取栓都需要更好的近端支撑，尽量将中间导管送至大脑中动脉 M1 段提供支撑。M2 段管腔相对迂曲，微导丝塑形前应注意观察 M2 段血管走行，弯度尽量贴合管腔形态，以便微导丝更好地通过病变。由于 M2 段管腔较细、管壁较薄，此时微导管通过病变后撤出微导丝需要通过微导管造影确认血管真腔，并进一步了解远端血管情况，避免出现微导丝穿出管腔。支架覆盖病变主体后，可经中间导管手推造影确定血栓长度及位置，后尽量跟进中间导管至贴近血栓，负压抽吸同时回收取栓支架。为尽量避免损伤，M2 段支架应缓慢回收。

（2）直接抽吸取栓技术：M2 管腔迂曲需要在微导丝、微导管辅助下实现抽吸导管到位，微导丝到位同上述抽拉结合技术，微导管跟进至血栓近端不通过血栓，减少血栓逃逸。抽吸导管紧贴血栓或部分嵌入，可接入抽吸泵，提供持续稳定的负压抽吸。

（四）M2 段闭塞其他治疗

大脑中动脉 M2 段血管内治疗也可用微导管进行动脉溶栓。动脉溶栓优势在于药物可直接作用于栓子内部或栓子附近，具有选择性高、药物剂量小、局部药物浓度高、全身不良反应小等优点。2013 年发表的关于 PROACT Ⅱ 研究关于 M2 段的亚组分析显示，动脉溶栓组成功再灌注（TICI 2~3 级）的比例为 53.6%，90 d 良好临床预后（mRS 评分 0~2 分）为 53.3%。随后 Raplh Rahme 等学者的荟萃分析显示，M2 段动脉溶栓后血管再通率（TICI 2~3 级）为 49.2%，90 d 良好临床预后（mRS 评分 0~2 分）为 58.1%，血管再通组 SICH 发生率高于未再通组（17.4% vs 0），血管再通并未降低死亡率（19.4% vs 15.6%）。目前的研究提示，大脑中动脉 M2 段动脉溶栓血管再通率为 43%~82%，90 d 良好临床预后率为 41%~76%。相比静脉溶栓，动脉溶栓血管再通率更高，但 90 d 良好临床预后并未得到改善，未来还需进一步研究探索。

（石明超　王守春　李　强）

第三节　大脑中动脉远端分支闭塞

一　病例简介

（一）病例 1：急诊左侧大脑中动脉 M2、M3 支架取栓

1. 临床表现

（1）病史：患者，男，37 岁，因"右手麻木 11 小时，言语不利 2 小时"入急诊，症状持续无缓解。

（2）既往史：高血压病，脑梗死病史，吸烟饮酒史。

（3）神经系统查体：意识清醒，混合性失语，右侧上肢肌力 M_4，右下肢肌力 M_4，右侧 Barbinski 征（+），急诊 NIHSS 评分 5 分。

（4）辅助检查：

影像学检查：术前头颅 CT 未见早期缺血改变；外侧裂可见高密度影（图 8-22A、B 箭头

所指）。头核磁提示顶叶颞叶岛叶超急性期梗死，DWI‑FLAIR 不匹配（图 8‑22C、D 箭头所指）。MRA 提示左侧大脑中动脉 M2 段闭塞（图 8‑22E、F）。

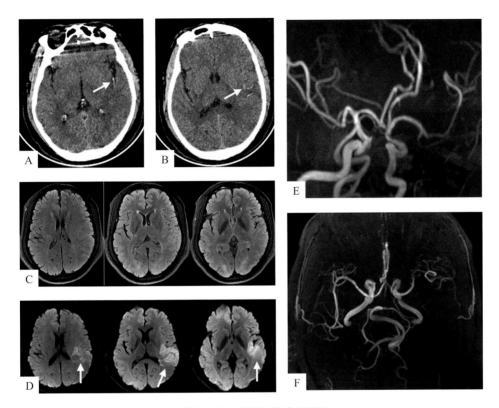

图 8‑22　术前影像检查评估

2. 临床诊断

①急性脑梗死（不明原因型）；②左侧大脑中动脉 M2 段闭塞。

病情分析：患者为青年男性，主要表现为右侧肢体活动不灵伴言语笨拙，既往高血压病病史，脑梗死病史，结合辅助检查可定性为缺血性脑血管病。入院查体：意识清醒，混合性失语，右侧上肢肌力 M_4，右下肢肌力 M_4，右侧 Babinski 征（＋），可定位于左侧大脑半球，MRA 检查提示左侧大脑中动脉 M2 段闭塞，考虑栓塞性质，栓子来源不明。

3. 介入治疗

（1）手术策略：左侧大脑中动脉 M2 段支架取栓术。

（2）手术耗材及术中用药：

导引导管：6Fr Neuron MAX，内径 0.088 in，长度 90 cm；

导丝：泥鳅导丝，直径 0.035 in，长度 150 cm；

抽吸导管：ACE 60，外径 0.070 in/内径 0.060 in，长度 132 cm；

微导管：Rebar 18，内径 0.021 in，长度 150 cm；

微导丝：Synchro^2，直径 0.014 in，长度 200 cm；

取栓支架：Solitaire FR 4×20 mm；

普通肝素。

（3）手术过程（图 8 - 23）：右侧股动脉穿刺成功置入 8F 动脉鞘，造影示：左侧大脑中动脉 M2 段闭塞，在泥鳅导丝及多功能导管辅助下将 6F Neuron MAX 导引导管置于超选至左侧颈内动脉 C1 远端，撤出泥鳅导丝及多功能导管。200 cm Synchro^2 微导丝、Rebar 18 微导管、ACE 60 抽吸导管同轴经导引导管送入至 C4 段，路图下微导丝小心尝试后成功通过左侧大脑中动脉分叉处后闭塞处跟进至 M2 段远端，跟进微导管至闭塞远端，撤出微导丝，经微导管手推造影剂确认真腔，经微导管送入取栓支架并释放，5 min 后回撤取栓支架并经中间导管抽吸。复查造影见 M2 段再通，栓子逃逸至 M3 段。重复上述步骤再次取栓，取出一长条血栓，复查造影见左侧大脑中动脉再通，eTICI 2c 级。撤出导引导管等，结束手术，封堵股动脉穿刺口并局部加压包扎，术毕，患者复查颅脑 CT 后入监护病房继续治疗。

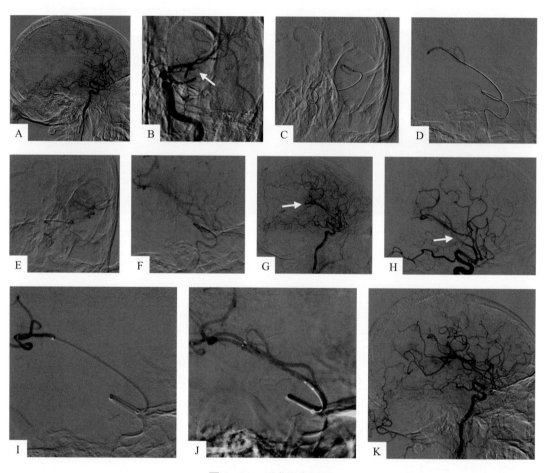

图 8 - 23　手术操作过程

注：A、B. 左侧大脑中动脉 M2 段上干闭塞（箭头所指）；C、D. 微导管手推造影剂确认真腔；E、F. 取栓支架铺开后造影；G. 第一次取栓后造影，栓子移位至 M3 段（箭头所指）；H. 第一次取栓后造影，动脉早期可见腔内血栓影（箭头所指）；I. 微导管超选并手推造影剂确认真腔；J. 支架铺开后造影出现前向血流；K. 第二次取栓后上干成功再通，eTICI 2c 级。

（4）术后处理及随访：术后患者入病房，监测生命体征。术后 24 h 头颅 CT 见左侧颞叶岛叶梗死（图 8 - 24A 箭头所指），CTA 提示左侧大脑中动脉通畅（图 8 - 24B、C）。患者术后第二天言语及肢体症状缓解,NIHSS评分0分;复查磁共振病灶基本同前,未见明显新发病灶(图8-24D箭头所指)。术后90d随访,mRS评分0分。

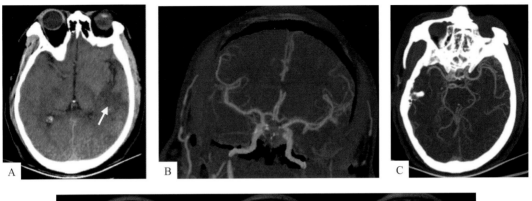

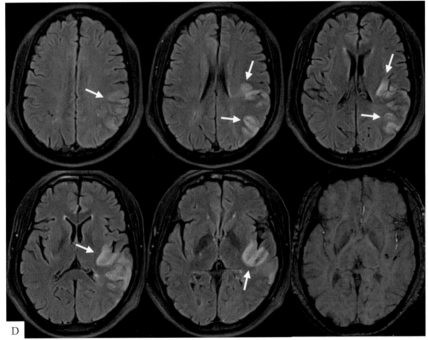

图8-24 术后影像学检查

(二)病例2:右侧大脑中动脉M2/M4多发栓塞,M2联合取栓,M4支架取栓

1. 临床表现

(1)病史:患者,女,38岁,"左侧肢体无力伴言语不清7小时余"。

(2)既往史:无。

(3)神经系统查体:嗜睡,双眼向右侧部分凝视,左侧鼻唇沟变浅,伸舌左偏,左上肢 M_0,左下肢 M_2;NIHSS评分14分。

(4)辅助检查:

血检验:正常。

心电图:正常。

影像学检查:术前 MRI - DWI 见右侧基底节区、岛叶、额叶大面积脑梗死;MRA 显示右侧大脑中动脉 M1 分叉处栓塞,分支明显减少(图 8 - 25)。

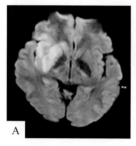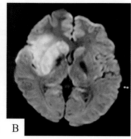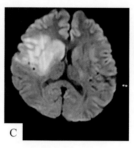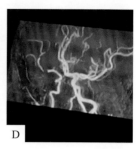

图 8 - 25 取栓术前影像评估

注:A~C. 右侧基底节区、岛叶、额叶大面积脑梗死;D. MRA 见右侧大脑中动脉 M1 分叉处栓塞,分支明显减少。

2. 临床诊断

①急性脑梗死(不明原因型);②右侧大脑中动脉闭塞。

病情分析:尽管 TOAST 属于不明原因型,但结合起病特征、梗死分布和血管闭塞位置,基本可确定为栓塞机制,并且推测起病时为 M1 主干型栓塞(皮层穿支均受累),栓子碎裂后主体前移至 M1 分叉停留,更小碎块栓塞远端分支可能性很大。

3. 介入治疗

(1) 手术策略:近端联合取栓,远端支架取栓。

(2) 手术耗材及术中用药:

导引导管:8Fr Envoy Guiding,内径 0.088 in,长度 90 cm;

导丝:泥鳅导丝,直径 0.035 in,长度 150 cm;

中间导管:5Fr Sofia,外径 0.068 in/内径 0.055 in,长度 125 cm;

微导管:Rebar 18,内径 0.021 in,长度 153 cm;

微导丝:Synchro,直径 0.014 in,长度 200 cm;

取栓支架:Aperio 3.5×22 mm;

普通肝素:无。

(3) 手术过程(图 8 - 26):术中造影确定右侧大脑中动脉多发栓塞。闭塞点分别位于上干近端(M2)和下干远端(M4)。采用取栓支架联合中间导管(SWIM 技术)取通上干近端,

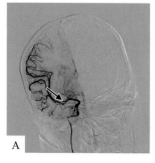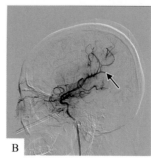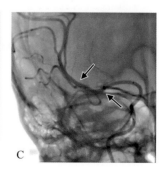

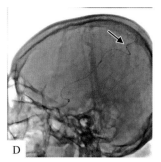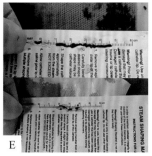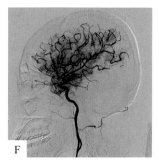

图 8 - 26　手术操作过程

注:A. 正位造影显示上干 M2 闭塞;B. 侧位造影进一步显示下干 M4 闭塞(箭头所指);C. 上干 M2 取栓(箭头所指),SWIM 技术;D. 下干 M4 取栓,Aperio 支架半回收微钳夹技术;E. 取出的血栓;F. 闭塞血管再通,eTICI2c。

采用取栓支架半回收微钳夹技术取通下干远端。两处各取一次,均取出暗红色血栓。术后血管再通,eTICI2c。

（4）术后处理及随访:术后镇静,控制有创血压收缩压 90～100mmHg,术后 CT(图 8 - 27A～D)显示右侧额颞岛叶及基底节脑组织肿胀,侧脑室受压,予高渗盐水及甘露醇脱水治疗,症状逐渐好转。术后第 14 天出院,出院时 NIHSS 评分 2 分(左上肢 1 分,面瘫 1 分)。术后 90d 电话随访,NIHSS 评分 1 分,mRS 评分 1 分。

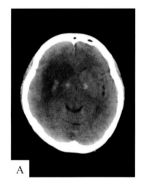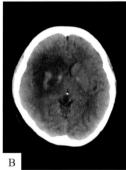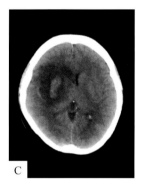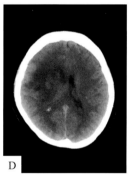

图 8 - 27　术后 CT

（三）病例 3:左侧大脑中动脉 M3 段闭塞,抽吸取栓

1. 临床表现

（1）病史:患者,男,53 岁,"右侧肢体乏力 7 小时"。

（2）既往史:房颤。

（3）神经系统查体:部分感觉性失语,右侧鼻唇沟浅,右侧肢体 M_{4-};NIHSS 评分 6 分。

（4）辅助检查:

血检验:正常。

心电图:房颤。

影像学检查:术前头颅 CT 平扫见左侧外侧裂高密度征(图 8 - 28A、B)。CTA 提示左侧大脑中动脉远端稀疏,分支减少(图 8 - 28C)。CTP 见左侧颞顶叶低灌注区(图 8 -

28D)。

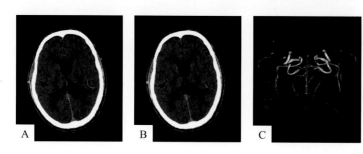
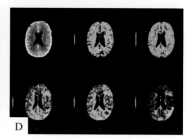

图 8 - 28　取栓术前影像评估

2. 临床诊断

①急性脑梗死(心源性栓塞型);②房颤。

病情分析:本例 NIHSS 评分较低,但失语、肌力下降是致残症状,应予积极处理。术前影像评估提示左侧大脑中远端分支栓塞。急诊血管内治疗术中造影可进一步明确栓塞位置,根据目标血管分支直径和局部解剖形态,选择开通技术和策略。

3. 介入治疗

(1) 手术策略:抽吸取栓。

(2) 手术耗材及术中用药:

导引导管:8Fr Envoy Guiding,内径 0.088 in,长度 90 cm;

导丝:泥鳅导丝,直径 0.035 in,长度 150 cm;

中间导管:5Fr Sofia,外径 0.068 in/内径 0.055 in,长度 125 cm;

微导管:Rebar 18,内径 0.021 in,长度 153 cm;

微导丝:Traxcess,直径 0.014 in,长度 200 cm;

取栓支架:无;

普通肝素:无。

(3) 手术过程(图 8 - 29):术中造影确定血管闭塞位于左侧大脑中动脉下干远端(M3 起点)(图 8 - 29A),远端脑组织大片染色缺损。闭塞血管分支直径较粗,闭塞点近端血管平直,微导管微导丝超选成功后,5F Sofia 导管同轴推进,顺利抵达闭塞点(图 8 - 29B)。抽吸 2 次,每次均抽出暗红色血栓(图 8 - 29C)。闭塞段血管再通 eTICI2b(图 8 - 29D)。

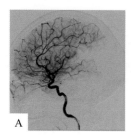
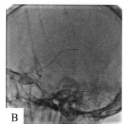
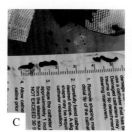
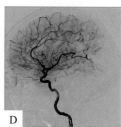

图 8 - 29　手术操作过程

(4) 术后处理及随访:术后控制有创血压收缩压 100～120 mmHg,术后头颅磁共振见

图 8-30。术后第 3 天 NIHSS 评分 2 分。出院时 NIHSS 评分 2 分(面瘫 1 分,语言 1 分)。术后 90 d 电话随访,NIHSS 评分 0 分,mRS 评分 0 分。

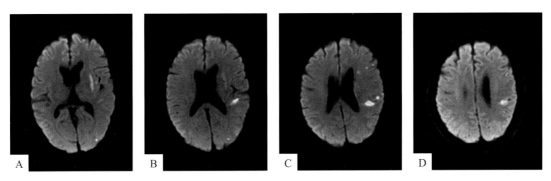

图 8-30 术后头颅磁共振

注:A~D. 左侧岛叶、额叶、顶叶多发散在脑梗死病灶。

二 病例讨论

单独大脑中动脉 M3 段闭塞相对比较少见,有研究表明 M3 段闭塞在大脑中动脉闭塞中不足 12%。远端闭塞的血管中,大脑中动脉 M3 段闭塞仅占 6.1%。临床上,遇到更多的是前循环取栓时栓子逃逸栓塞到大脑中动脉 M3 段。尽管 M3 段属于大脑中动脉的远端分支,但当其闭塞时仍可表现出较为严重缺血性神经功能缺损症状,如不及时开通血管,很可能遗留致残性后遗症。因此,随着血管内技术的成熟,医疗器械的改进,开通闭塞的 M3 段已成为神经科医生的重要研究问题。

由于大脑中动脉 M3 段闭塞发生率较低,因此,目前尚无大脑中动脉 M3 段闭塞血管内治疗的随机对照试验。有限的几篇文献皆是将大脑中动脉 M3 段与其他远端血管一起研究。在一篇机械取栓治疗远端动脉闭塞的安全性及有效性的文章中表示,相比于标准药物治疗,机械取栓治疗远端动脉闭塞虽然良好预后不如前者,但具有更低的死亡率。2015 年有研究表明与近端闭塞组相比,远端闭塞组有更高的预后率(72.7% vs 50.9%,$P=0.018$)、较低的再灌注成功率(47.3% vs 73.8%,$P<0.001$)及较低的症状性脑出血发生率(3.6% vs 4.5%)。最近的 STAR 登记研究的子研究同样发现远端闭塞组有更高的预后率及较低的再灌注成功率,但与近端闭塞组相比,出血性并发症、死亡率或手术相关并发症的发生率无差异。以上研究均表明,对于类似大脑中动脉 M3 段这样的远端血管闭塞,机械取栓是安全有效的。有研究表明,大脑中动脉 M3 段机械取栓的成功再通率为 47.3%~92%,预后良好率在 72% 左右,出血发生率在 3.6%~14.39%。

大脑中动脉 M3 段分支血管相对较细,因此,选择合适的取栓器材对于手术的成功非常关键。目前对于大脑中动脉 M3 闭塞取栓多选择小直径取栓支架。在一项关于 Trevo XP 取栓支架治疗远端血管闭塞的研究中,5 例 M3 段取栓患者均实现了成功再通,且没有发生蛛网膜下腔出血及动脉穿孔。另外,近年来一种可以手动调整网格对血栓或血管壁的径向力的支架- Tigertriever 13 也被用于远端血管的闭塞再通中,再通成功率 84.4%,症状性颅内出血(sICH)和蛛网膜下腔出血(SAH)的发生率分别为 7.0%和 14.0%。除了支架取栓，同样可以进行直接抽吸。Penumbra 3MAX 常用于远端血管的闭塞再通，有研究结果显示 Penumbra 3MAX 的再通过成功率为 69%，蛛网膜下腔出血的发生率仅为 4%。此外，远端血管的闭塞再通同样存在一些复合技术，比如 mini－FAST 技术，通过 XT-27 微导管与中间导管联合抽吸，从而提高一次再通成功率；DCT(distal combined technique)技术，通过 3.0×20 mm Trevo 取栓支架搭配 Penumbra 3MAX 进行联合取栓，其首次再通成功率远远高于非联合取栓(92% vs 54%)。

对于大脑中动脉 M3 相对纤细、走行较迂曲的血管，支架取栓时过强的支撑力意味着拉栓阻力的增大，增加出血和血管痉挛的风险。为了减少术中并发症，应减少取栓次数。一旦发生术中穿孔或者出血，可在血管近端使用球囊压迫阻断血流，曾有学者报道通过近端球囊阻断 5min，到达了止血效果，患者术后恢复良好。对于 M3 远段血管，如果血管走行特别迂曲，不必强行取栓治疗。一项荟萃分析显示，对于远端闭塞血管，静脉溶栓与机械取栓的临床结局差异并无统计学意义，可作为一项可选择的治疗方式。

(李　超　王守春　李　强)

·参考文献·

［1］郝继恒，刘卫东，王子栋，等. 大脑中动脉远端分支闭塞机械取栓的疗效分析［J］. 中华医学杂志，2020，100 (16):1240－1244.

［2］中国卒中学会，中国卒中学会神经介入分会. 急性缺血性卒中血管内治疗中国指南［J］. 中国卒中杂志，2018,13:706－729.

［3］ALBERS G W, MARKS M P, KEMP S, et al. Thrombectomy for stroke at 6 to 16 hours with selection by perfusion imaging ［J］. N Engl J Med, 2018,378:708－718.

［4］AL K S, ALMALLOUHI E, ALAWIEH A, et al. Outcomes of rescue endovascular treatment of emergent large vessel occlusion in patients with underlying intracranial atherosclerosis: insights from STAR ［J］. J Am Heart Assoc, 2021,10(12):e020195.

［5］BAEK J H, KIM B M, HEO J H, et al. Outcomes of endovascular treatment for acute intracranial atherosclerosis-related large vessel occlusion ［J］. Stroke, 2018,49(11):2699－2705.

［6］BERNSEN M L E, GOLDHOORN R B, VAN OOSTENBRUGGE R J, et al. Equal performance of aspiration and stent retriever thrombectomy in daily stroke treatment ［J］. J Neurointerv Surg, 2019,11(7): 631－636.

［7］GOYAL M, MENON B K, VAN ZWAM W H, et al. Endovascular thrombectomy after large-vessel ischaemic stroke: a meta-analysis of individual patient data from five randomised trials ［J］. Lancet, 2016,387 (10029):1723－1731.

［8］GROSSBERG J A, REBELLO L C, HAUSSEN D C, et al. Beyond large vessel occlusion strokes: distal occlusion thrombectomy ［J］. Stroke, 2018, 49(7):1662－1668.

［9］HAUSSEN D C, EBY B, AL-BAYATI A R, et al. A comparative analysis of 3MAX aspiration versus 3 mm trevo retriever for distal occlusion thrombectomy in acute stroke ［J］. J Neurointerv Surg, 2020, 12(3):279－282.

［10］LI H, ZHANG Y, ZHANG L, et al. Endovascular treatment of acute ischemic stroke due to intracranial atherosclerotic large vessel occlusion : a systematic review ［J］. Clin Neuroradiol, 2020,30(4):777－787.

［11］MCTAGGART R A, TUNG E L, YAGHI S, et al. Continuous aspiration prior to intracranial vascular embolectomy (CAPTIVE): a technique which improves outcomes ［J］. J Neurointerv Surg, 2017,9(12): 1154－1159.

［12］MENON B K, HILL M D, DAVALOS A, et al. Efficacy of endovascular thrombectomy in patients with M2 segment middle cerebral artery occlusions: meta-analysis of data from the HERMES Collaboration [J]. Neurointerv Surg, 2019,11:1065 - 1069.

[13] NOGUEIRA R G, JADHAV A P, HAUSSEN, et al. Thrombectomy 6 to 24 hours after stroke with a mismatch between deficit and infarct [J]. N Engl J Med, 2018,378:11 - 21.

[14] NOGUEIRA R G, MOHAMMADEN M H, HAUSSEN D C, et al. Endovascular therapy in the distal neurovascular territory: results of a large prospective registry [J]. J Neurointerv Surg, 2021, 13(11):979 - 984.

[15] QURESHI A I, CAPLAN L R. Intracranial atherosclerosis [J]. Lancet, 2014,383(9921):984 - 998.

[16] RAHME R, YEATTS S D, ABRUZZO T A, et al. Early reperfusion and clinical outcomes in patients with M2 occlusion: pooled analysis of the PROACT Ⅱ, IMS, and IMS Ⅱ studies [J]. J Neurosurg, 2014, 121: 1354 - 1358.

[17] SARRAJ A, SANGHA N, HUSSAIN M S, et al. Endovascular therapy for acute ischemic stroke with occlusion of the middle cerebral artery M2 segment [J]. JAMA Neurol, 2016, 73:1291 - 1296.

[18] TEXAKALIDIS P, GIANNOPUOLOS S, KARASAVVIDIS T, et al. Mechanical thrombectomy in acute ischemic stroke: a meta-analysis of stent retrievers vs direct aspiration vs a combined approach [J]. Neurosurgery, 2020,86(4):464 - 477.

[19] TSANG A C O, ORRU E, KLOSREANEC J M, et al. Thrombectomy outcomes of intracranial atherosclerosis-oelated occlusions [J]. Stroke, 2019,50(6):1460 - 1466.

[20] TURK 3rd A S, SIDDIQUI A, JOHANNA T F, et al. Aspiration thrombectomy versus stent retriever thrombectomy as first-line approach for large vessel occlusion (COMPASS)_ a multicentre, randomised, open label, blinded outcome, non-inferiority trial [J]. Lancet, 2019,393(10175):998 - 1008.

[21] TURK A S, SPIOTTA A, FREI D, et al. Initial clinical experience with the ADAPT technique: a direct aspiration first pass technique for stroke thrombectomy [A]. J Neurointerv Surg, 2018,10(Suppl 1):i20 - i25.

[22] WANG J, QIAN J, FAN L, et al. Efficacy and safety of mechanical thrombectomy for M2 segment of middle cerebral artery: a systematic review and meta-analysis [J]. J Neurol, 2021;268:2346 - 2354.

[23] WANG Y, ZHAO X, LIU L, et al. Prevalence and outcomes of symptomatic intracranial large artery stenoses and occlusions in China: the Chinese Intracranial Atherosclerosis (CICAS) Study [J]. Stroke, 2014, 45(3):663 - 669.

第九章

大脑前动脉闭塞

一 病历简介

（一）病例1：左侧大脑前动脉A1闭塞+大脑中动脉M1段重度狭窄

1. 临床表现

（1）病史：患者，男，78岁，农民；晚饭后"突发言语不能，右侧肢体无力10小时"由外院转入，症状持续无缓解。

（2）既往史：有高血压，心包炎术后等。既往饮酒史40年，白酒100g/d。否认吸烟史。否认糖尿病、冠心病病史。

（3）神经系统查体：嗜睡，失语，双眼左向凝视，查体欠配合，双侧瞳孔0.25cm，对光反射存在，颈软，双侧鼻唇沟对侧，伸舌不能配合，右侧肢体肌力M_0，左侧肌力M_5，肌张力正常，右巴氏征（+）；NIHSS评分18分，GCS评分9分。

（4）辅助检查：

血常规：白细胞$3.8×10^9$/L，血小板$132×10^9$/L。

血糖：6.07mmol/L。

心电图：心房颤动伴缓慢心室率，心率52次/分。

影像学检查：术前头颅CT平扫提示左侧顶叶片状低密度影，右侧硬膜下积液（图9-1A～C），ASPECTS 7分；头颈CTA提示左侧大脑前动脉显影不清（图9-1D）；全脑灌注CT提示左侧额、顶叶局部灌注异常（图9-1E）；DSA提示左侧A1段末端闭塞（图9-1F、G），M1段重度狭窄。

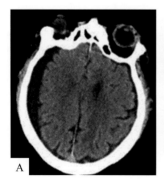
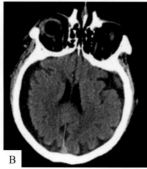
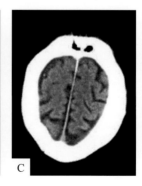
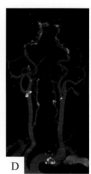

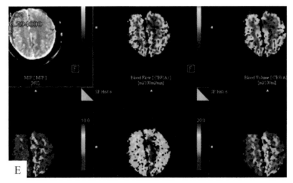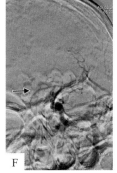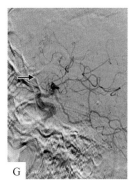

图 9-1　取栓术前影像评估

2. 临床诊断

①急性脑梗死(大动脉粥样硬化型)；②左侧大脑前动脉闭塞；③高血压；④心房颤动。

病情分析：患者临床表现为右侧偏瘫、左向凝视，血管影像学检查提示左侧大脑中动脉狭窄合并大脑前动脉闭塞，灌注影像提示左侧大脑前动脉供血区存在缺血改变，综合分析认为本次发病应为大脑前动脉闭塞导致。患者高龄，有高血压及长期饮酒等动脉粥样硬化的高危因素，同时合并左侧大脑中动脉重度狭窄，故此次发病首先考虑大脑前动脉闭塞为狭窄基础上血栓形成导致的闭塞；但患者发病急骤，心电图提示房颤，不能排除心脏栓子脱落导致动脉栓塞。

3. 介入治疗

（1）手术策略：经右侧股动脉穿刺行左侧 ACA 闭塞支架取栓术。

（2）手术耗材及术中用药：

导引导管：8Fr Mach1，内径 0.091 in，长度 90 cm；

导丝：亲水涂层导丝，直径 0.035 in，长度 150 cm；

多功能导管：5F MPA1，内径 0.048 in，长度 125 cm；

中间导管：6Fr Catalyst6，内径 0.060 in，长度 132 cm；

微导管：Rebar 18，内径 0.021 in，长度 153 cm；

微导丝：Synchro^2，直径 0.014 in，长度 200 cm；

取栓支架：Solitaire AB，4×20 mm；

普通肝素：0.67 mg/kg，2 000 单位团注；

替罗非班：0.5 g 静脉注射，0.1 μg/(kg·min) 微泵维持；

右美托咪定：0.2 mg 配成 4 μg/mL，96 mL/h 持续 10～15 min 后改为 16 mL/h。

（3）手术过程（图 9-2）：局部麻醉+静脉镇静下，在 0.035 泥鳅导丝及 5F 多功能导管导引下，将 8F 指引导管置于左侧颈内动脉 C1 段，造影见大脑前动脉 A1 段末端闭塞，左侧大脑中动脉 M1 段重度狭窄（图 9-2A 箭头所指），大脑后动脉皮层支向大脑前、中动脉区域代偿供血，ACG 侧支循环代偿分级 1 级。路图下将 6 F Catalyst 中间导管远端置于左侧颈内动脉 C4 段，Rebar 18 微导管在 0.014 Synchro^2 微导丝导引下超选全左侧大脑前动脉 A2 段远端（图 9-2B～F）。微导管造影，确认位于血管真腔，远端血管通畅（图 9-2G 箭头所指)。遂将 Solitaire AB 4×20 mm 支架释放于左侧大脑前动脉 A1～A2 段(图 9-2H 箭头所指为支架位置)。采用 Solumbra 技术取栓一次,ACA 再通,造影见左大脑前动脉显影,A2～A3 段多发狭窄,考虑狭窄基础上闭塞,予以替罗非班 0.5 g 静脉注射,0.1 μg/(kg·min)微泵维持。停留约 5 min 后,回撤支架及微导管,见取栓支架上附着血栓 1 枚,中间导管内回抽血液约 30 mL,未见明显血栓。再次造影左侧大脑前动脉显影,局部管腔 50% 狭窄,血流达 eTICI3 级(图 9-2I～J)。等待 20 分钟重复正侧位造影,血流仍可维持 eTICI3 级(图 9-2K～L),结束手术。

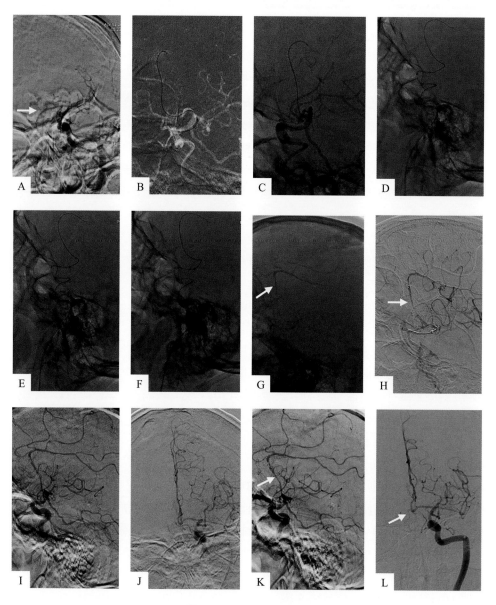

图 9-2 手术操作过程

(4) 术后处理及随访:术后复查去碘 CT 未见明显出血,继续替罗非班 0.1 μg/(kg·

min）微泵维持抗血小板聚集，24 h 后改为阿司匹林肠溶片 100 mg/d、调脂（阿托伐他汀 20 mg/d）控制血压及控制感染等。术后 6 d 复查头颅 MRI（图 9－3）提示左侧额叶 DWI 高信号，考虑与治疗血管流域一致的新鲜梗死。术后 90 d 电话随访，患者仅遗留右侧鼻唇沟浅，右下侧肢体乏力（自诉较左下肢稍减退），日常生活和工作不受限，NIHSS 评分 1 分，mRS 评分 1 分。

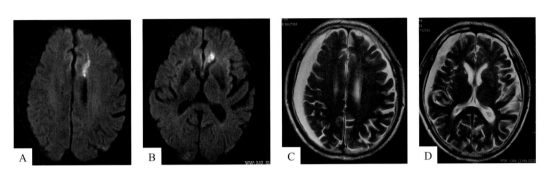

图 9－3 术后头颅磁共振

注：A、B. DWI 序列提示左侧额叶呈高信号；C、D. T_2 加权序列左侧额叶呈长 T_2 信号。

（二）病例 2：左侧大脑前的动脉 A3 段闭塞

1. 临床表现

（1）病史：患者，男，63 岁，退休；患者因"突发右侧肢体无力伴言语不能 6 小时余"由外院转入。6 h 余前无明显诱因下突发右侧肢体无力，上肢不能抬举，不能行走，伴言语不能。急送至当地医院，查头颅 CT 未见出血。

（2）既往史：有高血压病病史，未规律服用药物。

（3）神经系统查体：嗜睡，混合性失语，查体不配合。双侧瞳孔 0.25 cm，对光反射存在，右侧鼻唇沟浅，伸舌不能配合。颈软，右侧肢体肌力 M_0，左侧肢体肌力 M_5，肌张力正常，右巴氏征（＋），共济、感觉查体不能配合。NIHSS 评分 17 分。

（4）辅助检查：

血常规：白细胞 16.4×10^9/L，血红蛋白 85 g/L，血小板 154×10^9/L，肌钙蛋白 0.76 μg/L，肌酸激酶同工酶 101 U/L，乳酸脱氢酶 481 U/L。

心电图：窦性心律，心率 96 次/分，左室高电压。

影像学检查：术前头颅 CT 平扫未见明显低密度病灶，ASPECT 评分 10 分（图 9－4A、B）；CTP 提示左侧额顶叶及中线结构旁异常灌注区（图 9－4C）；CTA 提示左侧大脑前闭塞（图 9－4D、E）；局部麻醉＋静脉镇静下，右侧股动脉穿刺行 DSA 示左侧 A3 段闭塞（图 9－4F、G）。

2. 临床诊断

①急性脑梗死（不明原因型）；②左侧大脑前动脉闭塞；③急性冠脉综合征；④高血压 3 级（极高危）。

病情分析：患者为老年男性，既往有高血压病史，本次为急性起病，辅助检查发现心肌

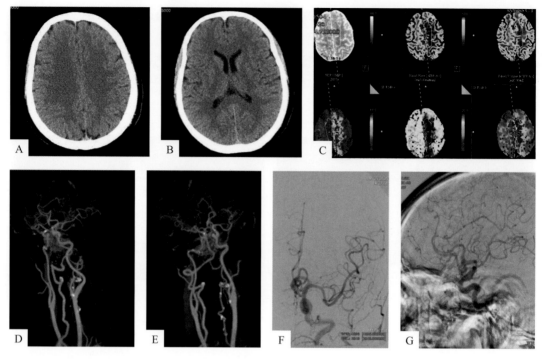

图9-4 取栓术前影像评估

酶、肌钙蛋白升高,考虑合并急性冠脉综合征,CTA检查提示左侧大脑前动脉闭塞,DSA检查发现左侧A3段闭塞,根据患者病史特点,此次发病病因不明,但是结合DSA的非责任血管形态,栓塞可能性大,不能排除大动脉粥样硬化型。

3. 介入治疗

(1)手术策略:经左侧ICA入路行左侧ACA闭塞支架取栓术。

(2)手术耗材及术中用药:

导引导管:6Fr Mach1,内径0.091 in,长度90 cm;

导丝:亲水涂层导丝,直径0.035 in,长度150 cm;

微导管:Rebar 18,内径0.021 in,长度153 cm;

微导丝:Synchro^2,直径0.014 in,长度200 cm;

取栓支架:Solitaire AB 4×20 mm;

右美托咪定:0.2 mg配成4 μg/mL,96 mL/h持续10~15 min后改为16 mL/h。

(3)手术过程(图9-5):局部麻醉+静脉镇静。泥鳅导丝辅助6Fr Mach1导管超选左侧ICA,并将Mach1导管置于左侧C2段,造影示左侧A3闭塞(图9-5A),局部血栓影;前交通动脉开放,右侧ACA显影。微导丝辅助Rebar 18微导管超选至闭塞段以远(图9-5A、B),Rear18导管越过病变造影确认导管位于真腔,远端血管通畅(图9-5C)。释放Solitaire AB 4×20 mm取栓支架,支架远端位于左侧胼周动脉近端,支架释放后造影见ACA恢复前向血流(图9-5D)。静置5 min后取栓一次。左侧ACA再通,左侧胼缘动脉局部可见血栓影(图9-5E箭头所指),血流达eTICI 2c级(图9-5E、F)。观察15 min血流仍可维持eTICI2c级,将Mach1导管头端回撤至左侧CCA造影见左侧颈内动脉形态良好

（图 9-5G），右侧前循环造影，右侧大脑前动脉 A1 段缺如（图 9-5H 箭头所指），结束手术。

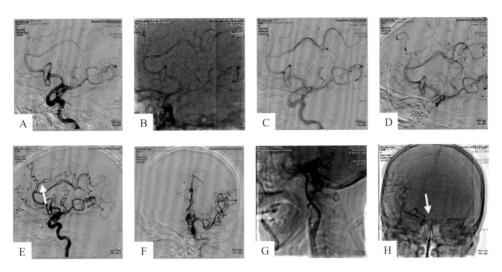

图 9-5　手术操作过程

（4）术后即刻处理：术后即刻复查双源头颅 CT 未见明显出血转化（图 9-6），镇静状态入监护病房，鼻导管吸氧，监测生命体征。给予甘露醇、白蛋白、速尿脱水、补液、维持水电解质平衡等治疗，患者病情平稳。

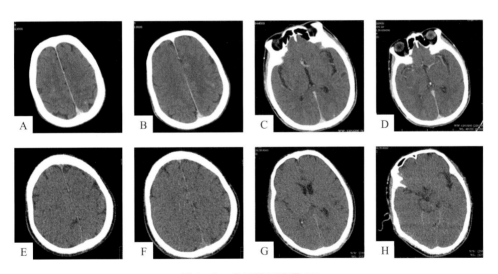

图 9-6　术后即刻双源 CT

注：A～D. CT 原始图像提示双侧大脑前动脉供血区域、大脑前动脉、大脑中动脉局部密度增高；E～H. 双源后处理后分析未见明显出血转化。

（5）术后处理及随访：患者病情平稳，术后 24h 给予阿司匹林 100mg 抗血小板聚集治疗，术后 2d 头颅 MRI 检查：DWI 序列见两侧半球、左侧小脑半球多发急性脑梗死（图 9-7A～F）。患者为多血管床同时出现新鲜梗死，病因倾向于考虑为栓塞，术后辅助检查未找到心源性疾病证据，为不明原因型栓塞。术后 3d 复查颈部 CTA，左侧大脑前动脉血流通畅（图9-7G、H）。术后2周患者因吸入性肺炎、心功能不全导致病情恶化，并致死亡。

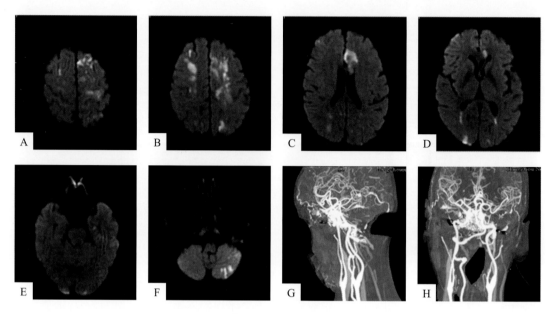

图9-7 术后影像

（三）病例3：双侧大脑前动脉闭塞

1. 临床表现

（1）病史：患者，男，71岁，退休工人；患者因"被发现意识不清伴肢体活动不利3小时余"入院。3h前患者被家属发现跌倒在地，意识不清，四肢活动不利，送至我院急诊。到院后意识较前好转，能唤醒，仍存在双侧肢体活动不利，因患者既往有消化道大出血病史，未行静脉溶栓治疗。

（2）既往史：有高血压病、脑梗死、冠心病、消化道出血、胃大部切除术病史等。

（3）神经系统查体：嗜睡，双侧瞳孔等大等圆，直径1.5mm，对光反射灵敏，无凝视；右侧鼻唇沟浅，右上肢肌力M_3，右下肢肌力M_2，左上肢肌力M_4，左下肢肌力M_3，双侧Barbinski征（-）；NIHSS评分11分，GCS评分10分。

（4）辅助检查：

血常规：白细胞$11.5×10^9$/L，血小板$270×10^9$/L。

血糖：16.59mmol/L。

心电图：窦性心动过缓，心率58次/分。

影像学检查：术前头颅CT平扫未见颅内出血、双侧顶叶低密度灶（图9-8A～C），Aspects评分9分；MRA提示双侧大脑前动脉A3段闭塞（图9-8D、E箭头所指）。

2. 临床诊断

①急性脑梗死（不明原因型）；②双侧大脑前动脉A3段闭塞；③高血压病；④冠状动脉粥样硬化性心脏病PCI术后；⑤胃大部切除术后。

病情分析：患者为老年男性，有高血压、冠心病病史，否认房颤病史，MRA检查提示双侧

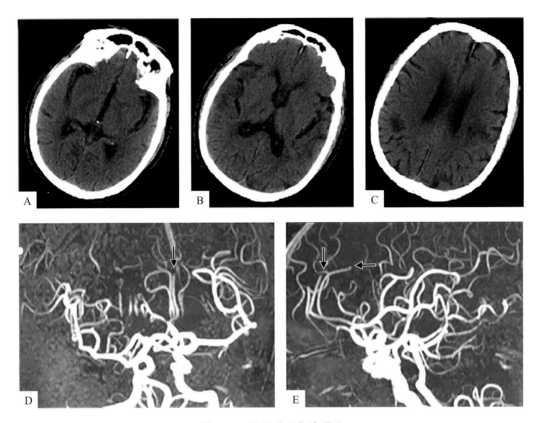

图 9-8　取栓术前影像评估

大脑前动脉闭塞，DSA 检查发现右侧大脑前动脉 A1 缺如，左侧颈内动脉供应双侧大脑前动脉，双侧 A3 段闭塞。根据患者病史特点，此次发病考虑为栓塞，病因不明。

3. 介入治疗

（1）手术策略：经左侧前循环行双侧大脑前动脉远端支架取栓。

（2）手术耗材及术中用药：

导引导管：6Fr Envoy，内径 0.070 in，长度 90 cm；

导丝：亲水涂层导丝，直径 0.035 in，长度 150 cm；

微导管：Rebar 18，内径 0.021 in，长度 153 cm；

微导丝：Synchro^2，直径 0.014 in，长度 200 cm；

取栓支架：Solitaire AB 4×20 mm；

右美托咪定：0.2 mg 配成 4 μg/mL，96 ml/h 持续 10～15 min 后改为 16 mL/h。

（3）手术过程（图 9-9）：局部麻醉，静脉镇静。泥鳅导丝辅助 6Fr Envoy 导管超选 LICA，并将 Envoy 导管置于 C2 段，造影示右侧大脑前动脉 A$_1$ 段缺如（图 9-9A），双侧大脑前动脉 A3 段闭塞（图 9-9B、C 箭头所指）。微导管、微导丝超选至右侧大脑前动脉闭塞段以远（图 9-9D），释放 Solitaire AB 4×20 mm 支架，远端位于右侧大脑前动脉 A4 段远端。支架释放后造影，见右侧大脑前动脉恢复前向血流（图 9-9E）。静置 5 min 后取栓一次。复查造影显示，右侧大脑前动脉再通。再次将微导管微导丝超选至左侧大脑前动脉闭塞段以远(图9-9F),经微导管释放Solitaire AB 4×20mm支架,远端位于左侧大脑前动脉A4段,支架释放后造影见左侧大脑前动脉恢复前向血流(图9-9G短箭头所指为支架远端),并可见右侧大脑前动脉A3血栓(图9-9G长箭头所指)。静置5min后取栓一次,造影见左侧大脑前动脉再通,右侧大脑前动脉A3段仍可见血栓影(图9-9H箭头所指为血栓位置)。遂将微导管微导丝超选至右侧大脑前动脉残余血栓以远(图9-9I、J),经微导管释放Solitaire AB 4×20mm支架,支架远端位于右侧大脑前动脉A4段中段。支架释放后造影,见右侧大脑前动脉恢复前向血流(图9-9K)。双侧ACA恢复前向血流,R-ACA A3-A4可见残余血栓(图9-9K箭头所指)。静置5min后取栓一次,右侧大脑前动脉完全再通(图9-9L),结束手术,术后eTICI分级3级。

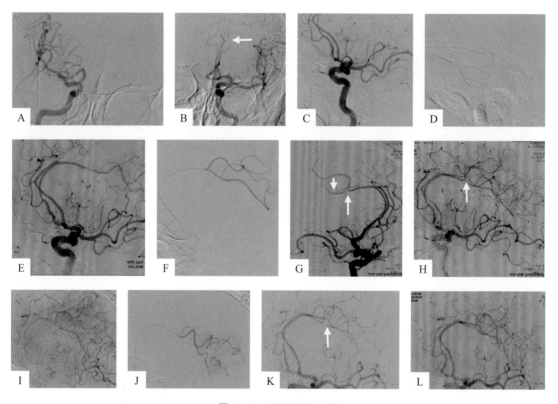

图9-9　手术操作过程

(4) 术后处理及随访:术后入急诊重症监护病房,监测生命体征。给予甘露醇、白蛋白、速尿脱水,补液、维持水电解质平衡等治疗,患者病情平稳。术后72h头颅MRI检查:DWI序列见左侧颞叶、枕叶、双侧额顶叶,胼胝体,基底节区异常信号,弥散受限(图9-10A～D)。CTA复查双侧大脑前动脉通畅(图9-10E～H)。术后24h给予阿司匹林100mg抗血小板聚集+阿托伐他汀降脂治疗。术后90d电话随访,患者遗留右侧肢体不利,NIHSS评分4分,mRS评分3分。

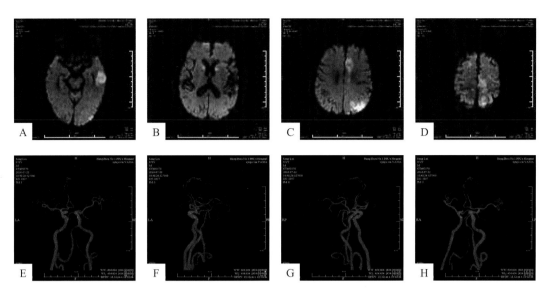

图 9-10 术后头颅磁共振和 CTA

（四）病例 4：右侧大脑前动脉闭塞-微导管抽栓

1. 临床表现

（1）病史：患者，男，61 岁；患者因"突发左侧肢体无力 4 小时"入院。患者突发左侧肢体无力，立即送至本院，完善头颅 CT、CTA、CTP 检查未见出血，进入导管室行脑血管造影。

（2）既往史：肺部肿瘤病史，下肢静脉血栓病史。否认高血压病心脏病、房颤病史。

（3）神经系统查体：神志清，口角不歪，伸舌居中，左侧肢体肌力 M_0，右侧肢体肌力 M_5，左侧巴氏征阳性，右侧巴氏征阴性。NIHSS 评分 8 分，GCS 评分 15 分。

（4）辅助检查：影像学检查：头颅 CTP 提示核心梗死 16 mL，半暗带 52 mL（图 9-11A）；颈部 CTA 提示右侧大脑前动脉闭塞（图 9-11B）；右侧 ASPECT 评分 10 分。DSA 示右侧大脑前动脉 A3 段闭塞。

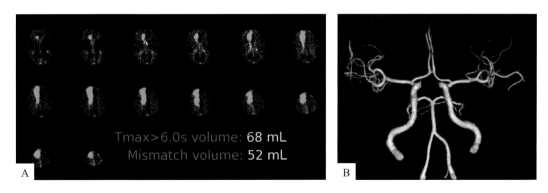

图 9-11 取栓术前影像评估

2. 临床诊断

①脑梗死（不明原因型）；②右侧大脑前动脉闭塞。

病情分析：患者为老年男性，突发左侧肢体无力，既往脑梗死病史，否认房颤病史。颈部CTA提示右侧大脑前动脉闭塞为责任血管，性质考虑为栓塞，可能与既往肿瘤病史相关，也可能来源于心脏。

3. 介入治疗

（1）手术策略：经右侧股动脉入路，开通右侧大脑前动脉。

（2）手术耗材：

导引导管：8F 指引导管，内径 0.088 in，长度 90 cm；

中间导管：5F Navien，内径 0.058 in，长度 125 cm；

导丝：亲水涂层导丝，直径 0.035 in，长度 150 cm；

微导管：Headway 21，内径 0.021 in，长度 150 cm；

XT-27，直径 0.027 in，长度 150 cm；

微导丝：Traxcess 14，直径 0.014 in，长度 200 cm；

取栓支架：Trevo 4×20 mm。

（3）手术过程（图 9-12）：患者局麻、镇静后，取股动脉入路。造影见右侧大脑前动脉闭塞（图 9-12A、B）。将 8F 指引导管置入右侧颈总动脉远端，中间导管置于颈内动脉 C4 段，路图指引下，Traxcess 14 微导丝辅助 Headway 21 微导管通过闭塞处，确认位置后释放 Trevo 4.0×20 mm 支架，静置数分钟后取栓一次（图 9-12C、D 箭头所指为支架近端位置），见血管部分再通（图 9-12E、F），mTICI1 级。遂选择 Traxcess 14 微导丝辅助 XT-27 微导管于闭塞处近端抽吸（图 9-12G、H），重复造影见血栓部分逃逸至远端（图 9-12I 箭头所指），血流达 eTICI 2b 级（图 9-12I～L），结束手术。

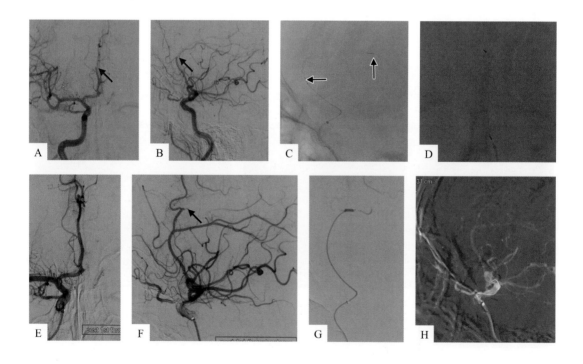

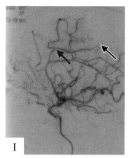
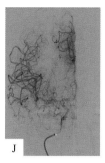
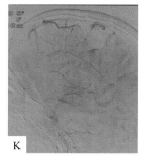
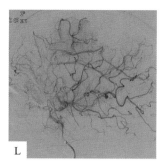

图 9 - 12 手术操作过程

（4）术后处理及随访：术后即刻患者左侧肢体肌力恢复至 M_2。即刻头颅 CT（图 9 - 13A）无出血。术后复查头颅 MRI 提示右侧顶叶散在新发梗死灶（图 9 - 13B）。术后 90 d 电话随访，患者肢体活动正常无言语不清含糊等情况，NIHSS 评分 0 分，mRS 评分 0 分。

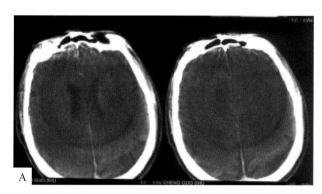
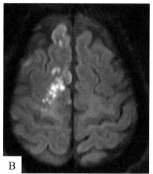

图 9 - 13 术后头颅 CT 和 MRI

（五）病例 5：左侧大脑前动脉狭窄基础上闭塞

1. 临床表现

（1）病史：患者，男，59 岁；患者因"突发右侧肢体无力 6 小时"入院。患者 19:00 突发右侧肢体无力，立即送至当地医院，后转诊至我院，到院时 NIHSS 评分 4 分，完善头颅 CTA+CTP 提示左侧大脑前动脉 A2 段闭塞，核心梗死区 0 mL、缺血半暗带 77 mL，左侧 Aspects 评分 9 分（图 9 - 14）。建议患者行取栓手术，患者拒绝手术治疗。6 小时后患者症状加重，出现嗜睡、右侧肢体肌力 M_0、失语，NIHSS 评分增加至 14 分。

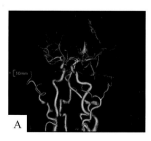
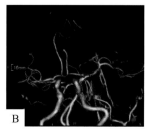
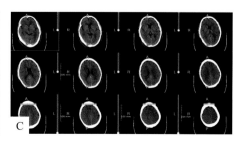

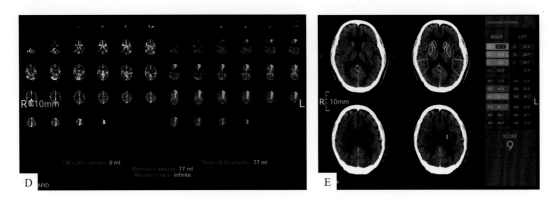

图 9-14　取栓术前影像评估

注：A、B. 头颅 CTA 左侧大脑前动脉闭塞；C. 头颅 CT 平扫未见出血；D. 头颅 CTP 核心梗死区 0 mL、缺血半暗带 77 mL；E. 左侧 Aspects 评分 9 分。

（2）既往史：高血压病史，否认心脏病、房颤病史。

（3）神经系统查体：嗜睡，失语，右侧肢体肌力 M_0，右侧肢体肌力 M_5，右侧巴氏征阳性，左侧巴氏征阴性。NIHSS 评分 14 分。

（4）辅助检查：影像学检查：颈部 CTA 提示左侧大脑前动脉 A2 段闭塞。

2. 临床诊断

①脑梗死（大动脉粥样硬化型）；②左侧大脑前动脉闭塞；③高血压。

病情分析：患者为老年男性，突发右侧肢体无力 6h，后症状加重，既往高血压病史，否认房颤病史。颈部 CTA 提示左侧大脑前动脉闭塞，病因考虑大动脉粥样硬化性。

3. 介入治疗

（1）手术策略：经右侧股动脉入路，行左侧大脑前动脉取栓术，再根据后续造影情况进行左侧大脑前动脉球囊扩张术或支架置入术。

（2）手术耗材及术中用药：

导引导管：6F Neuron Max 长鞘，内径 0.088 in，长度 90 cm；

中间导管：6F 通桥银蛇，内径 0.071 in，长度 105 cm；

微导管：Rebar 18，内径 0.021 in，长度 153 cm；

微导丝：Synchro²，直径 0.014 in，长度 200 cm；

取栓支架：Aperio 3.5×28 mm；

球囊：Sacspeed 1.5×9 mm；

普通肝素：0.67 mg/kg，2 000IU 团注；

替罗非班：0.5 g 静脉注射，0.1 μg/（kg·min）微泵维持。

（3）手术过程（图 9-15）：患者全麻后，取股动脉入路。造影见左侧大脑前动脉闭塞（图 9-15A、B）。将 6F NeuronMax 长鞘置于左侧颈内动脉 C1 段，将通桥银蛇中间导管置于左侧颈内动脉 C2 段末端，路径图指引下，Synchro² 微导丝及 Rebar 18 微导管相互引导下通过闭塞段，于病变处释放 Aperio 3.5×28 mm 支架，静置数分钟后取栓一次（图 9-15C、D），见左侧大脑前动脉前向血流显影，局部管腔重度狭窄（图 9-15E、F），狭窄程度 90%。

选取 Sacspeed 1.5×9mm，于病变处以 3 atm 行球囊扩张术（图 9‐15G、H），重复造影见病变扩开，残余轻度狭窄，血流达 eTICI 3 级（图 9‐15I～L），结束手术。

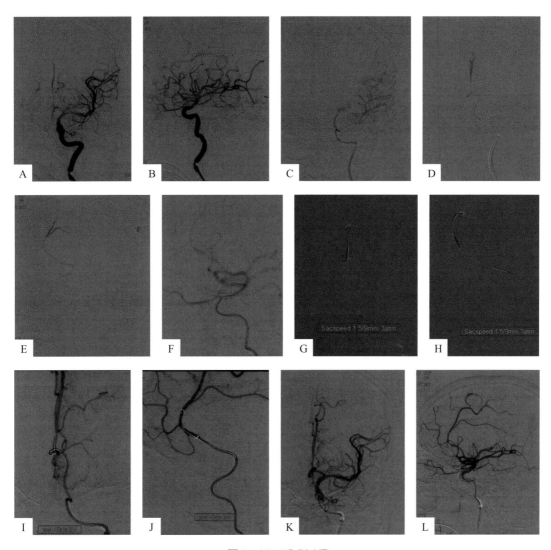

图 9‐15　手术过程

（4）术后处理及随访：术后即刻患者处于麻醉状态，即刻头颅 CT 未见明显出血（图 9‐16）。20 h 后：失语、右上肢肌力 M_2，右下肢肌力 M_0，NIHSS 评分 14 分。24 h 后：言语含糊，右上肢肌力 M_{5-}，左下肢肌力 M_2，NIHSS 评分 4 分。术后 90d 电话随访，患者肢体活动正常，无言语不清含糊等情况，NIHSS 评分 0 分，mRS 评分 0 分。

二　病例讨论

（一）背景及诊断

ACA 闭塞可分为原发和继发性闭塞。原发 ACA 闭塞相对少见，原发性孤立性 ACA 闭塞占所有缺血性卒中的不到 2%，继发性闭塞可以是先前的溶栓或机械取栓再通治疗血栓

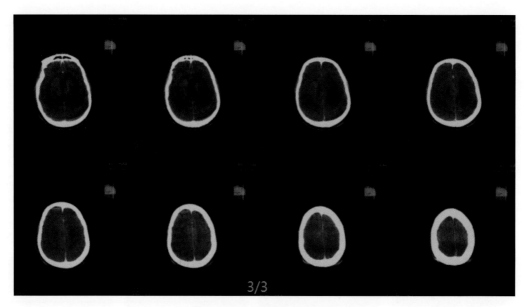

图 9 - 16　术后即刻头颅 CT

崩解、逃逸的结果。有研究显示,约 9% 的大脑中动脉取栓患者发生大脑前动脉栓塞。

ACA 卒中的临床特征是对侧下肢为主的运动障碍,如 Heubner 回返动脉和内侧豆纹动脉的梗塞可导致对侧中枢性面瘫和手臂无力,边缘系统和额叶的梗塞,可以出现额叶释放症状、情绪不稳定、人格改变和记忆力障碍。因梗塞位置、面积大小、血管发育和侧支循环等情况存在不同,临床表现差异较大。单侧 A1 闭塞时,由于前交通动脉存在,有可能无症状,但如对侧 A1 缺如,也可导致双侧 ACA 梗塞,出现意识障碍、严重的运动迟缓、发音减退和原始反射,如眉间反射、失控的抓握或吮吸等。

原发 ACA 闭塞卒中的症状往往不典型,且孤立的 ACA 闭塞很容易在基线影像检查时被漏诊。所有卒中患者,特别是下肢无力突出时,应仔细评估影像上的 ACA 情况。影像学检查:头颅 CT 薄层平扫可显示大脑前动脉高密度征,CT 血管成像(CTA)最大密度投影(MIP),特别是矢状位重建,可清楚显示闭塞部位。CTA 轴位原始图像或 MIP 可发现两侧胼周动脉不对称,提示 ACA 分支或远端血管闭塞。多时相 CTA 和 CT 灌注影像有助于识别、判断 ACA 闭塞(ACA 区域的灌注延迟)。

ACA 卒中亦可能导致严重的残疾,对卒中后的生活质量状态有很大影响。术中出现的继发性 ACA 闭塞不仅可导致大脑前动脉供血区脑组织缺血,还有可能影响 ACA - MCA 软脑膜侧支代偿,导致其对 MCA 供血区的代偿血流减少,影响再灌注效果。此外,既往有研究显示,ACA 闭塞患者的预后良好率低于 MCA-M3 段和 PCA 闭塞的患者,这可能与 ACA 梗死影响了辅助运动区、额叶和扣带回而导致严重的运动和情绪障碍,从而导致较差的功能结果有关。

ACA 闭塞的血管内治疗效果尚不明确,A1 段血管直径(2.61±0.34)mm 左右、远端血管直径在(1.84±0.3)~(0.79±0.23)mm,其 A2 及以远部位应属于中等血管直径范围。静脉溶栓对中血管闭塞卒中的血管再通率接近 50%,具有较近端大血管闭塞更高的再通率。

而 EVT 的现有数据表明可能具有更高的再通率，也有可能带来蛛网膜下腔出血等安全性问题，尚待进一步临床研究证实。目前对于此类病变血管内治疗方法的临床报道显示开通器具、策略差异较大，但随着更小直径取栓支架、更好性能的抽吸导管等器具的改进，其治疗安全性逐渐提升。

（二）治疗方法

1. 血管内介入治疗

自 2015 年以来，EVT 已经成为前循环大血管闭塞的标准治疗方法，随着材料的不断进步和术者经验的丰富，这项技术也成功地应用于更远端的中型脑血管，包括 ACA 远端血管闭塞。

与 MCA 闭塞的 EVT 相比，目前的 ACA 闭塞的 EVT 实践没有明确的指南建议，没有标准化技术，缺乏更小、更软的取栓设备，具体操作依赖于医生的专业知识及实践经验。目前报道显示多数术者会采用所有可用的血栓取出技术，如单独使用支架取栓，直接导管抽吸，或两者结合，而不是一种单一的优化方法。相较近端血管节段，ACA 远端血管口径较小，管壁更薄，为了安全有效地完成血栓取出术，需要有更小、更柔软及更佳径向力的取栓设备，并可通过更小的微导管输送，这样在取栓时可减少血管移位。主要取栓设备包括规格合适的远端通路导管（中间导管）和支架。远端通路导管除实现血栓抽吸外，还可保留在 ACA 内防止造成 MCA 区域的栓塞、克服 ACA 迂曲成角带来的操作困难。一般来说，远端通路导管的远端内径越大，抽吸效果越好，但由于远端动脉直径的限制，可能因导管外径超过血管直径而导致无法到位。故在 A2/A3 血管节段，部分需要大内径导管的取栓技术可能不适用，如球囊指引导管、大口径远端通路导管及双抽吸、支架取栓技术（BADDASS 技术）等。有报道显示，盲法导管交换和迷你钉技术（blind exchange with mini-pinning technique，BEMP 技术）用于治疗中等血管闭塞的 EVT 似乎是一种安全有效的方法。该方法类似取栓支架、中间导管同时钳夹血栓撤出体外（stent retriever assisted vacuum-locked extraction，SAVE）的技术，利用可回收支架（3mm Trevo）的导丝将中间导管（3MAX）推进到血栓近端，支架和远端通路导管"钳夹住"血栓并整体拉出体外，其再通成功率达 80%。一些新型的较小的取栓支架在中型血管闭塞中单独使用也实现成功再通（74.5%）。

目前国内许多中心难以获取更小的取栓支架，4×20 mm 规格的取栓支架更普遍。作者认为，在某些情况下，支架释放后如果能够血流立即恢复，可能没有必要进一步拉栓，其原因在于较大直径的取栓支架释放于较小直径的血管内（如 A3 和 A4）时，其径向力可粉碎血栓并实现再通。确认再通后，可将取栓支架半回收至微导管取出。

对于 ACA 取栓操作的麻醉方式，可根据机构实践、资源的可获得性和操作者的偏好而个体化选择。根据作者所在的中心的经验，神经安定麻醉更有利，应作为首选。全身麻醉优点是允许在手术过程中保持稳定的头部位置，这对于精确导航至远端血管以及无痛取回血栓至关重要，但全麻耗时长、早期肺炎的发生率较高、并可能延长住院时间。神经安定麻醉（右美托咪定，必要时联用咪唑安定）在大多情况下可获得满意的镇静效果，且耗时短，可明显缩短发病到穿刺时间，效率更高、费用更低。

2. 药物治疗

急性 ACA 闭塞的早期药物治疗包括静脉溶栓和动脉溶栓。静脉溶栓对 ACA 等中血管闭塞的早期再通率仅 50% 左右。动脉内溶栓是另一种治疗远端血管闭塞的方法,但安全性和有效性的数据很少。

3. 可能的并发症

既往研究显示 ACA 等中等血管的 EVT 的并发症发生率可能较大血管更高。Pfaff 等报道,30 例患者中有 3 例(10%)存在血管痉挛,1 例(3.3%)存在夹层。原发 ACA 闭塞 EVT 治疗存在一定的血栓逃逸、新流域栓塞风险,如大脑中动脉区域内栓塞。DAC 的使用可能有助于降低这种风险降。此外,导丝穿破血管或拉栓时分支血管破裂导致蛛网膜下腔出血的概率较近端大血管闭塞更高。

（三）策略选择及技术要点

1. 策略选择

对于中等血管及其远端的血管闭塞,动脉内溶栓、机械碎栓、球囊扩张、经导管抽吸、支架取栓和导管抽吸联合支架取栓都是可选择的治疗方式,治疗策略的选择需要个体化。对于远端血管闭塞,术前一定要根据血管解剖特点仔细评估出血的风险及操作的可行性慎重决策。需要考虑的因素包括血管直径大小、血管走行是否迂曲及该闭塞血管所供血范围是可导致患者残疾等情况。

（1）栓塞性闭塞:直接导管抽吸,单支架取栓或 SWIM、SAVE 技术。病例 2 和病例 3 患者 ACA 闭塞,病因和发病机制考虑栓塞(动脉至动脉或心源性栓塞),均使用单支架取栓成功开通。病例 4 支架取栓结合微导管抽吸成功再通。

（2）原位粥样硬化狭窄性闭塞:在静脉微泵适量替罗非斑基础上,使用微导丝、微导管通过血栓部位机械碎栓,或在局部打开支架恢复血流短暂观察后收回支架,避免直接拉栓。确认再通后,取栓支架可以在其折叠状态下安全地取回。若血流不能维持,球囊扩张是首选的补救方法,选择性地应用直径 1.5～2.0 mm 的小球囊;若血流仍不能维持,依血管管径大小考虑合适的支架植入。病例 1 患者 A1 段闭塞,病因和发病机制考虑动脉粥样硬化狭窄基础上继发血栓形成。在肝素化和替罗非斑应用基础上,支架取栓成功开通血管。病例 5 取栓结合小球囊扩张,成功开通血管。

2. 技术要点

大脑前动脉远端血管管径较细,血管成角较大,使用取栓支架取栓时路径较长,容易导致血管移位、牵扯,分支血管破裂出血,通过使用较小支架、配合使用中间导管稳定整个系统,取栓动作轻柔、缓慢回撤支架可降低并发症的发生。

（1）通路建立:无论经股动脉还是经桡动脉入路,稳定、支撑良好的通路系统是必需的。长鞘、指引导管和中间导管是组成该系统的要素。如条件许可,近端使用类似 Neuron Max 等长鞘提供高到位,术中提供稳定的支撑;较小口径抽吸导管通过性强,可以轻松到达 A2—A3 段,提供更好的路径保护,也可进行有效抽吸;同时可配合使用取栓支架为抽拉结合的一线技术提供保障。

（2）机械取栓:支架尺寸的选择决定于目标血管的直径与血栓负荷,目前器材选择较多,可以考虑小规格更柔顺的取栓支架进行操作。支架释放时需要更稳定地操作,避免前跳、减少推挤;结合半释放及微钳夹等技术减少血管损伤、夹层等并发症;回撤支架如遇明显阻力或血管移位明显时,切忌暴力牵拉,可等待以释放张力、微导管回收部分支架及跟进远端通路导管(如直径许可)等方法,减少血管机械损伤。

(3)复杂病变的处理:复杂病变包括路径迂曲、串联病变、成角严重、合并动脉瘤等。综合应用球囊辅助导管通过、微导管微导丝相互导引、支架半回收等技术,需要耐心、谨慎操作,原则上更倾向于先行远端目标动脉的开通。

(殷聪国　夏文卿　张永巍)

· 参考文献 ·

[1] CHALUMEAU V, BLANC R, REDJEM H, et al. Anterior cerebral artery embolism during thrombectomy increases disability and mortality [J]. J Neurointerve Surg, 2018,10(11):1057 - 1062.

[2] GOYAL M, MENON B K, VAN ZWAM W H, et al. Endovascular thrombectomy after large-vessel ischaemic stroke: a meta-analysis of individual patient data from five randomised trials [J]. Lancet, 2016,387(10029):1723 - 1731.

[3] KANG S Y, KIM J S. Anterior cerebral artery infarction: stroke mechanism and clinical-imaging study in 100 patients [J]. Neurology, 2008,70(24):2386 - 2393.

[4] KAZUI S, SAWADA T, NARITOMI H, et al. Angiographic evaluation of brain infarction limited to the anterior cerebral artery territory [J]. Stroke, 1993,24(4):549 - 553.

[5] MEYER L, STRACKE P, BROOCKS G, et al. Thrombectomy versus medical management for isolated anterior cerebral artery stroke: an international multicenter registry study [J]. Radiology, 2023, 307(2):e220229.

[6] OSPEL J M, MENON B K, DEMCHUK A M, et al. Clinical course of acute ischemic stroke due to medium vessel occlusion with and without intravenous alteplase treatment [J]. Stroke, 2020,51(11):3232 - 3240.

[7] PFAFF J, HERWEH C, PHAM M, et al. Mechanical thrombectomy of distal occlusions in the anterior cerebral artery: recanalization rates, periprocedural complications, and clinical outcome [J]. J Neuroradiol, 2016,37(4):673 - 678.

[8] RIKHTEGAR R, MOSIMANN P J, WEBER R, et al. Effectiveness of very low profile thrombectomy device in primary distal medium vessel occlusion, as rescue therapy after incomplete proximal recanalization or following iatrogenic thromboembolic events [J]. J Neurointerv Surg, 2021,13(12):1067 - 1072.

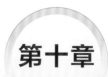

第十章

椎动脉闭塞

第一节　椎动脉颅外段闭塞

 病历简介

（一）病例 1：椎动脉起始部粥样硬化狭窄闭塞

1. 临床表现

（1）病史：患者，男，65 岁，因"突发头晕、恶心、呕吐伴行走不稳 1 小时余"急诊就诊。

（2）既往史：糖尿病，高血压病史。

（3）神经系统查体：NIHSS 评分 4 分、GCS 评分 14 分，神清，言语含糊，欠流利，双侧共济失调，四肢肌力 M_5，病理征阴性。

（4）辅助检查：影像学检查：颅脑 CT 示双侧小脑半球多发低密度灶（图 10‑1A～D）。CTA+CTP：右侧椎动脉起始部闭塞，双侧 VA‑V4 段狭窄（图 10‑1E、F）；双侧小脑半球低灌注；CBF<30% 0mL，Tmax>6s 18mL（图 10‑1G）。

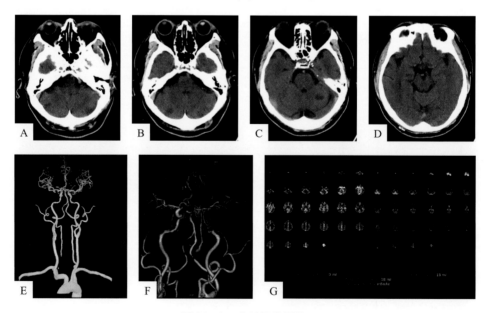

图 10‑1　术前影像评估

2. 临床诊断

①急性脑梗死(大动脉粥样硬化型);②右侧椎动脉闭塞;③双侧椎动脉 V4 段狭窄;④高血压病 3 级(很高危组);⑤2 型糖尿病。

病情分析:患者老年男性,突发起病,有高血压、糖尿病等动脉粥样硬化的危险因素,结合临床症状及查体,考虑后循环梗死。CTA 提示右侧 VA 起始段闭塞,颅内段动脉硬化性狭窄;结合患者临床症状,考虑右侧 VA 起始部狭窄闭塞为责任病变。

3. 介入治疗

(1) 手术策略:经右侧 VA 入路,先造影明确闭塞近端及远端位置,微导管辅助下微导丝通过闭塞部位,先行球囊扩张术而后支架置入。

(2) 手术耗材及术中用药:

导引导管:6F Neuron MAX,内径 0.088 in,长度 90 cm;

中间导管:未使用;

导丝:泥鳅导丝,直径 0.035 in,长度 150 cm;

造影导管:5F SIM1 导管、125 多功能导管、猎人头导管;

微导管:Trevo pro18,内径 0.021 in,长度 150 cm;

微导丝:Synchro^2 直径 0.014 in,长度 300 cm、SV5 直径 0.018 in,长度 200 cm;

球囊:Sacspeed 2.5×15 mm;

支架:Maurora stent(雷帕霉素洗脱支架)3.5×20 mm;

普通肝素:0.67 mg/kg;

抗血小板药:术中替罗非班 13 mL 静脉推注,10 mL/h 静脉泵入;阿司匹林 100 mg+氯吡格雷 75 mg(术后 24 h 起用)。

(3) 手术过程(图 10-2):患者局麻穿刺右侧股动脉置入 8F 动脉鞘,行 DSA 显示右侧 VA 起始段闭塞,颈升动脉通过与 VA 吻合支向 VA 部分代偿供血,并可见残存的右侧 VA 开口(图 10-2A~C,B、C 箭头所指);DSA 示左侧 VA V4 段见局限性重度狭窄(图 10-2D 箭头所指)。造影明确病变后,Neuron MAX 长鞘在泥鳅导丝及多功能导管辅助下到位右侧锁骨下动脉近右侧 VA 开口处,撤出泥鳅导丝,SV5 微导丝经长鞘置于右侧锁骨下动脉起支撑作用,Synchro^2 300 cm 微导丝携带微导管通过右侧 VA 闭塞段(图 10-2E)。交换撤出微导管及多功能导管,输送 Sacspeed 2.5×15 mm 球囊到闭塞段扩张(图 10-2F、H 箭头

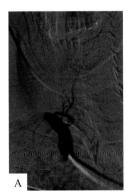
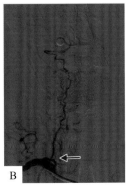
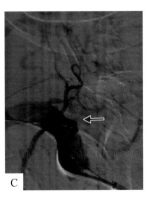
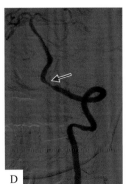

A B C D

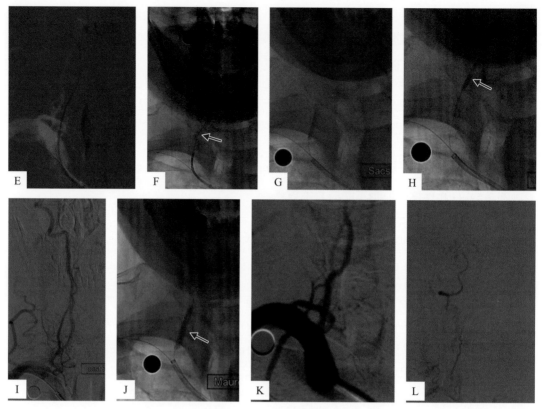

图10-2 术中影像评估

所指),球扩后造影可见右侧 VA 前向血流恢复,起始段仍可见重度狭窄近闭塞(图 10-2I)。遂置入一枚 Maurora stent 3.5×20 mm 药物洗脱支架(图 10-2J,箭头所指),成功再通右侧 VA,未见远端血管栓塞,eTICI 分级达 3 级(图 10-2K~L)。

(4) 术后处理及随访:术后即刻 NIHSS 评分 3 分,术后 12 h NIHSS 评分 1 分。术后 72 h 复查头颈 CTA 显示右侧椎动脉起始部支架植入术后血管通畅,支架形态良好(图 10-3)。术后 90 d 随访:mRS 评分 0 分。

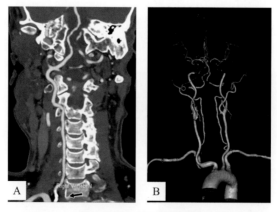

图10-3 术后影像评估

注:A. 颈部 CTA 提示右侧椎动脉支架植入术后,支架内通畅;B. 双侧椎动脉 V4 段狭窄同术前。

（二）病例 2：VA 起始部夹层闭塞

1. 临床表现

（1）病史：患者，男，78 岁，因"发现神志恍惚 2 小时"急诊入院。

（2）既往史：高血压病、冠心病、慢性阻塞性肺疾病病史，数月前曾患脑梗死。10 余年前双眼因白内障曾行手术治疗。否认糖尿病等其他病史，否认吸烟史。

（3）神经系统查体：NIHSS 评分 18 分。血压 151/78mmHg；神志恍惚，右侧瞳孔直径约 2mm，左侧瞳孔形状不规则，疼痛刺激四肢可见活动，肌力检查不合作。

（4）辅助检查：

血常规：血小板 113.00×10^9/L，中性粒细胞 77.10%。

肝肾功能、血脂、心肌酶：白蛋白 35g/L，同型半胱氨酸 15.2μmol/L，余正常范围内。

影像学检查：颅脑 CT 示多发脑梗死灶，未见出血（图 10‑4A～C）。头颈 CTA 示：双侧椎动脉颅外段节段性闭塞，基底动脉（basilar artory，BA）远端显影不清（图 10‑4D、E）。DSA 显示：双侧 VA-V1 段闭塞，通过颈升动脉吻合向 VA 代偿，BA 显影欠佳；左侧颈内动脉系统显影良好，后交通动脉开放，向后循环代偿供血（图 10‑4F～H）。

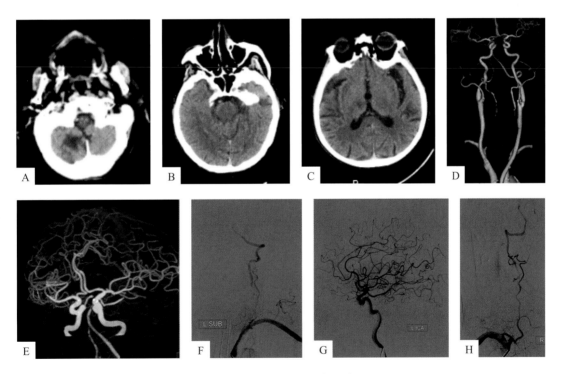

图 10‑4 取栓术前影像评估

2. 临床诊断

①急性脑梗死（其他原因型）；②双侧椎动脉闭塞；③高血压病（1 级，极高危组）；④冠心病；⑤慢性阻塞性肺疾病；⑥双眼白内障术后；⑦低蛋白血症；⑧高同型半胱氨酸血症。

病情分析：患者老年男性，突发起病，有高血压、冠心病等动脉粥样硬化的危险因素，结合临床症状及查体，考虑后循环梗死。CTA 提示双侧椎动脉节段性闭塞，左侧椎动脉为优势椎动脉；结合患者临床症状及相关影像学检查，考虑左侧椎动脉闭塞为责任血管，拟行左侧椎动脉闭塞开通术。

3. 介入治疗

（1）手术策略：经左侧病变优势椎动脉入路，闭塞远端（V2 近端）先抽吸取栓，近端支架植入。

（2）手术耗材及术中用药：

导引导管：Cordis 8Fr Guiding，内径 0.088 in，长度 90 cm；

导丝：泥鳅导丝，直径 0.035 in，长度 150 cm；

中间导管：5F Navien，内径 0.058 in，长度 125 cm；

微导管：Rebar 18，内径 0.021 in，长度 153 cm；

微导丝：ASAHI，直径 0.014 in，长度 200 cm、300 cm；

支架：Apollo 球扩支架（3.0×18 mm、3.5×13 mm、3.5×13 mm）；

普通肝素：0.67 mg/kg；

抗血小板药：替罗非班 12 mL 静脉推注，6 mL/h 静脉泵入，阿司匹林 100 mg+氯吡格雷 75 mg（术后 24 h 起用）。

（3）手术过程（图 10 - 5）：患者气管插管全麻成功后，穿刺右股动脉置入 8F 动脉鞘，DSA 显示右侧 VA 闭塞，可见代偿血流使右侧 VA-V2 段以远显影，右侧 VA 未汇入基底动脉。左侧大脑后动脉为胚胎型；左侧 VA 为优势 VA，V1 段可见管腔闭塞，局部可见血栓影；颈部肌支血管与 V2 段吻合代偿供血；左侧 VA 颅内段、基底动脉及右侧大脑后动脉全程可见显影。按照手术方案，8F 导引导管、125 cm 多功能导管在泥鳅导丝导引下到同轴到位左侧锁骨下动脉靠近 VA 开口处，撤出多功能导管，5F 125 cm Navien 导管首先到位左侧椎动脉开口处路图下辅助微导丝和微导管顺利通过闭塞段（图 10 - 5A），微导管造影确认真腔，并进一步明确左侧 VA-V2 段及以远动脉显影良好。遂在微导丝及微导管辅助下，5F 125 cm Navien 导管超选至左侧 VA-V3 段，外接 50 mL 注射器保持负压抽吸，边抽吸边缓慢回撤中间导管，可见大量血栓被抽吸出。造影显示左侧 VA 成功再通，V1 段可见管腔重度狭窄，前向血流缓慢，局部可见双腔征，考虑动脉夹层（图 10 - 5B）。术中行 Dyna CT 未见颅内出血。为预防动脉管腔再次闭塞，300 cm ASAHI CHIKAI 微导丝在 Rebar 18 微导管辅助下到位 V3 段，采用交换技术撤出微导管，沿微导丝先后送入 Apollo 3.0×18 mm、Apollo

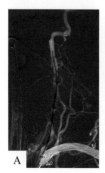 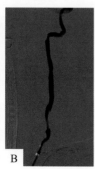 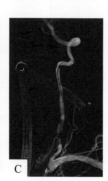 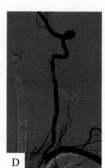 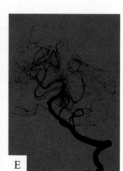

图 10 - 5　取栓术中影像评估

3.5×13mm、Apollo 3.5×13mm 3枚支架(图 10-5C),首尾衔接,完全覆盖椎动脉夹层及重度狭窄处,造影显示左侧 VA 及基底动脉管腔通畅,血流良好,未见血栓逃逸,eTICI 分级 3级(图 10-5D、E)。控制血压,避免脑内出血及过灌注损伤,给予替罗非班持续静脉泵入;撤除导引导管,血管封堵器封堵右侧股动脉穿刺点,手术顺利,安返监护病房。

(4)术后处理及随访:患者术后带气管插管入监护病房,意识不清,疼痛刺激有痛苦表情及动作,右下肢制动,穿刺部位无渗血渗液。术后 24h 查体:右侧瞳孔直径约 2mm,左侧瞳孔形状不规则,双侧瞳孔光反射存在,双眼球各方向运动不合作,双侧鼻唇沟对称,伸舌不合作。疼痛刺激四肢可见屈曲,肌力检查不合作,肌张力正常,双侧腱反射(++),双侧病理征阳性。深浅感觉、共济运动不合作,颈软。复查 CT 未见颅内出血。患者术后第 3 天突发癫痫发作,双侧瞳孔直径约 2mm,对光反射消失,伴心率、呼吸增快,全身不自主抖动,立即给予地西泮 10mg 静推,患者症状无改善,遂给予丙戊酸钠、咪达唑仑持续静脉泵入,癫痫发作逐渐缓解。查体:生命体征正常,氧饱和度 100%,昏迷状态,双侧瞳孔等大等圆,直径约 2mm,对光反射存在,压眶四肢无活动。予以急查头 CT 排除颅内出血,考虑脑干梗死加重,向患者家属告知病情。患者病情重,预后差,患者家属商议后因经济原因,自动出院(术后影像检查见图 10-6)。

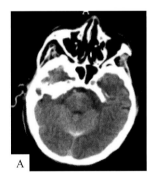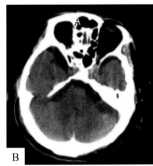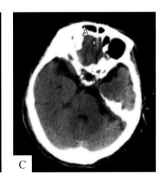

图 10-6 术后影像评估

注:A. 术后第 1 天复查颅脑 CT 后纵裂池残留少量造影剂外渗,桥脑似见低密度灶;B、C. 术后第 3 天颅脑 CT 小脑半球及脑干似见低密度灶,术后颅脑 CT 均未见颅脑出血转化。

(三)病例 3:V2/V3 段夹层闭塞

1. 临床表现

(1)病史:患者,男,28岁,因"突发眩晕、意识不清 3.5 小时"入院。患者突发眩晕,行走不稳、恶心呕吐,随后出现意识不清、呼之不应。同事拨打"120"后送至附近医院就诊。头颅 CTA 提示:右侧 P1 血栓形成,给予 rt-PA 静脉溶栓,症状无改善,而后转入我院。行颈部颅脑 CTA 及脑 CT 灌注示:双侧 VA-V2 段显影不清,双侧小脑半球低灌注。遂行急诊介入取栓治疗。

(3)神经系统查体:NIHSS 评分 35 分,GCS 评分 5 分,深昏迷,查体不合作,双眼中立位,双侧病理征阳性。

(4)辅助检查:影像学检查:术前颅脑 CT 排除脑出血,考虑急性脑梗死(图 10-8A~

E)。头颅 CTA 提示右侧 P1 段闭塞，双侧 VA-V2 段未见显影，闭塞可能（图 10‐7F～H 箭头所指）；双侧小脑半球低灌注（图 10‐8I）。DSA 示双侧 VA-V2 段夹层（右侧次全闭塞，左侧闭塞），通过颈升动脉及颈深动脉与 VA 吻合支向 VA 代偿供血，右侧大脑后动脉 P1 段闭塞（图 10‐7J～M 箭头所指）。

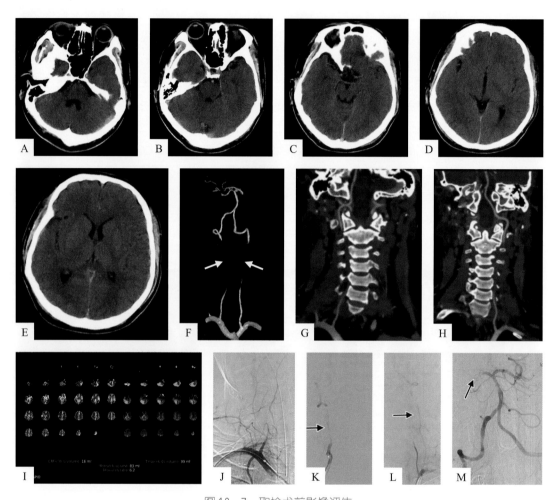

图 10‐7　取栓术前影像评估

2. 临床诊断

①急性脑梗死（其他原因型）；②双侧椎动脉 V2 段夹层闭塞；③右侧大脑后动脉 P1 段闭塞。

病情分析：患者为青年男性，否认高血压、糖尿病、房颤及瓣膜病等脑血管病常见病因，CTA 检查提示双侧 VA-V2 闭塞、右侧大脑后动脉 P1 段闭塞，CTP 示双侧小脑半球低灌注，DSA 提示双侧 VA-V2 段夹层，右侧大脑后动脉 P1 段栓塞。结合患者临床表现及影像学检查结果，此次发病考虑为双侧 VA-V2 夹层闭塞血栓脱落导致的右侧大脑后动脉 P1 段栓塞。

3. 介入治疗

（1）手术策略：尝试首先经右侧 VA 入路行右侧大脑后动脉 P1 段闭塞抽吸取栓术，然后处理双侧 VA-V2 段夹层病变。

（2）手术耗材及术中用药：

导引导管：6F Neuron MAX，内径 0.088 in，长度 90 cm；

导丝：泥鳅导丝，直径 0.035 in，长度 150 cm；

中间导管：5F Catalyst 颅内支撑导管，内径 0.058 in，长度 132 cm；

微导管：Trevo Pro 18　内径 0.021 in；

微导丝：Synchro 0.014 in，200 cm；Floppy 0.014 in，300 cm；

支架：LEO 支架 5.5×75 mm；LVIS 支架 4.5×32 mm；

球囊：NC Trek 球囊 2.5×5 mm；Sacspeed 球囊 5×20 mm、3.5×20 mm；

普通肝素：0.67 mg/kg；

抗血小板药：阿司匹林 100 mg、氯吡格雷 75 mg。

（3）手术过程（图 10-8）：全身麻醉，气管插管。泥鳅导丝在多功能导管辅助下将 6F Neuron MAX 长鞘超选至右侧 VA-V1 段，5F Catalyst 导管在 Synchro 微导丝及 Trevo Pro18 微导管引导下到位右侧大脑后动脉 P1 段闭塞处（图 10-8A），先后抽吸 3 次后造影显示成功再通右侧大脑后动脉（图 10-8B），eTICI3 级。然后留置 Floppy 微导丝（300 cm），后撤 Catalyst 导管至夹层近端，造影进一步证实 V2 段夹层病变（图 10-8C）近远端，植入 LEO 支架 5.5×75 mm（图 10-8D）。复查造影显示支架内打开不良，局部可见狭窄（图 10-8E 箭头所指），先后以 NC Trek 2.5×5 mm 及 Sacspeed 5×20 mm 球囊予以支架内后扩张（图 10-8F），然后替罗非班 12 mL 静脉推注，并以 6 mL/h 微量泵维持，观察 15 min 后见血流维持良好（图 10-8G、H）。然后泥鳅导丝在多功能导管辅助下将 6F Neuron MAX 长鞘超选至左侧 VA-V1 段，微导丝辅助微导管通过夹层闭塞段后，造影确认位于血管真腔，然后输送 LVIS 支架 4.5×32 mm 到位并释放。复查造影显示支架内打开不良，局部可见狭窄（图 10-8I 箭头所指），遂 Sacspeed 球囊 3.5×20 mm 支架内扩张（图 10-8J 箭头所指）。6 atm 下球囊扩张后，观察 10 min 血流维持良好（图 10-8K）。再次超选右侧，发现右侧椎动脉支架内血栓形成（图 10-8L），再次予以 Sacspeed 5×20 mm 球囊 6 atm 后扩（图 10-8M 箭头所指），观察 15 min 血流维持良好（图 10-8N~P）。再次左侧锁骨下动脉造影，示左侧椎动脉前向血流维持良好（图 10-8Q），结束手术。行 Dyna CT 未见颅内出血，结束手术。

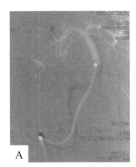
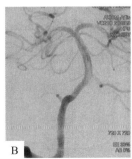
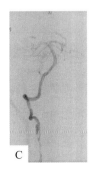
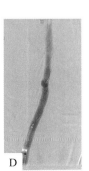
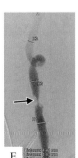

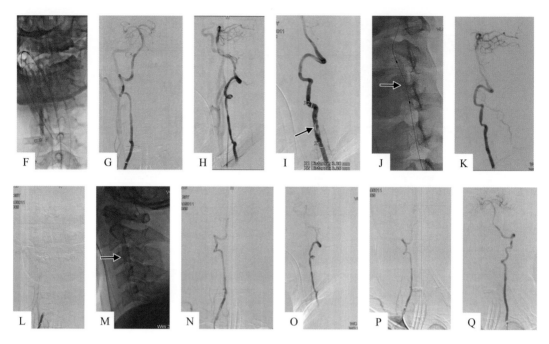

图10-8　取栓术中影像评估

（4）术后处理及随访：术后入监护病房，严密监测生命体征。术后20h复查头颅CT示双侧小脑及枕叶梗死灶，脑室系统无扩大（图10-9A～C）。术后45h复查头颅CT示梗死加重，第四脑室受压，第三脑室、侧脑室扩张（图10-9D～F），患者意识障碍加深，向患者家属沟通后行去骨瓣减压术+脑室外引流。术后复查CT显示去骨瓣减压术后，双侧小脑半球及枕叶梗死，脑水肿明显，环池不清（图10-9G～I，箭头所指为脑室内引流管）；出院前复查CT显示去骨瓣减压术后，双侧小脑半球及枕叶梗死灶，脑水肿消退，环池清，脑室系统未见明显扩张（图10-9J～L）。

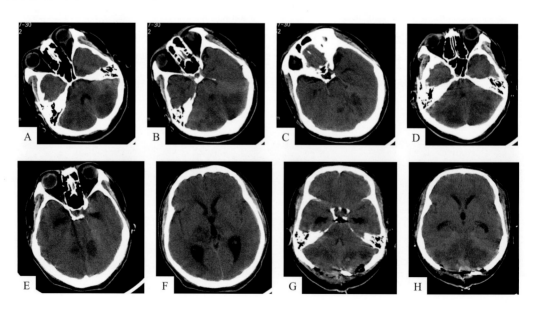

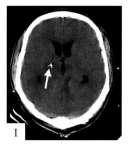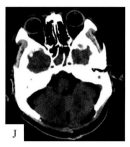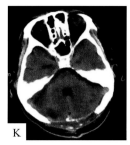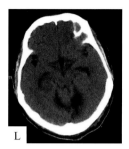

图 10 - 9　术后头颅 CT

出院查体：神清，查体合作，气管切开术后，双侧瞳孔等大等圆，对光反射灵敏；鼻唇沟对称；左上肢、下肢肌力 M_1，右侧肢体肌力 M_5，NIHSS 评分 11 分。转康复医院进一步康复治疗。

（四）病例 4：椎动脉起始部-基底动脉串联病变

1. 临床表现

（1）病史：患者，男，32 岁，建筑工地工人。患者晨起如厕后"突发神志不清 5 小时"由外院转入，症状持续无缓解。3 周前发作头晕、视物重影，1h 左右缓解，未就诊及治疗。

（2）既往史：有颈部按摩史；吸烟史，未戒烟。否认高血压病、心律失常、心脏瓣膜病等病史。

（3）神经系统查体：NIHSS 评分 36 分，GCS 评分 5 分。昏迷，双侧瞳孔等大等圆，直径 3mm，对光反射灵敏，双眼向下凝视；右下肢疼痛刺激有回缩，双侧 Barbinski 征（＋）。

（4）辅助检查：

血检验：白细胞 $10.5×10^9/L$，血小板 $210×10^9/L$。

血糖：6.5mmol/L。

心电图：窦性心律，心率 78 次/分；

影像学检查：术前头颅 CT 平扫提示脑桥左侧低密度灶（图 10 - 10A～C）；CTA 提示 BA 中段闭塞（图 10 - 10D），右侧 VA 起始部闭塞（图 10 - 10E 箭头所指）；全身麻醉下右侧股动脉穿刺行 DSA 提示右侧 VA 起始部及 V2 段长节段夹层伴血栓形成（图 10 - 10F、G 箭头所指）；左侧 VA 造影示血流逆向充盈至右侧 VA-V3 段，BA 中段闭塞，局部血栓影（图 10 - 10H 箭头所指）。

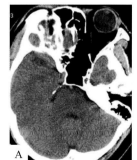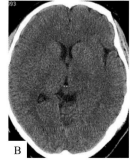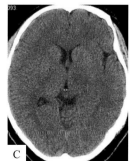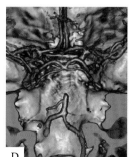

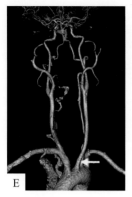
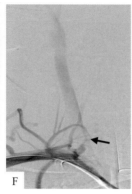
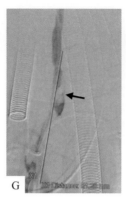
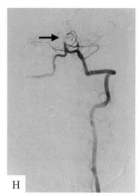

图 10 - 10　取栓术前影像评估

2. 临床诊断

①急性脑梗死(其他原因型);②右侧 VA 起始部夹层闭塞+BA 中段栓塞(VA-BA 型串联病变)。

病情分析:患者为青年男性,否认高血压、糖尿病、房颤及瓣膜病等脑血管病常见病因;CTA 检查提示右侧 VA 闭塞、BA 中段闭塞,DSA 检查发现右侧 VA 起始部动脉夹层伴血栓形成;结合患者既往颈部按摩史,此次发病考虑为右侧 VA 夹层血栓脱落导致的 BA 栓塞。

3. 介入治疗

(1) 手术策略:经左侧 VA 入路行 BA 闭塞支架取栓术,右侧 VA 病变不治疗。

(2) 手术耗材及术中用药:

导引导管:6Fr Chaperon,内径 0.071 in,长度 95 cm;

导丝:泥鳅导丝,直径 0.035 in,长度 150 cm;

中间导管:5Fr Sofia,内径 0.055 in,长度 125 cm;

微导管:Rebar 18,内径 0.021 in,长度 153 cm;

微导丝:Traxcess,直径 0.014 in,长度 200 cm;

取栓支架:Revive SE 4.5×22 mm;

普通肝素:0.67 mg/kg;

抗血小板药:阿司匹林 100 mg。

(3) 手术过程(图 10 - 11):全身麻醉,气管插管。泥鳅导丝辅助 6Fr Chaperon 导管超选左侧 VA,将 Chaperon 导管置于左侧 VA-V2 段,造影示 BA 中段闭塞(图 10 - 11A、B),局部血栓影(图 10 - 11A 箭头所指);5Fr Sofia 导管(图 10 - 11C、D 箭头所指)辅助微导管微导丝超选至闭塞段以远,经微导管释放一枚 Revive SE 4.5×22 mm 取栓支架,支架远端位于左侧大脑后动脉 P1 段,支架释放后造影见 BA 恢复前向血流,BA 中段狭窄样改变(图 10 - 11E、F)。静置 5 min 后采用 Solumbra 技术取栓一次。第一次支架取栓后造影示 BA 中段开窗畸形(图 10 - 11G 箭头所指),BA 上段仍闭塞(考虑血栓减容后向远端移位)(图 10 - 11G、H)。Sofia 导管再次辅助微导管微导丝经 BA 开窗畸形处一侧血管超选至左侧大脑后动脉 P2 段,并再次置入 Revive SE 4.5×22 mm 取栓支架(图 10 - 11I、J 箭头所指)并释放;再次采用 Solumbra 技术取栓一次,BA 再通,部分血栓向远端移位至右侧大脑后动脉

P2 段（图 10－11K、L 箭头所指）。同法，将 Revive SE 取栓支架置于右侧大脑后动脉取栓一次，血栓进一步向 P3 段远端移位，最终血管再通达 eTICI 2b 级（图 10－11M～P 箭头所指）。因右侧 VA 起始部及 V2 段长节段夹层伴血栓形成，治疗右侧 VA 病变血栓脱落导致 BA 再次栓塞风险高，且左侧 VA 血流能逆向充盈至右侧 PICA 以近，血流代偿好，右侧 VA 病变未治疗。Dyna CT 未见颅内出血，结束手术。

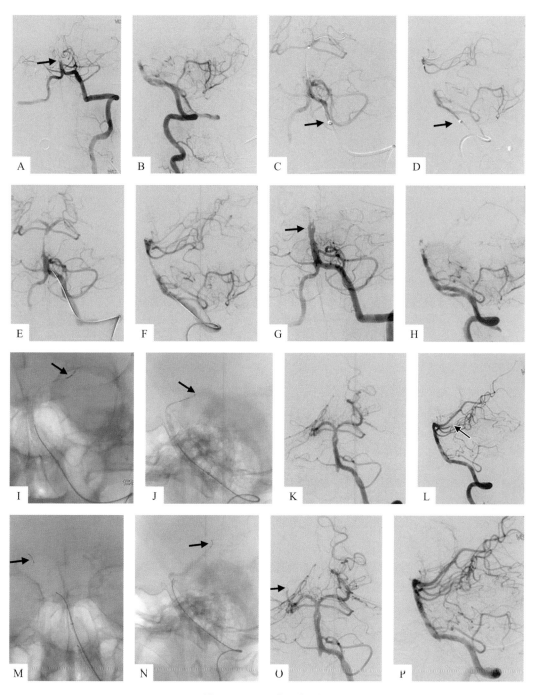

图 10－11　手术操作过程

（4）术后处理及随访：术后未醒麻醉入神经重症病房，呼吸机辅助呼吸，监测生命体征。给予甘露醇、白蛋白、速尿脱水，补液、维持水电解质平衡等治疗，患者病情平稳。术后 72 h 头颅 MRI 检查：DWI 序列见左侧小脑点状新发梗死灶，脑桥异常信号，弥散轻度受限（图 10‑12A、B）；脑桥 T₂ 加权序列未见明显异常信号（图 10‑12C、D）。术后给予阿司匹林 100 mg 抗血小板聚集治疗。术后 90 d 电话随访，患者仅遗留右侧下肢体乏力（自诉较左下肢稍减退），日常生活和工作不受限，NIHSS 评分 1 分，mRS 评分 1 分。

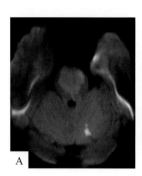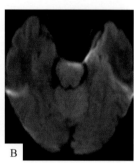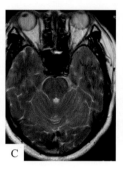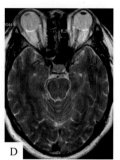

图 10‑12　术后头颅磁共振

（五）病例 5：VA 起始部‑BA 串联病变

1. 临床表现

（1）病史：患者，男，53 岁，汽车修理工；患者工作中"突发头晕、神志不清 6 小时"由外院就入，外院头颅 CT 未见颅内出血，给予静脉溶栓治疗后症状未好转；转院途中有肢体抽搐、口吐白沫等痫性发作症状，急救医生给予静脉推注地西泮 5 mg 治疗。

（2）既往史：有高血压病史，血压最高 175/100 mmHg，未服药；腔隙性脑梗死病史（未遗留明显功能缺损），平日未服药；吸烟 600 年支，未戒烟；否认心律失常、心脏瓣膜病等。

（3）神经系统查体：深昏迷，双侧瞳孔等大等圆，针尖样瞳孔（不排除镇静药物所致），对光反射消失，双眼中立位；疼痛刺激肢体无反应，双侧 Barbinski 征（+）；NIHSS 评分 37 分，GCS 评分 3 分。

（4）辅助检查：

血常规：白细胞 11.6×10⁹/L，血小板 282×10⁹/L。

血糖：10.0 mmol/L。

心电图：窦性心律，心率 82 次/分；T 波低平。

影像学检查：术前 CTA 平片上可见脑干（图 10‑13A 短箭头所指）、小脑蚓部（图 10‑13A 长箭头所指）低密度改变；CTA 检查提示 BA 未显影，双侧 VA-V4 段显示不清左侧优势供血（图 10‑13B 箭头所指）；全身麻醉下右侧股动脉穿刺行 DSA 示左侧椎动脉主供血动脉，起始部重度狭窄（图 10‑13C 箭头所指），BA 未显影；右侧 VA 纤细，V3 段以远显示不清（图 10‑13D 箭头所指）。

2. 临床诊断

①急性脑梗死（大动脉粥样硬化型）；②左侧 VA 起始部重度狭窄合并 BA 上段栓塞（VA-BA 型串联病变）；③高血压病 2 级（很高危组）。

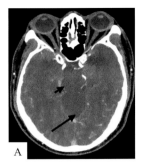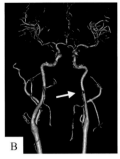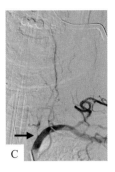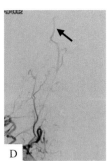

图10-13 术前影像评估

病情分析:患者为中年男性,有高血压病、腔隙性脑梗死等脑血管病危险因素及疾病史,CTA检查提示双侧VA-V4段以远未显影;DSA检查发现右侧VA纤细,非优势供血;左侧VA起始部重度狭窄、前向血流缓慢,BA未显影。结合CTA和DSA影像,考虑为左侧优势VA起始部重度狭窄基础上血栓脱落导致BA闭塞,VA-BA型串联病变。从CTA扫描平片上可见脑干低密度改变,提示早期缺血坏死可能,该患者可能预后不良。

3. 介入治疗

(1)手术策略:经左侧VA入路直接通过近端病变行BA闭塞取栓术,后行左侧VA起始部狭窄血管成形术。

(2)手术耗材及术中用药:

导引导管:6Fr Chaperon,内径0.071 in,长度95 cm;

导丝:泥鳅导丝,直径0.035 in,长度150 cm;

中间导管:5Fr Sofia,外径0.068 in/内径0.055 in,长度125 cm;

微导管:Rebar 18,内径0.021 in,长度153 cm;

微导丝:Traxcess,直径0.014 in,长度200 cm;Floppy,直径0.014 in,长度300 cm;

取栓支架:Solitaire 4×20 mm;

植入支架:Apollo 4×18 mm;

普通肝素:无(静脉溶栓后);

抗血小板药:替罗非班,12 mL静推,10 mL/h微泵(0.05 mg/mL);阿司匹林100 mg+氯吡格雷75 mg(术后24 h起用)。

(3)手术过程(图10-14):泥鳅导丝辅助6Fr Chaperon超选至左侧锁骨下动脉近VA起始部,撤出泥鳅导丝。微导管微导丝顺利通过左侧VA起始部狭窄段到达远端正常管腔内。导引导管-中间导管-微导管-微导丝组成同轴操作系统,在微导管微导丝辅助下依次将5F Sofia中间导管及Chaperon导引导管通过左侧VA起始部至左侧VA-V2段。经Sofia导管造影见BA上段闭塞(图10-14A箭头所指),路图下将Sofia导管超选至闭塞段,采用ADAPT技术取栓(图10-14B箭头所指)。ADAPT技术2次取栓后BA近端部分再通,但BA上段仍未再通(图10-14C箭头所指)。微导丝辅助微导管超选至左侧大脑后动脉,释放一枚Solitaire FR 4×20 mm支架,支架释放(图10-14D箭头所指)后BA恢复部分前向血流(图10-14E)。采用Solumbra技术取栓一次BA成功再通,eTICI 3级(图10-

14F)。术中 Dyna CT 未见颅内出血，而后治疗近端病变。Floppy 微导丝塑"J"形经中间导管置入左侧 VA-V2 段，负压抽吸下将中间导管及导引导管回撤至左侧锁骨下动脉。测量狭窄段血管直径及病变长度，经 Floppy 微导丝置入一枚 Apollo 4×18mm 球扩支架（图 10 - 14G，箭头所指为支架到位情况），支架近端平左侧 VA 起始部，远端完全覆盖病变部位。支架植入后局部残余狭窄约 10%（图 10 - 14H 箭头所指），前向血流通畅，BA 及其分支通畅，无继发栓塞（图 10 - 14I～L）。术后 Dyna CT 见脑干高信号，提示脑干造影剂滞留明显（图

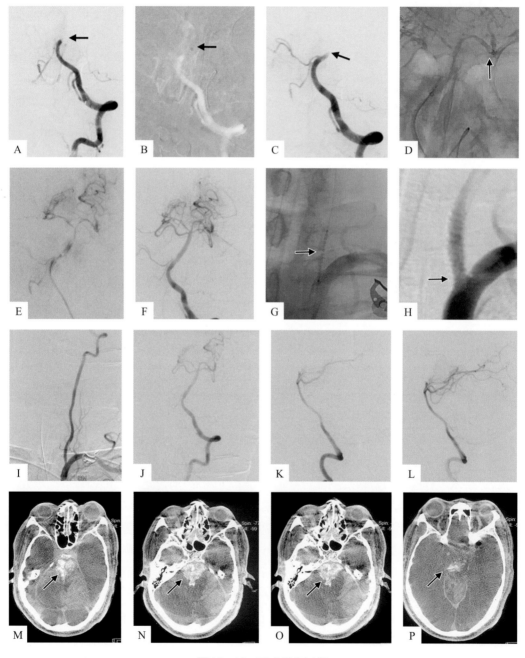

图 10 - 14   手术操作过程

10-14M~P 箭头所指），考虑 BA 闭塞时间长，脑干发生不可逆性缺血坏死，预后不良。术后持续静脉应用替罗非班预防支架内血栓。

（4）术后处理及随访：术后未醒麻醉入重症监护病房，呼吸机辅助呼吸，监测生命体征；给予甘露醇、白蛋白、呋塞米脱水、补液、维持水电解质平衡等治疗。术后患者生命体征不平稳，心率、血压波动较大且进行性下降，自主呼吸消失，持续呼吸机辅助呼吸。术后 24 h 查体：深昏迷，双侧瞳孔直径 5 mm，对光反射消失，病理征阴性，NIHSS 评分 40 分。患者自动出院返回当地医院，次日死亡。

（六）病例 6：VA 起始部-BA 串联病变（先近端球囊扩张血管成形，后取栓，最后近端支架置入）

1. 临床表现

（1）病史：患者，男，61 岁，因"突发视物模糊 14 天，右侧肢体乏力 2 天，神志不清 1 小时"收住院。患者入院前 14 d 突发视物模糊，右侧视野缺损，在外院查头颅 CT 提示左侧枕叶梗死，在外院药物治疗后症状无明显好转并出现右侧肢体乏力，转入我院急诊。急查头颅 CTA 检查提示左侧枕叶梗死，左侧大脑后动脉 P2 段闭塞，急诊予以阿司匹林＋氯吡格雷治疗，并留院观察待床收住院。急诊留观第 2 天患者突发神志不清，急诊复查头颅 CTA 示基底动脉闭塞。

（2）既往史：高血压病史，血压最高 185/105 mmHg，口服药物治疗，血压未监测；吸烟 500 年支；否认心律失常、心脏瓣膜病等。

（3）神经系统查体：深昏迷，右眼球向下凝视，右瞳孔直径 2 mm，左瞳孔直径 1 mm，疼痛刺激左下肢屈曲反应，双侧病理征阳性，NIHSS 评分 35 分，GCS 评分 5 分。

（4）辅助检查：

血常规：白细胞 $8.6×10^9$/L，血小板 $251×10^9$/L。

血糖：9.6 mmol/L。

心电图：窦性心律，78 次/分；ST-T 波低平。

影像学检查：术前头颅 CT 平片可见左侧枕叶低密度灶；CTA 检查提示右侧 VA 纤细，左侧 VA 主供血，左侧 P2 段闭塞。症状加重后复查头颅 CTA 提示 BA 闭塞。全身麻醉下右侧股动脉穿刺行 DSA 示左侧 VA 闭塞，右侧 VA 纤细，BA 未显影（图 10-15）。

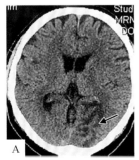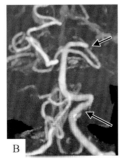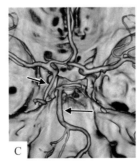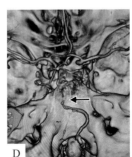

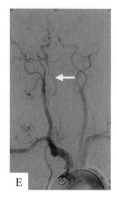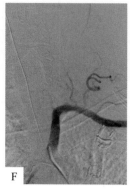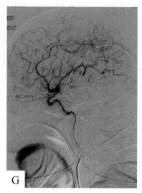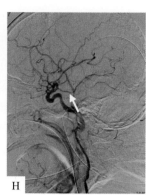

图 10-15　取栓术前影像评估

注:A. 头颅 CT 提示左侧枕叶梗死(箭头所指);B. 头颅 CTA 提示左侧大脑后动脉 P2 段闭塞(短箭头所指),左侧 VA 为主供血动脉(长箭头所指);C. CTA 示右侧为原始大脑后动脉(短箭头所指),BA 通畅(长箭头所指);D. CTA 示 BA 闭塞(箭头所指);E. 主动脉弓上 DSA 造影示左侧 VA 未显影,右侧 VA 纤细(箭头所指);F. 左侧锁骨下动脉造影示 BA 闭塞;G. 左侧颈内动脉造影未见左侧后交通动脉开放;H. 右侧颈内动脉造影示右侧原始大脑后动脉(箭头所指)。

2. 临床诊断

①急性脑梗死(大动脉粥样硬化型);②左侧 VA 起始部闭塞+BA 上段栓塞(VA-BA 型串联病变);③高血压病。

病情分析:患者为老年男性,有高血压病、吸烟史等脑血管病危险因素,头颅 CT 提示枕叶梗死且为责任病灶,头颅 CTA 检查示左侧大脑后动脉 P2 段闭塞且为责任血管。因患者发病时间长,病灶显影,因此给予药物保守治疗。患者症状突然加重,出现意识障碍,复查 CTA 提示 BA 闭塞;2 天前 CTA 未见明显 BA 主干狭窄,因此 BA 闭塞原因考虑栓塞,VA 血栓脱落所致或心源性栓塞可能。结合患者 14 天的病程及进展性卒中病程,考虑 VA 狭窄基础上血栓脱落可能性大。DSA 检查提示左侧 VA 起始部闭塞(主供血动脉),因此诊断为左侧 VA 起始部狭窄闭塞合并 BA 栓塞。

3. 介入治疗

(1)手术策略:经左侧 VA 入路先行球囊扩张术,而后行 BA 闭塞取栓术,最后行左侧 VA 起始部狭窄支架植入术。

(2)手术耗材及术中用药:

导引导管:6Fr Chaperon,内径 0.071 in,长度 95 cm;

导丝:泥鳅导丝,直径 0.035 in,长度 150 cm;

中间导管:未使用(耗材缺乏);

微导管:Rebar 18,内径 0.021 in,长度 153 cm;

微导丝:Traxcess,直径 0.014 in,长度 200 cm;Floppy,直径 0.014 in,长度 300 cm;

取栓支架:Revive SE 4.5×22 mm;

植入支架:Apollo 4.0×18 mm;

球囊:TREK 3.5×15 mm;

普通肝素:0.67 mg/kg;

抗血小板药:替罗非班,12 mL 静推,10 mL/h 微泵(0.05 mg/mL)。

（3）手术过程（图 10－16）：患者入导管室，气管插管全麻，常规消毒铺巾，穿刺右股动脉成功，置入 8F 动脉鞘管，泥鳅导丝辅助 6Fr Chaperon 超选至左侧锁骨下动脉近 VA 起始部，撤出泥鳅导丝，造影示左侧椎动脉起始部闭塞（图 10－16A，箭头所指）。微导管辅助 Traxcess 微导丝反复尝试探查左侧 VA 起始部，顺利通过左侧 VA 起始部闭塞段（图 10－16B 箭头所指），后跟进微导管，经微导管造影确认位于 VA 正常管腔内，尝试将导引导管直接通过 VA 起始部，因局部重度狭窄未成功（图 10－16C 箭头所指）。置入 Floppy 交换导丝后选用 TREK 3.5×15mm 球囊于左侧 VA 起始部闭塞段扩张（图 10－16D 箭头所指）3 次后顺利将导引导管通过闭塞段，并超选至左侧 VA-V2 段远端；经导引导管造影示左侧 VA 小脑后下动脉未显影，V4 段以远至 BA 未显影（图 10－14E、F 箭头所指）。撤出 Floppy 导丝，重新置入微导管及 Traxcess 微导丝，并超选至左侧大脑后动脉 P1 段，造影确认微导管位于正常管腔内（图 10－16G、H，箭头所指为微导管头端）。置入一枚 Revive SE 4.5×22mm 支架，支架远端位于 P1 段（图 10－16I～K，箭头所指为支架远端），支架释放后 BA 恢复少量前向血流（图 10－16L，箭头所指为 P2 段闭塞）。一次取栓后 BA 成功再通，血管再通达 eTICI 3 级（左侧大脑后动脉 P2 段为先前闭塞）（图 10－16M、N）；左侧小脑后下动脉未显影，通过小脑前下动脉代偿供血。置入 Floppy 交换导丝于 V2 段，持续负压抽吸下将导引导管回撤至锁骨下动脉。造影见左侧 VA 起始部重度狭窄；测量 VA 血管直径和狭窄长度后，植入一枚 Apollo 4.0×18mm 球扩支架（图 10－16O、P，箭头所指为支架位置）。支架近端位于左侧 VA 起始部并完全覆盖狭窄段，局部残余狭窄约 15%（图 10－16Q，箭头所指为支架位置）；支架植入后造影左侧 VA 恢复前向血流，BA 通畅，未见继发血管栓塞（图 10－16R～T）。Dyna CT 见左侧枕叶及左侧小脑半球造影剂渗出，未见明显出血，结束手术。术后持续替罗非班静脉微泵维持预防支架内血栓。

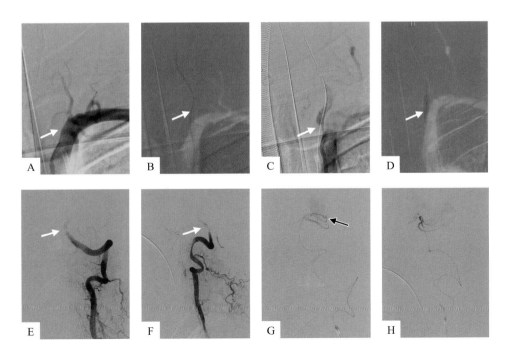

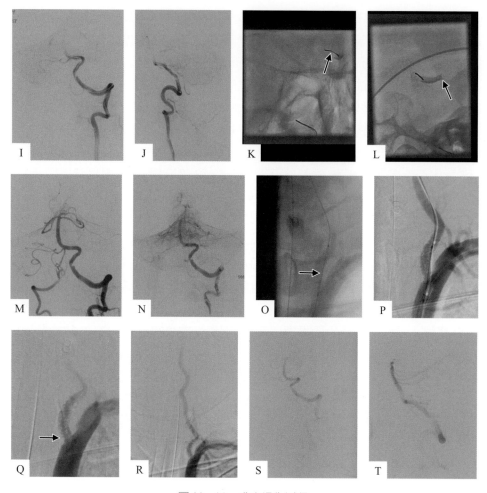

图 10-16 术中操作过程

（4）术后处理及随访：术后未醒麻醉入重症监护病房，呼吸机辅助呼吸，监测生命体征；给予白蛋白、速尿脱水，补液、维持水电解质平衡等治疗。术后 24 h 患者昏迷，自主呼吸，疼痛刺激肢体伸直反应，左侧瞳孔直径 3 mm，右侧瞳孔直径 2 mm，NIHSS 评分 37 分。复查头颅 CT 提示左侧小脑梗死，四脑室受压，梗阻性脑积水，因患者家属拒绝进一步行去骨瓣减压及脑室外引流术等，给予甘露醇、高渗盐、白蛋白及速尿等加强脱水降颅压，补液抗感染等治疗。同时逐渐减量至停用替罗非班，给予阿司匹林+氯吡格雷抗血小板聚集治疗。后因肺部感染加重给予气管切开术；病情稳定后转外院进一步治疗。术后 1 个月患者因感染加重、感染性休克死亡。

（七）病例 7：V2、V3 段病变－BA 串联病变

1. 临床表现

（1）病史：患者，女，31 岁，头晕、恶心呕吐 8 d。患者于 8 d 前出现头晕，伴恶心呕吐，行走不稳，左侧肢体活动障碍，送至当地医院就诊，查头颅 CT 未见脑出血，考虑为急性脑梗死，于 5 h 后转入我院急诊，完善 CTA 及 CTP 检查后送入导管室行介入手术治疗。

（2）神经系统查体：NIHSS 评分 6 分，嗜睡，左侧肢体肌力 M_4。余神经系统查体阴性。

（3）辅助检查：术前颅脑 CT 排除出血，未见明显低密度梗死灶（图 10-17A～B）；CTP 显示双侧小脑半球明显低灌注（CBF＜30% 0 mL，Tmax＞6 s 39 mL）（图 10-17C）；CTA 显示基底动脉上段闭塞（图 10-17D）。术前 DSA 显示右侧椎动脉 V3 段夹层（图 10-17E 箭头所指），基底动脉上段闭塞，双侧后交通动脉开放，前向后代偿供血（图 10-17F～H）。

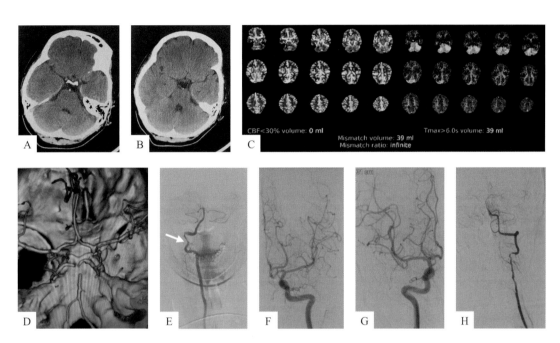

图 10-17　取栓术前影像评估

2. 临床诊断

①急性脑梗死（其他原因型）；②基底动脉上段闭塞；③右侧椎动脉 V3 段夹层。

病情分析：患者为青年女性，否认高血压病、吸烟史等脑血管病危险因素，头颅 CT 排除出血，头颅 CTA 检查示基底动脉上段闭塞。CTP 显示双侧小脑半球明显低灌注。术前 DSA 显示右侧椎动脉 V3 段夹层，基底动脉上段闭塞，双侧后交通动脉开放，前向后代偿供血。考虑 BA 上段闭塞原因考虑栓塞，右侧椎动脉 V3 段夹层致血栓形成并脱落所致可能性大。因此诊断为右椎动脉 V3 段夹层合并 BA 栓塞串联病变。

3. 介入治疗

（1）手术策略：先中间导管直接通过或球囊扩张后通过 V3 段夹层处，进行基底动脉上段闭塞抽吸取栓，后近端夹层支架置入血管成形。

（2）手术耗材及术中用药：

导引导管：6F Neuron MAX，内径 088 in，长度 90 cm；

造影导管：5F 125 cm 单弯造影管；

导丝：泥鳅导丝，直径 0.035 in，长度 150 cm；

中间导管：Catalyst 5，内径 0.058 in，长度 132 cm；

微导管：Echelon 10，内径 0.017 in，长度 150 cm；

微导丝：Traxcess，直径0.014 in，长度200 cm；Floppy，直径0.014 in，长度300 cm；

植入支架：Leo 5.5×50 mm；

球囊：Gateway 2.5×15 mm；Gateway 4×9 mm，Traveler 4×8 mm；

普通肝素：0.67 mg/kg；

抗血小板药：术中给予替罗非班，术后48 h内替换阿司匹林＋氯吡格雷。

（3）手术过程（图10－18）：患者入导管室后，先行DSA示右侧椎动脉V3段夹层，左椎动脉V2—V3段节段性狭窄，右椎动脉为优势椎动脉，基底动脉上段闭塞，双侧后交通动脉开放，前向后代偿供血。依据DSA情况，6F Neuron MAX长鞘到位右椎动脉V1段，Catalyst5中间导管尝试在Traxcess14微导丝及Echelon 10微导管辅助下无法直接通过右椎动脉V3段夹层狭窄处（图10－18A）；遂交换Floppy 300 cm微导丝到位，撤出Echelon 10微导管，沿Floppy 300 cm微导丝引导Gateway 2.5×15 mm球囊2 atm对夹层狭窄处预扩张（图10－18B）；球扩后中间导管通过夹层段到达基底动脉闭塞处进行抽吸（图10－18C）；抽吸后血管再通，达mTICI 3级（图10－18D）；留置微导丝，后撤中间导管至夹层近端，造影可见右椎动脉夹层段血流缓慢（图10－18E）；遂置入Leo 5.5×50 mm支架，可见V3段血管转弯处支架打开欠佳，"J"型导丝按摩后改善不明显（图10－18F）；遂先后予以Gateway 4×9 mm，Traveler 4×8 mm支架内球囊后扩张（图10－18G、H）；球扩后见支架打开贴壁良好，血管形态及前向血流明显改善，达eTICI 3级（图10－18I、J）。

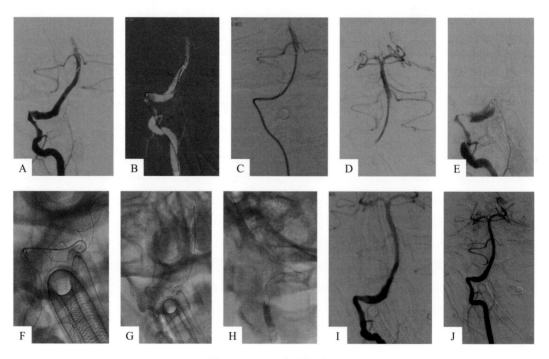

图10－18 手术操作过程

（4）术后处理及随访：术后继续予以替罗非班泵注，48 h内逐渐替换为阿司匹林及氯吡格雷，双抗继续口服3个月。

二 病例讨论

（一）背景及诊断

急性后循环缺血性卒中约占所有急性缺血性卒中的 20%，临床表现有以下特点：起病初期症状不典型，如头晕、复视、行走不稳等，诊断相对困难、容易漏诊；症状往往波动性进展，发病时间不好确定；部分患者的症状突然加重，重残率（70%）和死亡率（50%）很高，导致瘫痪、昏迷甚至死亡等严重后果。

后循环大血管闭塞性脑卒中具有高致死性和致残率的特点，在发病早期尽快开通闭塞血管实现有效灌注，挽救缺血半暗带是治疗的关键。传统药物治疗手段如抗血小板聚集、抗凝和静脉溶栓等治疗对后循环大血管闭塞性脑卒中效果不佳，不良预后率可达到 80%。血管内治疗如支架取栓、直接抽吸、球囊扩张、支架植入等技术可以快速开通闭塞的血管和恢复血流灌注，从而改善急性脑卒中患者预后并降低残障及死亡率。国内外学者对后循环大血管闭塞的临床研究一直都没有停止，从早期的 BASICS 研究（2002—2007 年）、ENDOSTROKE 研究（2011—2013 年）到 BEST 研究（2015—2017 年），尽管没能得出阳性结果，但在亚组分析中表明血管内治疗相较于传统药物治疗已经逐渐显示出优势的趋势。2022 年由国内学者完成的两项多中心前瞻随机对照临床研究，BAOCHE 研究和 ATTENTION 研究同时发表于《新英格兰医学杂志》，在国际上为后循环大血管闭塞的血管内治疗提供了新的高级别循证医学证据。两项研究均证实对于急性后循环大血管闭塞性，血管内治疗较标准药物治疗可显著提升 90 天良好功能预后（mRS 评分 0～3 分）比例。近年来越来越多的荟萃分析同样证明对于急性后循环大血管闭塞性脑卒中，血管内治疗相对传统药物治疗存在优势。

随着血管内治疗技术进步及神经介入材料的不断发展，目前针对急性后循环大血管闭塞引起的缺血性脑卒中患者血管内治疗已经成为一线治疗方式。急性后循环缺血性脑卒中的病因有动脉粥样硬化、动脉栓塞、动脉夹层、外伤等。其中动脉粥样硬化是最常见的原因，亚洲人群 40% 以上的缺血性卒中与颅内动脉粥样硬化狭窄闭塞相关。

后循环血管主要由双侧椎动脉、基底动脉及其分支：小脑后下动脉（posterior inferior cerebellar artery，PICA）、小脑前下动脉（anterior inferior cerebellar artery，AICA）、小脑上动脉（superior cerebellar artery，SCA）和大脑后动脉（posterior cerebral artery，PCA）等构成。临床实践中，因后循环血管的构成特点决定了后循环病变类型多种多样。病变部位可累及椎动脉颅外段、椎动脉颅内段、基底动脉及各分支血管，可以是单独受累，亦可能是串联病变。文献报道的串联病变，多以前循环串联病变为主，后循环串联病变报道相对较少，对后循环串联病变的识别及治疗策略等目前尚无一致观点。目前文献报道后循环串联病变发生率约占后循环急性大血管闭塞性缺血性卒中的 23.6%～24.6%，且病变类型多以 VA 起始部闭塞合并 BA 栓塞为主。临床实践中，后循环血管的构成特点决定了后循环串联病变类型多种多样，而非单一的 VA 起始部病变导致 BA 栓塞一种类型。正常人群中，双侧 VA 汇合后共同向 BA 供血，因此双侧 VA 自起始部至汇合部任何一段血管病变发生血栓脱落后均可导致 BA 闭塞，即 VA-BA 型串联病变。另外，BA 粥样硬化狭窄是后循环常见病变；BA 下段狭窄闭塞、血栓脱落亦可导致 BA 尖栓塞，即 BA－BA 型串联病变。

急性后循环大血管闭塞病变的诊断主要依据为是否发生椎-基底动脉及主要分支大血管的闭塞，且为责任血管。椎动脉闭塞依据病变部位可分为 VA 颅外段闭塞、VA 颅内段闭塞及椎动脉分支闭塞。若患者在椎动脉闭塞的基础上同时合并基底动脉闭塞，称为 VA-BA 型串联病变。本节介绍 VA 颅外段闭塞的 4 种常见类型包括：VA 起始部粥样硬化闭塞、VA 起始部夹层闭塞、V2/V3 段夹层闭塞及 VA 起始部-BA 串联病变。

（二）椎动脉颅外段闭塞血管内介入治疗策略选择及技术要点

VA 颅外段闭塞多数为原位狭窄基础上闭塞，其次是动脉夹层引起。入路一般首选股动脉入路，若路径迂曲导管到位困难可转为经桡或肱动脉入路。置 6F 或 8F 动脉鞘（股动脉入路），先造影明确闭塞部位是否为椎动脉颅外段，责任病变是否为优势椎动脉。需注意双侧 VA 发育不尽相同。有文献报道，中国人群中 19.3%～43.6% 的人存在一侧 VA 发育不良（vertebral artery hypoplasia，VAH），如 VA 纤细（直径＜1.5mm）、VA 缺如、VA 小脑后下动脉以远未发育等。因而，在识别 VA 病变和选择合适的介入治疗策略时，需要考虑是否存在 VA 发育不良。

一般情况下基底动脉由双侧椎动脉供血，单一椎动脉闭塞可能无症状或症状较轻；当急性椎动脉闭塞出现明显临床神经功能缺损的症状和体征时，多数责任血管为优势椎动脉或合并远端血管闭塞（基底动脉或分支血管）的串联病变。建立通路一般选择 6F 导引导管、8F 导引导管或 6F 长鞘内衬 5F 或 6F 中间导管到位病变侧锁骨下动脉，椎动脉开口近心端。首选微导丝引导微导管探查通过闭塞段，然后微导管造影进一步明确是否血管真腔、远端血管情况、闭塞远端部位、是否夹层病变或合并血栓，有无远端血管闭塞等。若微导管微导丝通过闭塞段困难，可以考虑尝试 0.035in 泥鳅导丝辅助 5F 长度为 125cm 的多功能管替代微导管微导丝超选，顺利通过近端闭塞段后再跟进中间导管或导引导管，或采用微导丝交换技术先行球囊扩张术后再跟进中间导管及导引导管。

如单纯椎动脉颅外段闭塞，中间导管通过闭塞段后先负压抽吸确认远端血管通畅无血栓逃逸，依据血管情况进行血管成形。术者判断需行支架植入的据病变特性个体化选用球扩支架或自膨式支架。有文献指出对于有症状的颅外椎动脉疾病患者，支架置入术是一种安全有效的选择，而球扩支架，尤其是药物涂层支架优于自膨式支架。另有文献表明，在椎动脉开口狭窄的患者中药物涂层球扩支架同样优于裸金属球扩支架。术中支架植入患者一般需围手术期急诊应用抗血小板药物，目前多采用首先静脉给予盐酸替罗非班团注（剂量为 $0.4\mu g/(kg \cdot min)$，之后以 $0.1\mu g/(kg \cdot min)$ 微量泵泵入，至少维持到术后 12～24h，一般不超过 36h，停药前 4～6h 口服双抗。

VA 颅外段病变-BA 串联病变的血管内介入治疗的临床预后主要取决于 BA 缺血时间、缺血损伤的程度和部位；因此，串联病变的血管内治疗应尽早再通闭塞的 BA。手术医师需要根据是否存在一侧 VA 发育不良及串联病变远、近端血管病变部位选择最适宜的血管内治疗策略。

1. 策略选择

文献中关于后循环串联病变的血管内介入治疗策略归纳为"两条通路""三种策略"。

"两条通路"为"clean road"(非病变侧 VA 入路)和"dirty road"(病变侧 VA 入路);"三种策略"分别为"经非病变侧 VA 入路行 BA 闭塞取栓,近端病变不治疗""antegrade technique"(经病变侧 VA 入路先行近端病变血管成形术,而后行 BA 闭塞取栓术)和"reverse technique"(经病变侧 VA 入路先行近端病变球囊扩张术,而后行 BA 闭塞取栓术,最后行近端病变支架成形术)。"antegrade technique"类似于前循环串联病变介入治疗中的"顺行开通";而"reverse technique"类似于"逆行开通"。然而,当面对某一具体病例时选择哪种介入治疗策略往往存在一定的困惑,尤其是对于后循环串联病变治疗经验少或初步尝试开展血管内介入治疗的临床医师。

由于后循环串联病变的临床预后主要取决于 BA 闭塞再通,因此,后循环串联病变血管内介入治疗的首要治疗原则是"尽早再通闭塞的 BA"。在这一基本原则指导下,我们回顾文献、总结临床经验,提出"远端–近端"(distal-to-proximal)的治疗策略,即"BA 闭塞取栓– to –近端病变治疗";该策略可以同时解决 VA-BA 型串联病变。具体血管内介入治疗技术包括以下 4 种技术类型。

(1) 技术 A:优势侧 VA 入路直接行 BA 闭塞机械取栓,而后行近端病变血管成形术(球囊扩张术、支架成形术)或药物治疗,该技术主要适用于无 VA 发育不良的 VA-BA 型串联病变。无一侧 VA 发育不良的病例,优势侧 VA 即为健侧/非病变侧 VA,直接经优势侧 VA 入路行 BA 闭塞机械取栓,应用 Solumbra 技术或 ADAPT 技术开通 BA。VA-BA 型串联病变BA 再通后,评估近端病变治疗的获益及风险,若手术风险较大(如血栓脱落 BA 再栓塞等)且病变侧 PICA 血供代偿好,BA 再通后近端病变可不予血管内介入治疗,药物治疗为主;存在一侧 VA 发育不良的 VA-BA 型串联病变,血管内介入治疗以技术 B、C 和 D 为主。技术A 的优势在于快速再通 BA、恢复再灌注,同时为近端病变治疗提供更多的方案选择;潜在风险是在治疗近端病变时有 BA 再栓塞风险。

(2) 技术 B:优势侧 VA 入路直接通过近端病变后行 BA 闭塞机械取栓,而后行近端病变血管成形术(球囊扩张术、支架成形术),该技术适用于存在一侧 VA 发育不良的 VA-BA型串联病变,优势侧 VA 即为病变侧 VA。若导引导管在中间导管、微导管及微导丝辅助下可以直接通过近端闭塞段,则直接通过近端闭塞段行 BA 闭塞机械取栓;BA 再通后再行近端病变血管成形术。近端病变治疗可以行单纯球囊/药物球囊扩张术、球囊扩张支架/药物涂层支架成形术或自膨胀支架植入术。技术 B 的优势在于可以缩短因治疗近端病变而导致BA 再通延误;同时在 BA 再通后根据有无出血等并发症,近端病变可以有更多的治疗选择;潜在风险为直接通过近端闭塞段时有血栓脱落及动脉夹层风险。

(3) 技术 C:优势侧 VA 入路先行近端病变球囊扩张术,而后中间导管和或导引导管通过近端病变行 BA 闭塞机械取栓,最后行近端病变血管成形术(球囊扩张术、支架成形术),类似于"reverse technique"。该技术适用于存在一侧 VA 发育不良的 VA-BA 型串联病变,中间导管直接通过近端病变困难时。BA 再通后再行近端病变血管成形术;若 BA 再通后近端病变残余狭窄≤50%且无动脉夹层,则静脉给予替罗非班并动态观察,若前向血流稳定且狭窄程度未加重,则不予血管成形术。近端病变治疗可以行单纯球囊/药物球囊扩张术、球囊扩张支架/药物涂层支架成形术或自膨胀支架植入术。技术 C 的优势在于尽量减少治疗近端病变导致的 BA 再通时间延误;潜在风险是球囊扩张后有血栓再脱落风险。

(4) 技术 D:优势侧 VA 入路先行近端病变支架成形术,而后中间导管和或导引导管通过近端病变行 BA 闭塞机械取栓,类似于"antegrade technique"。该技术适用于存在一侧 VA 发育不良的 VA-BA 型串联病变、单纯球囊扩张术后出现动脉夹层且有再闭塞高风险时,其临床应用相对较少。技术 D 的优势在于一次性治疗近端病变;潜在风险是支架植入术后可能会导致导引导管、中间导管通过受限,降低 BA 取栓效率。此外由于支架植入术后需要持续应用抗血小板聚集药物,会增加急性期出血风险,尤其在 BA 闭塞取栓时存在出血转化时。

2. 技术要点

"Distal-to-proximal"策略具有普遍性,该治疗原则基本适用于各种类型的后循环串联病变;同时根据每一个具体病例,选择不同技术类型,提高血管再通效率。在实际技术应用操作过程中,需要注意以下几方面。

(1) 通路选择及建立:椎-基底动脉闭塞机械取栓通路的建立需要充分评估双侧椎动脉条件,选择最适宜的治疗通路。在双侧 VA 通路条件相仿前提下,股动脉穿刺一般选择左侧 VA 入路;桡动脉穿刺应选择病变 VA 同侧入路,桡动脉穿刺前需要有颈部 CTA 影像以明确双侧 VA 形态、走行及闭塞位置,从而选择左侧或右侧桡动脉穿刺。在双侧 VA 不对称,一般选择优势椎动脉为手术入路。

采用技术 B 和技术 C 时,需要在微导丝、微导管通过近端病变后经微导管造影,确认导管位于病变远端正常管腔内,而非动脉夹层内。中间导管在微导丝、微导管辅助下直接或球囊扩张后(球囊穿梭技术)通过近端闭塞段到达远端管腔,撤出微导管微导丝同时经中间导管负压抽吸,防止继发新的血栓脱落加重远端血栓负荷或新血管流域栓塞。

若微导管微导丝通过近端病变段困难,可以考虑尝试 0.035 in 泥鳅导丝辅助 5F 长度为125 cm 的多功能管替代微导管微导丝超选,顺利通过近端闭塞段后再跟进中间导管或导引导管,或采用微导丝交换技术球囊扩张后(球囊穿梭技术)再跟进中间导管及导引导管。但泥鳅导丝直接通过闭塞段椎动脉有形成夹层的风险,操作一定要轻柔。

(2) 远端病变治疗:VA-BA 型串联病变患者远端病变多为栓塞性质,血栓相对完整,若导引导管/长鞘可以顺利通过近端病变部位,中间导管能顺利到达远端闭塞部位,可首选抽吸为主的 ADAPT 技术。采用 ADAPT 技术再通 BA 时,导引导管/长鞘应尽量位于近端闭塞段以远正常管腔内,以防中间导管回撤后近端病变处再闭塞。若仅中间导管通过了近端闭塞段,导引导管/长鞘无法进入椎动脉,或中间导管无法到达远端闭塞部位,建议采用支架取栓,回撤支架取栓器时尽量将中间导管留置在近端闭塞段以远,避免中间导管回撤至病变近端后血管再闭塞或动脉夹层,增加后续血管内介入治疗的难度和风险。

此外,采用 ADAPT 技术时,微导管微导丝一般不越过闭塞段,防止血栓进一步向远端移位;抽吸导管/中间导管在连接持续负压抽吸的前提下回撤微导管微导丝,并顺势前跟,使得抽吸导管/中间导管与血栓主体接触(栓子远、近端有继发血栓形成),提高一次抽吸取栓再通率。持续接触抽吸 90 s 后回撤抽吸导管/中间导管,若无明显回血(提示血栓已被捕获),则将抽吸导管/中间导管撤出体外(导引导管亦需要持续负压抽吸);若离开抽吸部位后导管内回血顺畅(未捕获血栓或血栓经导管已抽吸至体外),则采用注射器确认抽吸导管/中间导管通畅后造影,明确 BA 是否再通。若 BA 再通,则回撤中间导管治疗近端病变;若未再通,则再次取栓。ADAPT 技术取栓两次仍未再通时,应考虑更换为支架取栓。

(3)近端病变治疗:采用技术 A 治疗的病例在 BA 再通后,排除颅内出血后需要充分评估治疗近端病变的获益及潜在风险,尤其是 BA 再次栓塞的风险。若近端病变局限在椎动脉起始部或 V4 段(多为动脉粥样硬化狭窄闭塞),可以行血管成形术;而对于 V2、V3 段夹层病变,夹层内血栓脱落再次栓塞 BA 风险高,若同侧 PICA 血供代偿良好,建议药物治疗为主。

采用技术 B 和技术 C,BA 再通后治疗近端病变时,需要先经中间导管置入一根 300 cm 微导丝于远端正常管腔后再回撤中间导管,以保证通路通畅;回撤中间导管时,采用持续负压抽吸方式,减少近端血栓脱落。对于残余狭窄≤50%的近端病变,可以静脉给予替罗非班后动态观察,若无动脉夹层且前向血流稳定、狭窄未加重,可以免于血管成形术。

(4)急诊支架植入术:急诊支架植入术在急性大血管闭塞性缺血性卒中血管内治疗中仍存在争议。针对 VA-BA 型串联病变,近端病变的治疗往往需要血管成形术。在行血管成形术中,建议首选单纯球囊扩张术联合静脉抗血小板药物(如替罗非班等),动态观察 20～30min;若局部病变稳定,前向血流通畅,不建议急诊支架植入术。急性 BA 闭塞再通后有出血转化的风险,且急诊支架植入术后需要持续抗血小板聚集治疗预防支架内血栓,可能增加术后出血风险;一旦支架植入术后发生出血转化,临床治疗将会顾此失彼。

慢性动脉粥样硬化狭窄治疗的临床研究结果表明,药物涂层支架预防支架内再狭窄优于裸支架。因此,对于必须行颅内支架植入术时,药物涂层支架可以作为首选考虑,但其在急性动脉粥样硬化狭窄闭塞治疗中的疗效及安全性目前尚缺乏相应的临床研究数据支持。

(5)替罗非班:虽然替罗非班在急性缺血性卒中血管内介入治疗中的应用仍属于超适应证使用,但临床研究表明急性期应用替罗非班具有良好的疗效及安全性,已常规用于血管成形术急性期抗血小板聚集治疗。所有拟行血管成形术或预防再狭窄治疗时,替罗非班在血管成形术前 5～10 min 根据体重开始静脉推注负荷量,而后持续静脉微泵维持。24 h 后复查头颅 CT 或 MRI 排除出血后,逐渐减量替罗非班用量,并加用阿司匹林、氯吡格雷等口服抗血小板聚集药物。替罗非班用时一般为 24～36 h。临床研究表明该策略具有良好的安全性和疗效。

(三)常见并发症

椎动脉颅外段闭塞血管内介入治疗中常见的并发症包括血栓脱落远端栓塞或新血管流域栓塞、动脉夹层、出血转化、恶性脑水肿脑疝、闭锁综合征等。

微导管、微导丝、中间导管及导引导管通过近端病变部位时均可能发生局部血栓脱落致 BA 栓塞或其他分支血管栓塞(如 PICA、PCA 等)。动脉夹层多见于近端病变球囊扩张术后或病变本身即为动脉夹层,取栓操作过程中导致动脉夹层进一步撕裂;基底动脉夹层是串联病变治疗中动脉夹层最严重的类型,会导致取栓失败、闭锁综合征等。

出血转化一方面与取栓操作时器械损伤(导管、导丝、球囊扩张、支架等)相关,另一方面与再灌注损伤有关。PICA 闭塞再通后,由于同侧小脑长期缺血,即使恢复再灌注,后期发生小脑半球梗死、第四脑室受压、梗阻性脑积水或脑疝形成可能性极大,往往需要行去骨瓣减压术或脑室外引流等外科手术治疗。BA 闭塞再通后由于长时间脑干缺血、梗死,累及双侧脑桥时,即使血管再通,术后发生闭锁综合征风险较高,临床预后差。

（王子栋　郝继恒　张利勇　杨鹏飞）

第二节　椎动脉颅内段闭塞

一　病历简介

（一）病例 1：VA-V4 段 ICAS 闭塞（首过效应阳性，直接血管成形）

1. 临床表现

（1）病史:患者,男,68 岁。因"突发言语不清 2 小时"急诊就诊。入院时言语不清,检查评估过程中症状逐渐加重,出现意识不清伴肢体无力。

（2）既往史:高血压病,不规律服药,具体控制不详。

（3）神经系统查体:GCS 评分 9 分（E2V3M4）,NIHSS 评分 20 分,嗜睡,刺痛睁眼,无法配合查体,双瞳等大,光反应灵敏,四肢肌力 M_3。

（4）辅助检查:影像学检查:颅脑 CT 示双侧小脑半球见低密度灶,未见出血(图 10 - 19A～C)。头颈部血管 CTA 示双侧椎动脉 V4 段闭塞,右椎动脉为优势椎动脉;基底动脉及双侧大脑后动脉显影良好(图 10 - 19D)。脑灌注 CTP:CBF＜30% 体积 10 mL;T_{max}＞6.0 s 体积 221 mL(图 10 - 19E)。

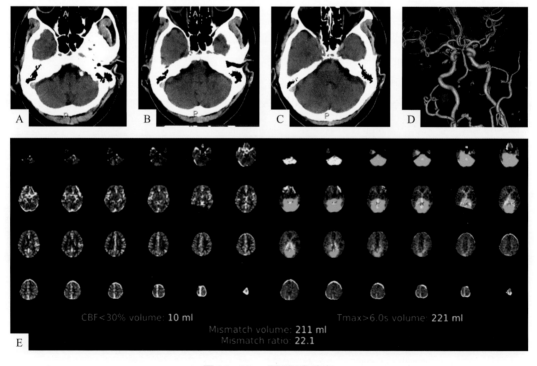

图 10 - 19　术前影像检查

2. 临床诊断

①脑梗死(大动脉粥样硬化型);②双侧椎动脉闭塞;③高血压。

病情分析:患者为老年男性,既往有高血压病史,且有言语不清伴进行性意识障碍的症状和体征;头颅 CT 排除出血,CTA 检查提示双侧 VA-V4 段闭塞,右椎动脉为优势椎动脉,左侧椎动脉生理性发育纤细,为非优势椎动脉;基底动脉及双侧大脑后动脉显影良好。本病例考虑右侧 VA-V4 段原位狭窄基础上闭塞可能性较大;同时前循环后交通动脉开放,前向后代偿,因此基底动脉及大脑后动脉显影良好。

3. 介入治疗

(1)手术策略:经右侧椎动脉入路,首先经首过效应验证是否为原位狭窄基础上的闭塞,并了解血栓负荷情况。若首过阳性,无明显血栓负荷,可直接球囊扩张成形,必要时支架植入成形。

(2)手术耗材及术中用药:

导引导管:6F EnvoyDA,内径 0.088 in,长度 90 cm;

导丝:泥鳅导丝,直径 0.035 in,长度 150 cm;

中间导管:未用;

微导管:Echelon 10 内径 0.017 in,长度 150 cm;Prowler select plus,内径 0.021 in,长度 150 cm;

微导丝:ASAHI,直径 0.014 in,长度 200 cm;Floppy 直径 0.014 in,300 cm;

球囊:通桥白驹球囊 2.75×15 mm;

取栓支架:未用;

植入支架:Enterprise 2 支架 4×23 mm;

普通肝素:0.67 mg/kg;

抗血小板药:替罗非班,12 mL 静推,10 mL/h 微泵(0.05 mg/mL)。

(3)手术过程(图 10-20):患者入导管室后,首先行 DSA 显示左椎动脉发出脑膜后动脉以远闭塞;右侧椎动脉相对优势,颅内未显影,考虑急性闭塞(图 10-20A～C)。6F EnvoyDA 导管到位右 VA-V2 段合适位置后,ASAHI 200 cm 微导丝携带 Echelon 10 微导管通过闭塞段,首过效应显示阳性,见右椎动脉 V4 段局限性重度狭窄(图 10-20D、E 箭头所指)。更换 Floppy 300 cm 长交换微导丝,撤出微导管,输送白驹 2.75×15 mm 球囊到位并球扩,观察后可见原狭窄处斑块回弹,局部仍存在重度狭窄(图 10-20F、G 箭头所指)。遂沿 Floppy 300 cm 长交换微导丝输送 Enterprise 2 4×23 mm 支架到位狭窄处并释放。支架释放后见支架局部仍有明显残余狭窄(图 10-20H、I 箭头所指),然后白驹 2.75×15 mm 球囊到位狭窄处行支架内后扩张,球扩后正侧位造影可见支架形态贴壁良好,狭窄较前明显改善(图 10-20J～M),残余狭窄小于 10%,右椎动脉-基底动脉及各分支血管显影良好,eTICI 分级 3 级。手术顺利,术毕安返重症监护病房。

(4)术后处理及随访:术后继续替罗非班泵注,48 h 内逐渐替换为阿司匹林+氯吡格雷,继续口服双抗 3 个月。查体:神志清,言语可,四肢可遵嘱运动。术后 12 h 查体:NIHSS

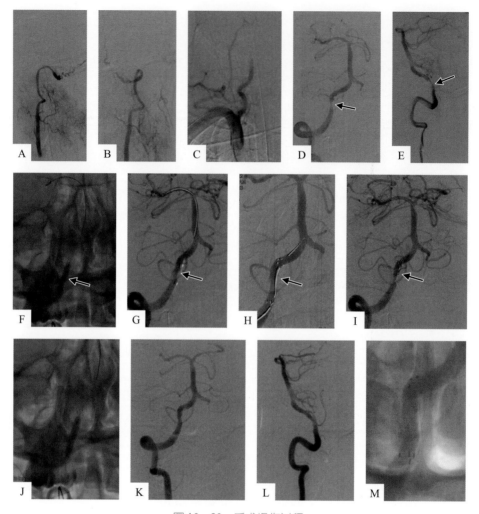

图 10-20　手术操作过程

评分 0 分；术后即刻 Dyna CT 未见明显造影剂外渗及出血（图 10-21A～C）。术后 24 h 复查头颅 MRI 见双侧小脑半球及左侧枕叶多发脑梗死灶（图 10-21D～F）。术后 90 d mRS 评分 0 分。

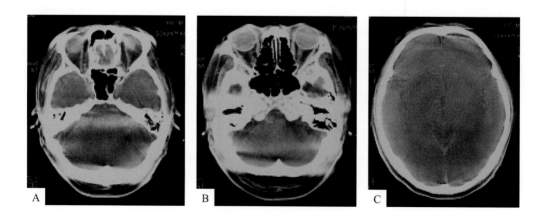

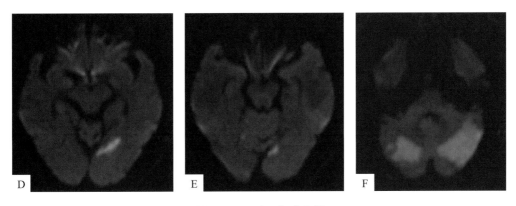

图 10 - 21　术后复查影像

（二）病例 2：VA-V4 段 ICAS 闭塞（继发血栓，先取栓，后血管成形术）

1. 临床表现

（1）病史：患者，男，67 岁。"头晕 3 天，加重伴恶心、呕吐，言语含糊 7 小时"。患者入院 3d 前出现头晕，呈持续性，自测血压 220/110mmHg，到内科就诊，控制血压治疗，症状无明显好转；入院 7h 前头晕加重、视物旋转，恶心、呕吐，言语含糊，站立困难，向左倾倒，急诊就诊。NIHSS 评分 6 分，多模 CT 提示急性脑梗死；左侧椎动脉闭塞。

（2）既往史：高血压、2 型糖尿病病史。

（3）神经系统查体：NIHSS 评分 6 分，GCS 评分 14 分。查体：嗜睡，向右注视水平眼震，右侧中枢性面瘫，双侧共济检查（+），右侧 Babinski 征（+）。

（4）辅助检查：影像学检查：颅脑 CT：排除脑出血，左侧小脑半球可疑低密度灶（图 10 - 22A～C）。头颈 CTA：左侧椎动脉 V4 段闭塞，右侧椎动脉起始段狭窄（图 10 - 22D）。

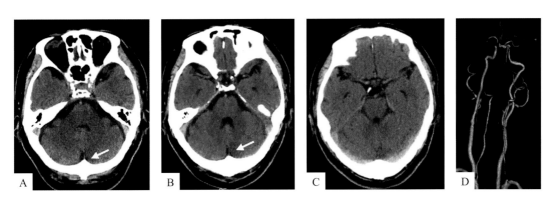

图 10 - 22　术前影像检查

2. 临床诊断

①脑梗死（大动脉粥样硬化型）；②左侧椎动脉闭塞；③右侧椎动脉起始段狭窄；④高血压病 2 级（很高危组）；⑤2 型糖尿病。

病情分析：患者老年男性，既往有高血压病、2 型糖尿病等脑血管病危险因素，且有局灶性神经功能缺损的症状和体征；头颅 CT 排除出血，左侧小脑半球可疑低密度灶；头颈 CTA 检查提示左侧 VA-V4 段闭塞；右侧 VA 起始段狭窄，左侧椎动脉为优势椎动脉。考虑左侧 VA-V4 段狭窄闭塞导致继发血栓形成导致管腔闭塞。DSA 提示左侧 VA-V4 段闭塞，且相对优势，右侧椎动脉起始段管腔局限性中度狭窄。因此患者目前临床表现考虑为左侧 VA-V4 急性闭塞引起。

3. 介入治疗

（1）手术策略：经左侧 VA 入路，先行首过效应了解 V4 段是否合并原位狭窄及血栓负荷情况，然后行支架取栓，最后视血管狭窄程度及血流能否维持决定是否行左侧 VA-V4 段球囊扩张或/和支架植入术。

（2）手术耗材及术中用药：

导引导管：6Fr Neuron MAX，内径 0.088 in，长度 90 cm；

导丝：泥鳅导丝，直径 0.035 in，长度 150 cm；

中间导管：5F Catalyst 导管，内径 0.058 in，长度 115 cm；

微导管：Trevo pro 18，内径 0.021 in，长度 150 cm；

微导丝：ASAHI，直径 0.014 in，长度 300 cm；

球囊：Gateway 2.5×9 mm 球囊；

取栓支架：Embotrap Ⅱ 5×33 mm；

植入支架：Apollo 3.5×13 mm；

普通肝素：0.67 mg/kg；

抗血小板药：替罗非班，12 mL 静推，10 mL/h 微泵（0.05 mg/mL）。

（3）手术过程（图 10-23）：患者入导管室后，气管插管全麻成功后，常规消毒铺巾，穿刺右股动脉，置入 8F 动脉鞘管，术中 DSA 显示左侧 VA 颅内段未见显影，且相对优势；右 VA 起始段管腔局限性中度狭窄，颅内段、小脑后下动脉及基底动脉可见显影，但显影欠佳；双侧颈动脉颅内外段及颅内各分支显影良好，双侧后交通动脉未见明显开放，前循环未见明显向后循环代偿血流（图 10-23A～E）。6F Neuron MAX 及 5F Catalyst 中间导管分别到位左侧椎动脉合适位置，路途下 ASAHI 微导丝导引 Trevo pro 18 微导管通过 V4 闭塞段到位基底动脉中上段，首过效应显示阳性，可见 V4 段局限性重度狭窄且继发血栓形成（图 10-23F、G 箭头所指）。微导管重新到位基底动脉后，输送 Embotrap Ⅱ 5×33 mm 取栓支架到位，支架完全覆盖血栓及闭塞段，5 min 后支架取出血栓，造影可见 V4 段再通，管腔局限性重度狭窄（图 12-23H～J）。然后路途下微导丝指引 Gateway 2.5×9 mm 球囊到位狭窄部位，6 atm 球囊扩张后复查造影可见原狭窄处改善不明显（图 10-23K、L 箭头所指），遂沿微导丝输送 Apollo 3.5×13 mm 球扩支架到位并释放，复查造影可见原狭窄较前明显改善（图 10-23M、N 箭头所指），残余狭窄小于 10%，正侧位造影可见基底动脉及各分支血管显影良好，eTICI 分级 3 级（图 10-23O、P）。手术顺利，术毕安返重症监护室。

（4）术后处理及随访：术后 6h：NIHSS 评分 3 分、GCS 评分 15 分。查体：神清，构音障碍、向右注视水平眼震，右侧中枢性面瘫，左侧共济检查（＋），右侧 Babinski 征（＋）。术后次日晨：NIHSS 评分 3 分、GCS 评分 15 分。查体：神清，构音障碍、向右注视水平眼震，右侧

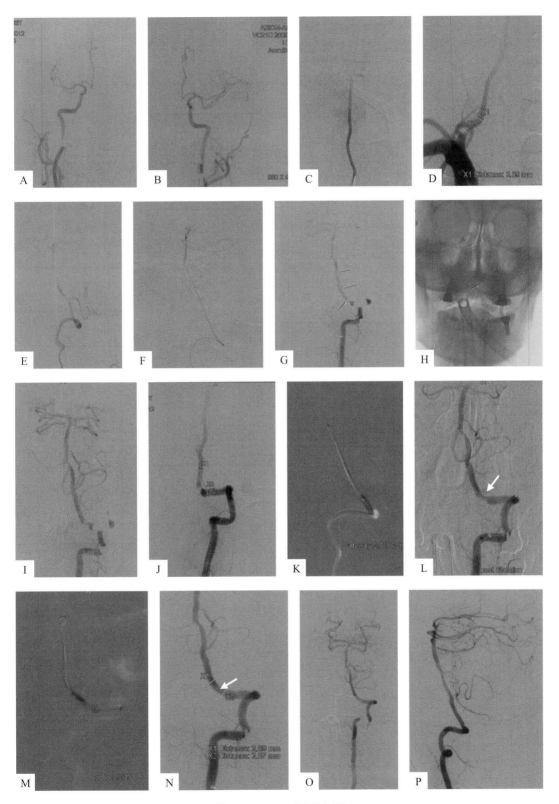

图 10 - 23 手术操作过程

中枢性面瘫,左侧共济检查(+),右侧 Babinski 征(+)。复查影像结果见图 10-24。术后 90 d NIHSS 评分 3 分,mRS 评分 0 分。

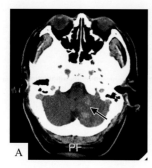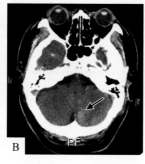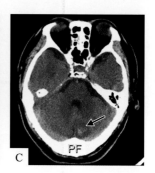

图 10-24　术后复查影像

注:A～C. 术后 11 h 颅脑 CT 显示左侧小脑半球少量再灌注出血。

（三）病例 3:VA-V4 段 ICAS 闭塞+BA 栓塞(先近端扩张后取栓,后近端支架成形术)

1. 临床表现

（1）病史:患者,女,65 岁,因"言语不能、右侧肢体无力 7 小时"入院。患者夜间 22:30 入睡时正常,凌晨 2 点如厕时被家属发现言语不能、右侧肢体无力,无法站立,问话可理解,不能表达,伴恶心未呕吐,急诊就诊。

（2）既往史:高血压病史 10 余年,未规律用药;冠心病病史,冠脉支架置入术后 8 年,近半年未服用相关药物;脑梗死病史 10 余年,遗留有右侧肢体无力后遗症,生活可自理。否认有糖尿病病史。否认药物过敏史。

（3）神经系统查体:神志清楚,精神差,言语不能,双瞳孔等大等圆,直径 3 mm,对光反射存在,眼球各向运动灵活,无眼球震颤,右侧鼻唇沟浅,伸舌不能。右侧肢体肌力 M_1,左下肢肌力 M_2,左上肢肌力 M_{5-},右侧肌张力减弱,右侧腱反射(+),双侧病理征(+),深浅感觉、济运动不合作。NIHSS 评分 14 分,GCS 评分 15 分。

（4）辅助检查:

血常规:白细胞 11.73×10^9/L,血小板 181×10^9/L。

血糖:9.99 mmol/L。

心电图:窦性心律,心率 86 次/分。

影像学检查:术前颅脑 CT 显示脑干、左侧丘脑可疑低密度灶,左侧侧脑室旁脑软化灶,未见出血(图 10-25A～D)。头颈部血管 CTA:右侧椎动脉 V4 段节段性闭塞;左侧椎动脉 V4 段迂曲,局限性钙化斑块形成,管腔轻中度狭窄;基底动脉节段性闭塞。全麻下 DSA 显示右椎动脉 V4 段极重度狭窄,左椎动脉 V4 段多发硬化狭窄伴迂曲,基底动脉中上段闭塞(图 10-25E、F)。

2. 临床诊断

①急性脑梗死(大动脉粥样硬化型);②右椎动脉 V4 段重度狭窄- BA 栓塞(VA-BA 型

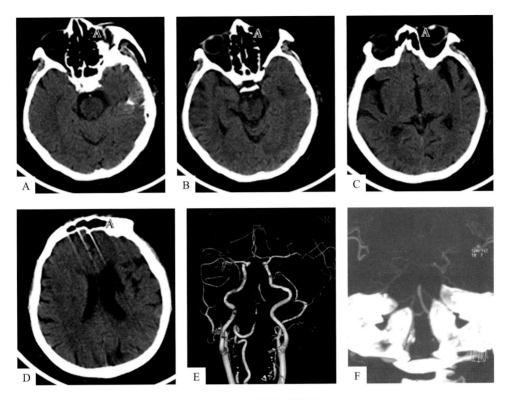

图 10 - 25 术前影像检查

串联病变);③高血压病 3 级(很高危组);④冠心病(冠脉支架置入术后);⑤脑梗死后遗症。

病情分析:患者为老年女性,既往有高血压病、冠心病、脑梗死等脑血管病危险因素,且有局灶性神经功能缺损的症状和体征;头颅 CT 排除出血,CTA 检查提示右侧 VA-V4 段节段性闭塞;左侧 VA-V4 段局限性钙化斑块形成,管腔轻中度狭窄,血管迂曲;基底动脉节段性闭塞。需要考虑右侧 VA-V4 段狭窄闭塞导致继发血栓形成,合并 BA 栓塞可能。DSA 提示右侧 VA-V4 段局限性极重度狭窄,且右椎动脉相对优势,左椎动脉 V4 段迂曲,见管腔多发硬化狭窄,基底动脉中上段闭塞,考虑右侧 VA-V4 段狭窄继发血栓形成并脱落导致 BA 栓塞可能性较大。

3. 介入治疗

(1) 手术策略:经右侧 VA 入路先行 V4 段狭窄球囊扩张术,而后行 BA 闭塞取栓术,最后视狭窄程度及血流能否维持决定是否行右侧 VA-V4 段支架植入术。

(2) 手术耗材及术中用药:

导引导管:Cordis 8F Guiding,内径 0.088 in,长度 90 cm;

导丝:泥鳅导丝,直径 0.035 in,长度 150 cm;

中间导管:5F Navien 导管,内径 0.058 in,长度 115 cm;

微导管:Rebar 18,内径 0.021 in,长度 153 cm;

微导丝:ASAHI,直径 0.014 in,长度 300 cm;

球囊:NC SPRINTER 2.5×12 mm;

取栓支架：Solitaire AB 6×30 mm；

植入支架：Apollo 2.5×10 mm；

普通肝素：0.67 mg/kg；

抗血小板药：替罗非班，10 mL 静推，5 mL/h 微泵（0.05 mg/mL）。

（3）手术过程（图 10-26）：患者入导管室，气管插管全麻成功后，常规消毒，铺无菌洞巾，穿刺右股动脉，置入 8F 动脉鞘管。8F Guiding 超选至右侧主动脉 V2 段，5F Navien 中间导管在泥鳅导丝引导下到位右侧椎动脉 V3 段，路图示右侧椎动脉 V4 段重度狭窄，基底动脉中上段未显影（图 10-26A）。ASAHI 300 cm 微导丝导引 Rebar 18 微导管到位右侧大脑后动脉，尝试将 5F Navien 中间导管超选至 V4 狭窄以远，通过困难，撤出微导管，沿微导丝输送 NC SPRINTER 2.5×12 mm 球囊至右侧 V4 狭窄段，缓慢充盈球囊扩张狭窄段（图 10-26B）。而后将 Navien 中间导管在球囊辅助下跨过右侧椎动脉 V4 狭窄段，交换撤出球囊后，输送微导管重新到位，并予 Solitaire AB 6×30 mm 支架于基底动脉闭塞段取栓，可见大量血栓取出。一次取栓后造影见基底动脉血流通畅，血管再通达 eTICI 3 级（图 10-26C）。将 ASAHI 导丝重新置入右侧大脑后动脉，沿微导丝及中间导管输送 Apollo 2.5×10 mm 至 V4 段以远，回撤中间导管至 V4 狭窄段近端造影示 V4 段残余重度狭窄（图 10-26D）。回撤 Apollo 支架至 V4 狭窄段，定位准确后充盈球囊、释放支架（图 10-26E）。支架释放后撤出支架输送杆及微导丝，中间导管回撤至 V2 段造影示：V4 段狭窄明显改善，基底动脉显影良好，无明显远端异位栓塞（图 10-26F）。5F 中间导管回撤至椎动脉起始部造影示前向血流通畅（图 10-26G），结束手术。

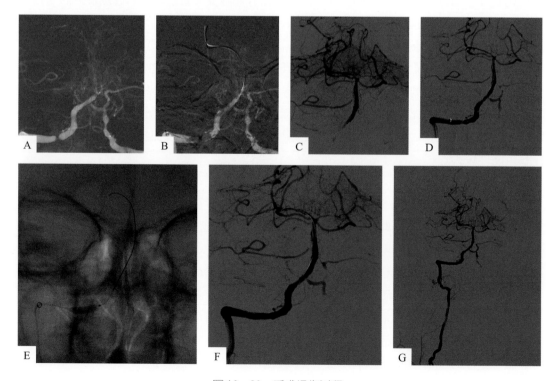

图 10-26　手术操作过程

（4）术后处理及随访：术后即刻麻醉未醒带气管插管送入重症监护病房。术后 2h 查体基本同术前；术后 24h 拔除气管插管。查体：神志清，言语欠流利，眼球各方向运动可，无眼球震颤，双侧瞳孔等大等圆，直径 3mm，光反射灵敏，右侧鼻唇沟浅，伸舌右偏。左侧肢体肌力 M_5，右侧肢体肌力 M_4，四肢肌张力可，腱反射（＋＋），双侧病理征（＋），深浅感觉无明显异常，共济运动检查不合作。复查颅脑 CT 未见出血转化，左侧基底节区局限性低密度灶（图 10‑27A～C）。复查头颈 CTA 显示右侧椎动脉 V4 段‑基底动脉全程通畅；左侧椎动脉 V4 段迂曲，局限性钙化斑块形成，管腔轻中度狭窄（图 10‑27D）。出院 NIHSS 评分 2 分。术后 90d 随访，mRS 评分 0 分。

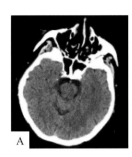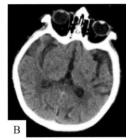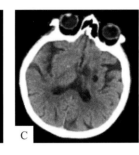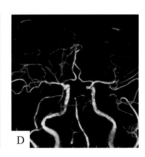

图 10‑27　术后复查影像

（四）病例 4：VA-V4 段 ICAS 闭塞+BA 栓塞（先近端血管成形术，后取栓）

1. 临床表现

（1）病史：患者，男，69 岁。因"突发头晕 6 小时、神志不清 2.5 小时"收住院。患者 6h 前突发头晕，行走不稳，未重视；2.5h 前症状加重并进展为神志不清，由急救车送入我院急诊就诊。急诊查头颅 CT 未见颅内出血，CTA 示左侧 VA-V4 段闭塞。

（2）既往史：有高血压病，口服药物治疗。否认吸烟史。否认心律失常、心脏瓣膜病等。

（3）神经系统查体：昏迷，左侧瞳孔直径 3.5mm，右侧瞳孔直径 3mm；疼痛刺激左侧肢体有肌肉收缩，双侧病理征阳性，NIHSS 评分 35 分，GCS 评分 5 分。

（4）辅助检查：

血常规：白细胞 $12.1×10^9$/L，血小板 $202×10^9$/L。

血糖：11.5mmol/L。

心电图：窦性心律，心率 82 次/分，ST-T 改变。

影像学检查：术前头颅 CT 平片见左侧小脑、脑干低密度灶（图 10‑28A～C）；CTA 示左侧 VA 颅内段闭塞，右侧 VA 未显影，BA 未见明显闭塞，未见明显后交通动脉（图 10‑28D）。全身麻醉下右侧股动脉穿刺行 DSA 示右侧 VA 纤细仅供血至小脑后下动脉（图 10‑28E），左侧 VA-V4 段重度狭窄（图 10‑28F 短箭头所指），BA 尖部血栓（图 10‑28F 长箭头所指），双侧未见后交通动脉（图 10‑28G、H）。

2. 临床诊断

①急性脑梗死（大动脉粥样硬化型）；②左侧 VA-V4 段重度狭窄合并 BA 上段闭塞（VA-BA 型串联病变）；③高血压病。

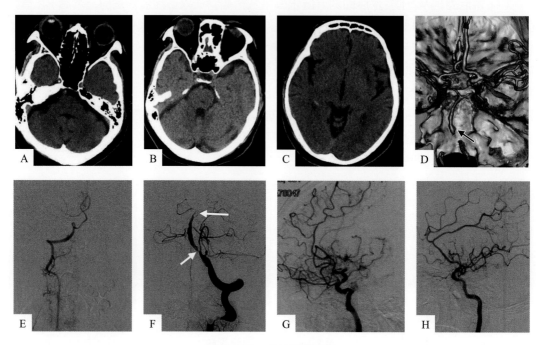

图 10 - 28 术前影像检查

病情分析:患者为老年男性,突发起病、逐渐加重至意识障碍,有高血压病等脑血管病危险因素,神经系统查体有明确神经功能缺损的症状及体征,影像学检查见颅内大血管闭塞,诊断为脑梗死。结合患者发病过程、临床症状、神经系统查体及影像学改变,患者头晕可能为左侧 VA-V4 段重度狭窄至小脑后下动脉缺血,症状突然加重至神志不清,考虑为 V4 段急性闭塞至 BA 缺血。虽然术前 BA 未见显影,但 DSA 造影示右侧椎动脉非优势供血,小脑后下动脉以远闭塞;BA 尖部闭塞,考虑为 V4 段血栓脱落所致;DSA 示左侧 VA-V4 段重度狭窄,结合 BA 闭塞,考虑为 V4 段重度狭窄基础上血管闭塞、血栓脱落后局部再通。因此责任血管为左侧 VA-V4 段。

3. 介入治疗

(1)手术策略:经左侧 VA 入路先行 V4 段狭窄球囊扩张术,而后行 BA 闭塞取栓术,最后视狭窄程度决定是否行左侧 VA-V4 段支架植入术。

(2)手术耗材及术中用药:

导引导管:6Fr Envoy DA,内径 0.071 in,长度 105 cm;

导丝:泥鳅导丝,直径 0.035 in,长度 150 cm;

中间导管:未使用;

微导管:Rebar 18,内径 0.021 in,长度 153 cm;

微导丝:Traxcess,直径 0.014 in,长度 200 cm;Floppy,直径 0.014 in,长度 300 cm;

取栓支架:Solitaire 4×20 mm;

球囊:Gateway 2.5×15 mm;

普通肝素:0.67 mg/kg;

抗血小板药：替罗非班，12 mL 静推，10 mL/h 微泵（0.05 mg/mL）。

（3）手术过程（图 10-29）：Envoy DA 在 125 cm 单弯造影管及泥鳅导丝辅助下超选至左侧 VA-V2 段远端，Traxcess 微导丝辅助微导管顺利通过左侧 VA-V4 段，采用交换技术将 Floppy 微导丝（塑"J"形）超选至 BA 上段，撤出微导管后于 V4 段置入一枚 Gateway 2.5×15 mm 球囊行球囊扩张术（图 10-29A），球囊扩张术前 5 min 静脉给予替罗非班。球囊扩张后 V4 段狭窄较前减轻，右侧大脑后动脉显影较前明显改善，基底动脉尖及左侧大脑后动脉未见明显显影，考虑栓塞（图 10-29B）。撤出球囊后采用交换技术重新置入微导管，微导管在 Floppy 微导丝辅助下超选至左侧大脑后动脉 P1 段，撤出微导丝后置入一枚 Solitaire 4×20 mm 取栓支架，支架远端位于左侧 P1 段（图 10-29C 箭头所指为支架远端）。一次取栓后 BA 恢复前向血流，血管再通达 eTICI 3 级。左侧 V4 段狭窄稳定，残余狭窄约 40%（图 10-29D）未进一步行支架植入。Dyna CT 未见颅内出血（图 10-29E、F），遂结束手术。术后持续静脉应用替罗非班预防再狭窄。

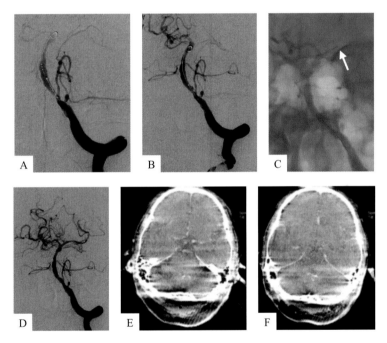

图 10-29　手术操作过程

（4）术后处理及随访：术后即刻麻醉未醒送入重症监护病房。术后 2 h 查体基本同术前；术后 24 h 拔除气管插管。查体：患者神清语利，双侧瞳孔直径 3.5 mm，对光反射灵敏，四肢肌力 M_5，病理征阴性，NIHSS 评分 0 分。颅脑 CT 检查见图 10-30。术后 90 d 随访，mRS 评分 0 分。

二 病例讨论

（一）背景及诊断

既往急性后循环血管内治疗的研究多针对急性基底动脉闭塞和急性椎基底动脉闭塞，

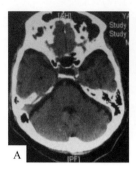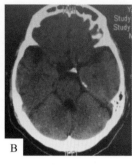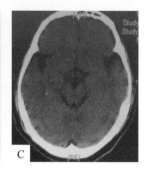

图 10-30　术后影像检查

注：A～C. 术后 24 h 颅脑 CT 脑干及双侧小脑半球未见大面积低密度灶及再灌注出血。

而单纯针对椎动脉颅内段急性闭塞的研究相对少见。椎动脉颅内段是颅内动脉粥样硬化性疾病常见的闭塞部位。动脉粥样硬化狭窄基础上原位血栓形成所致的急性椎基底动脉闭塞的患者中，部分出现原位血栓脱落，动脉到动脉栓塞，累及基底动脉。因此 VA 颅内段闭塞多见于 V4 段动脉粥样硬化性闭塞及 V4 段动脉粥样硬化性闭塞－BA 栓塞串联病变。

（二）VA 颅内段闭塞血管内介入治疗策略选择及技术要点

入路首选右侧股动脉，若路径迂曲导管到位困难则转为经桡或肱动脉入路，置 6F 或 8F 动脉鞘；先行急诊脑血管造影确认闭塞部位为椎动脉颅内段（V4）。开通治疗多经 6F 指引导管，椎动脉颅外段迂曲者可选择应用 6F 长鞘，内衬 5F 或 6F 中间导管。开通方法包括取栓装置取栓、导管抽吸、球囊成形和/或支架成形术。

若经机械取栓成功再通后，一般对于残余狭窄≤50%的病变，行 Dyna CT 未见出血转化后可以先静脉给予替罗非班后动态观察 20～30 min，若无动脉夹层且前向血流稳定、狭窄未加重，可以暂不予血管成形术。反之建议行球囊扩张和或支架成形术。术中需行球囊扩张患者则将球囊沿预设微导丝到病变部位按标准球囊扩方式进行扩张，球囊直径选择一般为病变相邻正常血管直径的 80%。术者判断需行支架植入者，需根据病变特性个体化选用球囊扩张支架或自膨式支架。

近期一项多中心随机对照研究表明，慢性颅内粥样硬化狭窄的患者中，植入药物涂层支架与裸金属支架相比，可以降低支架再狭窄率及卒中复发的风险。因此，对于必须行颅内支架植入术时，药物涂层支架可能优于裸支架，但其在急性动脉粥样硬化狭窄闭塞治疗中的疗效及安全性，目前尚缺乏相应的临床研究支持。术者判断需围手术期急诊应用抗血小板制剂者，则静脉给予盐酸替罗非班微量泵泵入，停药前 4～6 h 口服双抗。

VA 颅内段－BA 串联病变的血管内介入治疗策略同本书第十章第一节"椎动脉颅外段闭塞"所述。

（三）常见并发症

椎动脉颅内段闭塞常见的并发症包括血栓脱落远端栓塞或新血管流域栓塞、动脉夹层、出血转化、恶性脑水肿、脑疝、闭锁综合征等（详见本书第十章第一节"椎动脉颅外段闭塞"）。

（王子栋　郝继恒　张利勇　杨鹏飞）

第三节　椎动脉分支闭塞

一　病例简介

（一）病例 1：原发性小脑后下动脉闭塞

1. 临床表现

（1）病史：患者，男，50 岁，"突发头晕伴口角下垂 6 小时"。患者于入院前 6 h 突发头晕，伴冷汗，伴口角下垂进行性加重，急来院就诊。

（2）既往史：吸烟史 20 余年。

（3）神经系统查体：NIHSS 评分 9 分，GCS 评分 15 分，双眼可见水平性眼震，共济运动不协调，左侧周围性面瘫，左侧肢体肌力 M_4。

（4）辅助检查：影像学检查：颅脑 CT 未见出血（图 10-31A）。头颈部血管 CTA：左侧椎动脉节段性闭塞，左椎动脉 V4 段部分显影，小脑后下动脉未见显影，基底动脉及分支显影良好（图 10-31B、C）。DSA 显示右椎动脉颅内外段、基底动脉及各分支显影良好（图 10-31D）；左椎动脉 V3 段夹层伴血栓影（图 10-31E 箭头所指），V4 段以远未见明显显影。

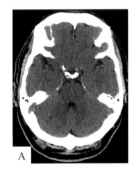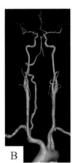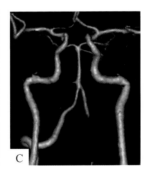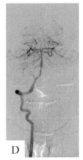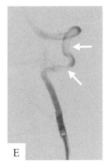

图 10-31　术前影像检查

2. 临床诊断

①急性脑梗死（其他原因型）；②左侧小脑后下动脉闭塞；③左椎动脉 V3 段夹层伴血栓形成。

病情分析：患者为中年男性，既往有吸烟史脑血管病危险因素，且有局灶性神经功能缺损的症状和体征；头颅 CT 排除出血，CTA 检查提示左侧 VA 节段性闭塞；左侧 VA-V4 段部分显影，小脑后下动脉未见显影；右侧 VA-BA 及分支显影良好。需要考虑左侧 VA-V4 段显影的近端病变导致继发血栓形成可能。DSA 提示左侧 VA-V3 段夹层伴血栓形成，左椎动脉 V4 段以远未见明显显影，右椎 VA-BA 及分支血流良好，考虑左侧 VA-V3 段夹层继发血栓形成引起小脑后下动脉（posterior inferior cerebellar artery，PICA）闭塞引发患者发病可能性较大。

3. 介入治疗

（1）手术策略：经左侧 VA 入路，先行左 VA 主干 ADAPT 技术尝试抽吸取栓，必要时 Solitare 支架取栓，依据 PICA 是否再通，必要时 PICA 支架取栓再通，最后依据夹层狭窄血流情况，决定是否行支架置入。

（2）手术耗材及术中用药：

导引导管：6F Envoy DA，内径 0.071 in，长度 105 cm；

导丝：泥鳅导丝，直径 0.035 in，长度 150 cm；

中间导管：未使用；

微导管：Rebar 18，内径 0.021 in，长度 153 cm；

微导丝：Traxcess 14，直径 0.014 in，长度 200 cm；

取栓支架：Solitaire FR 6×30 mm；

普通肝素：0.67 mg/kg；

抗血小板药：替罗非班，10 mL 静推，5 mL/h 微泵（0.05 mg/mL）。

（3）手术过程（图 10－32）：患者入导管室后，双侧股动脉穿刺。泥鳅导丝引导 6F Envoy DA 导管到位左侧 VA-V2 段。首先采用 ADAPT 技术抽吸取栓（图 10－32A 箭头所指），左 VA 主干未成功再通（图 10－32B）；遂 Traxcess14 微导丝引导 Rebar 18 微导管通过夹层，微管造影确认位于血管真腔，并可见 PICA 闭塞，PICA 与 AICA 共干（图 10－32C、D 箭头所指）；沿 Rebar 18 微导管输送 Solitaire FR 6×30 取栓支架到位并释放，造影可见血管再通，局部可见管腔狭窄伴血栓形成（图 10－32E 箭头所指）；5 min 后回拉支架取出左 VA 主干血栓（图 10－32F）。造影可见左 VA 主干再通，V3 段夹层处可见管腔狭窄，PICA 仍闭塞。路途下微导丝引导 Rebar 18 微导管超选进入左 PICA（图 10－32G）；微导丝碎栓，造影左 PICA 再通（图 10－33H）。经右椎动脉造影可见左椎动脉 V4 段及 PICA 显影良好（图 10－32I）；左椎动脉 V3 夹层处血流维持不佳，将 Solitaire FR 6×30 支架到位并释放于夹层处（图 10－33J、K）；观察约 20 min 后左椎-基底动脉及分支前向血流维持满意，eTICI 分级 3 级，解脱支架（图 10－32L）。手术顺利，术毕安返监护室。

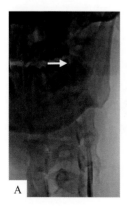
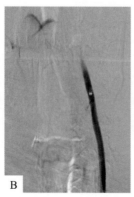
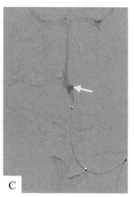
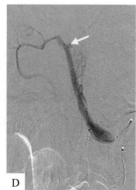

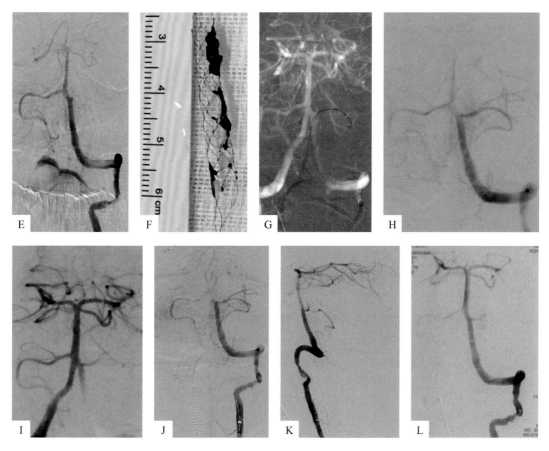

图 10 - 32　手术操作过程

（4）术后处理及随访：术后患者头晕症状即刻减轻。NIHSS 评分 9 分，GCS 评分 15 分。查体：意识清，言语笨拙，双眼仍可见水平眼震，左侧周围性面瘫，四肢肌力基本正常，无感觉障碍。术后 24h 查体：NIHSS 评分 0 分，GCS 评分 15 分，意识清，言语恢复，双侧鼻唇沟对称，左上下肢肌力 M_5，无感觉障碍，左下肢病理征阴性。

（二）病例 2：继发性小脑后下动脉闭塞

1. 临床表现

（1）病史：患者，男，61 岁，发现"神志不清 6 小时余"。患者家属于 19 时发现患者神志不清（17 时正常），21：10 送至当地医院。CT 未见出血，血管检查提示基底动脉闭塞。次日 00：29 分转入我院急诊，行多模 CT 检查。

（2）神经系统查体：重度昏迷，血氧饱和度下降，去脑强直，双眼向下凝视，双侧病理征阳性，NIHSS 评分 35 分。

（3）辅助检查：影像学检查：多模 CT 提示中脑、桥脑、小脑半球多发低密度改变（图 10 - 33A～C）；头颈部 CTA 示 BA 上段闭塞，L-VA 起始部闭塞（优势供血）（图 10 - 33D）；CTP 示 CBF＜30％ 0mL，Tmax＞6s：82mL，pc - ASPECTS 评分 5 分（图 10 - 33E）。

2. 临床诊断

①脑梗死（大动脉粥样研究）；②椎-基底动脉闭塞；③高血压病 2 级（很高危组）。

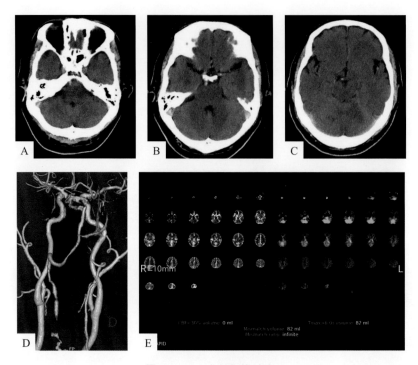

图 10 - 33 术前影像检查

病情分析：患者为老年男性，急性起病，既往有高血压病史脑血管病危险因素，且出现重度神经功能缺损的症状和体征；多模 CT 提示：中脑、桥脑、小脑半球多发低密度改变；BA 尖部闭塞，L-VA 起始部闭塞（优势供血）；DSA 提示后循环串联病变（左侧 VA 起始部闭塞伴血栓形成，基底动脉尖栓塞，考虑左侧 VA 起始部狭窄基础上闭塞继发血栓形成，引起基底动脉栓塞引发患者发病可能性较大）。

3. 介入治疗

（1）手术策略：经左侧 VA 入路，先行左 VA 主干及基底动脉 ADAPT 技术尝试抽吸取栓，必要时联合支架取栓，最后依据 VA 近端狭窄血流情况，决定是否行球囊扩张支架置入血管成形。

（2）手术耗材及术中用药：

导引导管：6F Neuron MAX，内径 0.088 in，长度 90 cm；

导丝：泥鳅导丝，直径 0.035 in，长度 150 cm；

中间导管：ACE60，内径 0.060 in，长度 132 cm；

微导管：Trevo Pro 18，内径 0.021 in，长度 150 cm；3MAX，0.035 in，160 cm；

微导丝：ASAHI，直径 0.014 in，长度 200 cm；

球囊：波科 Sterling 4×30 mm；

植入支架：Maurora（雷帕霉素药物洗脱支架）5×20 mm；Express 球扩支架 5×19 mm；

普通肝素：0.67 mg/kg；

抗血小板药：替罗非班 12 mL 静推，10 mL/h 微泵（0.05 mg/mL）；48 h 内逐渐替换为阿司匹林+氯吡格雷。

（3）手术过程（图10-34）：首先行DSA显示左侧VA起始段闭塞（图10-34A），颈升动脉通过与VA吻合部分向椎动脉代偿（图10-34B）；左VA颅外段继发血栓形成（图10-34C，箭头所指），合并BA上段栓塞（图10-34D～E箭头所指）。依据DSA情况，6F Neuron MAX在泥鳅导丝引导下到位左侧VA-V1段，ACE60抽吸导管由近及远抽吸清除VA颅外段血栓，然后到位BA闭塞处首次抽吸取栓（图10-34F、G），抽出部分血栓，基底动脉未通（图10-34H）；遂ACE 60导管重新到位并第2次抽吸后可见BA尖部仍未见通畅，左侧PICA继发栓塞（图10-34I、J）；予以ACE60导管第3次抽吸后，BA及分支大部分再通，eTICI分级2b级，左侧PICA仍闭塞（图10-34K～M）；ASAHI微导丝引导3MAX导管超选入左侧PICA（图10-34N、O箭头所指为3MAX头端），采用ADAPT技术抽吸后可见左侧PICA成功再通（图10-34P～Q）；负压抽吸下撤出ACE60导管，造影可见左侧VA起始段局限在重度狭窄（图10-34R），遂输送Sterling 4×30球囊到位，予以球扩后造影可见

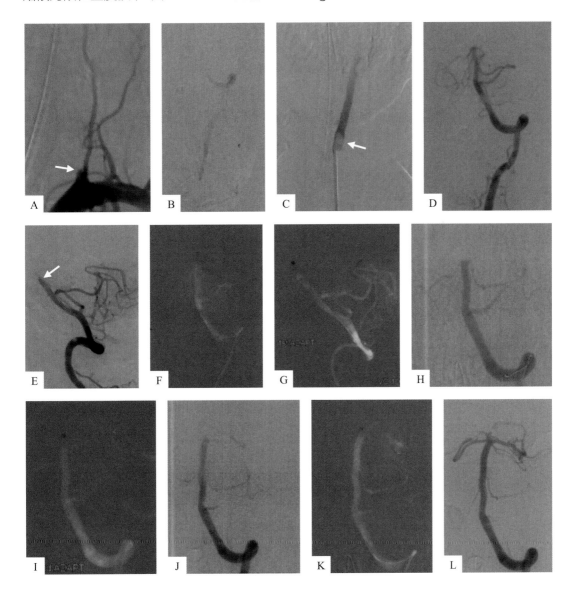

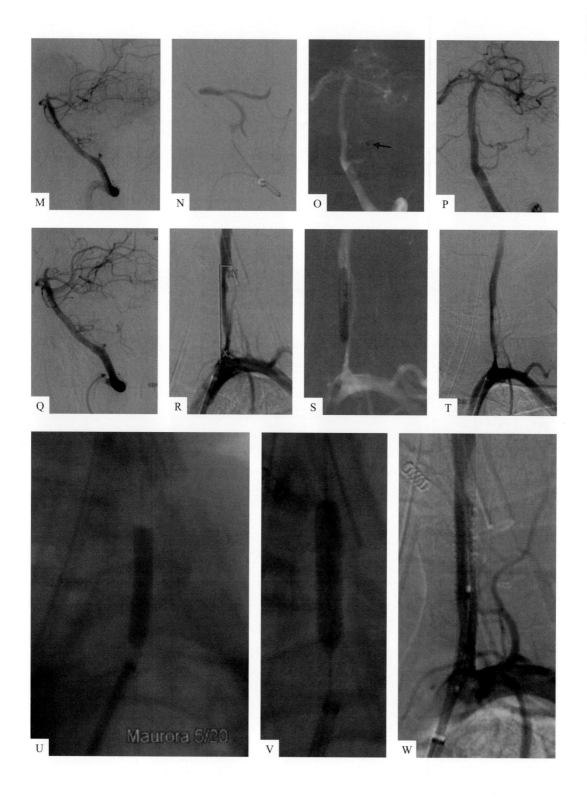

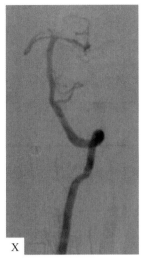
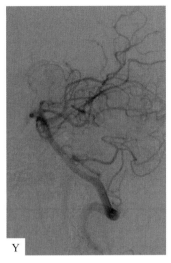
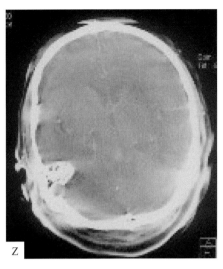

图 10 - 34　手术操作过程

V1 段仍存在重度狭窄(图 10 - 34S、T);遂由近及远分别植入 Maurora(雷帕霉素药物洗脱支架)5×20 及 Express 球扩支架 5×19 mm,两枚支架重叠 1～2 mm(图 10 - 34U～W);支架植入后正侧位造影显示左 VA、BA 主干及分支大部分再通,eTICI 分级 2b 级(图 10 - 34X、Y)。手术顺利,术后即刻 Dyna CT 未见明显出血转化(图 10 - 34Z)。

(4)术后处理及随访:患者术后安返监护室,继续予以替罗非班泵注,后逐渐替换为阿司匹林+氯吡格雷。复查颅脑 CT 提示脑干出血,1 周后死亡(具体情况不详)。

三 病例讨论

(一)背景及诊断

本节探讨的是 VA 分支的急性闭塞。PICA 为 VA 颅内分支中最大的一支,也是椎基底动脉分支中最长的血管,具有行程复杂、迂曲及供血区域变异较大等特点。PICA 可起源于 VA 硬膜外及硬膜下的任何部位,也可起自 BA,甚至起自同侧小脑前下动脉或对侧 PICA。通常起源于 VA 颅内段,70%～90%由同侧 VA 颅内段发出。PICA 主要供应延髓、第 4 脑室、脉络丛和小脑。PICA 在颅内横向走行,行程长且曲折,与其他血管的吻合支相对较少,在后循环发生栓子栓塞性疾病的情况下,更容易出现 PICA 供血区域的梗死。

几乎所有的 PICA 闭塞和超过一半的椎动脉闭塞会导致延髓和小脑的梗死。如果椎动脉闭塞同时伴有 PICA 起始部的闭塞,延髓和小脑梗死的发生率会显著增加。PICA 的阻塞可能导致下橄榄核背侧的延髓外侧部梗塞,由于其小脑支和脉络膜支与附近血管有丰富吻合,所以影响较小,而延髓支通常认为是功能动脉,影响较大。因此,小脑后下动脉闭塞主要表现为延髓支供应区即延髓背外侧面缺血,称为延髓背外侧综合征(Wallenberg 综合征)。临床表现包括:①前庭神经核受损,表现为眩晕、恶心、呕吐和眼球震颤;②疑核或舌咽、迷走神经根受损,表现为患侧软腭麻痹、咽反射消失,吞咽及构音障碍;③三叉神经脊束和核受损,表现为病灶同侧面部痛、温觉障碍;④脊髓丘脑束受损,表现为病灶对侧偏身痛、温觉障碍;⑤延髓内交感神经下行纤维受损,表现为病灶同侧 Horner 征;⑥脊髓小脑束和绳状体受损,表现为病灶侧肢体和躯干共济失调。

正是因为小脑后下动脉是 VA 最大的分支且其供血的重要性,因此本章我们所探讨的椎动脉分支急性闭塞的病例均为 PICA 急性闭塞的病例,包含原发性 PICA 闭塞,即:血栓栓塞到椎动脉 V4 段同时伴随 PCIA 闭塞。椎动脉取通后,PICA 仍闭塞,需要单独处理;继发性 PICA 闭塞,即:基底动脉或 PICA 以远椎动脉栓塞,取栓过程中,栓子堵塞 PICA,需要进一步处理。

（二）椎动脉分支闭塞的血管内介入治疗策略

急性 VA 分支闭塞无论是原发性闭塞还是继发性闭塞,多是由于栓子栓塞 VA 分支PICA 引起。该类型患者的临床预后主要取决于椎基底动脉主干及 PICA 的缺血时间及栓塞的部位;因此,无论是哪种类型的 PICA 急性闭塞,在进行血管内治疗时,均应在开通椎基底动脉主干血管的同时尽早再通闭塞的 PICA。手术医师需要根据是否存在一侧 VA 发育不良及病变远、近端血管病变部位选择最适宜的血管内治疗策略。具体再通椎基底动脉主干血管及 PICA 的策略同本章前两节所讲,本节不再赘述。

然而 PICA 动脉相对主干血管较细,对术者的技术要求较高,还是有一些技术要点。

（1）器械的选择,无论是支架取栓还是抽吸取栓均应依据 PICA 本身的直径选择合适的取栓装置,避免造成 PICA 的损伤。可先用微导丝引导微导管通过后,微导管造影确定管径情况及血管的迂曲程度,再决定具体取栓措施。

（2）对于 PICA 这样的小动脉取栓,可考虑使用支架半释放或部分回收技术。仅部分释放支架,减少支架完全释放后对迂曲血管的牵拉力度,降低血管移位、撕裂风险,降低蛛网膜下腔出血概率;或者在拉栓的过程中回收部分支架,起到半释放同样的效果。

（3）支架的释放位置也应注意。常规大血管取栓,一般要求用支架的中后 1/3 压住血栓。而对于中小动脉取栓,由于血栓负荷量往往不大,血管走行比较迂曲,为减少支架对血管的刺激,降低拉栓的阻力,在确定支架释放的位置时,可用支架的前 1/3 或支架头部压住血栓。

（4）拉栓过程还应密切注意血管床的移位情况,如血管移位明显,可考虑中间导管高到位,并部分回收支架,降低拉栓的阻力,直到能顺利拉出。绝对不能暴力拉栓,以免拉断穿支血管。PICA 取栓次数不宜过多,一般不应超过 2 次,反复取栓不但不能增加血管再通的概率,反而可能增加出血和血管痉挛的发生。若确实血栓无法取出,可采取机械碎栓的方式,将血栓推至远端皮层支,尽可能减少供血区域的梗死范围。

（三）常见并发症

PICA 取栓主要并发症包括出血、血管痉挛、梗阻性脑积水、脑疝等。

血管痉挛是 PICA 取栓的常见并发症,主要与 PICA 管壁薄、管腔直径小、缺少外弹力层等特点有关。尽管血管痉挛大多数都能自行缓解,但严重的痉挛同样可以导致血管的再闭塞。半释放技术和支架半回收技术的应用,可以减少对血管的刺激,降低血管痉挛的发生。另外,反复拉栓也是血管痉挛的另一重要原因,因此 PICA 取栓一定要严格控制次数。

PICA 取栓出血风险高于大动脉取栓,取栓术后出血不仅与再灌注损伤有关,而且与支架取栓器机械损伤相关。PICA 取栓支架的选择非常重要,一定要选择相对柔软的支架,支架的释放位置不宜靠前,在拉栓的过程中降低阻力,减轻血管移位,方能减少取栓出血的风险。

PICA闭塞再通后,若同侧小脑半球长期缺血,即使恢复再灌注,后期亦可能发生小脑半球梗死、第四脑室受压、梗阻性脑积水或脑疝。一旦出现梗阻性脑积水或脑疝,需要积极行去骨瓣减压术或脑室外引流等外科手术治疗。

（王子栋　郝继恒　张利勇　杨鹏飞）

· 参考文献 ·

［1］ AL-ALI F，BARROW T，DUAN L，et al. Vertebral artery ostium atherosclerotic plaque as a potential source of posterior circulation ischemic stroke：Result from borgess medical center vertebral artery ostium stenting registry［J］. Stroke，2011，42（9）：2544－2549.

［2］ BERKHEMER O A，BORST J，KAPPELHOF M，et al. Extracranial carotid disease and effect of intra-arterial treatment in patients with proximal anterior circulation stroke in MR CLEAN［J］. Ann Intern Med，2017，166（12）：1－9.

［3］ CAPLAN L R，WITYK R J，GLASS T A，et al. New England Medical Center posterior circulation registry［J］. Ann Neurol，2015，56（3）：389－398.

［4］ GOYAL M，MENON B K，VANZWAM W H，et al. Endovascular thrombectomy after large vessel ischaemic stroke：a meta-analysis of individual patient data from five randomised trials［J］. Lancet，2016，387（10029）：1723－1731.

［5］ GOYSL M，MRNON B K，VAN ZWAM W H，et al. Endovascular thrombectomy after large-vessel ischaemic stroke：a meta-analysis of individual patient data from five randomized trials［J］. Lancet，2016，387（10029）：1723－1731.

［6］ HECK D V，BROWN M D. Carotid stenting and intracranial thrombectomy for treatment of acute stroke due to tandem occlusions with aggressive antiplatelet therapy may be associated with a high incidence of intracranial haemorrhage［J］. J Neuro Interv Surg，2015，7（3）：170－175.

［7］ JIA B X，ZHANG X L，MAN，et al. Comparison of drug-eluting stent with bare-metal stent in patients with symptomatic high-grade intracranial atherosclerotic stenosis［J］. JAMA Neurol，2022，79（2）：176－184.

［8］ JOVIN T G，LI C，WU L，et al. Trial of thrombectomy 6 to 24 hours after stroke due to basilar-artery occlusion［J］. N Engl J Med，2022，387（15）：1373－1384.

［9］ LANGEZAAL LCM，VAN DER HOEVEN EJRJ，MONT'ALVERNE FJA，et al. Endovascular therapy for stroke due to basilar-artery occlusion［J］. N Engl J Med，2021，384：1910－1920.

［10］ LINDSBERG P J，PEKKOLA J，STRBIAN D，et al. Time window for recanalization in basilar artery occlusion：Speculative synthesis［J］. Neurology，2015，85（20）：1806－1815.

［11］ LIU X，DAI Q，YE R，et al. Endovascular treatment versus standard medical treatment for vertebrobasilar artery occlusion（BEST）：an open-label，randomised controlled trial［J］. Lancet Neurol，2020，19：115－122.

［12］ LI W，LIN L，ZHANG M，et al. Safety and preliminary efficacy of early tirofiban treatment after alteplase in acute ischemic stroke patients［J］. Stroke，2016，47（10）：2649－2651.

［13］ MERWICK Á，WERRING D. Posterior circulation ischaemic stroke［J］. B M J，2014：348.

［14］ MORTIMER A M，BRADLEY M，RENOWDEN S. Endovascular therapy for acute basilar artery occlusion：a review of the literature［J］. J Neurointerve Surg，2021，4（4）：266－273.

［15］ PANCIOLI A M，ADEOYE O，SCHMIT P A，et al. Combined approach to lysis utilizing eptifibatide and recombinant tissue plasminogen activator in acute ischemic stroke-enhanced regimen stroke trial［J］. Stroke，2013，44（9）：2381－2387.

［16］ SCHONEWILLE W J，WIJMAN C A，MICHEL P et al. Treatment and outcomes of acute basilar artery occlusion in the basilar atery international Cooperation Study（BASICS）：a prospective registry study［J］. Lancet Neurol，2009，8（8）：724－730.

［17］ SHENG K, TONG M. Therapy for acute basilar artery occlusion: a systematic review and meta-analysis [J]. F1000RES, 2019,8:165－181.

［18］ SIEBLER M, HENNERICI M G, SCHNEIDER D, et al. Safety of tirofiban in acute ischemic stroke: the SaTIS trial [J]. Stroke, 2011,42(9):2388－2392.

［19］ SINGER O C, BERKEFELD J, NOLTE C H, et al. Mechanical recanalization in basilar artery occlusion: the ENDOSTROKE study [J]. Ann Neuml, 2015,77(3):415－424.

［20］ TAO C, NOGUEIRA R G, ZHU Y, et al. Trial of endovascular treatment of acute basilar-artery occlusion [J]. N Engl J Med,2022,387(15):1361－1372.

［21］ The IMS Study Investigators. Combined intravenous and intra-arterial recanalization for acute ischemic stroke: the interventional management of stroke study [J]. Stroke, 2004,35(4):904－911.

［22］ WANG Y J, ZHAO X Q, LIU L P, et al. Prevalence and outcomes of symptomatic intracranial large artery stenoses and occlusions in China: The Chinese Intracranial Atherosclerosis (CICAS) Study [J]. Stroke, 2014,45(3):663－669.

［23］ ZI W J, QIU Z M, WU Z M, et al. Assessment of endovascular treatment for acute basilar artery occlusion via a nationwide prospective registry [J]. JAMA Neurol, 2020,77(5):561－573.

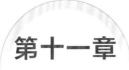

第十一章

基底动脉闭塞

第一节　基底动脉近端闭塞

一　病历简介

（一）病例 1：基底动脉近端夹层闭塞（机械取栓+血管成形术）

1. 临床表现

（1）病史：患者，男，77 岁，因"突发意识不清 4 小时余"由外院转入。患者 4 h 前无明显诱因下出现头晕，伴恶心、呕吐，四肢活动障碍，症状持续加重，逐渐出现昏迷。外院头部 CT 检查未见颅内出血，考虑"急性脑梗死，颅内大血管闭塞可能"转入我院。

（2）既往史：高血压病史 30 余年，否认糖尿病和心脏疾病史。吸烟 400 年支。

（3）神经系统查体：NIHSS 评分 31 分，GCS 评分 7 分；浅昏迷，刺痛无睁眼，能发声，无应答和遵嘱，双侧瞳孔等大等圆，直径 3 mm，对光反射灵敏，刺痛肢体有躲避，双侧 Barbinski 征（+）。

（4）辅助检查：

血常规：白细胞 6.68×10^9/L，血小板 144×10^9/L。

血糖：5.85 mmol/L。

心电图：窦性心律，频发室性早搏，心率 70 次/分，部分 T 波改变，左心室负荷过重。

影像学检查：外院 CT 检查未见颅内出血病灶。入院后急诊头颅 MRI 检查：DWI 序列未见明显高信号（图 11-1A、B），MRA 示基底动脉（BA）闭塞（图 11-1C），双侧大脑后动脉未见显影。DSA 检查：主动脉弓造影显示Ⅲ型主动脉弓（图 11-1D、E），左侧 VA 造影提示

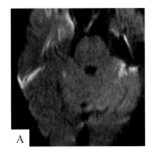
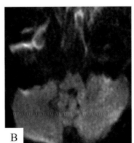
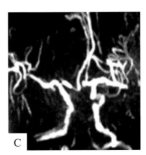
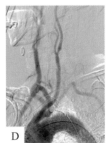

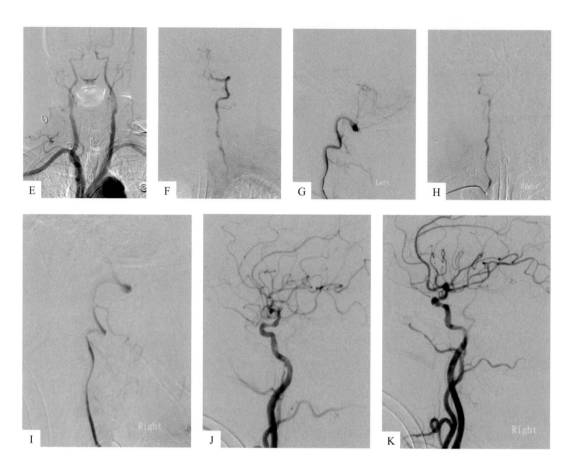

图 11 - 1　取栓术前影像评估

BA 不显影(图 11 - 1F、G),弓上入路行右侧 VA 造影未能成功,改为右侧桡动脉入路行右侧 VA 造影显示 BA 不显影(图 11 - 1H、I)。双侧颈内动脉造影均未见后交通动脉开放(图 11 - 1J、K)。

2. 临床诊断

①急性脑梗死(大动脉粥样硬化型);②BA 近端闭塞。

病情分析:患者为老年男性,高血压病史多年,无房颤。起病急,短期内进展加重,有恶心呕吐,肢体活动障碍逐渐加重至昏迷。MRA 检查提示 BA 不显影。DSA 检查证实 BA 近端闭塞,病因不明,考虑 ICAS 病变可能,少见病因包括 BA 夹层闭塞,具体病因需术中进一步明确。

3. 介入治疗

(1) 手术策略:该患者左侧 VA 相对优势,经左侧 VA 入路行 BA 闭塞取栓术。

(2) 手术耗材及术中用药:

长鞘:Terumo 6F 65 cm 长鞘;

导丝:泥鳅导丝,直径 0.035 in,长度 150 cm;

中间导管:5F Navien,长度 115 cm;

微导管：Rebar 18，内径 0.021 in，长度 153 cm；

微导丝：Traxcess，直径 0.014 in，长度 200 cm；

取栓支架：Solitaire AB 6×30 mm；

普通肝素：0.67 mg/kg；

替罗非班（欣维宁 5 g/100 mL）：静脉推注 10 mL，并以 6 mL/h 持续静脉微量泵注。

（3）手术过程（图 11-2）：全麻，6F 65 cm 长鞘送入左侧锁骨下动脉，5F Navien 中间导管送入左 VA-V3 段，微导管在微导丝导引下超选越过 BA 近端闭塞至顶端（图 11-2A，箭头所指为导管头端），微导管超选造影提示 BA 顶端通畅（图 11-2B、C），经微导管释放一枚 Solitaire AB 6×30 mm 取栓支架，支架远端位于 BA 顶端，支架释放后造影见 BA 血流恢复，局部狭窄（图 11-2D、E 箭头所指）。静置 5 min 后采用 SWIM 技术取栓一次，有少量淡红色血栓取出，血管再通达 eTICI 3 级。但是局部管腔粗细不均，正位造影提示病变段不规则扩张和狭窄（图 11-2F），正位及斜位造影可见明显双腔征，局部真腔残留狭窄达 80%（图 11-2G、H 箭头所指）。微导丝单弯塑形拟重新超选夹层真腔，反复尝试均进入假腔（图 11-2I 箭头所指）；微导丝改为"J"样塑型，微导丝顺利带微导管越过夹层真腔，微导管超选造影证实位于真腔（图 11-2J、K）。再次沿微导管送入 Solitaire AB 6×30 mm 支架释放覆盖夹层。造影提示夹层形态明显改善，假腔明显缩小（图 11-2L、M，箭头示假腔）。观察 20 min。双侧椎动脉正、侧位造影确认双侧椎基底动脉通畅，病变处轻微狭窄，远端分支均通畅（图 11-2N、O）结束手术。

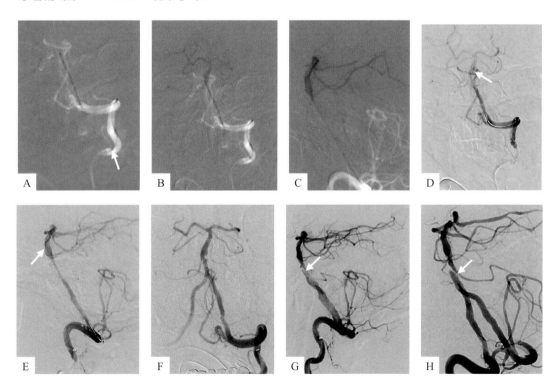

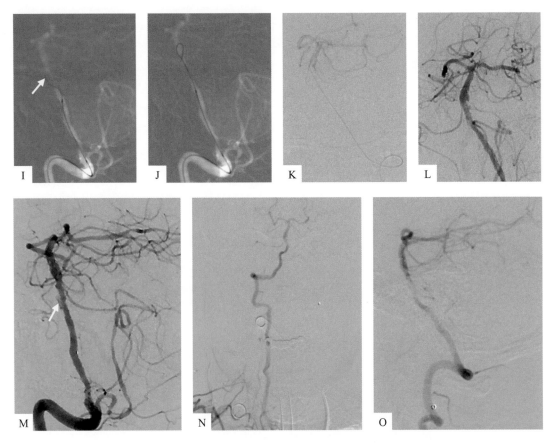

图 11－2　手术操作过程

（4）术后处理及随访：术后入重症监护病房，监测生命体征，控制血压，收缩压在 130～140 mmHg，补液、维持水电解质平衡等治疗，患者病情平稳。术后替罗非班（欣维宁）持续泵注 24 h，随后序贯双联抗血小板治疗（拜阿司匹林 100 mg/d，波立维 75 mg/d，首剂各 300 mg）。术后 24 h 头颅 CT 提示小脑半球，桥脑局灶性梗死（图 11－3A、B 箭头所指），术后 1 个月 MRI T_2 加权像提示桥脑梗死灶（图 11－3C 箭头所指）。术后 90 d 随访，患者未遗留明显神经功能障碍，生活完全自理，NIHSS 评分 0 分，mRS 评分 0 分。

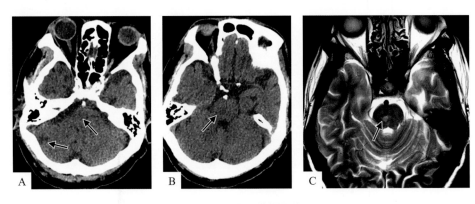

图 11－3　术后头颅影像

（二）病例 2：基底动脉近端栓塞（支架取栓）

1. 临床表现

（1）病史：患者，女，71 岁，因"突发意识不清、四肢活动障碍 3 小时余"入院。患者 3h 前无明显诱因下出现四肢乏力、跌倒、口齿含糊不清，并迅速进展为意识不清，躁动不安。

（2）既往史：高血压病病史 20 余年，糖尿病史多年，冠状动脉粥样硬化性心脏病病史，长期口服拜阿司匹林 100mg/d。无吸烟史。4 个月前发作脑梗死 1 次（右侧侧脑室旁），遗留左侧肢体轻偏瘫。

（3）神经系统查体：NIHSS 评分 25 分，GCS 评分 7 分；意识昏睡，刺痛睁眼，不能发声，不能遵嘱，无凝视，双侧瞳孔等大等圆，直径 3mm，对光反射灵敏，刺痛右侧肢体能躲避，左侧肢体轻度屈曲，双侧 Barbinski 征（＋）。

（4）辅助检查：

血常规：白细胞 6.76×10^9/L，血小板 145×10^9/L。

血糖：13.6mmol/L。

心电图：窦性心律，左室负荷过大。

影像学检查：头颅 CT 检查未见颅内出血，后循环无明显急性梗死病灶（图 11－4A、B）。CTA 提示 BA 近端闭塞（图 11－4C、D 箭头所指），顶端分支显影良好。DSA 检查经股动脉入路造影提示双侧后交通动脉开放，颈内动脉通过双侧后交通动脉向 BA 尖部及上段代偿供血；左侧 VA 起始部成袢扭曲（图 11－4E）基底动脉未显影（图 11－4F、G），右侧锁骨下动脉及 VA 开口极为扭曲（图 11－4H），右侧 VA 造影亦提示 BA 近端闭塞（图 11－4I、J）。右侧颈动脉造影示胚胎型后交通动脉，右侧大脑后动脉显影良好（图 11－4K、L 箭头所指）。左侧颈动脉造影提示左侧后交通动脉开放，向后代偿显影 BA 顶端，双侧小脑上动脉和左侧大脑后动脉（图 11－4M、N 箭头所指）。

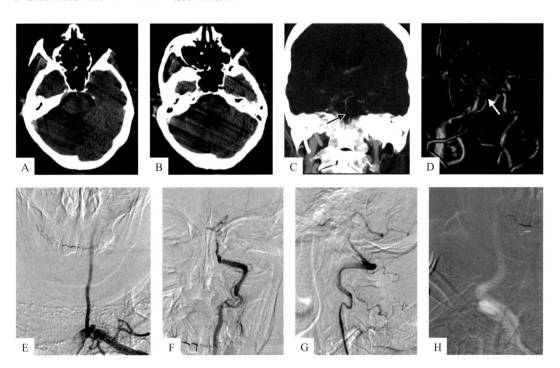

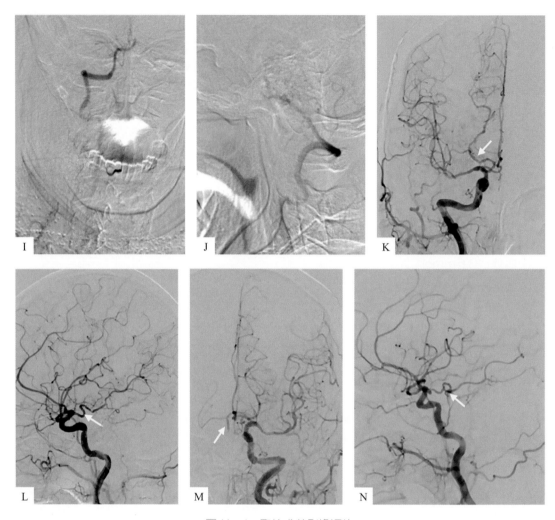

图 11 - 4　取栓术前影像评估

2. 临床诊断

①急性脑梗死(不明原因型);②BA 近端闭塞。

病情分析:患者为老年女性,高血压,糖尿病史多年,无房颤病史。起病急,短期内迅速加重至昏迷。CTA 检查提示基底近端闭塞,远端通过前循环代偿显影。DSA 检查证实 BA 近端闭塞,双侧后交通动脉开放代偿显影 BA 顶端。该部位闭塞一般以 ICAS 病变为主,但是该患者急性起病并迅速昏迷,且造影提示闭塞残端呈"截断征"考虑闭塞主要是血栓所致,栓子来源不详。

3. 介入治疗

(1) 手术策略:该患者左侧 VA 起始段成袢扭曲,右侧锁骨下动脉近端扭曲,改行经右侧桡动脉-右侧 VA 入路 BA 近端闭塞取栓术。

(2) 手术耗材及术中用药:

导丝:泥鳅导丝,直径 0.035 in,长度 150 cm;

中间导管:5F Navien,长度 115 cm;

微导管:Rebar 18,内径 0.021 in,长度 153 cm;

微导丝：Traxcess，直径 0.014 in，长度 200 cm；

取栓支架：Solitaire AB 4×20 mm；

普通肝素：0.67 mg/kg。

（3）手术过程（图 11-5）：全麻，5F Navien 经右侧桡动脉入路送入右侧 VA-V3 段（图 11-5A、B 箭头所指），路图示 BA 近段闭塞至顶端闭塞（图 11-5C、D），微导管超选至 BA 闭塞段以远（图 11-5E），造影证实 BA 远端通畅（图 11-5E~G，箭头示微导管头端），经微导管释放一枚 Solitaire AB 4×20 mm 取栓支架，支架远端位于 BA 顶端，支架释放后造影见 BA 前向血流部分恢复（图 11-5H、I 箭头所指）。等待 5 min 后采用 SWIM 技术取栓 1 次，取出暗黑色血栓，血管再通达 eTICI 3 级，BA 闭塞部位管腔未见明显狭窄（图 11-5J 箭头所指）。回撤中间导管至 VA 开口处造影，BA 全程通畅，无灌注缺失（图 11-5K、L）。

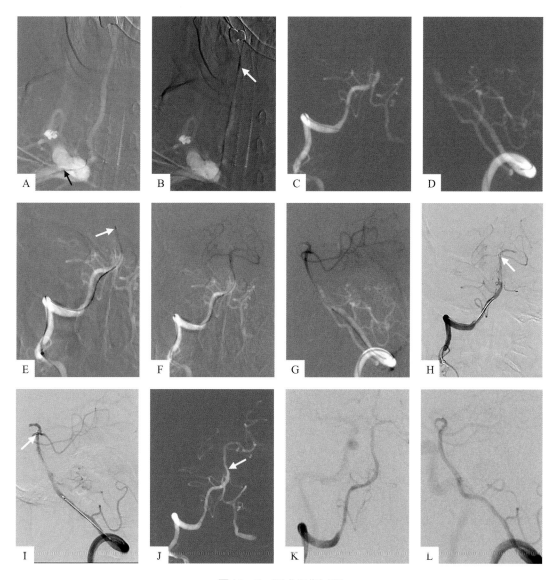

图 11-5　手术操作过程

（4）术后处理及随访：术后入监护病房，监测生命体征，控制血压收缩压在 130～140 mmHg。补液、维持水电解质平衡等治疗，患者病情平稳。术后 24 h 头颅 MRI-DWI 序列提示右侧小脑半球，桥脑散在局灶性梗死（图 11-6A、B），MRA 提示 BA 通畅，未见明显狭窄（图 11-6C、D 箭头所指）。术后 24 h 给与双联抗血小板+强化他汀治疗。术后筛查：多普勒超声心动图提示二尖瓣轻度狭窄，24 h 动态心电图提示窦性心律，心房 CT 未见心房内血栓，心源性栓塞依据不足。考虑为不明原因型栓塞，术后双抗 3 周后给予长期单抗治疗（拜阿司匹林 100 mg/d）。术后 90 d 电话随访，患者神志清，独立行走，右侧肌力 M_5，左侧肌力 M_4，NIHSS 评分 4 分，mRS 评分 2 分。

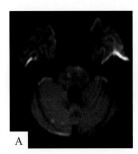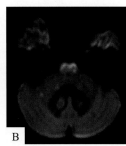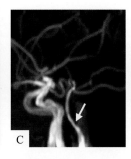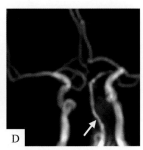

图 11-6　术后头颅 MRI 影像

（三）病例 3：基底动脉近端原位狭窄闭塞（支架取栓+血管成形术）

1. 临床表现

（1）病史：患者，男，64 岁，因"突发四肢乏力、渐进性意识障碍 5 小时余"入院。患者约 5 h 前无明显诱因下出现四肢乏力，口齿不清，语言含糊，伴有头晕，恶心呕吐。并逐渐出现意识障碍，外院 CT 未见颅内出血，急诊转入我院救治。入院时意识不清，呼唤不应，鼾声呼吸。

（2）既往史：1 年前脑梗死病史 1 次，曾在外院检查发现 BA 近端狭窄。长期口服波立维（75 mg/d）。高血压病史 10 余年。无糖尿病史。否认心脏疾病史。吸烟史 20 年，每日 1 包。

（3）神经系统查体：NIHSS 评分 31 分，GCS 评分 8 分；意识不清，刺痛稍睁眼，仅能发声，双侧眼球有垂直震颤，无凝视，双侧瞳孔等大等圆，直径 3 mm，对光反射灵敏，刺痛左侧肢体轻度上抬，右侧肢体无明显活动。双侧 Barbinski 征（+）。

（4）辅助检查：

血常规：白细胞 $15.36 \times 10^9/L$，血小板 $243 \times 10^9/L$。

血糖：8.6 mmol/L。

心电图：窦性心律。

影像学检查：头颅 CT 检查未见颅内出血，无明显大面积梗死病灶（图 11-7A、B）。CTA 提示 BA 近端闭塞（图 11-7C～E 箭头所指），BA 上段分支显影良好。经股动脉入路造影提示：左侧 VA 造影示 VA-BA 汇合点以远不显影，可逆向显影右侧 VA-V4 段（图 11-7F、G），右侧 VA 造影提示发出 PICA 后显影不清（图 11-7H、I）。双侧颈内动脉造影未见后交通动脉开放，双侧大脑中动脉颞枕叶分支经软膜吻合可以逆向显影双侧大脑后动脉以及 BA 尖部（图 11-7J～O 箭头所指）。

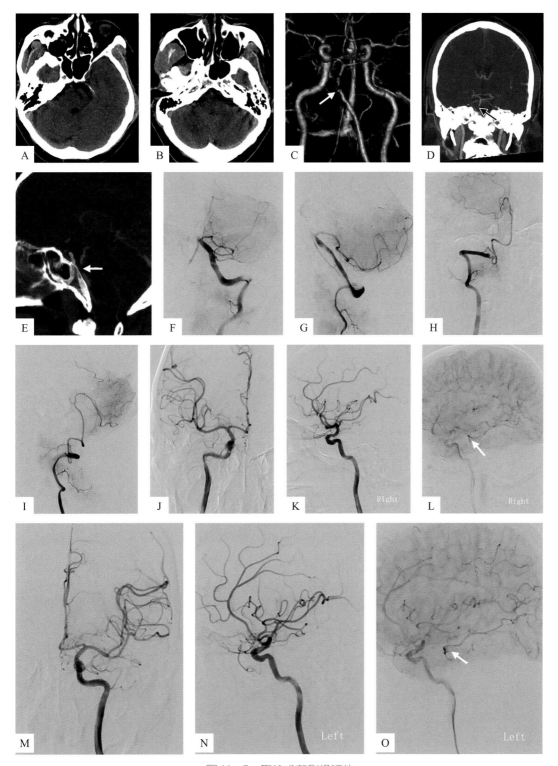

图 11 - 7 取栓术前影像评估

2. 临床诊断

①急性脑梗死（大动脉粥样硬化型）；②BA 近端闭塞。

病情分析：患者男性，高血压病史多年，长期吸烟，有 BA 近端狭窄病史。症状从头晕呕吐，四肢乏力进展性加重至意识不清。CTA 检查提示 BA 近端闭塞，顶端分支通畅。DSA 检查证实 BA 近端闭塞，双侧颈内动脉造影未见后交通动脉开放，双侧大脑中动脉颞枕部皮层分支经软膜吻合可以逆向显影双侧大脑后动脉以及 BA 顶端，病因考虑 BA 近端 ICAS 病变伴局部血栓生成，急性闭塞。

3. 介入治疗

（1）手术策略：该患者左侧 VA 相对优势，无明显迂曲，经左侧 VA 入路行 BA 近端闭塞取栓术，必要时行球囊扩张/支架植入。

（2）手术耗材及术中用药：

导丝：泥鳅导丝，直径 0.035 in，长度 150 cm；

导引导管：6F ENVOY，长度 100 cm；

微导管：Rebar 18，内径 0.021 in，长度 153 cm；

微导丝：Traxcess，直径 0.014 in，长度 200 cm；Trasend Floppy，300 cm；

取栓支架：Solitaire AB 4×20 mm；

支架植入：Winspan 3.5×15 mm；

普通肝素：0.67 mg/kg；

替罗非班（欣维宁）：静脉推注 10 mL，并以 6 mL/h 持续微量泵注。

（3）手术过程（图 11-8）：全麻，6F ENVOY 导引导管送入左侧 VA-V2 段，路图示 BA 近端闭塞（图 11-8A、B）。Traxcess 微导丝辅助 Rebar 18 微导管超选通过 BA 近段闭塞至顶端，微导管造影远端通畅（图 11-8C）。经微导管释放一枚 Solitaire AB 4×20 mm 取栓支架，支架远端位于 BA 顶端，支架释放后造影见 BA 前向血流恢复，局部明显狭窄（图 11-8D、E）。等待 5 min 后支架取栓一次，取出少许红色血栓，血管再通达 mTICI 3 级，闭塞局部可见重度狭窄（图 11-8F、G 箭头所指）。使用 Rebar 18 微导管在 Traxcess 微导丝引导下越过 BA 狭窄，远端进入右侧大脑后动脉，撤出 Traxcess 微导丝，送入 Floppy 300 cm 交换微导丝，远端位于右侧后动脉 P2 段。采用交换技术送入 Gateway 2.5×15 mm 以 6 atm 在狭窄处缓慢扩张 1 次（图 11-8H、I），造影提示狭窄明显改善，残余狭窄 20% 左右（图 11-8J、K）。沿交换导丝送入 Wingspan 支架（3.5×15 mm）在病变处释放覆盖狭窄全程（图 11-8L、M，箭头示支架两端标记）。术后狭窄完全改善，远端无灌注缺失，血管再通达 mTICI 3 级（图 11-8N、O），结束手术。

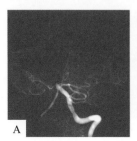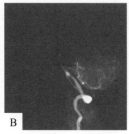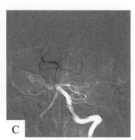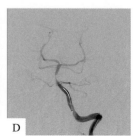

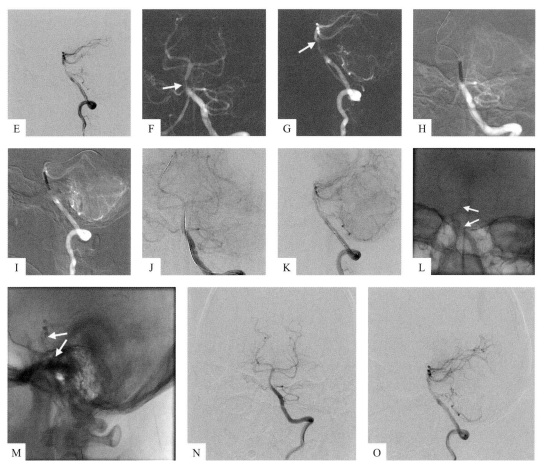

图 11 - 8　手术操作过程

（4）术后处理及随访：术后入重症监护病房，监测生命体征。补液、维持水电解质平衡等治疗，患者病情平稳。术后欣维宁 6 mL/h 持续泵注 24 h，随后序贯双联抗血小板治疗（拜阿司匹林 100 mg/d，波立维 75 mg/d，首剂各 300 mg，与替罗非班重叠使用 3h）。术后 36 h 头颅 CT 提示桥脑，右侧小脑半球局灶性梗死（图 11 - 9A、B 箭头所指）。术后 90 d 随访，患者神志清，独立缓慢行走，自行进食，轻度构音障碍，右侧肌力 M_4，左侧肌力 M_{5-}，NIHSS 评分 4 分，mRS 评分 3 分。术后 1 年 CTA 复查，术后 4 年 MRI 复查均提示支架内无明显狭窄，BA 全程通畅（图 11 - 9C～E）。术后 4 年 MRI 检查，T_1 加权像提示桥脑，小脑半球局灶性梗死软化灶（图 11 - 9F），MRA 提示支架内无明显狭窄，BA 全程通畅（图 11 - 9G、H）。

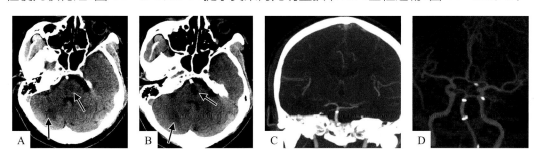

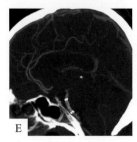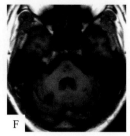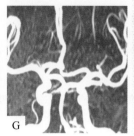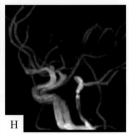

图 11 - 9　术后影像

（四）病例 4：基底动脉近端原位狭窄闭塞（直接血管成形术）

1. 临床表现

（1）病史：患者，男，59 岁，"头晕，视物模糊 8 小时伴左侧肢体乏力 2 小时"入院，入院后症状仍进行性加重，嗜睡，尿失禁。

（2）既往史：高血压病病史 5 余年。无糖尿病病史。否认心脏疾病史。吸烟史 15 年，每日 5～10 支。

（3）神经系统查体：嗜睡，精神萎，口齿不清，水平眼震（＋），左侧肢体肌力 M_2，右侧 M_4弱。左侧 Barbinski 征（＋）；NIHSS 评分 15 分。

（4）辅助检查：

血常规：白细胞 $11.66×10^9$/L，血小板 $153×10^9$/L。

血糖：9.6 mmol/L。

心电图：窦性心律。

影像学检查：头颅 CT 检查未见急性梗死病灶（图 11 - 10A、B），未见基底动脉闭塞段明显"高密度征"；CTA 提示 BA 近端闭塞（图 11 - 10C～E 箭头所指），顶端分支显影良好。全麻后 DSA 检查，经股动脉入路造影提示，左侧 VA 发育不良，发出 PICA 后远端显影不清（图 11 - 10F，G）；右侧 VA 造影提示 BA 发出 AICA 后不显影（图 11 - 10H～J 箭头所指），经 AICA - SCA 软膜吻合可以显影 SCA 近端（图 11 - 10J 三角箭所指）。颈内动脉造影提示右侧后交通动脉未显影（图 10 - 10K、L），左侧胚胎型后交通动脉，向 BA 上段、双侧大脑后动脉及双侧小脑上动脉代偿供血（图 11 - 10M、N 箭头所指）。

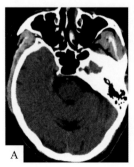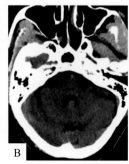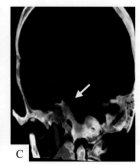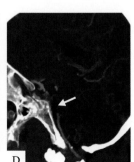

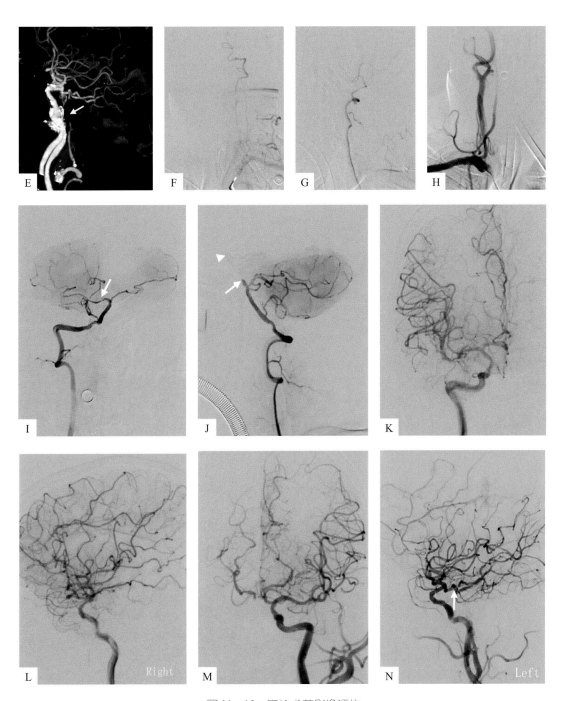

图11-10 取栓术前影像评估

2. 临床诊断

①急性脑梗死（大动脉粥样硬化型）；②BA近端闭塞。

病情分析：患者为老男性，有高血压病病史多年。头晕，视物模糊起病，进行性加重。CTA检查提示BA近端闭塞，顶端分支通畅。DSA检查证实BA近端闭塞，顶端由左侧胚胎型后交通动脉代偿供血，病因考虑BA近端ICAS病变导致的急性闭塞。

3. 介入治疗

（1）手术策略：该患者左侧 VA 发育不良，拟经右侧 VA 入路行 BA 近端闭塞取栓，备血管成形术。

（2）手术耗材及术中用药：

导丝：泥鳅导丝，直径 0.035 in，长度 150 cm；

导引导管：6F ENVOY，105 cm，内径 0.071 in；

微导管：Rebar 18，内径 0.021 in，长度 153 cm；

微导丝：Traxcess，直径 0.014 in，长度 200 cm；

球囊：Gateway 1.5×15 mm，Gateway 2.0×9 mm；

支架：Solitaire AB 4×20 mm；

普通肝素：0.67 mg/kg；

替罗非班（欣维宁）：静脉推注 12 mL，并以 6 mL/h 持续微量泵注。

（3）手术过程（图 11-11）：全麻，6F ENVOY 导引导管超选至右侧 VA-V2 段，结合术前影像考虑为 BA 下段狭窄闭塞（图 11-11A、B 箭头所指；图 B 短箭示基底动脉尖少量显影，长箭示基底动脉近段闭塞），血栓负荷小，直接行球囊扩张血管成形术。微导丝携 Gateway 1.5×15 mm 球囊超选进入 BA 闭塞部位（图 11-11C 箭头所指），以 8 atm 在狭窄处缓慢扩张 1 次，路图证实闭塞开通，残留约 80% 重度狭窄（图 11-11D、E 箭头所指），前向血流缓慢。测量闭塞近端管腔约 2.2 mm，更换 Gateway 2.0×9 mm 以 8 atm 于在狭窄近端和远端各扩张 1 次（图 11-11F～H），正位造影提示狭窄明显改善，前向血流通畅，侧位造影提示仍残留 50% 狭窄（图 11-11I、J）。将 Solitaire AB 支架输送至在病变处、完全覆盖病变段，解脱支架（图 11-11K、L 箭头所指为支架远端位置）。术后残余狭窄约 20%，远端无灌注缺失，顶端分支显影良好，结束手术。

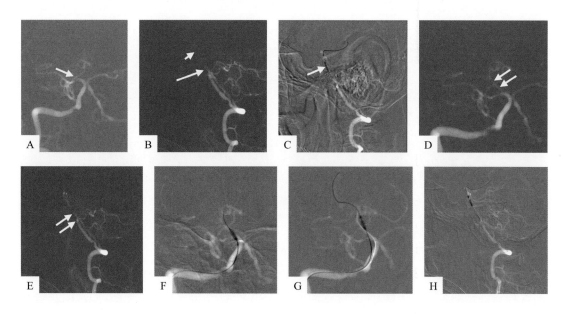

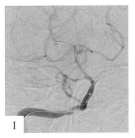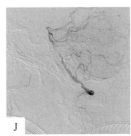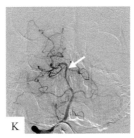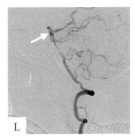

图 11-11　手术操作过程

（4）术后处理及随访：术后入重症监护病房，监测生命体征。补液、维持水电解质平衡等治疗，患者病情平稳。术后欣维宁持续泵注 24h，随后序贯双联抗血小板治疗。术后第 5 天头颅 MRI 提示桥脑，双侧小脑半球多发性梗死（图 11-12A～D 箭头所指）。术后第 10 天 CTA 提示 BA 通畅，支架内轻度狭窄（图 11-12E、F 箭头所指）。术后 90d 随访，患者神志清，生活自理，轻度口齿不清，右侧肌力 M_5，左侧肌力 M_4，NIHSS 评分 2 分，mRS 评分 1 分。术后 1 年复查 CTA 提示支架内未见明显狭窄，BA 全程通畅（图 11-12G、H 箭头所指）。

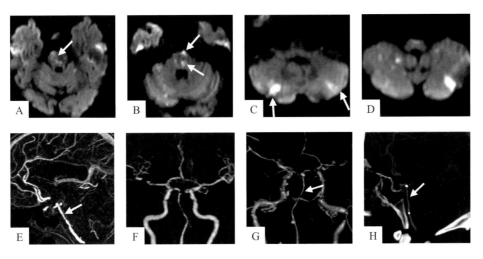

图 11-12　术后影像

（五）病例 5：基底动脉近端狭窄病变闭塞伴远端大负荷血栓

1. 临床表现

（1）病史：患者，男，69 岁，"被发现意识不清 2 小时"入院，入院时浅昏迷，呼唤不应，尿失禁。

（2）既往史：高血压病病史 20 余年，不规律服药，血压控制不良。无糖尿病病史。否认心脏疾病史。吸烟史 20 年，每日 5～20 支。

（3）神经系统查体：NIHSS 评分 35 分，GCS 评分 6 分；中度昏迷，刺痛肢体能轻度屈曲，肌张力较高，双侧 Babinski 征（+）。

（4）辅助检查：

血常规：白细胞 $13.66×10^9/L$，血小板 $173×10^9/L$。

血糖：7.6 mmol/L。

心电图：窦性心律，60 次/分，室内传导阻滞，部分 ST－T 改变。

影像学检查：头颅 CT 检查未见急性梗死病灶，BA 顶端见高密度血栓影（图 11－13A 箭头所指）箭头所指。DSA 检查，主动脉弓造影提示 BA 不显影（图 11－13B），双侧后交通动脉未见显影，未见前循环向基底动脉顶端血流代偿。左侧 VA 造影提示 BA 近端闭塞，能逆向显影右侧 VA-V4 段，提示左侧 VA 血流优势（图 11－13C、D），右侧 VA 造影提示 V4 段以远（发出 PICA 后）未见显影（图 11－13E、F）。

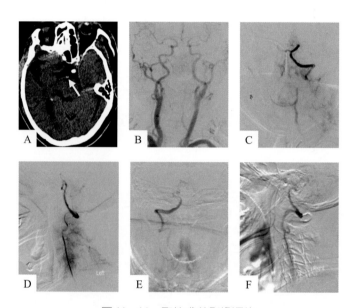

图 11－13　取栓术前影像评估

2. 临床诊断

①急性脑梗死（大动脉粥样硬化型）；②BA 近端闭塞。

病情分析：患者为老年男性，有高血压病史多年，控制不良，长期吸烟。起病急骤，症状重。平扫 CT 提示 BA 顶端血栓影，造影提示 BA 近端闭塞，考虑近端 ICAS 病变急性闭塞伴远端大负荷血栓可能。

3. 介入治疗

（1）手术策略：该患者左侧 VA 相对优势，无明显路径迂曲，拟经左侧 VA 入路行 BA 近端闭塞开通（球囊扩张，必要时支架植入），然后行远端栓塞支架取栓。

（2）手术耗材及术中用药：

导丝：泥鳅导丝，直径 0.035 in，长度 150 cm；

导引导管：6F Chaperon，95 cm，内径 0.071 in；

中间导管：5F Navien，内径 0.058 in；

微导管：Rebar 18，内径 0.021 in，长度 153 cm；

微导丝：Traxcess，直径 0.014 in，长度 200 cm；

球囊：Gateway 2.0×15 mm；Gateway 3.0×15 mm；

支架：Solitaire AB 4×20mm；

普通肝素：0.67mg/kg；

替罗非班（欣维宁）：静脉推注 12mL，并以 6mL/h 持续微量泵注。

（3）手术过程（图 11-14）：全麻，6F Chaperon 导引导管送入左侧 VA-V2 段，5F Navien 同轴送入 V4 段（图 11-14A 箭头所指），Gateway 2.0×15mm 在微导丝引导下越过 BA 近端闭塞（图 11-14B 箭头示球囊前端标记），经 Gateway 球囊导管超选造影提示 BA 闭塞远端管腔内有明显长段充盈缺损，延伸至尖部，考虑大负荷血栓伴基底动脉上段不全闭塞（图 11-14C、D，箭头所指为血栓），另见左侧大脑后动脉完全闭塞，充盈球囊对狭窄段进行扩张（图 11-14E、F，箭头所指为扩张的球囊形态）；球囊扩张后 BA 近端闭塞开通，局部残留重度狭窄约 60%，证实近端闭塞系 ICAS 病变，远端管腔内可见明显血栓影（图 11-14G、H，箭头示狭窄病变，三角箭头示 BA 尖部血栓）。Rebar 18 微导管在微导丝引导下送入左侧 PCA-P1 段（图 11-14I，箭头所指为微导丝），使用 Solitaire 支架（4×20mm）覆盖 BA 远端血栓（图 11-14J、K 箭头所指），取出大负荷暗红色血栓，造影示 BA 远端开通，各分支血管显影良好（图 11-14L、M）。测量狭窄远端管径约 3.1mm，更换 Gateway 3.0×15mm 球囊在 BA 近端重度狭窄处再次扩张（图 11-14N）扩张后狭窄明显改善，但是局部出现夹层样改变（图 11-14O、P，箭头示夹层假腔）。使用 Solitaire 支架（4×20mm）覆盖狭窄部位，夹层消失、狭窄残留 30%（图 11-14Q、R）。观察 20min，支架内无血栓，狭窄无加重，远端灌注好，电解脱支架（图 11-14S，箭头所指为原狭窄部位），结束手术。图 11-14T 为取出的血栓。

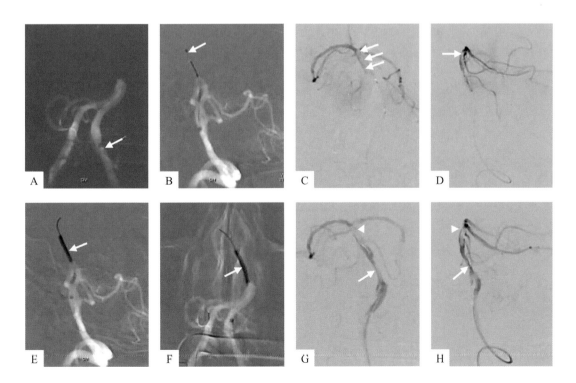

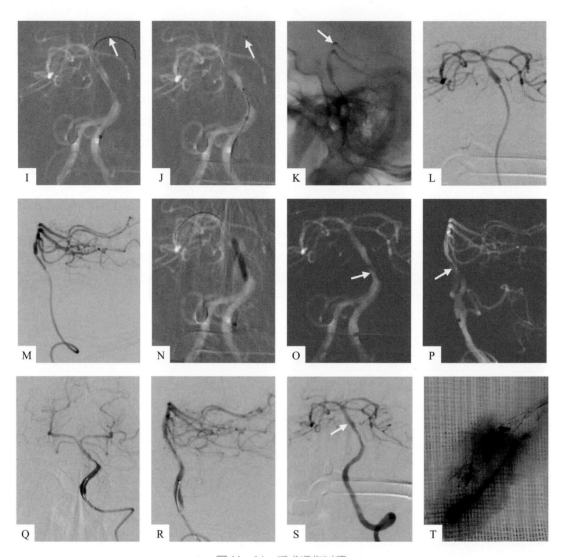

图 11 - 14　手术操作过程

　　(4) 术后处理及随访:术后入重症监护病房,监测生命体征。补液、维持水电解质平衡等治疗,患者病情平稳。术后替罗非班(欣维宁)持续泵注,随后序贯双联抗血小板治疗。术后第 10 天头颅 MRI 提示桥脑,枕叶及小脑半球局灶性梗死(图 11 - 15A～B 箭头所指),桥脑梗死灶内有出血(图 11 - 15B 长箭头所指);MRA 示支架成形处血管由于金属伪影显影不清,但是远端分支均显影良好,提示支架内通畅(图 11 - 15C、D 箭头所指)。术后 90 d 随访,患者神志清,口齿不清,右侧肌力 M_2,左侧肌力 M_3,NIHSS 评分 12 分,mRS 评分 4 分。

二　病例讨论

　　(一) 背景及诊断
　　BA 由左右两条 VA 在桥脑下缘汇合而成,全长约 3 cm,起点一般位于桥延沟中点,居左

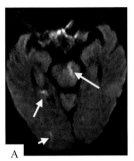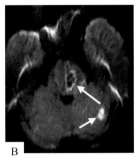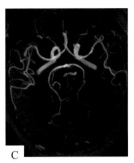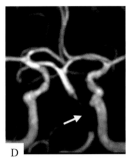

图 11 - 15　术后影像

右展神经根之间,向上行于桥脑基底沟中,其背侧面为桥脑基底,腹侧面与斜坡平行。本节
讨论的 BA 近端闭塞特指 BA 尖部以外的 BA 主干闭塞。BA 近端主要分支包括小脑前下动
脉和桥脑穿支血管。小脑前下动脉主要供应小脑下面的前外侧区和小脑中脚,大部分内听
动脉也起至小脑前下动脉。BA 桥脑穿支包括旁中央动脉、短旋动脉和长旋动脉。旁中央动
脉分布于桥脑基底沟两侧,供应桥脑腹侧面中线旁组织;短旋动脉由桥脑腹外侧区穿入,供
应腹外侧楔形区域组织;长旋动脉分布于桥脑背盖区。将 BA 尖部闭塞和近端闭塞分开讨
论的特殊意义在于两者的发病机制、临床表现和血管内介入治疗策略均有较大差异。BA 尖
部闭塞主要以栓塞为主,尤以心源性栓塞多见,串联病变所致的动脉源性栓塞次之;而 BA
近端闭塞多为原位 ICAS 病变所致,少数可能是 BA 夹层所致。心源性血栓罕见停滞在 BA
近端造成闭塞,VA-BA 串联病变中脱落的血栓也同样极少数可能造成 BA 近端栓塞。BA
近端闭塞临床表现主要由闭塞累及的范围,尤其是桥脑支受累的程度以及闭塞远端的代偿
情况决定。由于闭塞机制主要是 ICAS 病变,所以症状通常表现为进展性加重。依据缺血
累及的范围,闭塞远端有无来源于后交通动脉的逆行血流,临床表现多样且轻重不一,常见
症状可有眩晕、眼动障碍、口咽功能障碍、共济失调和肢体力弱。轻者可以仅表现为单侧和
交叉性桥脑综合征,严重者双侧桥脑结构受累导致"闭锁"综合征甚至深昏迷。

（二）治疗方法

1. 血管内介入治疗

　　BA 近端闭塞首选血管内介入治疗,尽早开通闭塞血管,挽救脑干功能,尤其是避免大面
积桥脑梗死,是获得良好预后的关键。介入治疗方法一般依据闭塞病因选择,BA 近端栓塞
性病变大部分是由于 VA 狭窄或夹层等引起的串联病变所致,通常选择对侧 VA 入路或开通
VA 近端闭塞,然后使用支架取栓或直接抽吸或者支架取栓联合抽吸处理 BA 近端血栓。对
于 ICAS 病变引起的原位闭塞,必须尽早给予替罗非班抗血小板治疗,介入治疗策略一般首
选支架取栓,取栓术后反复血管造影观察狭窄动态变化,若狭窄程度加重,出现前向血流障
碍或再闭塞,行球囊扩张和/或支架植入。部分 ICAS 闭塞病例闭塞段血栓负荷极少,狭窄
段长度明确,也可以考虑直接球囊扩张。BA 夹层导致的闭塞性病变极少,若术中明确为
夹层闭塞,可以通过支架植入,维持真腔通畅,并通过抗血小板药物治疗,进一步修复
夹层。

2. 药物治疗

术前未行静脉溶栓的病例,术中常规肝素化。BA 近端闭塞病变大部分系原位 ICAS 病变,使用替罗非班是处理此类病变的药物治疗基础,在明确病因为 ICAS 后,尽早使用,迅速起到抗血小板聚集作用,从而抑制狭窄部位血栓生成。目前推荐方案为静脉或联合导管内动脉给予负荷剂量 0.4 μg/(kg·min)持续 30 min(总剂量不超过 1 mg),随后静脉泵入 0.1 μg/(kg·min)维持 24~48 h,随后序贯口服抗血小板治疗。

(三)策略选择及技术要点

1. 原位 ICAS 病变

前已述及,BA 近端闭塞大部分系原位 ICAS 病变,局部不稳定斑块破裂继发血栓生成导致狭窄部位彻底闭塞,部分患者原位血栓脱落造成远端 BA 栓塞,即 BA 近端-BA 尖串联病变。如何鉴别并最终确认 BA 近端闭塞的病理性质,是正确处理 ICAS 的先决条件。首先,关注病史有无高血压、糖尿病、肥胖、吸烟等动脉粥样硬化危险因素,同时排除房颤、心脏瓣膜病等心源性栓塞高危因素。起病方式是否缓慢进展或波动性加重,有别于栓塞性病变所致的急骤起病,症状迅速到达高峰。术前多模 CT/MRA 影像应认真判别病变位置、病变部位有无钙化斑块、闭塞远端血流代偿、BA 尖部是否通畅、其他脑血管有无粥样硬化性狭窄改变。术中应对病变血管和可能的代偿路径详细造影评估,与术前多模 CT/MRI 影像对比印证,精准评估闭塞长度、闭塞远端血流代偿、有无串联闭塞、近端有无狭窄/闭塞,甚至需要使用微导管在闭塞远近端行超选造影进一步明确。

明确 ICAS 病变后首先给与替罗非班,这是贯穿整个围手术期的药物治疗基石,而不仅仅作为介入治疗失败后的补救措施。对于 BA 近端 ICAS 病变所致的原位闭塞,目前尚缺乏循证依据的最优化血管内治疗策略。但与栓塞不同,取栓装置反复通过 ICAS 病变可能导致动脉粥样硬化斑块进一步破裂和继发内膜损伤,导致更为激进的血小板聚集,增加急性血栓形成和再闭塞的风险,这是为什么 ICAS 易发展为难治性血管闭塞的主要原因。与栓塞性闭塞相比,ICAS 应有不同的处理程序。目前比较一致的意见是阶梯式治疗模式,支架取栓应该成为 ICAS 的一线选择而不是直接抽吸,ICAS 病变的血栓负荷一般较少,通过支架的"捕获"作用配合近端导管的抽吸足以清除狭窄部位的血栓,获得首过再通。再通后的血管造影可以清晰评估狭窄程度、长度、狭窄远近端血管直径、前向血流速度和远端有无继发栓塞。开通后的 ICAS 病变,若狭窄程度不重,持续观察(通常至少≥30 min)若狭窄处无血栓形成、前向血流良好,可以结束手术,替罗非班持续静脉泵注 24~48 h,并严密监测病情变化,以便能及时发现围手术期再闭塞。若狭窄程度为重度或者局部病变程度加重,出现前向血流缓慢或再闭塞,需要考虑行球囊扩张或/和支架成形,扩张后狭窄改善,前向血流良好,足够时间(通常至少≥30 min)观察后能维持稳定形态和前向血流,常无需一期支架植入。但是球囊扩张本身是对不稳定斑块的潜在损伤,部分病例扩张后狭窄出现明显弹性回缩或出现夹层样改变导致狭窄再次加重,在病变处植入支架血管成形成为挽救措施。

部分术者对 BA 近端原位 ICAS 病变采取了直接血管成形术并取得了良好效果。因为部分 ICAS 闭塞病变血栓负荷小,直接球囊扩张+支架植入,可以固定原位少量血栓和不稳定斑块,改善狭窄程度,维持正常前向血流,缩短手术时间,避免了阶梯式治疗模式需要反复造影动态观察。但是,ICSA 急性闭塞毕竟与慢性狭窄病变不同,对于闭塞部位的原位狭窄程度、长度、远端血管管径,在闭塞开通前很难得到精准判断,不利于球囊直径和长度的选择,有时需要多次扩张才能完全覆盖狭窄。若狭窄部位过度扩张造成的"雪犁效应"也可能造成更多脑干穿支闭塞影响预后。因此,对于 BA 近端 ICAS 闭塞病变,除非闭塞部位较短且能精准判断,血栓负荷小,一般仍推荐支架取栓为第一步的阶梯治疗模式。

2. 栓塞性病变

BA 近端栓塞性闭塞较少,往往是由于血栓负荷量大、基底动脉开窗畸形等原因导致。造成栓子停滞在 BA 近端的原因一般是栓子近端的 VA 前向血流和远端的逆向代偿血流(通过后交通动脉)压力平衡的结果。正常生理状态下,VA 正向血流压力远大于远端逆向代偿血流,但串联病变由于近端 VA 前向血流明显减弱以及对侧椎动脉多为非优势,故而造成栓子能"悬停"在 BA 近端。对于这类栓子的处理,理论上与处理 BA 顶端栓塞一样,抽吸技术、支架取栓以及支架与抽吸联合取栓均可考虑。由于轻微的"骚扰"可能导致血栓向远端移位,故而直接抽吸取栓避免微导丝微导管穿越"骚扰"血栓可能是合理的。另外,在血栓取出前,近端造影时带来的压力梯度变化也可能导致血栓前移,因此使用微导管造影而不是中间导管内造影来确定血栓具体位置可能是合理的选择。

3. 基底动脉近端原位夹层闭塞

BA 近端夹层导致的急性闭塞极为少见。通常在支架取栓血流恢复后才会出现"双腔征"、内膜瓣以及长段不规则狭窄等改变,对于闭塞再通后出现真腔严重狭窄影响前向血流的病变,可以通过支架植入和抗血小板药物治疗,重建血流,修复夹层。

(朱旭成 曹 洁 彭 亚 张 磊)

第二节 基底动脉尖闭塞

一 病历简介

(一)病例 1:基底动脉尖闭塞(支架取栓)

1. 临床表现

(1)病史:患者,女,69 岁,"突发意识模糊 6 小时余"由外院转入,伴恶心、呕吐,四肢活动障碍,症状持续无缓解,外院头部 CT 检查未见颅内出血,考虑颅内大血管闭塞。

(2)既往史:高血压病病史 20 余年;糖尿病病史 10 余年;房颤病史 10 年,未抗凝治疗。

(3)神经系统查体:NIHSS 评分 25 分,GCS 评分 10 分;意识模糊,言语不清,双侧瞳孔等大等圆,直径 3 mm,对光反射灵敏,刺痛右侧肢体能上抬,左侧仅能平移,双侧 Barbinski 征(+)。

(4)辅助检查:

血常规:白细胞 8.26×10^9/L,血小板 138×10^9/L。

血糖：15.85mmol/L。

心电图：快速房颤，心率60～100次/分，左心室肥厚伴劳损。

影像学检查：术前头颅CT平扫未见明显急性脑梗死病灶，BA尖部见血栓高致密影（图11-16A箭头所指）。CTA提示BA尖端闭塞（图11-16B、C箭头所指）；左侧VA发育不良，显影不清（图11-16D）；右侧VA造影提示BA尖部闭塞（图11-16E、F）；双侧后交通动脉纤细，但是能显影大脑后动脉P2以远，BA尖部未见显影（图11-16G、H）。

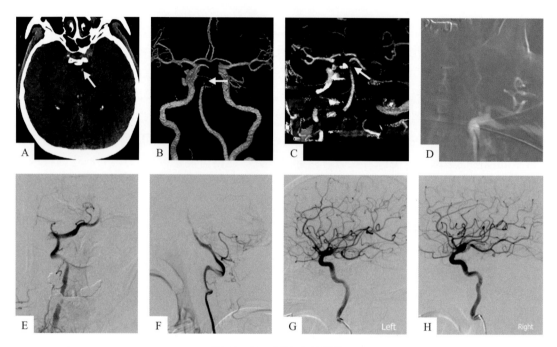

图11-16　取栓术前影像

2. 临床诊断

①急性脑梗死（心源性栓塞型）；②BA尖部闭塞。

病情分析：患者为老年女性，有房颤病史多年，未抗凝治疗。起病急骤，意识障碍伴四肢活动障碍。CT平扫提示BA尖部高密度血栓影，CTA提示BA尖闭塞。DSA检查证实BA尖部闭塞，考虑心源性栓塞。

3. 介入治疗

（1）手术策略：该患者右侧VA优势供血，左侧VA发育不良伴慢性闭塞，经右侧VA入路行BA尖部闭塞支架取栓术。

（2）手术耗材及术中用药：

长鞘：泰尔茂6F 90cm长鞘；

导丝：泥鳅导丝，直径0.035in，长度150cm；

中间导管：银蛇6F，内径0.070in，长度125cm；

微导管：Rebar 18，内径0.021in，长度153cm；

微导丝：Traxcess，直径0.014in，长度200cm；

取栓支架：Solitaire FR 4×20mm；

普通肝素：0.67mg/kg。

（3）手术过程（图11-17）：局部麻醉+静脉镇静（右美托咪定）。6F 90cm长鞘置入右侧锁骨下动脉接近VA开口，6F银蛇支撑导管送入右侧VA-V4段。微导管微导丝超选右侧大脑后动脉（图11-17A箭头示微导管头端），超选造影提示后动脉远端通畅。透视下经微导管送入Solitaire FR 4×20mm支架释放在右侧大脑后动脉P1段-BA上段（图11-17C，箭头示支架头端），同时上推银蛇导管至BA远端接近支架。造影提示BA前向血流部分再通（图11-17D、E，黑色箭头示血栓位置，白色箭头为支架头端）。静置5min后采用Solumbra技术取栓1次大量暗黑色血栓取出，可见BA尖部完全开通，各分支显影良好，血管再通达eTICI 3级（图11-17F、G）。回撤银蛇导管至右侧锁骨下造影示VA-BA全程通畅，路径上无夹层等血管壁损伤（图11-17H）。

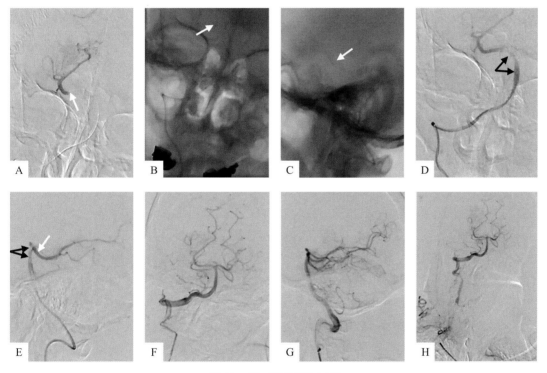

图11-17 手术操作过程

（4）术后处理及随访：术后入重症监护病房，监测生命体征。补液、维持水电解质平衡等治疗，患者病情平稳。术后72h MRI检查：DWI序列见右侧颞叶内侧、枕叶、中脑、小脑上蚓部和右侧小脑半球散在梗死灶（图11-18A～D箭头所指），MRA提示BA尖部各分支通畅（图11-18E、F箭头所指）。术后心脏超声提示左室肌增厚，左室流出道梗阻，梗阻性肥厚性心脏病可能。术后2周给予利伐沙班15mg/qd抗凝。术后90d电话随访，患者能自行行走，遗留左侧肢体偏瘫，肌力M_4，NIHSS评分0分，mRS评分2分。

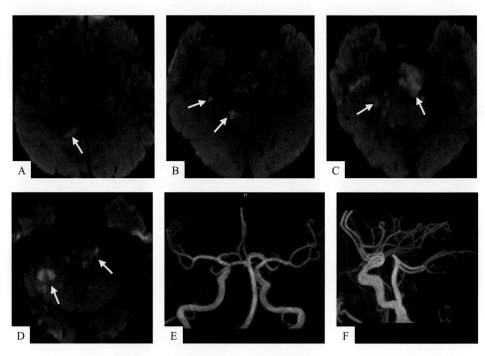

图 11 - 18 术后 72 h 头颅磁共振

（二）病例 2：基底动脉尖闭塞（抽吸取栓）

1. 临床表现

（1）病史：患者，男，68 岁，"突发意识不清 2 小时余"入院，患者入院前 2 h 突然出现呼唤不应，倒地不起，肢体不能活动，急诊入院救治。

（2）既往史：否认高血压、糖尿病。心脏病史不详。吸烟 30 年，每日 5～10 支。

（3）神经系统查体：NIHSS 评分 36 分，GCS 评分 5 分；昏迷，双侧瞳孔等大等圆，直径 4 mm，对光反迟钝，刺痛四肢屈曲，双侧 Barbinski 征（+）。

（4）辅助检查：

血常规：白细胞 12.95×10^9/L，血小板 317×10^9/L。

血糖：4.47 mmol/L。

心电图：快速房颤，心率 80～140 次/分。

影像学检查：术前头颅 CT 提示颅内无出血（图 11 - 18A 箭头所指），右侧颞叶内侧局部可疑梗死；BA 尖部明显高致密征（图 11 - 18A 三角箭头）。CTP（RAPID）提示双侧小脑半球、双侧枕叶 T_{max} 延长，CBF 减低。$T_{max} > 6s$ 为 77 mL，CBF < 30% 为 0 mL（图 11 - 18B）。CTA 提示 BA 尖部闭塞，双侧后交通动脉不显影（图 11 - 18C 箭头所指）。DSA 检查显示 BA 尖部闭塞，双侧小脑上动脉显影，双侧大脑后动脉未见显影，左侧 VA 为优势 VA（图 11 - 18D、E 箭头所指）；右侧 VA 起始未见显影，考虑发育不良伴慢性闭塞（图 11 - 18F、G），远端系通过左侧 VA 代偿逆向显影。

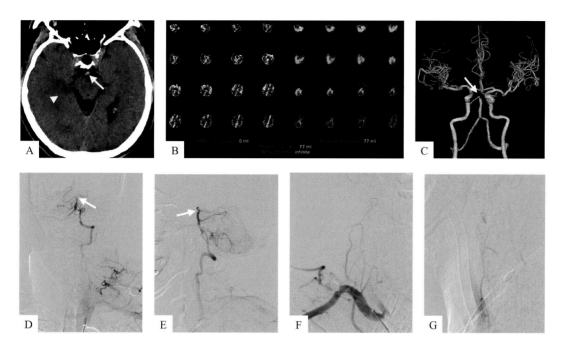

图 11 - 19　取栓术前影像评估

2. 临床诊断

①急性脑梗死（心源性栓塞型）；②BA 尖闭塞。

病情分析：患者为老年男性，心电图检查提示房颤。起病急骤，突发昏迷伴双侧瞳孔散大，四肢瘫，双侧病理征阳性。CT 平扫提示 BA 尖部高致密征，CTA 提示 BA 尖闭塞，CTP 提示双侧小脑半球、枕叶大面积低灌注。

3. 介入治疗

（1）手术策略：该患者左侧 VA 为优势供血，经左侧 VA 入路行 BA 尖闭塞直接抽吸取栓术。

（2）手术耗材及术中用药：

长鞘：泰尔茂 6F 90 cm 长鞘；

导丝：泥鳅导丝，直径 0.035 in，长度 150 cm；

中间导管：银蛇 6F，内径 0.070 in，长度 125 cm；

微导管：Rebar 18，内径 0.021 in，长度 153 cm；

微导丝：Traxcess，直径 0.014 in，长度 200 cm；

普通肝素：0.67 mg/kg。

（3）手术过程（图 11 - 20）：局部麻醉+静脉镇静（右美托咪定）。长鞘在 5F 多功能导管引导下送入左侧锁骨下动脉，6F 银蛇支撑导管在微导管、微导丝同轴引导下超选至 BA 尖部，接近血栓时开始使用 20 mL 注射器持续负压抽吸，随后缓慢撤去微导管微导丝，同时前推抽吸导管完全接触血栓并持续抽吸，有暗黑色血栓取出，血管再通达 eTICI 3 级。

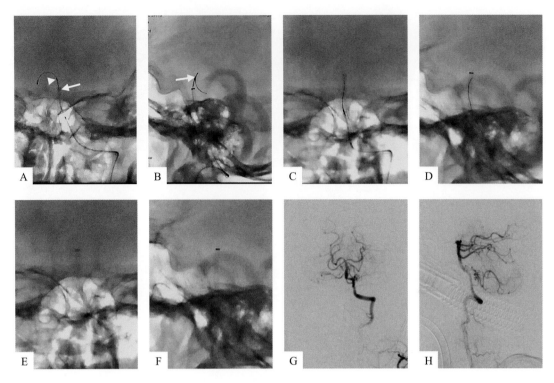

图 11‑20　手术操作过程

注：A、B. 左侧 VA 入路，微导管辅助微导丝超选越过血栓进入右侧大脑后动脉 P1 段，微导管位于血栓近端，同轴技术送入 6F 银蛇颅内中间导管接近血栓（三角箭头示微导管头端，单箭头示中间导管头端）；C、D. 负压抽吸中间导管，缓慢回撤微导管微导丝，同时适当前推中间导管完全接触血栓；E、F. 接触血栓后持续负压抽吸中间导管直至血液回流；G、H. 血栓抽吸后造影提示 BA 尖部 eTICI 3 级开通，双侧大脑后动脉显影好。

（4）术后处理及随访：术后入重症监护病房，监测生命体征。补液，维持水、电解质平衡等治疗，患者病情平稳。术后 24h 头颅 CT 提示双侧丘脑内侧、双侧枕叶、小脑上蚓部和右侧小脑半球局灶性梗死灶（图 11‑21）。术后心脏超声提示左房内径增大，三尖瓣关闭不全。术后 2 周给予利伐沙班 15mg/qd 抗凝。术后 90d 电话随访，患者未残留明显神经功能障碍，NIHSS 评分 0 分，mRS 评分 0 分。

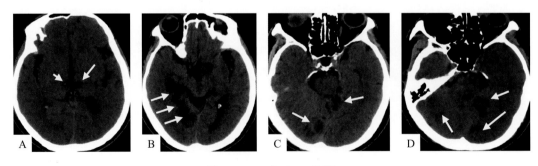

图 11‑21　术后 CT 影像

注：A. 双侧丘脑内侧梗死（箭头所指）；B. 右侧颞枕叶内侧梗死（箭头所指）；C. 右侧枕叶内侧、小脑上蚓部梗死（箭头所指）；D. 左侧枕叶、右侧小脑半球和上蚓部梗死（箭头所指）。

（三）病例 3：基底动脉尖闭塞（双支架取栓）

1. 临床表现

（1）病史：患者，男，63 岁，因"突发神志不清、四肢无力 4.5 小时"入院。

（2）既往史：有高血压病、糖尿病、扩张性心肌病、胸腔积液等病史。

（3）神经系统查体：昏迷，GCS 评分 5 分，NIHSS 评分 35 分，双眼球中立位，双侧瞳孔直径 2.5 mm，对光反射迟钝，四肢坠落试验阳性，双侧病理征阳性，疼痛刺激右侧肢体屈曲反应。

（4）辅助检查：

血常规：白细胞 10.26×10⁹/L，血小板 238×10⁹/L。

血糖：13.85 mmol/L。

心电图：房颤。

影像学检查：头颅 CT 未见明显急性梗死灶（图 11 - 22A）。CTA 示 BA 尖闭塞，双侧大脑后动脉远端有显影，双侧后交通动脉未见显示（图 11 - 22B）。DSA 提示左侧 VA 为主供血动脉，BA 尖未见显影（图 11 - 22C、D）；右侧 VA - PICA 以远纤细，仅向 BA 少量供血（图 11 - 22E、F）。

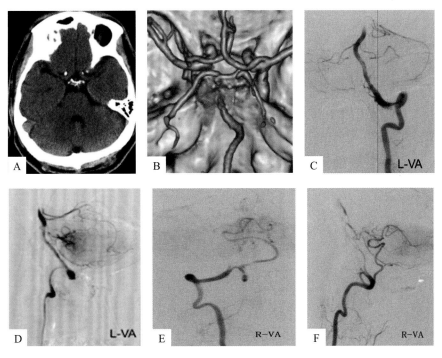

图 11 - 22　取栓术前影像评估

2. 临床诊断

①急性脑梗死（心源性栓塞型）；②BA 尖闭塞。

病情分析：患者为老年男性，有扩张性心肌病病史，心电图提示房颤，未抗凝治疗。起病急骤，意识障碍伴四肢活动障碍。CTA 及 DSA 检查证实 BA 尖部闭塞，考虑心源性栓塞。

3. 介入治疗

（1）手术策略：L-VA 为主供血动脉，拟从左侧 VA 入路采用 SWIM 技术行机械取栓。

（2）手术耗材及术中用药：

导引导管：6F Chaperon 95 cm，内径 0.071 in；

中间导管：5F Navien 125 cm，内径 0.058 in；

微导管：Rebar 18，153 cm，内径 0.021 in；

微导丝：Traxcess 0.014，200 cm；

取栓支架：Revive SE 4.5×22 mm；

抽吸装置：60 mL 卡口注射器、抽吸泵；

普通肝素：0.67 mg/kg。

（3）手术过程（图 11－23）：全麻，6F Chaperon 导管送入左侧 VA-V2 段（图 11－23A），5F Navien 导管在微导管微导丝引导下同轴送入 BA 中段，微导管超选进入左侧大脑后动脉 P2 段（图 11－23B），经微导管释放 1 枚 Revive SE 4.5×22 mm 取栓支架覆盖血栓（图 11－23C、D 箭头所指为支架的远近端位置；D 图中所画为支架与血栓的位置关系），停留 3 min 后采用 SWIM 技术取栓 1 次（回撤支架时：抽吸泵导管链接 Navien 导管＋卡口注射器链接 Chaperon 导管持续负压抽吸），支架头端捕获少许血栓（图 11－23E），造影示左侧小脑上动脉显影，BA 尖部仍闭塞（图 11－23F）。第 2 次取栓，将微导管送入右侧大脑后动脉（图 11－23G），同法释放支架（图 11－23H 箭头所指为血栓位置），采用 SWIM 技术取栓，无血栓取出，造影示 BA 尖部仍闭塞（图 11－23I）。随后将微导管再次超选至左侧大脑后动脉 P2 段（图 11－23J 箭头所指为支架远端位置）行第 3 次支架取栓，仍未能有效开通 BA（图 11－23K）。第 4 次取栓，采用"Y"型双支架取栓，首先超选左侧大脑后动脉并释放第 1 枚 Revive SE 支架，支架置于左侧大脑后，未进入 BA 避免影响右侧大脑后超选（图 11－23L 箭头所指为支架近端位置）；另一枚微导管超选右侧大脑后动脉到位后（图 11－23M），释放第 2 枚 Revive SE 支架，同时覆盖右侧大脑后和基底动脉（图 11－23N）。同时撤出支架微导管。静置 3 min 后，先回撤左侧大脑后动脉支架，待支架近端进入基底动脉，再保持两个支架张力同时回撤，与此同时，中间导管向上跟进并开启负压（图 11－23O、P 长箭头为中间导管头端；短箭头所指为支架远端）。将两个支架和中间导管作为整体撤出体外。撤出体外后见血栓卡在双支架及中间导管间（图 11－23Q、R），造影示 BA 完全再通（图 11－23S），结束手术。

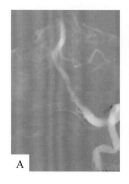
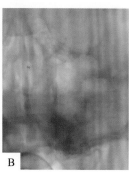
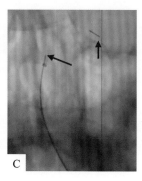
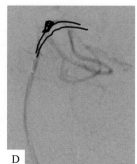

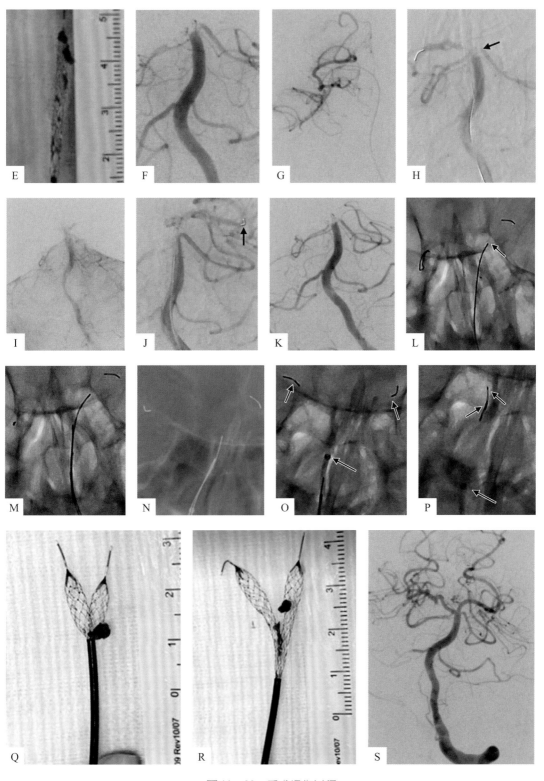

图 11 - 23 手术操作过程

（4）术后处理及随访：术后入重症监护病房，监测生命体征。补液，维持水、电解质平衡等治疗,患者病情平稳。术后 2 周给予利伐沙班 15 mg 抗凝。术后 90 d 电话随访,患者完全恢复正常,无神经功能障碍,语言清晰,四肢肌力 M_5,NIHSS 评分 0 分,mRS 评分 0 分。

二 病例讨论

(一)背景及诊断

BA 尖闭塞可以完全或部分累及双侧大脑后动脉、双侧小脑上动脉及 BA 顶端穿支血管,发生中脑、小脑上部、蚓部、丘脑、脑桥上部,部分颞叶和枕叶的梗死,往往双侧对称分布。特别是 BA 顶端以及大脑后动脉近端向丘脑、中脑供血的深穿支,其动脉分支细,侧支循环差,闭塞后短期内就可能出现丘脑和中脑梗死。临床症状主要表现为:①意识障碍,可表现为深昏迷、无动性缄默、嗜睡或睡眠过度。主要系中脑的网状结构和/或丘脑的非特异性核团受损所引起;②眼球运动障碍和瞳孔异常,可表现为双眼垂直凝视,或双眼过度内收,瞳孔散大,对光反应消失,或瞳孔不等大,形态不规则等;③其他症状包括大脑脚锥体束缺血引起的四肢瘫痪,大脑后动脉供血区梗死引起的视觉障碍,以及记忆障碍、人格改变等异常。症状轻重与血栓负荷量,血管受累范围以及 BA 尖解剖变异有关。大负荷血栓累及 BA 尖部所有分支,甚至向 BA 上段、中段延续,导致中脑、桥脑上部严重梗死,临床症状最为严重;较少的血栓可能造成尖部不全闭塞,甚至自发崩解向大脑后动脉远端移位,症状可能较轻;后交通动脉存在有利于大脑后动脉远端血流灌注,但也常常阻止 BA 尖部血栓向大脑后动脉 P1 远端移位。BA 尖闭塞具有临床预后差及病死率、致残率高的特点。最常见的病因为栓塞,栓子主要为心源性,其次可能为近心端动脉性栓塞,特别是来源于 VA 起始段、颅外段、颅内段以及少见的 BA 中下段粥样硬化性狭窄病变部位的血栓脱落造成 BA 尖串联闭塞;部分系 VA 夹层病变处血栓脱落造成远端栓塞所致;BA 顶端狭窄造成的急性闭塞较为少见,部分患者原因不明。

(二)治疗方法

1. 血管内介入治疗

BA 尖闭塞首选血管内介入治疗,尽早开通 BA 顶端闭塞,恢复双侧大脑后动脉和小脑上动脉血流,尤其是 BA 顶端和大脑后动脉 P1 段供应中脑和丘脑的穿支再灌注,是获得良好预后的关键所在。常用的血管内介入治疗技术包括支架取栓、直接抽吸以及支架取栓和抽吸联合应用。对于部分难治性血栓,可以采取双支架取栓挽救。对于粥样硬化性狭窄导致的急性原位闭塞,必要时可以采取球囊扩张及支架成型术。一般选择股动脉入路,对于复杂血管条件、股动脉入路困难时,可以根据具体情况选择桡动脉入路或肱动脉入路。通常选择发育良好的优势侧 VA 或路径无明显迂曲,易于快速到达血栓部位的 VA 路径。

2. 药物治疗

术前未行静脉溶栓的病例,术中常规肝素化。对于快速再通的 BA 尖心源性栓塞病例通常无需特殊药物干预,梗死灶稳定后给予抗凝治疗。部分难治性栓塞病例反复取栓可能导致内膜损伤或再通不完全的病例,术后可以考虑使用替罗非班辅助治疗。对于串联病变引起的 BA 尖栓塞或原位粥样硬化性狭窄病变,术中需要使用球囊扩张甚至支架植入的病例,建议术中尽早使用替罗非班,术后维持 24~48 h,随后序贯口服抗血小板治疗。

（三）策略选择及技术要点

1. 策略选择

支架取栓联合抽吸是开通脑血管闭塞的经典治疗策略，其安全性和有效性在前循环急性缺血性卒中机械取栓随机试验中已经得到充分证实。随着神经介入器械的不断创新发展，许多大口径远端通路导管凭借其良好的通过性和优异的近端支撑力，能够有效到达脑动脉闭塞部位，直接抽吸技术因应而生。近些年研究表明，前循环大血管闭塞的患者中，应用直接抽吸取栓具有与支架取栓相似的安全性和有效性。虽然 BA 闭塞血管内治疗的随机试验尚未取得一致意见，但是合理选择的患者及时开通 BA 闭塞确实能得到良好恢复。在 BA 尖部闭塞的血管内治疗中，支架取栓可以获得良好的开通率。也有许多术者倾向于在 BA 尖部的闭塞中使用直接抽吸技术。多项研究也证实急性 BA 闭塞特别是 BA 尖部栓塞的患者，使用直接抽吸技术可以实现更高比例的有效再通，更短的手术时间和较少的新发栓塞事件，并且相对降低了血管穿孔的风险，从而与更好的临床预后相关。对此可能的解释是：BA 尖部闭塞主要是栓塞性病变，使用直接抽吸技术处理 BA 尖部血栓时，导管与血栓没有成角，利于血栓抽吸，而椎 BA 扭曲通常不如前循环严重，大口径抽吸导管易于快速到位。使用抽吸技术时，微导管微导丝一般无需穿越血栓，也不存在取栓支架回撤时局部血管牵扯移位，最大程度地避免了 BA 尖部穿支血管的穿孔和撕裂。大口径抽吸导管直接抽吸对于多次支架取栓失败的 BA 尖部栓塞也可能是有效的补救方案，既往这些患者通常需要双支架取栓挽救。BA 尖部闭塞极少部分患者存在原位 ICAS 病变，这些患者在行常规支架取栓术中，通常需要配合使用替罗非班抗血小板聚集治疗。对于取栓后难以维持通畅的 BA 尖部 ICAS 病变，谨慎采取球囊扩张或支架植入可能是有益的选择。

2. 技术要点

（1）入路选择：股动脉入路是急诊取栓治疗的常规入路，但经桡入路在 BA 闭塞中可能具有特殊的优势，因为导管可以自然地通过锁骨下引导进入 VA，而无需通过主动脉弓。在某些情况下，如股动脉-髂动脉极度扭曲、主动脉弓发育变异或头臂干、锁骨下动脉起始段扭曲等，经股动脉入路行 VA 建立通路困难时，经桡动脉入路可能是较好的选择。另一个需要考虑的路径是 VA，通常以直径最大、弯曲最小、狭窄最小的 VA 为理想选择。然而，BA 尖闭塞除去心源性栓塞，部分患者可能存在 VA-BA 尖串联病变，包括 BA 尖闭塞和一个或两个 VA 闭塞或严重狭窄，入路选择具有极大挑战性。对侧 VA 开放良好，通常先经对侧入路处理 BA 尖部病变，若双侧 VA 闭塞，首先需要确定责任侧 VA 也即急性闭塞侧，对侧通常是慢性闭塞，此时必须开通急性闭塞 VA 并由此入路处理 BA 尖部闭塞。相关处理策略和背景知识详见第十章第一节"病例讨论"部分，本章不作详细阐述。

（2）支架取栓技术：就技术操作而言，支架在 BA 尖部输送、部署、回撤取栓，与其他部位基本一致。BA 尖部血管构筑由于 Willis 环的发育不同存在诸多变异，使得该部位取栓支架部署需个体化考虑。近半数大脑中，大脑后动脉 P1 段管径大于后交通动脉且发育良好，其余一半可能出现胚胎型后交通动脉，P1 段细小甚至缺如，由后交通动脉供血。BA 尖部血栓一般向 P1 段发育良好侧偏移，这也是支架放置的目标血管。但是术中呈现的 BA 造影往往是尖部完全性充盈缺损，具体血管解剖形态难以判断。另一方面，BA 顶端位置也可有较大差异，一般正对脚间窝，某些可低至上位脑桥，或高达乳头体和第三脑室底部；老年患者 BA 干和后动脉走形往往迂曲硬化；再加上 BA 尖部血管解剖变异常见，穿支动脉众多。无路图引导的微导管/丝穿越血栓顺利进入大脑后动脉主干是极具挑战性的操作。所以，术前详细的影像评估极为重要，仔细阅读 CTA/MRA 通常可以了解双侧后动脉 P1 段，后交通动脉发育情况，以及血栓长度、位置，特别是血栓主要累及哪一侧后动脉。即使阅读平扫 CT，也可能通过血栓致密影大致了解上述重要信息。这些信息对于术中微导丝/微导管超选目标侧后动脉极为重要。术中支架释放仍然推荐闭环支架推挤释放技术，有利于血管贴壁，从而更完整地嵌合血栓。建议常规使用裸导丝技术，撤出微导管，增加抽吸效率。后循环由于双侧 VA 供血及 VA 直径较小，通常不用球囊导引导管，所以即使是主要依靠支架取栓，尽量使用大口径中间导管十分必要。实际上，支架取栓结合中间导管抽吸，也即 SWIM 或者 Solumbra 技术目前已经成为取栓的标准术式，在 BA 尖闭塞取栓中依然适用。

（3）直接抽吸技术：在策略选择中已经详细论述了直接抽吸取栓在 BA 尖部取栓中的优势。抽吸技术的普及主要得益于抽吸导管到位性和抽吸导管管径两大重要参数的平衡发展与突破。术者要做的就是将抽吸导管送至 BA 尖部并接触血栓。要快速实现导管到位，近端支撑和同轴技术必不可少。基于 VA 路径特点，使用 6F 长鞘和 8F 导管均可以实现近端支撑。对于 VA-BA 极为扭曲，或者 VA 开口与锁骨下动脉角度过小的患者，尤其是后者，除了考虑桡动脉入路，有时候支撑导管必须进入 VA 颈段为抽吸导管提供更好的支撑，建议在抽吸导管同轴下送入支撑导管，该技术称为"无缝同轴"，可以最大限度避免头端粗大坚硬的支撑导管损伤 VA。抽吸导管推进建议在微导管微导丝同轴引导下前行，通常微导管微导丝可以不越过血栓，极大简化了手术步骤、也减少了 BA 尖部穿支破裂的风险。部分 VA 颅内段 BA 严重扭曲的患者，微导管/丝需要穿越血栓到达大脑后动脉远端为抽吸导管前推提供引导和支撑。抽吸导管接近血栓时使用 20 mL 注射器持续负压抽吸，撤去微导管/丝同时继续前推抽吸导管完全接触抽吸血栓。抽吸有血流结合注射器内观察到血凝块提示血栓可能已经抽出体外，持续无血流提示血凝块（或其中一部分）在导管内和导管头部闭塞管腔，此时应持续负压并缓慢后撤直至血液回流或将导管撤出体外。

（4）支架取栓与抽吸技术结合以及双支架技术：事实上，支架取栓技术离不开与之配合的导管抽吸，中间导管内径越大，距离支架越近，取栓效率越高，这是 SWIM/Solumbra 技术的精髓所在。该项技术中，支架单独撤出体外，中间导管维持原位。有时候需要使用"钳夹"技术将支架与中间导管同时撤出体外，在 BA 尖部血栓负荷较高以及质地比较坚韧时，单纯支架取栓有时难以奏效，使用"钳夹"技术可能是有益的方法。具体操作有两种方式，可以在支架释放后，固定支架，负压抽吸并前推中间导管直至接触血栓，抽吸血液无回流后持续负压下将支架与中间导管同时撤出；另一种方式是负压抽吸下回撤支架，当支架部分进入中间导管并有阻力时，将支架和中间导管同时回撤至体外。部分 BA 尖部血栓若多次取栓失败，可以考虑双支架取栓挽救，两枚支架并联释放在双侧大脑后动脉，尾端重叠在 BA 上端，同时和中间导管撤出体外。该方法可能过度牵拉血管壁，导致内膜损伤甚至穿支撕裂等潜在并发症，仅推荐作为单支架多次取栓以及直接抽吸均失败的挽救性治疗。

（曹　洁　朱旭成　彭　亚　张　磊）

·参考文献·

［1］ ABDELRADY M，OGNARD J，CAGNAZZO F，et al. Frontline thrombectomy strategy and outcome in acute basilar artery occlusion［J］. J Neurointerv Surg，2023，15(1)：27 - 33.

［2］ AHMED R A，DMYTRIW A A，PATEL A B，et al. Basilar artery occlusion：a review of clinicoradiologic features，treatment selection，and endovascular techniques［J］. Interv Neuroradiol，2023，29(6)：748 - 758.

［3］ BAIK S H，PARK H J，KIM J H，et al. Mechanical thrombectomy in subtypes of basilar artery occlusion：relationship to recanalization rate and clinical outcome［J］. Radiology，2019，291(3)：730 - 737.

［4］ GORY B，MAZIGHI M，BLANC R，et al. Mechanical thrombectomy in basilar artery occlusion：influence of reperfusion on clinical outcome and impact of the first-line strategy (ADAPT *vs* stent retriever)［J］. J Neurosurg，2018，129(6)：1482 - 1491.

［5］ LEE S J，HONG J M，KIM J S. Endovascular treatment for posterior circulation stroke：ways to maximize therapeutic efficacy［J］. J Stroke，2022，24(2)：207 - 223.

［6］ LI Z，LIU P，ZHANG L，et al. Y-stent rescue technique for failed thrombectomy in patients with large vessel occlusion：a case series and pooled analysis［J］. Front Neurol，2020，11：924.

［7］ LUO G，GAO F，ZHANG X，et al. Intracranial stenting as rescue therapy after failure of mechanical thrombectomy for basilar artery occlusion：data from the ANGEL-ACT registry［J］. Front Neurol，2021，12：739213.

［8］ MARKUS H S，MICHEL P. Treatment of posterior circulation stroke：acute management and secondary prevention［J］. Int J Stroke，2022，17(7)：723 - 732.

［9］ MONTEIRO A，CORTEZ G M，WAQAS M，et al. Comparison of effectiveness and outcomes among different thrombectomy techniques in acute basilar artery occlusion：a dual-center experience［J］. Neurosurg Focus，2021，51(1)：E8.

［10］ SALERNO A，STRAMBO D，NANNONI S，et al. Patterns of ischemic posterior circulation strokes：a clinical，anatomical，and radiological review［J］. Int J Stroke，2022，17(7)：714 - 722.

［11］ SUN X，RAYNALD，TONG X，et al. Analysis of treatment outcome after endovascular treatment in different pathological subtypes of basilar artery occlusion：a single center experience［J］. Transl Stroke Res，2021，12(2)：230 - 238.

［12］ ZHAO C，HU T，KONG W，et al. First-pass effect in patients with acute basilar artery occlusions undergoing stent retriever thrombectomy［J］. J Neurosurg，2022，138(3)：693 - 700.

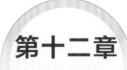

第十二章

大脑后动脉闭塞

一 病历简介

（一）病例1：左侧VA起始部重度狭窄+左侧大脑后动脉栓塞

1. 临床表现

（1）病史：患者，男，78岁，工人。"5小时前出现右侧肢体麻木无力，伴言语不清"，无意识模糊，无头痛头晕，于当地医院行头肺CT未见明显异常。为求进一步诊治来我院，途中症状逐渐加重，出现意识模糊、胡言乱语。

（2）既往史：有高血压病病史。否认心律失常、心脏瓣膜病等。

（3）神经系统查体：神志模糊，查体不合作，左侧瞳孔直径2mm，对光反射可，右侧瞳孔直径3mm，对光反射迟钝，言语不能，右侧口角歪斜，右侧肢体肌力M_0，肌张力正常，双侧Barbinski征（-）；NIHSS评分19分。

（4）辅助检查：

血常规：白细胞$9.0×10^9$/L，血小板$230×10^9$/L。

血糖：7.0mmol/L。

心电图：窦性心律，心率80次/分。

影像学检查：急诊CTA CTP示左侧大脑后动脉（posterior cerebral artery，PCA）闭塞，后循环大面积低灌注区（图12-1）。

2. 临床诊断

①急性脑梗死（大动脉粥样硬化型）；②左侧VA起始部重度狭窄+左侧PCA栓塞（VA-PCA型串联病变）。

病情分析：患者为老年男性，既往有高血压病病史，CTA检查提示左侧PCA闭塞，DSA检查发现左侧VA起始部重度狭窄，右侧VA非优势，止于小脑后下动脉；左侧PCA-P1段狭窄。此次发病考虑为左侧VA重度狭窄合并血栓脱落导致左侧PCA急性栓塞。

3. 介入治疗

（1）手术策略：经左侧VA入路行PCA闭塞支架取栓术。

（2）手术耗材：

导引导管：6Fr Chaperon，内径0.071in，长度95cm；

导丝：泥鳅导丝，直径0.035in，长度150cm；

中间导管：5Fr Sofia，外径0.068in/内径0.055in，长度125cm；

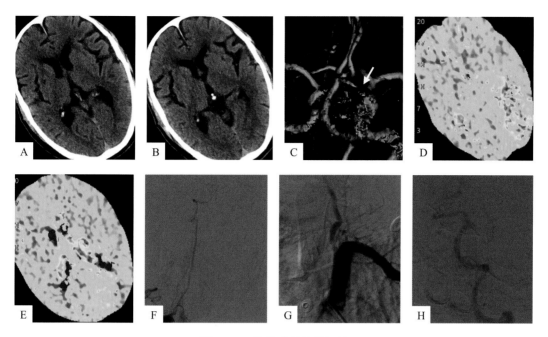

图 12-1　取栓术前影像评估

注：A、B. 头颅 CT 平扫见左侧枕叶及左侧丘脑低密度灶；C. CTA 提示左侧 P1 闭塞（箭头所指）；D、E. CTP 见左侧枕叶及丘脑低灌注；F. DSA 提示右侧 VA 非优势，止于 PICA；G. 左侧 VA 起始部重度狭窄；H. 左侧 P1 段闭塞。

微导管：SL-10 微导管，内径 0.0165 in，长度 150 cm；XT-27 微导管，内径 0.271 in，长度 150 cm；

微导丝：Synchro^2 微导丝，直径 0.014 in，长度 300 cm；

球囊：颅内扩张球囊 3×20 mm；

取栓支架：Trevo 4×20 mm；

支架：Express SD 5×15 mm。

（3）手术过程（图 12-2）：患者取仰卧位，常规消毒皮肤，利多卡因局部麻醉，右侧股动脉置入 8F 动脉鞘，在超滑导丝导引下，利用单弯管行双侧颈动脉，双侧椎动脉造影，术中见右侧非优势椎动脉前向血流止于小脑后下动脉，左侧优势椎动脉起始处重度狭窄，远端左侧大脑后栓塞。经鞘送入 6F 导引导管，将导引导管头端置于左锁骨下动脉近分叉处，经导引导管送入 Synchro^2（300 mm）微导丝及 3×20 球囊于椎动脉起始处，6 atm 扩张，后将导引导管送至椎动脉 V2 段。经导引导管造影明确左侧大脑后动脉闭塞（图 12-1A），而后将 XT-27 微导管＋Synchro^2 微导丝透视下通过 PCA 闭塞段，送达左侧大脑后动脉远端（图 12-2B），手推造影证实远端血流通畅，沿微导管将 Trevo 4×20 mm 送至血栓部位，造影证实部分血流恢复（图 12-2C），留置支架约 5 分钟，负压抽吸下取栓 1 次，取出 1 块较大暗红色栓子，造影证实，PCA 血流恢复，eTICI 分级 3 级（图 12-2D）。将导引导管撤至锁骨下动脉，造影示左侧椎动脉起始部狭窄伴夹层改变（图 12-2E）经微导丝送入 SD 5×15 mm 支架于近段狭窄处，精确定位后成功释放（图 12-2F），造影见近段狭窄改善（图 12-2G），前向血流通畅（图 12-2H），术中行 CT 检查未见明显出血及造影剂外渗，给予替罗非班静脉泵入。术后拔出动脉鞘,缝合右侧股动脉,加压包扎,安返病房,嘱右侧下肢制动12h,注意病情变化。

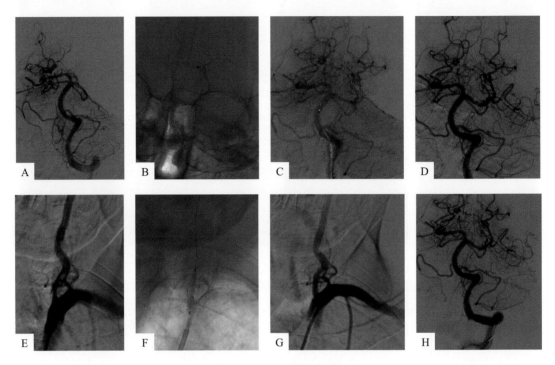

图12-2 手术操作过程

(4) 术后处理及随访:术后患者病情平稳。术后24h颅脑CT平扫可见左侧颞叶及左侧丘脑低密度灶(图12-3)。术后9d出院,仅遗留口角歪斜,NIHSS评分1分,mRS评分0分。

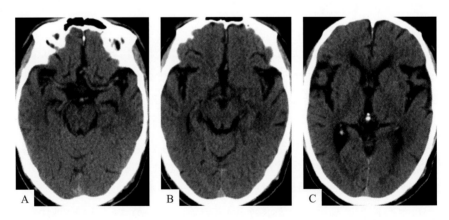

图12-3 术后24h颅脑CT平扫

(二)病例2:左侧椎动脉开口重度狭窄+右侧大脑后动脉P1段栓塞

1. 临床表现

(1) 病史:患者,女,66岁。因"左侧肢体活动不灵1天"入院。患者于1d前突发言语不清,左侧肢体活动不利,在当地诊为脑梗死,静脉溶栓治疗,疗效欠满意,转入我中心进一步就诊,完善头 CTA/CTP 检查提示右侧 PCA 闭塞,右侧枕叶低灌注。

（2）既往史：有高血压病、糖尿病病史。

（3）神经系统查体：神志模糊,查体欠合作,构音障碍,左侧鼻后沟浅,双侧瞳孔等大等圆,对光反射存在,双肺(-),心律齐,腹部(-),左侧肢体肌力 M_2,双侧巴氏征(-)。

（4）辅助检查：

血常规：白细胞 $9.5×10^9/L$,血小板；$220×10^9/L$。

血糖：8.2mmol/L。

心电图：窦性心律,心率 80 次/分。

影像学检查：头颅 CTA/CTP 检查提示右侧 PCA‐P1 闭塞,右侧枕叶低灌注；DSA 见左侧 VA 起始部重度狭窄,右侧 PCA‐P1 闭塞(图 12‐4)。

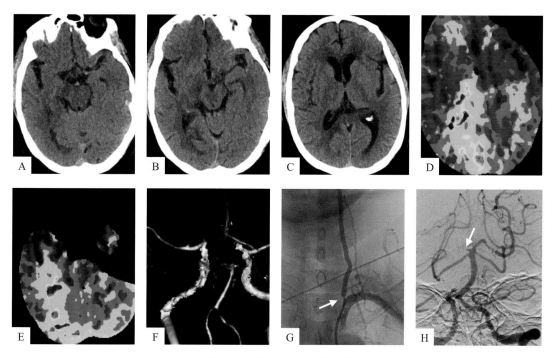

图 12‐4　取栓术前影像评估

注：A～C. 头颅 CT 平扫见右侧中脑大脑脚、右侧丘脑低密度影；D～E. CTP 提示右侧小脑半球、枕叶及右侧丘脑低灌注；F. CTA 提示右侧大脑后动脉 P1 闭塞；G. DSA 提示左侧 VA 起始部重度狭窄(箭头所示)；H. 左侧锁骨下动脉造影见右侧大脑后动脉 P1 闭塞(箭头所指)。

2. 临床诊断

①脑梗死(大动脉粥样硬化型)；②右侧大脑后动脉 P1 段闭塞；③左椎动脉开口狭窄；④2 型糖尿病；⑤高血压病 2 级(极高危)。

3. 介入治疗

（1）手术策略：经左侧 VA 入路行 PCA 闭塞支架取栓术。

（2）手术耗材：

导引导管：Chaperon,内径 0.071in,长度 95 cm；

导丝:泥鳅导丝,直径 0.035 in,长度 150 cm;

中间导管:Navien,外径 0.070 in,内径 0.058 in,长度 125 cm;

球囊:冠脉扩张球囊 3×20 mm,Gateway 2.0×9 mm;

微导丝:Synchro² 300 mm;

微导管:Excelsior XT-27,内径 0.027 in,长度 150 cm;

取栓支架:Solitaire AB 4×20 mm。

（3）手术过程（图 12-5）:常规消毒、铺巾,局麻成功后,改良 Seldinger 技术穿刺右股动脉,送入 5F 造影管分别行双侧颈总动脉、双侧椎动脉造影术,见左侧椎动脉为优势侧,开口处重度狭窄,右侧 PCA 闭塞,基底动脉及左侧 PCA 显影良好,双侧颈内动脉开口处无狭窄,双侧大脑中动脉及大脑前动脉显影良好。结合术前讨论,拟行急诊右侧 PCA 取栓术。给予丙泊酚+右美托咪定行静脉基础麻醉,应用 6F 导引导管+多功能造影管+泥鳅导丝组合将靠近导引导管透视下到达左侧椎动脉开口处,导引导管无法通过左椎动脉开口狭窄处。经 6F 导引导管沿 Synchro² 微导丝（300 mm）送入冠脉扩张球囊（3×20 mm）,透视下球囊定位于左侧椎动脉开口狭窄处,予 8 atm 大气压扩张,左侧椎动脉开口处狭窄明显改善,将 6F 导引导管顺利通过狭窄部位,送至左侧椎动脉 V2 段远端,将 Excelsior XT-27 微导管+Synchro² 微导丝透视下通过基底动脉,送达右侧 PCAP2 段远端,手推造影证实远端血流通

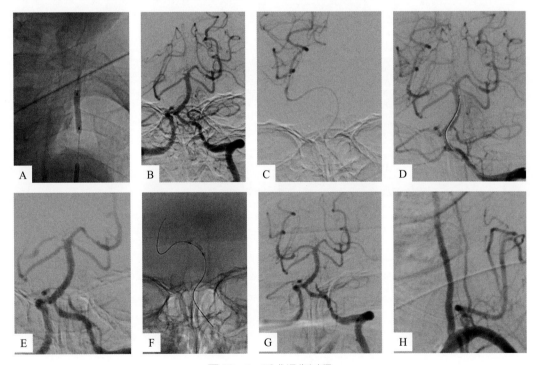

图 12-5　手术操作过程

注:A. 3×20 mm 球囊扩张左侧 VA 开口;B. 6F 导引导管置入 LVA-V2 段,造影见 RPCA P1 闭塞;C. Synchro² 微导丝辅助下将 XT-27 微导管置入 RPCA P2 段,造影见 P2 远端血流通畅;D. 将 Solitaire AB 取栓支架（4×20 mm）置入 RPCA,支架打开后 RPCA 恢复前向血流,局部狭窄样改变;E. SWIM 技术取栓一次后可见 RPCA 血流恢复,P1 段见狭窄;F. Gateway 球囊（2.0×9 mm）置于 P1 段打压血管成形;G. 经 LVA 造影见 RPCA 血流通畅,狭窄改善;H. 经左侧锁骨下动脉造影见 LVA 开口维持良好。

畅,沿微导管将 Solitaire AB 取栓支架送至血栓部位,造影证实部分血流恢复,留置支架约 5min,将 Navien 中间导管送至支架近端、负压抽吸下取栓 1 次,见一小栓子,造影证实,右侧 PCA 血流明显改善、右侧 PCA－P1 段狭窄,沿微导丝送入 Gateway 球囊(2.0×9mm),定位后加压至 6atm,维持约 1min,回收球囊导管。造影显示右侧 PCA 狭窄改善,eTICI 3 级。术中行 CT 检查未见明显出血及造影剂外诊。观察 20min 后再次造影示前向血流维持良好,撤出导引导管,采用 EXO－SEAL 血管封合器缝合股动脉穿刺点,局部加压包扎。返回重症监护病房。

(4)术后处理及随访:术后入重症监护病房,呼吸机辅助呼吸,监测生命体征。给予甘露醇脱水、补液、维持水电解质平衡等治疗,患者病情平稳。术后 24h 头颅 CT 检查:可见小脑区片状低密度灶。术后给予阿司匹林 100mg 抗血小板聚集治疗。术后第 2 天复查头颅 CT 未见出血及大面积梗死(图 12－6)。术后第 3 天患者家属要求出院回当地医院治疗。

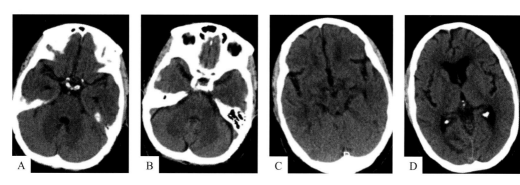

图 12－6　术后 24h 颅脑 CT 平扫

注:A、B. CT 平扫未见桥脑、小脑梗死;C. 右侧中脑低密度影;D. CT 平扫双侧丘脑未见明显梗死。

(三)病例 3:左侧大脑后动脉 P2 段栓塞

1. 临床表现

(1)病史:患者,男,78 岁。因"头晕、言语不清、左侧肢体活动不利 3 小时"入院。入院前 3h 活动状态下突发出现头晕、言语不清、左侧肢体活动不利,症状持续无缓解,送至急诊就诊,行头颅 CT 检查未见颅内出血、CTA 示基底动脉远端闭塞。给予阿替普酶静脉溶栓后行急诊血管内治疗。

(2)既往史:有脑梗死、心房颤动、心功能不全病史。

(3)神经系统查体:神志恍惚,精神差,呼吸平稳,言语不清,被动卧位,查体不合作。双侧瞳孔等大等圆,直径 3.0mm,光反射存在,眼球各方向活动自如,无眼震,双侧额纹对称,左侧鼻唇沟变浅,伸舌左偏,左侧肌力 M_3,肌张力大致正常,双侧巴氏征阴性。NIHSS 评分 9 分,此次发病前 mRS 评分 0 分。

(4)辅助检查:

血常规:白细胞 $10.2×10^9$/L,血小板 $210×10^9$/L。

血糖:6.5mmol/L。

心电图:心房颤动。

影像学检查:头颅 CT 检查提示左侧丘脑、枕叶低密度影(图 12-7A～C);CTA 检查示左侧 PCA-P2 闭塞(图 12-7D);DSA 见左侧 PCA-P2 闭塞(图 12-7E、F 箭头所指)。

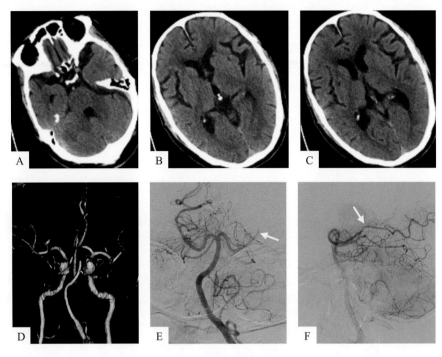

图 12-7　取栓术前影像评估

2. 临床诊断

①脑梗死(心源性栓塞型);②心房纤颤;③心功能Ⅱ级;④肺部感染。

病情分析:患者为老年男性,既往高血压病史,CTA 检查提示左侧 PCA 闭塞,心电图示房颤,此次发病考虑为房颤血栓脱落导致的左侧 PCA 栓塞。

3. 介入治疗

(1) 手术策略:经左侧 VA 入路行 PCA 取栓术。

(2) 手术耗材:

长鞘:6Fr COOK,内径 2.21 mm,长度 90 cm;

导丝:泥鳅导丝,直径 0.035 in,长度 260 cm;

微导管:Rebar 18,内径 0.021 in,长度 153 cm;

微导丝:Sychro^2,直径 0.014 in,长度 300 cm;

抽吸导管:4MAX,远端内腔 0.041 in,近端内腔 0.064 in,长度 139 cm。

(3) 手术过程(图 12-8):常规消毒、铺巾,局麻成功后,改良 Seldinger 技术穿刺右股动脉,置入 8F 动脉鞘。送入 5F 造影管分别行双侧颈总动脉、双侧椎动脉造影,见左侧颈内动脉造影示前交通开放,右侧椎动脉纤细,V4 及远未见显影,为非优势椎,左侧 PCA-P2 段闭塞。经鞘送入 6F 长鞘+多功能管+泥鳅导丝(260 cm),将长鞘送入左侧椎动脉 V2 段远端,撤出多功能导管+泥鳅导丝,造影再次确定左侧 PCA-P2 段闭塞,将 Rebar 18 微导管+

Sychro² 微导丝+4MAX 取栓导管透视下通过基底动脉,将取栓导管送达左侧 PCA‐P2 段远端,撤出微导管+微导丝,负压抽吸取栓 2 次,并负压下撤出取栓导管,造影证实左侧 PCA 远端血流通畅,动脉血流恢复,eTICI 3 级。术后拔出动脉鞘等,缝合右侧股动脉,加压包扎,安返病房。

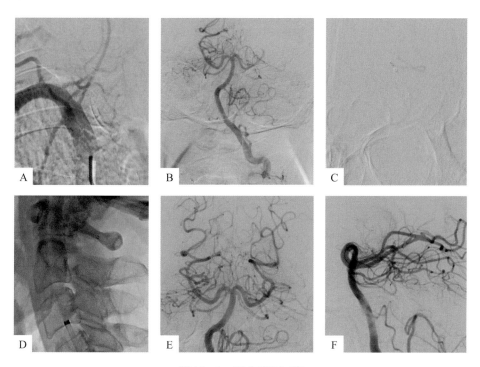

图 12‐8 手术操作过程

注:A. DSA 示右侧椎动脉非优势;B. 6F 长鞘置入左侧 VA-V2 段,造影见左侧 P2 闭塞;C. Synchro² 微导丝辅助下将 Rebar 18 微导管置入 LPCA P3 段,造影见 P3 远端血流通畅;D. 4MAX 抽吸导管置于左侧 P2 段,负压下抽吸取栓;E. DSA 见左侧 PCA 血流恢复(正位);F. DSA 见左侧 PCA 血流恢复(侧位)。

(4)术后处理及随访:术后影像复查中脑点状梗死灶、PCA 通畅(图 12‐9)。患者恢复较好,6d 后出院,仅留轻微言语不清。NIHSS 评分 1 分,90d 随访 mRS 评分 0 分。

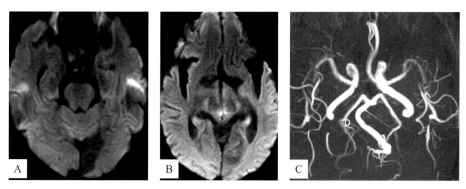

图 12‐9 术后头颅磁共振影像

注:A、B. MR 平扫未见明显新发脑梗死(DWI 序列);C. MRA 见左侧 PCA 血流通畅。

（四）病例 4：右侧大脑后动脉 P1 段闭塞

1. 临床表现

（1）病史：患者，男，69 岁，因"神志不清 4 小时"被家属送至急诊。凌晨 2 点被家属发现神志不清、四肢不自主活动，症状持续无缓解；发现后 4 h 被家属送至我院急诊；前日 22 时入睡时正常。到我院急诊后患者症状稍好转。急诊头颅 CT 未见颅内出血。

（2）既往史：高血压病、房颤病史，未服用抗凝药物。

（3）神经系统查体：嗜睡，查体部分合作。言语不清，四肢肌力 M_{5-}，双侧病理征阴性。NIHSS 评分 7 分，此次发病前 mRS 评分 0 分。

（4）辅助检查：

心电图：心房纤颤。

影像学检查：头颅 CT 未见脑干明显低密度改变。CTA 提右侧 PCA - P1 段闭塞，局部血栓影（图 12 - 10）。

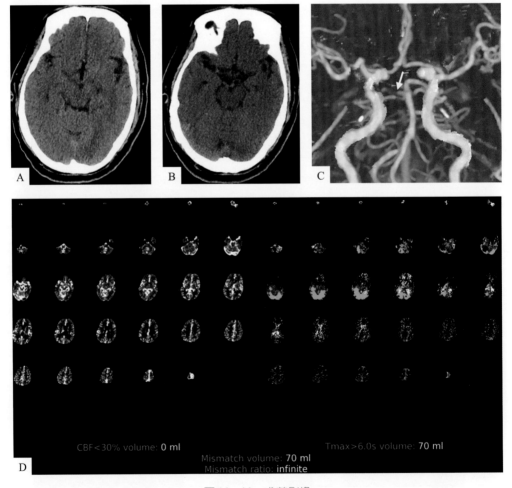

图 12 - 10　术前影像

注：A、B. 头颅 CT 平扫未见颅内出血及脑干低密度灶；C. CTA 示右侧 PCA - P1 段远端未显影（箭头所指）；D. CT 灌注提示双侧小脑半球、右侧枕叶缺血低灌注。

2. 临床诊断

①脑梗死(心源性栓塞型);②右侧大脑后动脉闭塞;③心房纤颤;④高血压病。

病情分析:患者为睡眠卒中,表现为意识障碍及四肢肌力减退,有房颤病史,考虑房颤导致的基底动脉尖闭塞可能。血管影像提示右侧 PCA-P1 段远端闭塞,考虑血栓碎解移位。

3. 介入治疗

(1)手术策略:经左侧 VA 入路行大脑后动脉取栓术。

(2)手术耗材:

导引导管:6Fr Neuron MAX,内径 0.088 in,长度 90 cm;

导丝:泥鳅导丝,直径 0.035 in,长度 260 cm;

中间导管:5Fr Sofia,外径 0.068 in/内径 0.055 in,长度 125 cm;

微导管:ProwlerSelect Plus,内径 0.023 in,长度 150 cm;

微导丝:Traxcess 14,直径 0.014 in,长度 200 cm;

取栓支架:Trevo 4×20 mm。

(3)手术过程(图 12-11):6Fr 长鞘在单弯造影管及泥鳅导丝辅助下超选至左侧椎动脉 V2 段,微导管微导丝辅助中间导管超选至 V4 段造影,示右侧 PCA-P1 段远端闭塞,局部可见"杯口征""双轨征"(图 12-11A),考虑为房颤栓塞所致,拟首选抽吸取栓。中间导管在微导管微导丝辅助下超选至 PCA 起始部(图 12-11B 箭头所指),直接抽吸导管到位困难。微导丝微导管超选至右侧 PCA-P3 段,造影示位于真腔(图 12-11C);释放 Trevo 取栓支架(图 12-11D)。支架联合中间导管抽吸取栓,一次取栓后右侧 PCA 再通,P3 段以远

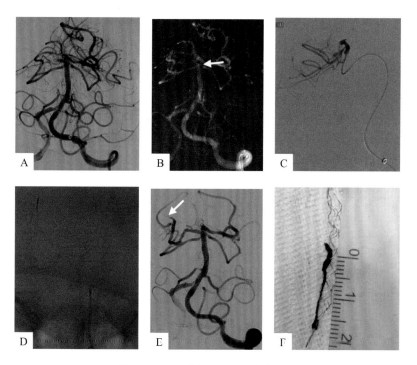

图 12-11 右侧 PCA 闭塞支架取栓

分支血管异位栓塞(图 12-11E 箭头所指),血管再通为 eTICI 2b 级。支架取出长约 2 cm血栓(图 12-11F)。

(4) 术后处理及随访:患者 24 h 复查头颅 CT 未见出血,拔除气管插管,查体:神清,轻度构音障碍,左侧痛觉稍减退,余神经功能查体未见明显阳性体征,NIHSS 评分 2 分。术后90 d,电话随访无神经功能缺损体征,NIHSS 评分 0 分,mRS 评分 0 分。

(五)病例 5: 右侧大脑后动脉狭窄闭塞

1. 临床表现

(1) 病史:患者,女,83 岁。因"头晕、视物模糊 5 小时"被家属送至急诊。早上 7 时起床时发现头晕、视物模糊、行走不稳,症状持续无缓解(前日 20 时入睡时正常)。急诊头颅 CT未见颅内出血。

(2) 既往史:高血压病、糖尿病病史。

(3) 神经系统查体:神清,双眼左侧同向偏盲,左侧周围性面瘫,构音障碍,四肢肌力M$_5$,NIHSS 评分 6 分,此次发病前 mRS 评分 0 分。

(4) 辅助检查:

心电图:大致正常心电图。

影像学检查:头颅 CT 未见颅内出血;CTA 提右侧 PCA-P1 段闭塞,P2 段可见显影;CT 灌注 Rapid 成像提示右侧枕叶缺血低灌注(图 12-12)。

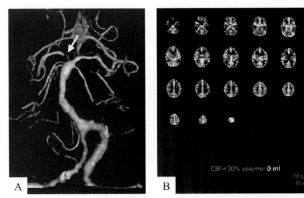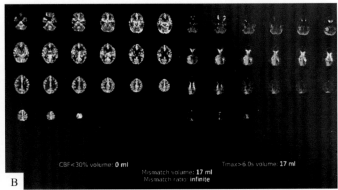

图 12-12　术前影像学检查

注:A. 右侧大脑后动脉 P1 段未显影(箭头所指);B. 右侧枕叶缺血低灌注,mismatch 体积 17 mL。

2. 临床诊断

①脑梗死(大动脉粥样硬化型);②右侧大脑后动脉闭塞;③高血压病;④2 型糖尿病。

病情分析:患者为睡眠卒中,表现为头晕和同侧偏盲,考虑枕叶病变,血管检查提示右侧PCA 闭塞,为责任血管。患者有高血压糖尿病等动脉粥样硬化的基础疾病,且 CTA 上可见椎-基底动脉多发硬化狭窄、P2 段远端显影,局部"笔尖征"改变,考虑为 PCA-P1 狭窄基础上闭塞。

3. 介入治疗

(1) 手术策略:经左侧 VA 入路行大脑后动脉取栓术。

（2）手术耗材及术中用药：

导引导管：6Fr Neuron MAX，内径 0.088 in，长度 90 cm；

导丝：泥鳅导丝，直径 0.035 in，长度 260 cm；

中间导管：5Fr Navien，内径 0.060 in，长度 125 cm；

微导管：Trevo Pro18，内径 0.021 in，长度 150 cm；

微导丝：ASAHI，直径 0.014 in，长度 200 cm；

取栓支架：Embotrap 5×21 mm；

替罗非班：5 mg/100 mL，12 mL 静脉推注，8 mL/h 微泵。

（3）手术过程（图 12 - 13）：6Fr 导引导管在单弯造影管及泥鳅导丝辅助下超选至左侧椎动脉 V2 段造影示右侧 PCA 闭塞，动脉晚期可见 P2 段显影。微导丝微导管超选至 P2 段远端，释放一枚 Embotrap 取栓支架，支架释放后可见右侧 PCA 恢复前向血流。一次取栓后右侧 PCA 恢复前向血流，P1 段重度狭窄；静脉给予替罗非班，观察 15 min 血流稳定，结束手术。

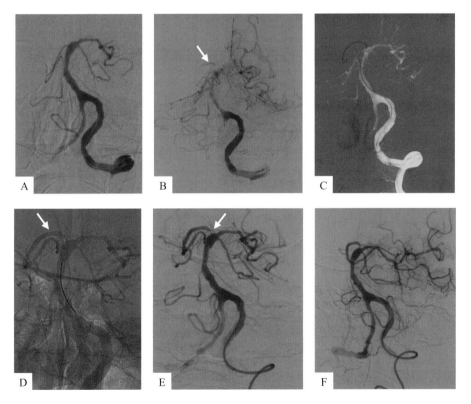

图 12 - 13　右侧大脑后动脉闭塞取栓

注：A. DSA 示右侧 PCA 未显影；B. 动脉晚期可见右侧 PCA - P2 段显影（箭头所指）；C. 微导丝超选至右侧 PCA - P2 段以远；D. 释放一枚 Embotrap 取栓支架（箭头所指）；E. 一次支架取栓后，PCA 再通，P1 段重度狭窄（箭头所指）；F. 观察 15 min，狭窄稳定，血流不受限。

（4）术后随访：术后 8 h，拔除气管插管，患者神清，查体合作，四肢肌力 M_5，左侧周围性面瘫,无明显偏盲,NIHSS 评分 3 分。术后 90 d 随访,无明显神经功能缺损症状及体征,NIHSS 评分 0 分,mRS 评分 0 分。

二 病例讨论

(一)大脑后动脉闭塞,药物治疗还是血管内取栓

PCA 闭塞(posterior cerebral artery occlusion,PCAO)占所有急性缺血性卒中的 5%~10%。由于 PCA 供血区域不仅包含颞叶内侧面和枕叶视觉中枢,还包含丘脑、中脑和其他深层结构,以及脉络丛以及侧脑室和第三脑室壁,PCAO 症状不尽相同。PCAO 可导致视觉丧失、认知变化、偏身感觉障碍、偏瘫,少数伴有丘脑旁正中动脉(Percheron 动脉)梗死的患者甚至出现意识改变或丧失。有报道称,一半以上的 PCAO 患者在 3 个月时由于视野缺损、认知障碍、偏瘫或神经性疼痛而遗留残疾,影响患者的工作生活。

PCAO 属于中等血管闭塞,对于 MeVO 目前指南推荐首选静脉溶栓治疗。但对 PCAO 患者,EVT 联合最佳内科治疗(best medicine management,BMM)与单纯 BMM 的优劣,仍存在争议。最近几个多中心研究,也无明确定论,但因其为回顾性研究,且受到样本量的限制或排除了 P1 病变患者(潜在 EVT 获益),尚不能为临床提供且准确的证据。

TOPMOST 研究纳入了欧洲、美洲及亚洲的人群,入组了 243 例 PCA P2—P3 段 PCAO 接受治疗的患者,并经过 1∶1 倾向性匹配,比较 EVT 与 BMM 出院时 NIHSS 评分较基线改变的差异。虽未得到显著性结果,但亚组分析中发现,不符合静脉溶栓条件或 NIHSS 评分高(≥10 分)的患者,EVT 似乎是更合理的选择。该研究还发现,与 BMM 相比,EVT 似乎是安全的,这为后续 PCAO 研究的开展提供了安全依据。PLATO 研究纳入了欧洲和北美 27 个中心的 1 023 例患者,病例数更大,且病变部位涵盖 P1–P3,将术后 90 d mRS 评分改变和 NIHSS 评分下降≥2 分设为共同主要结果。该研究没有发现大血管闭塞研究中常见临床终点的结果差异(如 90 d mRS 评分为 0~2),但 EVT 组早期 NIHSS 评分下降≥2 分的比例更大(65.5% vs 43.8%,$P < 0.0001$),视力恢复比例更大(70.2% vs 42.9%,$P = 0.002$)。同时,与 BMM 组相比,EVT 组的死亡率呈上升趋势,3 个月的死亡率为 10.1%,与 PCA 闭塞研究荟萃分析报告的 12.6% 的死亡率相当,与 BMM 组相比,EVT 组观察到的症状性颅内出血(symptomatic intracranial hemorrhage,sICH)和死亡率较高。ACAPULCO 协作组研究是一项多中心回顾性队列研究,研究对象是在早期时间窗(6h)入院的 PCAO 的急性缺血性脑卒中患者。该研究主要疗效结果是 3 个月的临床结局,将 mRS 评分 0~2 分或恢复到卒中前 mRS 评分定义为良好结局,发现 EVT+BMM 与良好的功能结局无关,但与颅内出血(symptomatic intracranial hemorrhage,sICH)和早期神经功能恶化(early neurological deteriorate,END)风险正相关。

目前,我们普遍用 mRS 评分评估患者的预后情况,但 mRS 评分是一个全局功能结果量表,对于部分孤立性 PCAO 患者,基线症状仅仅局限于感觉障碍或视野改变,对生活自理能力影响较小,利用常规的功能结局评估方法可能会降低血管内取栓良好预后的显著性。PLATO 研究中两组患者术后 90 d mRS 评分 0~2 分比例差异不明显,但 NIHSS 评分下降≥2 分的差异显著,可能因为 NIHSS 评分中包含了视野、感觉、认知等项目,更能体现这

类人群病情改善的程度。

由于侧支循环的代偿,PCA 近端闭塞未必与不良预后直接相关,部分 P1 闭塞的患者也可能获得良好预后。但中脑-丘脑在 PCA 供血区域受累后,因其存在运动-感觉传导束及意识激活系统,可能导致肢体运动感觉障碍,甚至昏迷,对预后影响大。Sung 等研究发现认为,中脑-丘脑区域低灌注是孤立性 PCA 闭塞不良预后的独立预测因素。故在临床中筛选,这类人群可能在 EVT 中获益,有待进一步研究。

（二）手术策略

1. 麻醉方式

良好的麻醉对于机械取栓术患者预后有积极作用。有文献报道,在接受血栓切除术的前循环急性缺血性卒中患者中,与清醒镇静相比,使用全身麻醉可显著降低 3 个月时的残疾比例。因 PCA 血管更加脆弱、纤细,腔内超选要求动作更加精准,因此,建议在全身麻醉下进行手术。

2. 通路选择

EVT 通路的建立前,需要充分评估双侧椎动脉条件,选择最适宜的治疗通路。一般首选优势侧。在双侧 VA 通路条件相仿前提下,股动脉穿刺一般选择左侧 VA 入路;桡动脉穿刺入路的以同侧 VA 入路（桡动脉穿刺前需要有颈部 CTA 影像以明确双侧 VA 形态及走行,从而选择左侧或右侧桡动脉穿刺）。

文献中 PCAO 患者 TOAST（the trial of org 10172 in acute stroke treatment）分型为大动脉粥样硬化的比例为 16%～18%,其中多数伴有一侧 VA 开口的重度狭窄或闭塞。VA–PCA 串联病变的手术策略可参照后循环串联病变血管内治疗的相关文献,通路选择分为"clean road"（非病变侧 VA 入路）和"dirty road"（病变侧 VA 入路）,治疗顺序可选顺向和逆向。我们中心通常采用"先远端,后近端"的治疗策略,以"尽快开通闭塞的 PCA"为宗旨。

3. 器械选择

PCAO 介入治疗需要通过曲折、薄而脆弱的颅内血管。因此,与大血管闭塞血栓切除术相比,需要一种更温和、更谨慎的方法来防止血管穿孔或夹层。

Adrien 等建议使用小尺寸的微导管、微导丝和小直径的取栓支架。该中心采用一种新型可调直径的取栓支架（Tigertriever 13）治疗中远端血管闭塞,90 d 功能独立患者率达到65%。虽然是一项单中心小样本观察性研究,但启发术者对中远端血管闭塞取栓器械选择的一些思考。此外还有关于应用直径 3 mm 的 Trevo 取栓支架（Trevo Baby）治疗 PCAO的报道。

4. 取栓策略

COMPASS 研究针对首选支架还是首选抽吸的策略选择,筛选了美国和加拿大的 270例前循环 LVO 患者进行随机对照试验,结果提示首选抽吸非劣于首选支架。但是,对于PCAO 取栓策略选择,目前没有报道。TOPMOST 亚组分析显示,首选抽吸和首选支架EVT 治疗原发性后循环 MeVO 均是安全和技术可行的,临床结果的良好预后率相似。

有文献报道,大脑中动脉流域中等血管闭塞 MeVO（M3–M4）的微导管抽吸取栓在技术上是可行和有效的；其出血并发症发生率较基于支架取出器取栓明显较低。PCAO 是否适合该项技术，目前没有报道，期待相关试验的开展与结果。

有学者提出，治疗 MeVO 时支架回收器回收过程中抽吸的必要性和安全性是值得怀疑的，必须重视血管塌陷的风险。远端抽吸可能导致更高的塌陷率，尤其是在中间导管未与凝块接触的情况下；这可能会增加回收过程中的血管拉直和颅内出血的风险。

相较于基底动脉闭塞，急性 PCA 闭塞发生率较低。目前对于 PCAO 的治疗策略及手术方式没有统一的答案，通常参照 LVO 的指南及临床研究结果。但 PCA 位于后循环，且属于中等血管，治疗方式应当有别于 LVO。随着 PCAO 的观察性临床研究结果不断展现，为 RCT 研究开展提供了一些依据。期待未来进一步的随机双盲多中心前瞻性试验，为临床治疗提供更可靠的证据。

（赛俊杰　崔言森　韩红星　戴冬伟）

· 参考文献 ·

［1］ AL-ALI F, BARROW T, DUAN L, et al. Vertebral artery ostium atherosclerotic plaque as a potential source of posterior circulation ischemic stroke：result from borgess medical center vertebral artery ostium stenting registry ［J］. Stroke, 2011,42(9):2544 - 2549.

［2］ BERKHEMER O A, BORST J, KAPPELHOF M, et al. Extracranial carotid disease and effect of intra-arterial treatment in patients with proximal anterior circulation stroke in MR CLEAN ［J］. Ann Intern Med, 2017,166(12):1 - 9.

［3］ ECKER R D, TSUJIURA C A, BAKER C B, et al. Endovascular reconstruction of vertebral artery occlusion prior to basilar thrombectomy in a series of six patients presenting with acute symptomatic basilar thrombosis ［J］. Neurointerv Surg, 2014,6(5):379 - 383.

［4］ IMAI K, MORI T, IZUMOTO H, et al. Transluminal angioplasty and stenting for intracranial vertebrobasilar occlusive lesions in acute stroke patients ［J］. AJNR Am J Neuroradiol, 2008,29(4):773 - 780.

［5］ MORTIMER A M, BRADLEY M, RENOWDEN S. Endovascular therapy for acute basilar artery occlusion：a review of the literature ［J］. J Neurointerven Surg, 2021,4(4):266 - 273.

［6］ NAGEL S, SCHELLINGER P D, HARTMANN M, et al. Therapy of acute basilar artery occlusion：intraarterial thrombolysis alone *vs* bridging therapy ［J］. Stroke, 2009,40(1):140 - 146.

［7］ PAPANAGIOTOU P, HAUSSEN D C, TURJMAN F, et al. Carotid stenting with antithrombotic agents and intracranial thrombectomy leads to the highest recanalization rate in patients with acute stroke with tandem lesions ［J］. JACC Cardiovasc Interv, 2018,11(13):1290 - 1299.

［8］ SCHONEWILLE W J, WIJMAN C A, MICHEL P et al. Treatment and outcomes of acute basilar artery occlusion in the basilar atery international cooperation study (BASICS)：a prospective registry study ［J］. Lancet Neurol, 2009,8(8):724 - 730.

［9］ WANG Y J, ZHAO X Q, LIU L P, et al. Prevalence and outcomes of symptomatic intracranial large artery stenoses and occlusions in China：The Chinese Intracranial Atherosclerosis (CICAS) study ［J］. Stroke, 2014,45(3):663 - 669.

［10］ XING P F, ZHANG Y W, LI Z F, et al. The "distal-to-proximal" strategy for the treatment of posterior circulation tandem occlusions：a single-centre experience ［J］. Neuroradiology, 2020,62(7):867 - 876.

［11］ YANG H H, MA N, ZHANG S Y, et al. Endovascular revascularisation of acute tandem vertebrobasilar artery occlusion：seven case series with literature reviews ［J］. Stroke Vasc Neurol, 2018,3(1):17 - 21.

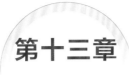

第十三章

特殊类型病变

第一节　多支血管闭塞

一 病历简介

（一）病例 1：双侧前循环大血管同时闭塞

1. 临床表现

（1）病史：患者，男，70 岁。"突发意识障碍 4.5 小时"急诊入院。患者急性起病，病程中无抽搐发作，无二便失禁。头颅 CT 未见颅内出血，诊断为脑梗死。考虑患者存在大血管闭塞，直接入导管室行 DSA 检查。

（2）既往史：有房颤病史。吸烟史，1000 年支。否认高血压病、糖尿病等。

（3）神经系统查体：昏迷，双侧瞳孔等大等圆，直径 3mm，对光反射灵敏，双眼向左强迫凝视；四肢肌张力高，左侧肢体疼痛刺激可定位，右侧肢体刺激伸直，双侧 Babinski 征（＋）；NIHSS 36 分，GCS 7 分。

（4）辅助检查：

血常规：白细胞 5.88×10^9/L，血小板 110×10^9/L。

血糖：4.7mmol/L。

心电图：心房纤颤。

影像学检查：术前头颅 CT 平扫提示双侧颞叶，岛叶多发低密度改变；DSA 显示左侧颈内动脉颅内段急性闭塞、右侧大脑中动脉 M1 段急性闭塞（图 13-1）。

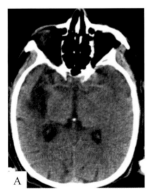
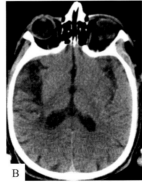
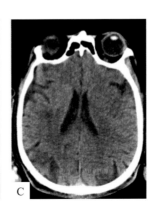

A　　　　　　　B　　　　　　　C

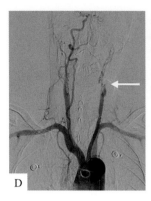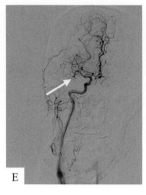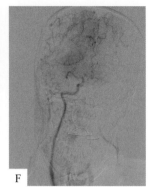

图 13 - 1　取栓术前影像评估

注：A～C. 头颅 CT 平扫见双侧颞叶、岛叶多发低密度改变；D. DSA 主动脉弓造影提示左侧颈内动脉颅内段闭塞（箭头所指）；E. 右侧颈总动脉造影显示右侧大脑中动脉 M1 段闭塞（箭头所指）；F. 右侧颈总动脉造影示血流经右侧大脑前动脉向右侧大脑中动脉区域代偿，左侧颈内动脉分叉部未显影。

2. 临床诊断

①急性脑梗死（心源性栓塞）；②左侧颈内动脉颅内段栓塞＋右侧大脑中动脉 M1 段栓塞；③心房纤颤。

病情分析：患者为老年男性，有明确的房颤病史，造影检查显示双侧前循环同时闭塞，因此考虑卒中原因为心源性栓塞。双侧前循环同时急性栓塞通常症状较重，但造影显示右侧颈内动脉-大脑前动脉向双侧缺血区域均有软脑膜代偿，快速开通仍有获得良好预后可能。患者左侧为颈内动脉闭塞，缺血范围较右侧大，且左侧为优势半球，因此优先左侧机械取栓。

3. 介入治疗

（1）手术策略：经右侧股动脉入路先行左侧颈内动脉颅内段闭塞支架联合中间导管取栓，后行右侧大脑中动脉闭塞取栓。

（2）手术耗材及术中用药：

导引导管：8Fr Mach1，内径 0.091 in，长度 90 cm；

导丝：泥鳅导丝，直径 0.035 in，长度 150 cm；

颅内支持导管：Catalyst 6，外径 6.0F/内径 0.060 in，长度 132 cm；

微导管：Rebar 18，内径 0.021 in，长度 153 cm；

微导丝：Synchro，直径 0.014 in，长度 200 cm；

取栓支架：Solitaire FR 6×30 mm。

（3）手术操作过程（图 13 - 2）：局麻镇静。泥鳅导丝辅助 8Fr Mach1 导引导管、Catalyst 6 颅内支持导管采用同轴技术超选左侧颈内动脉，并将 Mach1 导引导管头端置于左侧颈内动脉 C1 段，Catalyst 6 颅内支持导管置于左侧颈内动脉海绵窦段。Synchro 微导丝辅助下，将微导管超选至大脑中动脉 M2 段，撤出微导丝，经微导管造影示远端血管通畅（图 13 - 2A）；经微导管释放一枚 Solitaire FR 6×30 mm 取栓支架，支架远端覆盖大脑中动脉 M1 段分叉部，支架释放后路图见颈内动脉恢复前向血流，颈内动脉颅内段及大脑中动脉近段存在大量血栓（图 13 - 2B）。抵进支持导管，头端接近血栓，而后撤出微导管，采用

Swim技术取栓一次。正侧位造影显示左侧颈内动脉再通,eTICI 3级(图13-2C、D)。将导引导管及颅内支持导管同轴置于右侧颈内动脉,路图显示右侧大脑中动脉M1段闭塞(图13-2E)。采用Snake技术推送支持导管至闭塞段近端,ADAPT技术负压抽吸取出小块暗红色血栓。再次路图显示血管未能开通(图13-2F)。改行SWIM技术取栓,微导丝辅助下,将Rebar微导管头端超选至大脑中动脉M2段,经微导管释放Solitaire FR 6×30 mm取栓支架(图13-2G)。撤出微导管,回拉支架取出暗红色血栓,而后再次路图显示颞叶仍有部分供血动脉缺失(图13-2H)。侧位路图确认大脑中动脉下干分支闭塞(图13-2I)。微导丝辅助下,将Rebar微导管头端超选至闭塞分支远端,经微导管释放Solitaire FR 6×30 mm取栓支架,再次取栓一次(图13-2J)。正侧位造影显示右侧大脑中动脉成功再通,eTICI 3级(图13-2K、L),结束手术。

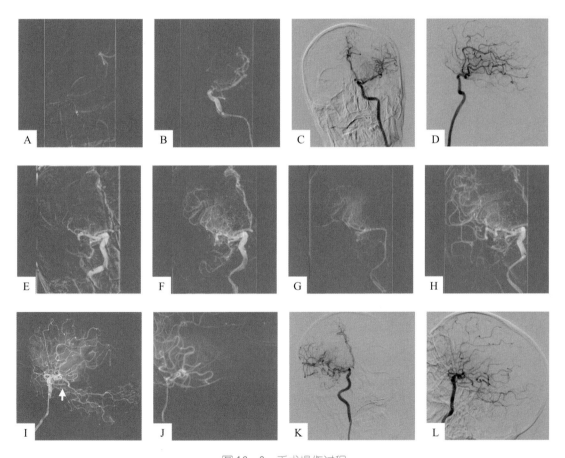

图13-2　手术操作过程

(4)术后处理及随访:术后入重症监护病房,监测生命体征,患者病情平稳。术后48 h头颅磁共振检查:DWI序列见双顶、左颞、左侧岛叶、左侧基底节区异常信号影,考虑急性期脑梗死(图13-3A~E)。MRA显示双侧颈内动脉、大脑中动脉通畅(图13-3F)。术后6 d开始给予利伐沙班20 mg抗凝治疗。术后90 d电话随访,患者未遗留明显神经功能障碍,NIHSS评分0分,mRS评分0分。

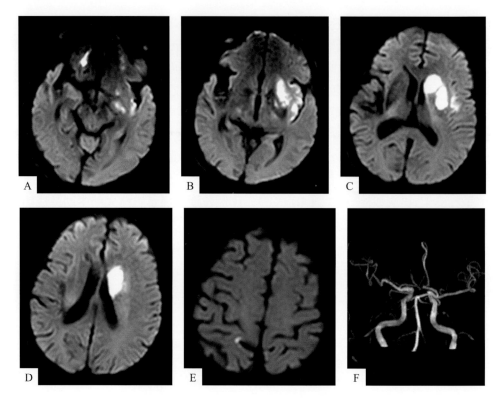

图 13 - 3　术后头颅磁共振

（二）病例 2：双侧椎动脉同时闭塞

1. 临床表现

（1）病史：患者，男，55 岁。因"头晕 1 天，左侧肢体无力伴言语不清 8 小时"急诊入院。患者因头晕起病，伴有恶心、呕吐，症状进行性加重，病程中无抽搐发作，无二便失禁。头颅 CT 未见颅内出血，直接入导管室行 DSA 检查。

（2）既往史：高血压病病史 3 年，吸烟史 30 年，1200 年支。否认糖尿病病史。

（3）神经系统查体：意识清醒，构音障碍，双侧瞳孔等大等圆，直径 3 mm，对光反射灵敏，双眼右视水平性粗大眼震；左侧肢体肌力 M_1，右侧肢体肌力正常，左下肢 Babinski 征（+）；NIHSS 评分 12 分，GCS 评分 15 分。

（4）辅助检查：

血常规：白细胞 9.61×10^9/L，血小板 279×10^9/L。

血糖：5.75 mmol/L。

心电图：未见异常。

影像学检查：术前头颅 CT 平扫提示多发腔隙性脑梗死（图 13 - 4A～D）；DSA 显示左侧椎动脉 V4 段重度狭窄伴急性血栓形成（图 13 - 4E、F 箭头所指），右侧椎动脉 V4 段急性闭塞（图 13 - 4G、H）。

2. 临床诊断

①急性脑梗死（大动脉粥样硬化型）；②左侧椎动脉颅内段重度狭窄伴血栓形成＋右侧

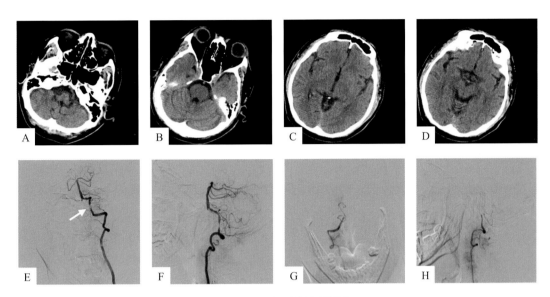

图 13 - 4 取栓术前影像评估

椎动脉颅内段急性闭塞;③高血压病。

病情分析:患者为中年男性,以头晕起病,伴有水平眼震,构音障碍,左侧偏瘫,结合DSA 检查,考虑右侧椎动脉为急性闭塞。患者症状为进行性加重,同时左侧椎动脉 V4 段存在重度狭窄,局部可见少量新鲜血栓,考虑闭塞原因为动脉粥样硬化狭窄基础上的急性闭塞,应进行再通;左侧为优势椎动脉,存在重度狭窄及血栓,应同期治疗。

3. 介入治疗

(1)手术策略:经右侧股动脉入路先行左侧椎动脉颅内段闭塞支架联合中间导管SWIM 技术取栓;如取栓后 V4 段仍存在重度狭窄,行血管成形术。而后行右侧椎动脉闭塞机械取栓备血管成形术。

(2)手术耗材及术中用药:

导引导管:8Fr Mach1,内径 0.091 in,长度 90 cm;

导丝:泥鳅导丝,直径 0.035 in,长度 150 cm;

颅内支持导管:Catalyst 6,外径 6.0F/内径 0.060 in,长度 132 cm;

微导管:Rebar 18,内径 0.021 in,长度 153 cm;

微导丝:Traxcess 14,直径 0.014 in,长度 200 cm;

取栓支架:Solitaire FR 6×30 mm;

颅内动脉支架系统:Apollo 2.5×13 mm;

替罗非班:1.0 mg 动脉导管内推注(0.05 mg/min)。

(3)手术操作过程(图 13 - 5):局麻镇静后,泥鳅导丝辅助 8Fr Mach1 导引导管置于左侧锁骨下动脉,Catalyst 6 颅内支持导管超选进入左侧椎动脉。Traxcess 微导丝辅助下,将微导管头端超选至基底动脉,撤出微导丝,经微导管释放一枚 Solitaire FR 6×30 mm 取栓支架,支架头端位于左侧椎动脉末端近椎基底动脉汇合部(图 13 - 5A)。采用 Swim 技术取栓一次后造影显示左侧椎动脉血栓清除,但仍然存在重度狭窄(图 13 - 5B 箭头所指)。经颅内支持导管动脉内给予负荷剂量替罗非班后,微导丝辅助下将 Apollo 2.5×13mm 颅内动脉支架系统置于狭窄处,缓慢充盈球囊释放支架,造影显示左侧椎动脉颅内狭窄改善,无明显残余狭窄(图 13-5C)。泥鳅导丝辅助 8Fr Mach1 导引导管置于右侧锁骨下动脉,Catalyst 6 颅内支持导管超选进入右侧椎动脉。微导丝辅助下,将 Rebar 微导管头端通过右侧椎动脉闭塞段,超选至基底动脉,经微导管释放 Solitaire FR 6×30mm 取栓支架(图 13-5D)。回拉支架取出暗红色血栓一小块,而后造影显示右侧椎动脉成功再通,eTICI 3 级。右侧椎动脉 V4 段存在中度狭窄(图 13-5E 箭头所指)。观察 15min,正侧位造影未见狭窄程度加重,结束手术(图 13-5F~H)。

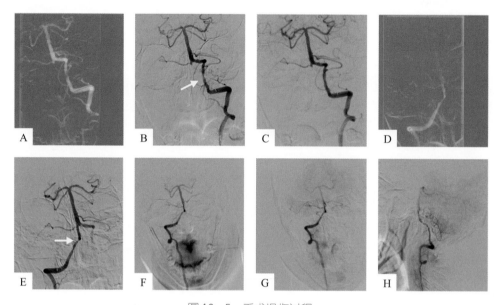

图 13-5 手术操作过程

(4) 术后处理及随访:术后入重症监护病房,监测生命体征,替罗非班 0.06 μg/(kg·min)持续静脉泵入。术后 24h 开始给予阿司匹林 100mg,氯吡格雷 75mg,阿托伐他汀钙 20mg。术后 48h 头颅磁共振检查:DWI 序列见延髓背侧、双侧小脑半球、左枕异常信号影,考虑急性期脑梗死(图 13-6A~D)。MRA 显示双侧椎动脉、基底动脉通畅(图 13-6E)。术后 90d 随访,患者自述仍有轻度头晕,NIHSS 评分 0 分,mRS 评分 1 分,CT 血管成像显示左侧椎动脉颅内段支架成形良好,双侧椎动脉通畅(图 13-6F),停用氯吡格雷。

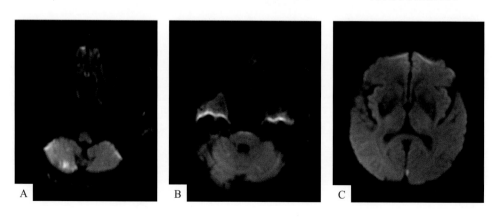

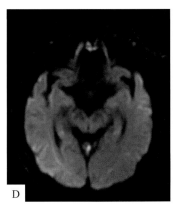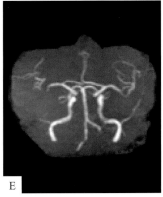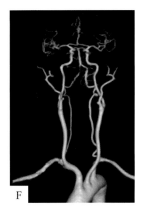

图 13-6 术后头颅磁共振及 CT 血管成像

二 病例讨论

（一）背景及诊断

多支血管同时急性闭塞引发多个区域急性缺血性卒中的情况相对罕见，文献报道其发生率占急性大血管闭塞性缺血性卒中的 10.7% 左右。其中 2 支血管、3 支血管、4 支血管同时闭塞分别占 80%、16.9% 及 2.6%。而累及不同循环的多支血管闭塞发生率更低，文献报道占 0.35%～2%，这种情况预示着机体存在不稳定的血栓来源，也有较高的卒中复发率。累及不同循环的多血管闭塞多见于心源性卒中，也可见于大动脉粥样硬化或肿瘤相关性卒中。当颅内动脉存在多发动脉粥样硬化狭窄时，可在一些疾病（例如腹泻、心律失常、服用促凝药物）等全身性因素作用下急性加重导致多支狭窄血管闭塞。多循环大血管同时闭塞患者临床症状重，具有较高的基线 NIHSS 评分（文献报道中位数为 22 分，IQR：13.5～33），甚至出现昏迷。

（二）治疗方法

1. 血管内介入治疗

文献报道，累及不同循环的多支血管闭塞成功再通率并不低于单支血管闭塞。但即使机械取栓成功再通，仍然预后较差，死亡率高于 50%。预后不良原因与核心梗死大小、侧支代偿、发病至再通时间、闭塞部位等多因素相关，文献报道至少有一侧是 M2 段栓塞时才可能有较为理想的预后。

2. 不同血管闭塞的治疗顺序

对于不同循环多支血管闭塞，治疗顺序较难抉择。Pop 等最早报道了不同循环多支血管闭塞的机械取栓研究，他们优先开通患者最早出现症状的责任血管，认为先出现症状的血管闭塞时间更长；也有研究建议，如存在基底动脉闭塞应优先开通，因为基底动脉闭塞导致脑干缺血，症状更重，预后更差；而另一些研究建议根据缺血半暗带小、侧支代偿情况、是否为优势半球及路径难易程度决定开通顺序。Larrew 等报道了两名术者同时进行操作的不同循环多支血管闭塞的方法，可有效缩短再通时间。但这种方法也有一定的缺点，需要两位独立操作的神经介入术者，同时需在同一造影设备下协调操作。

3. 合并症的治疗

不同循环多支血管闭塞，通常合并心源性疾病或腹泻、心律失常等全身性疾病，这些疾病可导致血管再次闭塞、延长患者昏迷时间甚至危及生命，在治疗卒中同时，应积极治疗合并疾病。

（张　广　史怀璋　赵　瑞）

第二节　经侧支途径取栓

一　病历简介

（一）病例 1：经前交通动脉跨循环取栓

1. 临床表现

（1）病史：患者，男，47 岁。因"醒后右侧无力 3 小时"急诊入院。患者距最后正常时间为 9 h，病程中无抽搐发作，无头颈部疼痛，无恶心、呕吐。

（2）既往史：患者既往健康，否认高血压病、糖尿病等。无吸烟饮酒史。喜爱羽毛球运动。

（3）神经系统查体：意识清醒，言语流利。双侧瞳孔等大等圆，对光反射灵敏。双眼向右侧视活动受限；右侧中枢性面舌瘫。左侧肢体肌力正常。右侧上肢肌力 M_0，右下肢肌力 M_3，右侧 Babinski 征（+）；NIHSS 评分 10 分。

（4）辅助检查：

血常规：白细胞 $7.75×10^9$/L，血小板 $225×10^9$/L。

血糖：6.7 mmol/L。

心电图：窦性心律，正常心电图。

影像学检查：术前磁共振 DWI 序列显示左侧基底节区脑梗死（图 13 - 7A、B）；FLAIR 序列未见梗死改变（图 13 - 7C、D）。MRA 显示左侧颈内动脉岩段至交通段闭塞，前交通动脉开放，颈内动脉分叉部显影良好，同时可见左侧大脑中动脉 M1 段闭塞（图 13 - 7E 箭头所指）。入导管室，局麻镇静状态下行右侧股动脉穿刺，DSA 结果显示左侧颈内动脉闭塞（图 13 - 7F），可见"鼠尾征"，可疑动脉夹层导致颈内动脉闭塞。

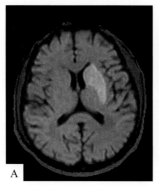
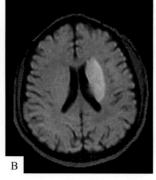
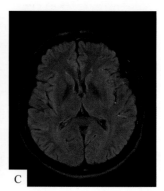

A　　　　　　　　　　　B　　　　　　　　　　　C

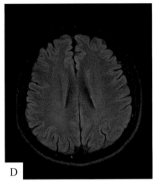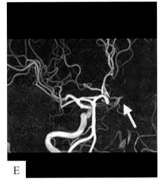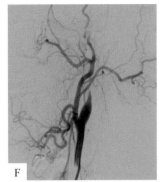

图 13 - 7 取栓术前影像评估

2. 临床诊断

①急性脑梗死（其他原因型）；②左侧大脑中动脉 M1 段栓塞+左侧颈内动脉闭塞。

病情分析：患者为中年男性，无高血压病、糖尿病、无吸烟史等动脉粥样硬化危险因素。造影显示左侧颈内动脉自岩段闭塞，可见"鼠尾征"，可疑动脉夹层。结合 MRA 显示同侧大脑中动脉闭塞，考虑为颈内动脉夹层血栓导致大脑中动脉栓塞，属于颅内外串联病变。患者为醒后卒中，但 DWI 与 FLAIR 影像存在错配区域，并且符合 DAWN 研究入选标准，可进行机械取栓。

3. 介入治疗

（1）手术策略：采用右侧股动脉入路，在泥鳅导丝或微导丝辅助下寻找颈内动脉真腔，将颅内支持导管通过夹层段，先行大脑中动脉闭塞取栓；而后治疗颈段夹层。如导丝正向难以通过夹层，可通过右侧颈内动脉跨前交通逆向通过夹层，重建颈内动脉。

（2）手术耗材及术中用药：

导引导管：8Fr Mach1，内径 0.091 in，长度 90 cm；

导丝：泥鳅导丝，直径 0.035 in，长度 150 cm；

颅内支持导管：Catalyst 6，外径 6.0F/内径 0.060 in，长度 132 cm；

微导管：Rebar 18，内径 0.021 in，长度 153 cm；

微导丝：Traxcess，直径 0.014 in，长度 200 cm；

取栓支架：Solitaire FR 6×30 mm；

替罗非班：1.0 mg 动脉导管内推注（0.05 mg/min）。

（3）手术操作过程（图 13 - 8）：局麻镇静。泥鳅导丝辅助 8Fr Mach1 导引导管、Catalyst 6 颅内支持导管采用同轴技术超选至左侧颈内动脉，并将 Mach1 导引导管头端置于左侧颈内动脉 C1 段。泥鳅导丝尝试寻找颈内动脉真腔未能成功。采用 Traxcess 微导丝辅助 Rebar 18 微导管尝试通过夹层段亦未能成功。造影见左侧颈内动脉岩段以远夹层闭塞（图 13 - 8A）。穿刺左侧股动脉，将 6F 导引导管置于右侧颈内动脉 C2 段，Traxcess 微导丝辅助 Rebar 18 微导管经右侧颈内动脉-大脑前动脉跨前交通动脉，逆向进入左侧颈内动脉颅内段，超选择造影显示微导管位于左侧颈内动脉真腔，同时可见左侧颈内动脉岩段至海绵窦段存在夹层（图 13 - 8B、C）。将微导管头端超选全夹层近端，经微导管逆向释放 Solitaire FR 6×30 mm 取栓支架，而后经左侧导引导管路图显示前向血流恢复（图 13 -

8D）。微导丝辅助微导管自左侧颈内动脉正向通过夹层段，而后轻柔推送颅内支持导管通过夹层至海绵窦段，经导引导管路图显示 Solitaire FR 支架位于真腔外（图 13－8E 箭头所指），但颅内支持导管位于血管真腔，远端可见大脑中动脉闭塞。尝试经前交通动脉使用微导管回收取栓阻力极大，为防止前交通动脉损伤，遂解脱 Solitaire FR 6×30mm 支架，左侧颈内动脉成功再通（图 13－8F）。微导丝辅助下推送支持导管至大脑中动脉闭塞近端，ADAPT 技术负压抽吸取出暗红色血栓。造影显示大脑中动脉再通（图 13－8G）。正侧位造影显示左侧颈内动脉-大脑中动脉前向血流不受限，eTICI 2b 级（图 13－8H、I）。右侧颈内动脉路图显示前交通动脉开放，双侧大脑前动脉通畅（图 13－8J）。

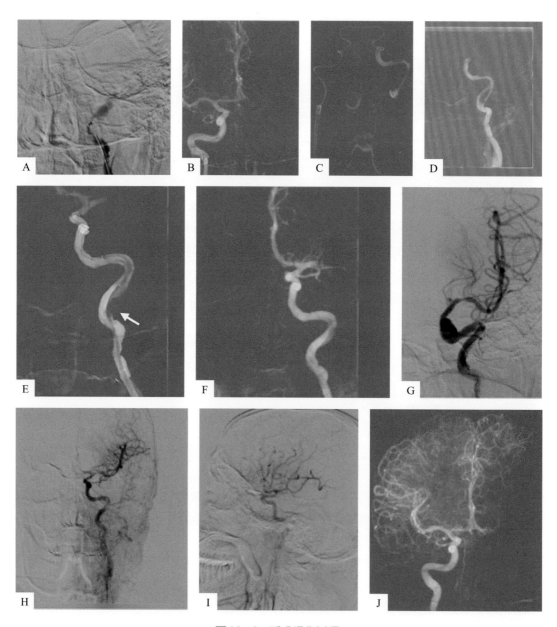

图 13－8　手术操作过程

（4）术后处理及随访：术后入重症监护病房，监测生命体征，替罗非班 0.06 μg/(kg·min) 持续静脉泵入，患者病情平稳。术后 24 h 右侧肢体肌力恢复 M_4，给予阿司匹林 100 mg，氯吡格雷 75 mg，阿托伐他汀钙 20 mg。术后 48 h 头颅磁共振检查：DWI 序列见双额、双侧基底节区、左顶急性期脑梗死（图 13-9A～D）。头颈 CTA 显示左侧颈内动脉、大脑中动脉通畅，岩段中度狭窄（图 13-9E、F 箭头所指）。术后 90 d 电话随访，患者未遗留明显神经功能障碍，NIHSS 评分 0 分，mRS 评分 0 分。

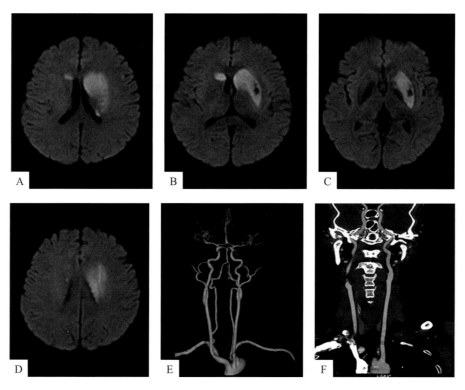

图 13-9 术后头颅磁共振及 CT 血管成像

（二）病例 2：椎基底动脉串联闭塞经侧支逆向开通

1. 临床表现

（1）病史：患者，男，55 岁。因"右侧肢体无力 7 小时"急诊入院。患者急性起病，病程中伴有头晕及恶心、呕吐，无抽搐发作，无饮水呛咳，无二便失禁。

（2）既往史：无高血压病及糖尿病病史。无吸烟史。

（3）神经系统查体：意识清，构音障碍，双眼向右侧强迫凝视，可见粗大水平眼震，双侧瞳孔等大等圆，对光反射灵敏；右侧肢体肌力 M_2，双侧 Babinski 征（-）；NIHSS 评分 14 分。

（4）辅助检查：

血常规：白细胞 $5.30×10^9$/L，血小板 $202×10^9$/L。

血糖：5.08 mmol/L。

心电图：正常范围心电图。

影像学检查：术前头颅 CT 平扫未见异常（图 13-10A～F）；入导管室后局麻镇静状态

下行右侧股动脉穿刺，DSA结果显示左侧椎动脉闭塞，锁骨下动脉造影未见椎动脉闭塞残端（图13-10G），甲状颈干与左椎动脉V2段存在吻合（图13-10H箭头所指）。右侧椎动脉为非优势动脉，起始段狭窄（图13-10I），右侧小脑后下动脉以远椎动脉纤细，可见逆向充盈至左侧椎动脉V4段；基底动脉下段闭塞（图13-10J箭头所指）。左侧颈内动脉造影可见血流经后交通动脉向基底动脉代偿至中段（图13-10K、L箭头所指）。

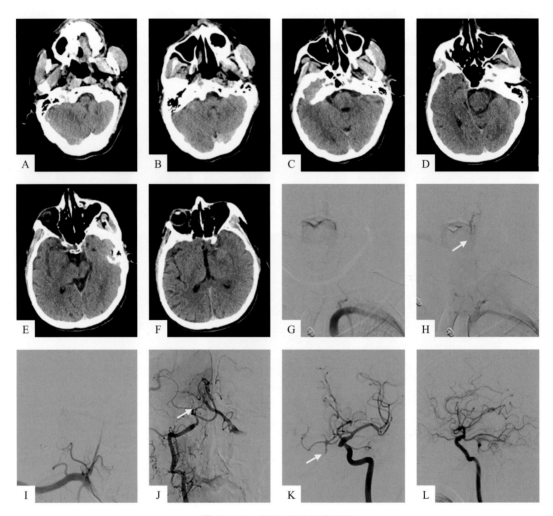

图13-10　取栓术前影像评估

2. 临床诊断

①急性脑梗死（大动脉粥样硬化型）；②基底动脉栓塞；③左侧椎动脉起始部闭塞；④右侧椎动脉起始重度狭窄。

病情分析：患者为中年男性，造影显示左侧椎动脉起始闭塞，同时可见基底动脉闭塞，右侧椎动脉颅内段纤细（先天发育），为非优势供血。考虑为左侧椎动脉起始部急性闭塞且血栓脱落导致基底动脉栓塞。

3. 介入治疗

（1）手术策略：右侧椎动脉颅内段纤细（先天发育）难以通过取栓器械，因此拟经左侧椎动脉入路（"dirty road"）行基底动脉闭塞取栓及左侧椎动脉闭塞开通血管成形术。如不能成功，因颈升动脉与椎动脉存在吻合，可尝试通过吻合支逆向开通。

（2）手术耗材及术中用药：

导引导管：8Fr Mach1，内径 0.091 in，长度 90 cm；

导丝：泥鳅导丝，直径 0.035 in，长度 150 cm；

颅内支持导管：Catalyst 6，外径 6.0F/内径 0.060 in，长度 132 cm；

微导管：Rebar 18，内径 0.021 in，长度 153 cm；Excelsior SL 10，内径 0.017 in，长度 150 cm；

微导丝：Traxcess 14，直径 0.014 in，长度 200 cm；PT2 300，直径 0.014 in，长度 300 cm；PT2 185，直径 0.014 in，长度 185 cm；

球囊扩张导管：Sterling 3×20 mm；

取栓支架：Solitaire FR 6×30 mm；

颅内动脉支架系统：Apollo 3.5×23 mm；

替罗非班：1.0 mg 动脉导管内推注（0.05 mg/min）。

（3）手术操作过程（图 13 - 11）：局麻镇静后。泥鳅导丝辅助将 8Fr Mach1 导引导管内衬 4F 多功能导管置于左侧锁骨下动脉，造影未见椎动脉闭塞残端，尝试寻找椎动脉管腔未能成功（图 13 - 11A）。将多功能导管置于甲状颈干，路图显示颈升动脉与椎动脉存在吻合（图 13 - 11B、C 箭头所指）。Traxcess 微导丝辅助下，SL 10 微导管通过吻合口逆向进入椎动脉 V1 段，并穿过椎动脉起始闭塞进入锁骨下动脉，超选择证实微导管位于锁骨下动脉真腔后，置入 PT2 300 微导丝，交换撤出微导管及多功能导管（图 13 - 11D 箭头所指）。以 PT 300 微导丝与锁骨下动脉交点为着力点，PT2 导丝辅助 SL 10 微导管正向通过椎动脉起始闭塞，进入 V2 段（图 13 - 11E）。撤出逆向导丝，经 SL 10 微导管将 PT 300 导丝正向置于椎动脉内，再经导丝正向使用 Sterling 3×20 mm 球囊导管扩张椎动脉起始闭塞处（图 13 - 11F 箭头所指）。撤出球囊同时跟进导引导管，头端置于椎动脉 V1 段远端。将 Catalyst 6 颅内支持导管头端置于 V4 段，路图证实基底动脉下段闭塞（图 13 - 11G）。Synchro 微导丝辅助下将 Rebar 18 微导管头端置于基底动脉上段，经微导管释放 Solitaire FR 6×30 mm 取栓支架（图 13 - 11H）；SWIM 技术取栓一次后基底动脉再通（图

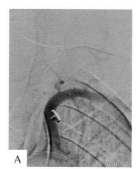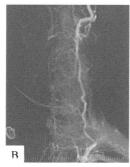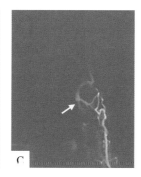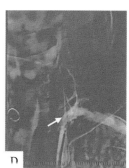

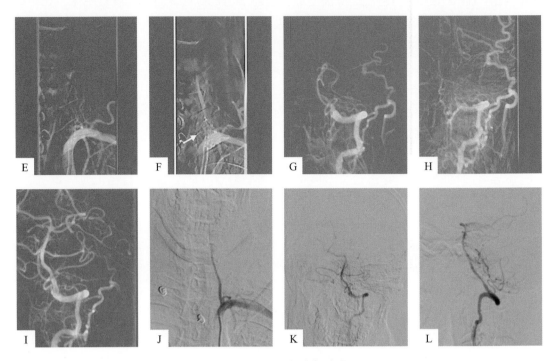

图 13-11　手术操作过程

13-11I）。将 Apollo 3.5×23 mm 颅内动脉支架系统释放于左侧椎动脉起始，支架成形良好（图 13-11J）。正侧位造影显示椎基底动脉成功再通，eTICI 3 级（图 13-11K、L），结束手术。

（4）术后处理及随访：术后入重症监护室病房，吸氧、监测生命体征，替罗非班 0.06 μg/（kg·min）持续静脉泵入。术后 24 h 患者肢体肌力恢复，NIHSS 评分 0 分。术后 48 h 头颅磁共振检查：DWI 序列见双侧小脑半球、桥脑可见多发斑片状异常信号影，考虑急性期脑梗死（图 13-12A～D）；MRA 显示基底动脉通畅（图 13-12E、F）。术后给予双联抗血小板治疗。术后 90 d 电话随访，无明显神经功能障碍，NIHSS 评分 0 分，mRS 评分 0 分。

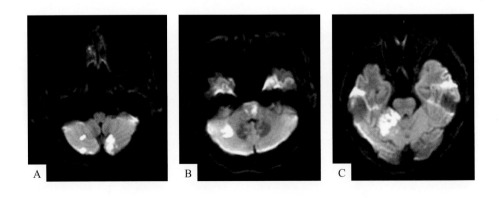

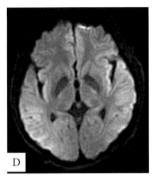
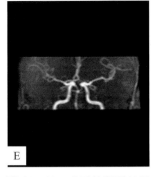
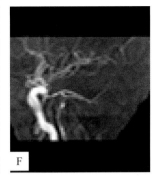

图 13－12　术后头颅磁共振

㈡ 病例讨论

机械取栓是治疗大血管急性闭塞导致的缺血性卒中的有效治疗方式。随着器械与技术的进步,取栓成功再通率逐渐升高,但是仍然有约 12% 病例未能再通。其中近端颅外动脉严重血管迂曲、夹层、闭塞等原因,导致取栓器械不能通过是重要的原因之一。此时,可通过侧支途径直接抵达颅内血栓部位。

（一）跨循环取栓

跨循环取栓可通过前交通、后交通动脉抵达颅内血栓部位,从而避免通过颅外复杂病变。Liu 等报道了一例因为椎动脉起始支架植入,导引导管不能进入椎动脉的基底动脉栓塞病例,最终通过颈内动脉-后交通动脉取栓成功。Hui 等报道了经椎基底-后交通动脉进行大脑中动脉取栓病例。文献证实,跨循环取栓具有较高的成功再通率,并能缩减穿刺-再通时间。

跨循环取栓也存在潜在风险,部分患者交通动脉发育不良,强行通过可能造成动脉损伤,导致出血。应确定交通动脉的直径是否能安全通过微导管。

（二）经侧支血管逆向再通

1. 椎动脉的吻合

对于椎动脉起始闭塞,导丝通过困难或无明显椎动脉残端未能开通的病例,除复合手术外,也可以采用经侧支血管逆向再通。椎动脉起始段闭塞后,常见的侧支代偿途径有:同侧颈升动脉、颈深动脉向 V2 段代偿;颈外动脉的枕动脉通过颈部肌支向 V2 段代偿;对侧颈外动脉跨越中线与同侧的吻合。一般选取侧支动脉粗大,吻合口宽的血管进行逆向开通。惠鑫、李安之、Morales 等均报道了经侧支途径逆向开通椎动脉成功取栓病例。

2. 技术要点

将造影导管置于侧支代偿动脉近端,工作角度造影,清晰显示吻合口,选用头端柔软的 0.014 in 微导丝辅助 0.017 in 微导管经侧支动脉进入椎动脉,向下逆行通过椎动脉起始闭塞段,而后撤出微导丝,经微导管超选择造影证实位于锁骨下动脉真腔后,置入 PT2 300 微导丝,交换撤出微导管及多功能导管。经导引导管送入微导管及 PT2 185 导丝,以 PT 300 微导丝与锁骨下动脉交点为着力点,PT2 导丝辅助 SL－10 微导管可轻松正向通过椎动脉起始闭塞段,进入 V2 段。撤出逆向导丝,经 SL－10 微导管将 PT 300 导丝交换正向置于椎动脉内,再经导丝正向使用球囊导管扩张椎动脉起始闭塞处撤出球囊同时跟进导引导管,头端置于椎动脉 V1 段创建取栓通路。

3. 风险及并发症

椎动脉发生闭塞后,侧支血管可能是后循环唯一的供血动脉。侧支血管通常较为迂曲,强行通过可能导致侧支血管夹层、损伤甚至破裂出血,失去代偿作用,可能加重缺血性损伤。选择粗大的侧支血管、头端柔软的微导丝以及 0.017 in 微导管可降低损伤风险。对于侧支血管通过困难的病例,可选择经侧支动脉溶栓作为替代方案。

(张　广　史怀璋　赵　瑞)

第三节　特殊入路取栓

 一 病历简介

(一)病例 1:经肱动脉入路基底动脉取栓

1. 临床表现

(1)病史:患者,男,73 岁,退休工人。因"突发意识障碍 1.5 小时"急诊入院。患者急性起病,病程中无抽搐发作,无二便失禁。

(2)既往史:患者两周前因患轻型卒中于外院治疗,后检查出房颤,口服利伐沙班治疗;合并高血压病病史 10 余年。无糖尿病病史。有吸烟史 50 余年,1000 年支。

(3)神经系统查体:昏迷,瞳孔,左右直径分别为 2.0 mm 和 4.0 mm,对光反射迟钝,双眼向右侧强迫凝视;左侧上肢疼痛刺激可定位,右侧肢体刺激伸直,双下肢肌张力增高,双侧 Babinski 征(+);NIHSS 评分 40 分,GCS 评分 7 分。

(4)辅助检查:

血常规:白细胞 6.25×10^9/L,血小板 159×10^9/L。

血糖:6.43 mmol/L。

心电图:心房纤颤。

影像学检查:术前头颅 CT 平扫显示多发小灶脑梗死,脑白质脱髓鞘改变,左侧椎动脉走行区高密度改变(图 13 - 13A～D 箭头所指)。入导管室后局麻镇静状态下行右侧股动脉穿刺,DSA 结果显示:基底动脉上段急性闭塞(图 13 - 13E、F)。

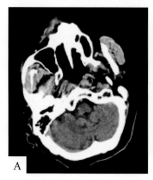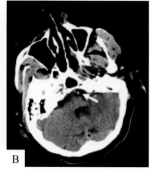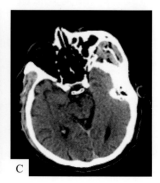

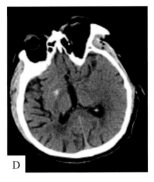
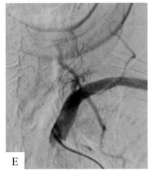
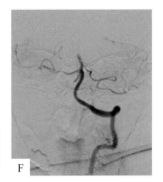

图 13-13　取栓术前影像评估

2. 临床诊断

①急性脑梗死（心源性栓塞）；②基底动脉闭塞；③心房纤颤；④糖尿病。

病情分析：患者为老年男性，有明确的房颤病史，造影检查显示基底动脉上段闭塞，因此卒中分型考虑为心源性栓塞型。

3. 介入治疗

（1）手术策略：经左侧椎动脉入路，采用 ADAPT 技术行基底动脉闭塞抽吸取栓。

（2）手术耗材：

导引导管：8Fr Mach1，内径 0.091 in，长度 90 cm；

导丝：泥鳅导丝，直径 0.035 in，长度 150 cm；

颅内支持导管：Catalyst 6，外径 6.0F/内径 0.060 in，长度 132 cm；

微导管：Rebar 18，内径 0.021 in，长度 153 cm；

微导丝：Synchro，直径 0.014 in，长度 200 cm。

（3）手术操作过程（图 13-14）：局麻镇静。泥鳅导丝辅助尝试将 8Fr Mach1 导引导管置于左侧锁骨下动脉，因锁骨下动脉与主动脉弓呈角过大，反复尝试未能成功。改行左侧肱动脉入路。于上臂内侧下 1/3，肘部皮肤皱褶向上两横指，肱二头肌肌腱内侧搏动最明显处，采用 Seldinger 技术穿刺，置入 8F 股动脉短鞘，泥鳅导丝辅助 8Fr Mach1 导引导管置于左侧锁骨下动脉（图 13-14A、B）。Catalyst 6 颅内支持导管超选至左侧椎动脉 V4 段，路图显示基底动脉上段闭塞（图 13-14C 箭头所指）。Synchro 微导丝及 Rebar 18 微导管辅助下，推送支持导管至闭塞段近端，ADAPT 技术取出大块暗红色血栓后造影显示血管成功再通，eTICI 2b 级，右侧大脑后动脉远端仍有闭塞（图 13-14D 箭头所指），结束手术。

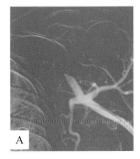
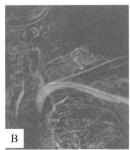
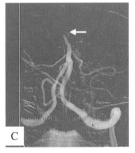
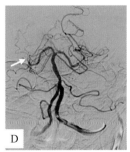

图 13-14　手术操作过程

（4）术后处理及随访：术后入重症监护病房，吸氧、监测生命体征。术后即刻患者意识恢复。术后 48 h 头颅磁共振检查：DWI 序列见右侧小脑、双侧桥脑左侧丘脑异常信号影，考虑急性期脑梗死（图 13-15A～D）；MRA 显示基底动脉通畅（图 13-15E、F）。术后 6 d 开始给予利伐沙班 20 mg 抗凝治疗。术后 90 d 电话随访，患者遗留右侧肢体麻木感，无明显神经功能障碍，NIHSS 评分 0 分，mRS 评分 1 分。

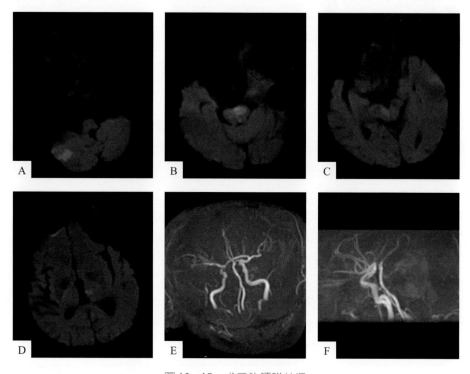

图 13-15　术后头颅磁共振

（二）病例 2：颈总动脉切开复合手术机械取栓

1. 临床表现

（1）病史：患者，女，56 岁，退休工人。因"一过性意识不清伴右侧肢体无力 1 天"入院。患者急性起病，表现为发作性意识丧失，10 min 后意识恢复，遗留右侧肢体轻度无力；入院后检查发现左侧颈总动脉闭塞，给予抗凝治疗。入院第 6 天，患者突发言语障碍，右侧肢体肌力进一步下降，急诊查 CTA 提示左侧大脑中动脉闭塞。

（2）既往史：患者既往有房颤病史。否认高血压病、糖尿病病史。无吸烟、饮酒史。病前有外伤史，自述左侧颈部胀痛。

（3）神经系统查体：意识清醒，运动性失语。双瞳孔等大同圆，光反射灵敏，右侧中枢性面舌瘫。右侧肢体肌力 M_3；NIHSS 评分 10 分。

（4）辅助检查：

血检验：血浆 D-二聚体 3.61 μg/mL，低密度脂蛋白 4.15 mmol/L，C 反应蛋白 22.10 mg/L。

心电图：心房颤动。

影像学检查:术前多模 CT 未见异常,ASPECTS 评分为 10 分(图 13-16A);核心梗死体积为 12 mL,低灌注区域体积为 104 mL,不匹配区域为 92 mL(图 13-16B);头颈部 CTA 可见左侧颈总动脉自弓上发出后闭塞,颈总动脉内存在大量血栓(图 13-16C 箭头所指),颈总动脉末段及颈内动脉通畅,但左侧大脑中动脉 M1 段末端闭塞(图 13-16D 箭头所指)。DSA 示左侧颈总动脉自弓上闭塞,可见闭塞残端(图 13-16E 箭头所指),血流可通过椎动脉-枕动脉向颈总动脉及颈内动脉代偿(图 13-16F 箭头所指)。

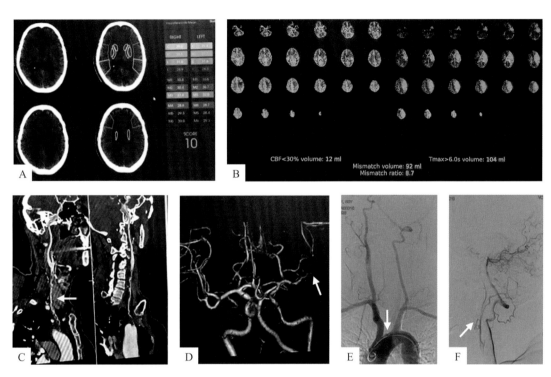

图 13-16 取栓术前影像评估

2. 临床诊断

①急性脑梗死(大动脉粥样硬化型可能性大);②左侧大脑中动脉闭塞;③左侧颈总动脉闭塞;④心房纤颤。

病情分析:患者为中年女性,影像学检查显示左侧颈总动脉闭塞,左侧大脑中动脉闭塞,这种串联病变的机制多为颅外颈动脉粥样硬化性狭窄或夹层、血栓脱落致远端栓塞。有房颤病史,也不排除较大血栓栓塞导致颈总动脉闭塞。无论何种机制,CT 灌注存在明确的不匹配区域,符合取栓指征。DSA 造影可见左侧颈总动脉闭塞残端,先行尝试正向开通,泥鳅导丝辅助导引导管置于颈总动脉创建取栓通路。如泥鳅导丝通过困难,可能存在原位狭窄,则采用微导丝通过后、球囊成形、跟进导引导管,清除颈总动脉血栓后,导引导管进入颈内动脉,首选 ADAPT 技术开通大脑中动脉。困难点在于闭塞残端较短,导引导管难以提供稳定的支撑。

3. 介入治疗

(1) 手术策略:先行尝试正向开通,导引导管置于颈总动脉,创建取栓通路。清除颈总动脉血栓后,导引导管进入颈内动脉,采用 ADAPT 技术开通大脑中动脉。如正向再通失败,可采取颈动脉入路逆向开通。

（2）手术耗材：

导引导管：8Fr Mach1,内径 0.091 in,长度 90 cm；

导丝：泥鳅导丝,直径 0.035 in,长度 150 cm；

颅内支持导管：Catalyst 5,外径 5.6F/内径 0.058 in,长度 132 cm；

微导管：Rebar 18,内径 0.021 in,长度 153 cm；

微导丝：Synchro,直径 0.014 in,长度 200 cm；

取栓支架：Solitaire FR 6×30 mm；

外周血管支架：Pulsar 6×60 mm。

（3）手术操作过程（图 13-17）：全身麻醉。泥鳅导丝辅助下尝试将 8Fr Mach1 导引导管头端稳定置于左侧颈总动脉残端未能成功,改行复合手术。切开颈部皮肤,打开颈动脉鞘,显露颈总动脉后,切开颈总动脉（图 13-17A）。向上置入 6F 股动脉短鞘（图 13-17B 箭头所指）,造影确认大脑中动脉闭塞（图 13-17C 箭头所指）,微导管微导丝辅助 Catalyst 5 颅内支持导管超选至左侧大脑中动脉闭塞段行抽吸取栓（图 13-17D）。取出一枚暗红色血栓后造影显示大脑中动脉成功再通,eTICI 3 级（图 13-17E）。而后于颈总动脉逆向向颈总动脉近心端穿刺,置入另一 6F 股动脉短鞘,送入 Catalyst 支持导管负压抽吸（图 13-17F）。微导丝辅助下将 Rebar 18 微导管逆向通过颈总动脉起始闭塞段（图 13-17G）,经微导管释放 Solitaire FR 6×30 mm 取栓支架,弓上造影可见颈总动脉起始段存在动脉硬化性狭窄（图 13-17H 箭头所指）。微导丝导引下,于狭窄处植入 Pulsar 6×60 mm 支架,造影显示血管成功再通（图 13-17I）。拔除动脉鞘,缝合颈总动脉及切口,结束手术。

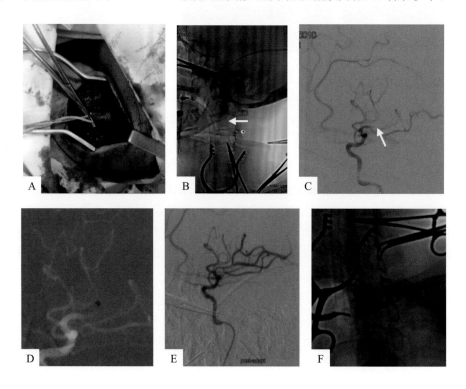

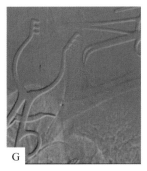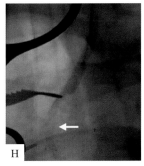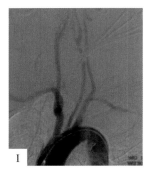

图 13-17 手术操作过程

（4）术后处理及随访：术后入重症监护病房，吸氧、监测生命体征，继续阿司匹林、氯吡格雷抗血小板治疗。术后 24h 患者肢体功能恢复，不全运动性失语，NIHSS 评分 3 分。术后 90d 随访，无明显神经功能障碍，NIHSS 评分 0 分，mRS 评分 0 分。

二 病例讨论

（一）机械取栓通路

机械取栓是治疗大血管急性闭塞导致的缺血性卒中的有效治疗方式。随着器械与技术的进步，取栓成功再通率逐渐升高，但是仍然有约 12%病例未能再通。其中无法建立取栓通路是重要的失败原因之一，股动脉入路是最常见的通路，文献报道经股动脉创建通路失败率为 4.4%。主要原因包括股动脉穿刺困难、困难主动脉弓型、严重血管迂曲等。其他常用的取栓通路包括颈动脉入路、经桡/远桡动脉入路、经肱动脉入路。颈动脉入路使用率相对较低，文献报道，经颈动脉创建取栓通路失败率约为 4.4%，潜在的并发症包括颈部血肿、夹层等。经桡动脉创建取栓通路使用率较高，因具有术后无需卧床，止血时间短等舒适性，也经常被作为首选入路。桡动脉通路主要并发症为动脉痉挛、闭塞；导管扭折、滞留；桡动脉损伤、破裂、血肿、骨筋膜室综合征等。桡动脉通路的另一缺点是血管管径限制了大管径导管等器械的使用，而经肱动脉入路则可使用 8Fr 动脉鞘，从而能兼容绝大多数取栓器械。文献报道肱动脉入路并发症约为 2.3%，主要包括皮下血肿、正中神经损伤、假性动脉瘤等。在后循环病例以及Ⅱ型、Ⅲ型主动脉弓或牛角弓病例中，经桡动脉或肱动脉能够快速建立通路。术前的主动脉弓 CTA 可判断弓型、血管迂曲程度，是否合并锁骨下动脉狭窄，有助于取栓通路的选择。

（二）复合手术联合机械取栓

颈动脉入路适用于困难主动脉弓、颈总动脉严重迂曲或合并主动脉弓疾病的机械取栓病例。但颈动脉穿刺的止血仍是一个难题。目前尚无可以用于封闭颈动脉鞘的专用器械。有文献报道，颈动脉穿刺后采取人工压迫止血的方法安全、有效；但也有研究指出了当合并使用双抗或肝素时，仍有并发颈动脉血肿的风险。采用复合手术，颈动脉切开置鞘联合机械取栓可于直视下缝合颈动脉穿刺点，具有较高的安全性，文献报道复合手术颈动脉入路介入手术颈动脉血肿发生率仅为 0.8%，颈动脉夹层发生率仅为 1.9%。此外，颈动脉复合手术可应用于合并颈总动脉闭塞或颈内动脉起始闭塞病例，同期行内膜切除术。

对于椎基底动脉串联闭塞病例,复合手术适用于椎动脉开口通过困难病例。Xu 等报道了 3 例通过复合手术直视下寻找闭塞椎动脉并进行内膜切除,置入导管成功进行基底动脉取栓病例。

复合手术联合机械取栓技术的缺点是操作准备时间长,但需要复合手术的病例多数为合并颅外动脉粥样硬化性狭窄或闭塞病例,患者通常有较好的侧支代偿,即使操作时间长,患者仍可能有较好的预后。此外,复合手术需要全身麻醉,同时需要手术医师具有熟练的外科技术,这也限制了复合手术的应用。

(张　广　史怀璋　赵　瑞)

·参考文献·

［1］ CHEN S H, SNELLING B M, SUR S, et al. Transradial versus transfemoral access for anterior circulation mechanical thrombectomy: comparison of technical and clinical outcomes ［J］. J Neurointerv Surg, 2019,11 (9):874 - 878.

［2］ CORD B J, KODALI S, STRANDER S, et al. Direct carotid puncture for mechanical thrombectomy in acute ischemic stroke patients with prohibitive vascular access ［J］. J Neurosurg, 2020,135(1):53 - 63.

［3］ JIA B, REN Z, MOKIN M, et al. Current status of endovascular treatment for acute large vessel occlusion in China: a real-world nationwide registry ［J］. Stroke, 2021,52(4):1203 - 1212.

［4］ MISZCZUK M, BAUKNECHT H C, KLEINE J F, et al. Direct puncture of the carotid artery as a bailout vascular access technique for mechanical thrombectomy in acute ischemic stroke-the revival of an old technique in a modern setting ［J］. Neuroradiology, 2021,63(2):275 - 283.

［5］ SFYROERAS G S, MOULAKAKIS K G, MARKATIS F, et al. Results of carotid artery stenting with transcervical access ［J］. J Vasc Surg, 2013,58(5):1402 - 1407.

［6］ TSUJI Y, MIKI T, KAKITA H, et al. Mechanical thrombectomy for large vessel occlusion via the transbrachial approach: case series ［J］. Neurointervention, 2020,15(2):89 - 95.

［7］ WIESMANN M, KALDER J, REICH A, et al. Feasibility of combined surgical and endovascular carotid access for interventional treatment of ischemic stroke ［J］. J Neurointerv Surg, 2016,8(6):571 - 575.

［8］ XU C, WANG F, LV P, et al. Endovascular treatment combined with vertebral artery endarterectomy for patients with acute tandem vertebrobasilar artery occlusion ［J］. J Clin Neurosci, 2020,79:21 - 29.

第十四章

常见并发症处置

第一节 出血并发症

一 病历简介

（一）病例 1：微导管穿破小脑上动脉、弹簧圈填塞+组织胶栓塞

1. 临床表现

（1）病史：患者，男，74 岁。因"突发意识不清伴言语不能 4 小时"就诊。发病过程中无呕吐和四肢抽搐，头颅 CT 平扫未见出血，CTA 提示基底动脉闭塞，考虑急性后循环脑梗死。排除溶栓禁忌后予静脉溶栓，同时启动机械取栓。

（2）既往史：有高血压病、房颤病史。否认糖尿病、冠心病、心脏瓣膜病等病史。否认颈部按摩、外伤史。

（3）神经系统查体：神志昏迷，刺痛无睁眼，无发声，肢体有躲避动作，GCS 评分 6 分。左瞳直径 4 mm，光反射消失，右侧瞳孔直径 2.5 mm，光反射迟钝。四肢肌力查体不配合，双侧巴宾斯基征（+），NIHSS 评分 24 分。

（4）辅助检查：

血检验：红细胞 3.97×10^{12}/L，白细胞 4.68×10^9/L，血小板 167×10^9/L，国际标准化比值 1.13，纤维蛋白原 3.35，D-二聚体：0.52 mg/L，凝血酶时间 17.3 s，凝血酶原时间 13.1 s，活化部分凝血活酶时间 25.2 s。

心电图：房颤心律，波动在 110～140 次/分。

影像学检查：头颅 CT 平扫提示桥脑多发腔隙性梗塞灶（图 14-1A～F）。CTA 提示：双侧椎动脉、基底动脉、大脑后动脉及右侧颈内动脉、大脑中动脉节段性重度狭窄-闭塞，远端血管显影不良，左侧大脑中动脉 M1 段中重度狭窄（图 14-2A）；CTP 提示：左侧顶枕叶分水岭区脑血流量及脑血容量均降低，灌注时间延长（图 14-2B）。全身麻醉下右侧股动脉穿刺行 DSA 检查，结果显示：右侧颈内动脉纤细，呈烟雾综合征样改变（图 14-2C），左侧颈内动脉通过软膜支向右侧大脑半球及后循环供血区代偿，左侧大脑中动脉重度狭窄（图 14-2D）；左侧椎动脉为优势侧供血动脉，基底动脉尖端闭塞（图 14-2E、F），右侧椎动脉纤细（图 14-2G），远端闭塞。

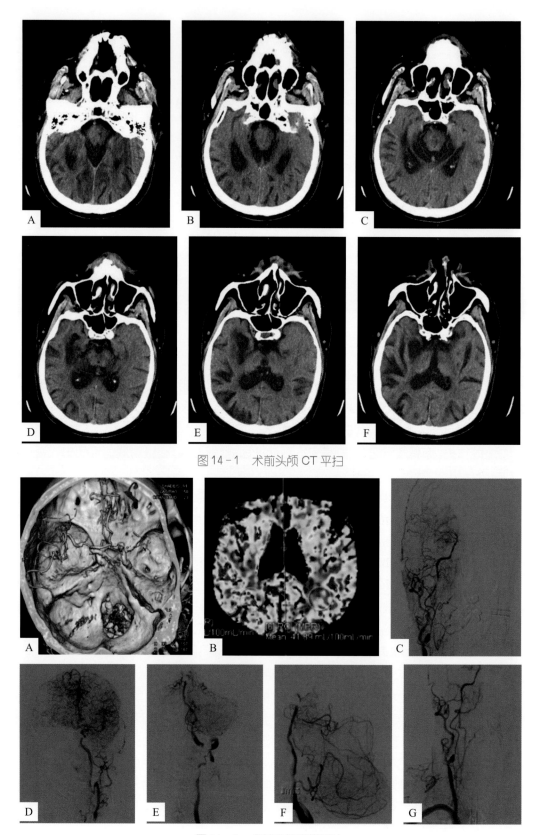

图 14-1　术前头颅 CT 平扫

图 14-2　术前血管影像评估

2. 临床诊断

①急性脑梗死（心源性栓塞型）；②心房颤动；③多发脑供血动脉狭窄；④高血压。

病情分析：患者为老年男性，突发意识不清起病，既往高血压及心房颤动病史，入院心电图提示房颤心律，CTA 及 DSA 提示基底动脉闭塞。患者临床表现符合急性后循环梗塞的特点，影像检查显示基底动脉尖端闭塞，结合患者房颤病史，急性起病，考虑心源性栓塞可能性大，拟行股动脉穿刺，经左侧椎动脉入路行基底动脉取栓术。

3. 介入治疗

（1）手术策略：经股动脉入路行基底动脉机械取栓开通术。

（2）手术材料及术中用药：

长鞘：6Fr COOK，70 cm；

导丝：泥鳅导丝，直径 0.035 in，长度 150 cm；

中间导管：6Fr 普微森，外径 0.082 in/内径 0.070 in，长度 115 cm；

微导管：Rebar 18，内径 0.021 in，长度 153 cm；SL 10，内径 0.0165 in，长度 150 cm；

微导丝：Synco 导丝，直径 0.014 in，长度 205 cm；Transend 导丝，直径 0.014 in，长度 300 cm；

取栓支架：Solitaire FR，4×20 mm；

栓塞弹簧圈：Jasper 弹簧圈，2 mm×6 cm，1.5 mm×4 cm，1 mm×3 cm；

液体栓塞剂：Glubran（NBCA - MS）。

（3）手术过程（图 14 - 3）：气管插管全身麻醉后，双侧股动脉穿刺区消毒铺单，Seldinger 法穿刺右侧股动脉成功。置入 5Fr 血管短鞘，5Fr 单弯造影管快速脑血管造影评估，显示：右侧椎动脉纤细；右侧颈内动脉纤细，呈烟雾综合征样改变；左侧颈内动脉通过大脑前动脉向右侧大脑半球代偿，通过软膜支向后循环供血区代偿；左侧大脑中动脉重度狭窄；左侧椎动脉粗大，基底动脉尖端闭塞，考虑基底动脉闭塞系此次责任病变，遂决定行基底动脉闭塞取栓开通术。

通过交换技术撤下短鞘，置入 6Fr/70 cm 长鞘，并将长鞘送至左侧锁骨下动脉椎动脉起始部。将 6Fr/115 cm 中间导管输送至左侧椎动脉 V4 段。路图下，Rebar 18 微导管在微导丝的引导下穿过闭塞段置于右侧大脑后动脉 P2 段（图 14 - 3A），撤出微导丝行微导管手推造影，确认在真腔（图 14 - 3B），随后送入一枚 Solitaire FR 4×20 mm 支架，于病变处释放（图 14 - 3C），等待 5 min 后，回拉支架取栓。复查造影，见基底动脉尖及右侧大脑后动脉血流恢复，但左侧小脑上动脉闭塞（图 14 - 3D、E），考虑左侧小脑上动脉较为发达，故尝试行左侧小脑上动脉取栓。在微导丝引导下将 Rebar 18 微导管穿越闭塞处时，突然发生"跳管"现象，怀疑微导管穿破动脉管壁（图 14 - 3F~H）。保持微导管不动撤出微导丝，经微导管推注少许造影剂，提示造影剂外泄，证实微导管在血管外（图 14 - 3I、J）。遂用 300 cm 的 Transcend 微导丝交换，撤出 Rebar 18 导管，置入 SL - 10 微导管，经 SL - 10 微导管在破口处填入 3 枚弹簧圈（图 14 - 3K）。弹簧圈填塞后仍有活动性出血（图 14 - 3L 箭头所指），遂经 SL - 10 微导管注入少许 30% 浓度的 Glubran，复查造影显示出血停止，基底动脉及右侧大脑后动脉血流通畅（图 14 - 3M、N）。术中 Xper CT 提示脑干周围蛛网膜下腔广泛高密度影(图 14-30),脑室系统未见积血,也无明显脑积水,遂结束手术。

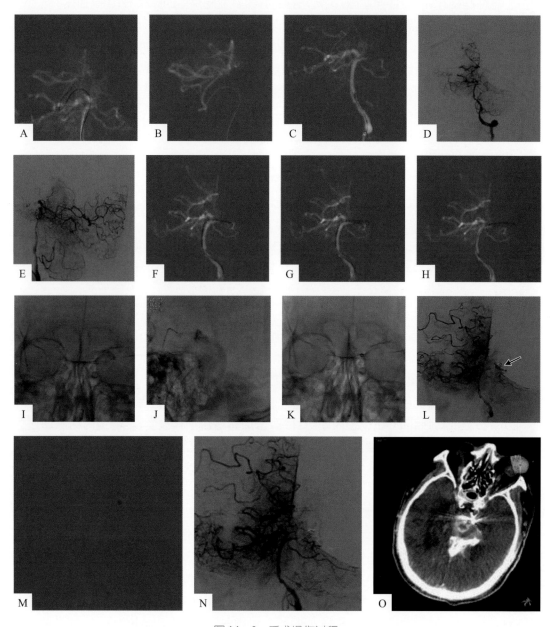

图 14-3 手术操作过程

(4) 术后处理及随访:术后保留气管插管返回重症监护病房,呼吸机辅助呼吸,严密监测生命体征。予镇静、镇痛、适当控制血压(收缩压控制在 140～160 mmHg)、抑酸护胃、营养神经、维持水电解质平衡等治疗。术后第 1 天复查 CT,未见出血增加,此后动态复查 CT 显示出血逐步吸收(图 14-4)。术后 90 d 电话随访,患者神志昏睡,双侧瞳孔等大等圆,直径 2 mm,光反射存在,自主睁眼,刺痛肢体定位动作,mRS 评分 5 分。

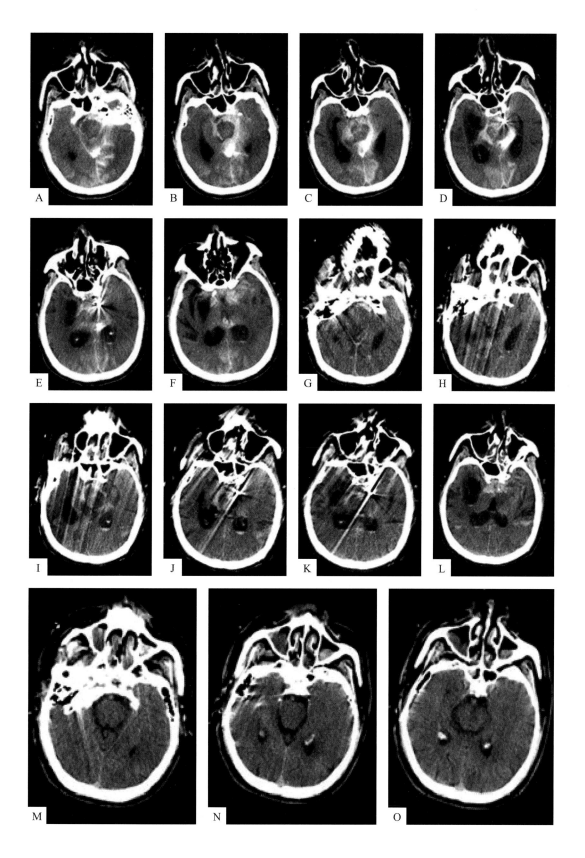

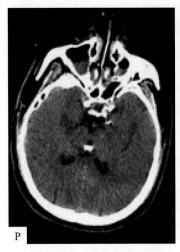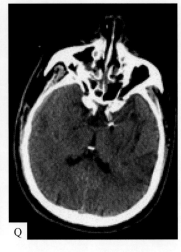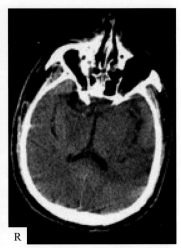

图 14-4　术后复查头颅 CT

注:A~F.术后第 1 天复查;G~L.术后 3 d 复查;M~R.术后两周复查,显示出血逐步吸收,无脑积水发生。

(二) 病例 2:微导管/微导丝穿破颈内动脉出血、球囊封堵+弹簧圈填塞

1. 临床表现

(1) 病史:患者,男,85 岁。因"突发左侧肢体偏瘫伴神志不清 30 分钟"就诊。头颅 CT 排除出血,CTA 显示右侧颈内动脉闭塞。

(2) 既往史:有冠心病病史,近期未服用阿司匹林、氯吡格雷等抗栓药物。否认高血压病、糖尿病、心房颤动、心脏瓣膜病等其他病史。否认颈部按摩、外伤史。患者 2 周前曾行直肠癌根治术,故未予静脉溶栓。

(3) 神经系统查体:神志昏睡,双眼右向凝视,刺痛无发声,右侧肢体屈曲动作。双侧瞳孔等大等圆,直径 2 mm,光反射存在。左侧肢体偏瘫,肌力 0 级,NIHSS 评分 18 分。

(4) 辅助检查:

血液检查:红细胞 3.90×10^{12}/L,白细胞 8.57×10^9/L,血小板 246×10^9/L,国际标准比值 1.17,纤维蛋白原 3.531,D-二聚体 0.59 mg/L,凝血酶时间 16.2 s,凝血酶原时间 13.0 s,活化部分凝血活酶时间 27.3 s。

心电图:窦性心律,72 次/分。

影像学检查:头颅 CT 平扫提示两侧基底节区多发腔隙性脑梗死及小缺血灶,无大面积低密度区(图 14-5A~F)。CTA 显示右侧颈内动脉闭塞,左侧大脑中动脉 M1 段远端、大脑中动脉 M2 和 M3 段起始部管腔重度狭窄(图 14-6A),两侧颈内动脉虹吸部管壁钙化斑块形成,管腔局限性轻-重度变窄。局麻下右侧股动脉穿刺行 DSA 造影,明确右侧颈内动脉末端闭塞(图 14-6B)。

2. 临床诊断

①急性脑梗死(大动脉粥样硬化型);②右侧颈内动脉末端闭塞;③冠状动脉粥样硬化性心脏病;④直肠癌术后。

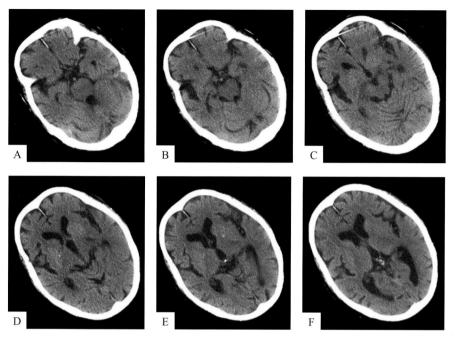

图 14-5　术前头颅 CT

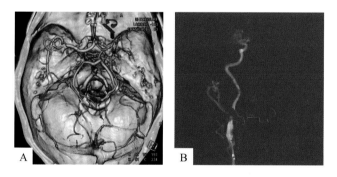

图 14-6　术前影像评估

病情分析：患者为老年男性，此次以偏瘫、失语起病，CTA 检查显示右侧颈内动脉末端-大脑中动脉闭塞，DSA 检查发现右侧颈内动脉末端及大脑中动脉未显影。患者临床表现符合前循环梗塞的特点，结合患者冠心病病史及影像学图像，考虑患者狭窄基础上急性血栓形成可能性大，遂计划行右侧颈内动脉-大脑中动脉闭塞开通术。

3. 介入治疗

（1）手术策略：经股动脉入路行右侧颈内动脉-大脑中动脉闭塞开通术。

（2）手术耗材：

长鞘：6Fr Optmed 90 cm；

导丝：泥鳅导丝，直径 0.035 in，长度 150 cm；硬导丝，直径 0.035 in，长度 260 cm；

中间导管：6Fr 普微森，外径 0.082 in/内径 0.070 in，长度 115 cm；

微导管：Rebar 18，内径 0.021 in，长度 153 cm；SL 10，内径 0.0165 in，长度 150 cm；

微导丝：Transend，直径 0.014 in，长度 205 cm；

封堵球囊：Hyperglide 球囊，4×15mm；

弹簧圈：Jasper 弹簧圈，3mm×12cm，3mm×12cm，2mm×10cm。

（3）手术过程（图 14-7）：患者平卧 DSA 手术床，双侧股动脉穿刺区消毒铺巾，Seldinger 法穿刺右侧股动脉成功。置入 6Fr 90 cm 长鞘，在 VTK 导管及 0.035 in 硬导丝引导下利用同轴技术将长鞘置于右侧颈总动脉，造影确认后交通动脉存在，颈内动脉末端/大脑中动脉 M1 段闭塞（图 14-7A），同时见颈内动脉床突上端多发狭窄改变。因患者躁动较明显，转为插管全身麻醉。路图下尝试将微导管/微导丝穿过闭塞部位，操作时发现阻力较大，反复尝试后，将微导管超选至 M1 段（图 14-7B）。微导管造影见微导管头端位于大脑中动脉真腔内，但颈内动脉末端处有造影剂渗出（图 14-7C、D），考虑微导管/微导丝在反复尝试穿越闭塞段时血管壁有穿孔。将 Hyperglide 囊输送至破裂出血点附近充盈止血（图 14-7E、F）。多次临时封堵后仍有造影剂外泄（图 14-7G），遂送入 SL-10 微导管，填入 Jasper 3mm×12cm，3mm×12cm，2mm×10cm 弹簧圈（图 14-7H～J），复查造影提示颈内动脉末端破口及主干完全闭塞（图 14-7K、L），再次行对侧颈内动脉造影提示左侧颈内动脉经大脑前动脉向右侧半球有部分代偿（图 14-7M），左侧椎动脉造影显示软膜支向右侧半球的代偿（图 14-7N、O），遂终止手术。术中 Xper-CT 提示蛛网膜下腔广泛高密度影，脑室系统无扩大。由于止血彻底，术后维持血压在较高水平（收缩压 160～180mmHg），保留气管插管返回监护室。术后查看双侧瞳孔等大等圆，直径 2mm，光反射存在。

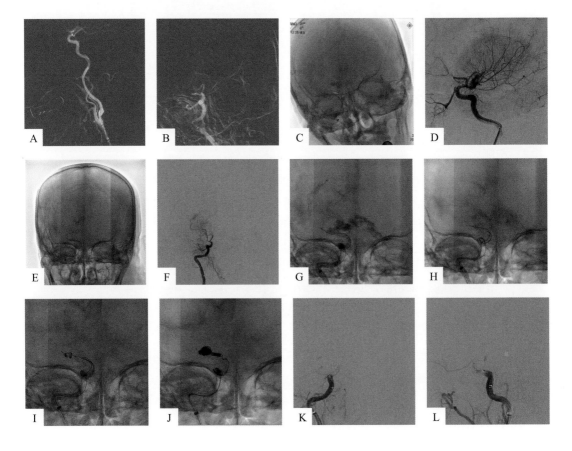

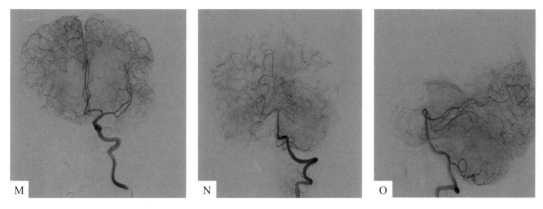

图 14-7 手术操作过程

（4）术后处理及随访：返回重症监护病房后，予呼吸机辅助呼吸，严密监测生命体征。即刻予以腰大池置管引流，可见淡红色血性脑脊液流出，保持腰大池持续引流1周。期间予以镇静、镇痛、维持血压在较高水平（收缩压160～180mmHg）、抑酸护胃、营养神经、维持水电解质平衡等治疗。术后第1、3天和2周复查头颅CT见图14-8。术后90d电话随访，

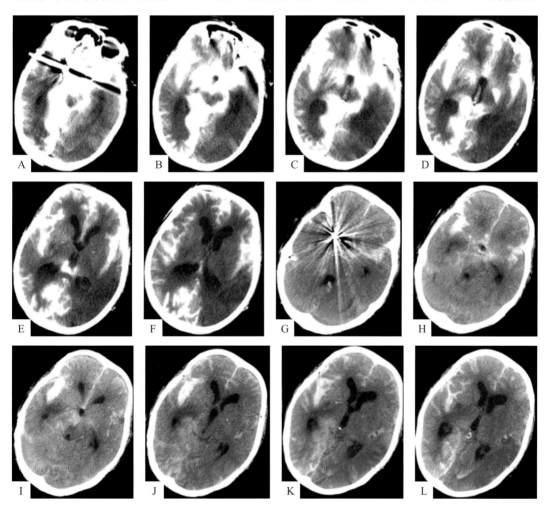

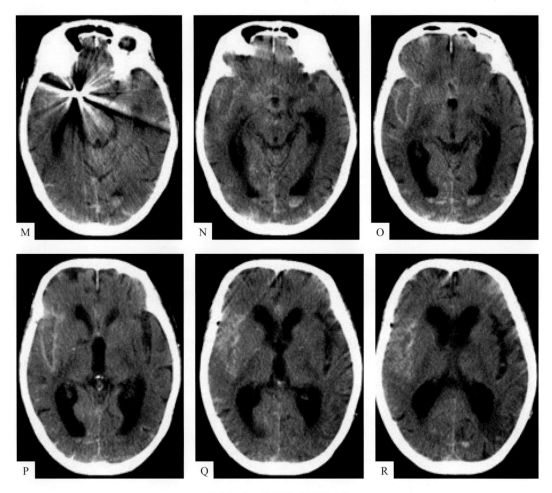

图14-8 术后动态复查CT

注：A～F.术后第1天复查；G～L.术后第3天复查；M～R.术后2周复查，显示出血逐步吸收。

患者神志浅昏迷，双侧瞳孔等大等圆，直径2mm，光反射存在，刺痛无睁眼，有肢体定位动作，mRS评分5分。

（三）病例3：支架取栓机械牵拉损伤出血

1. 临床表现

（1）病史：患者，男，70岁。因"突发左侧肢体偏瘫伴言语含糊4小时"就诊。发病过程中无呕吐和四肢抽搐。头颅CT未见出血，CTA提示右侧颈内动脉闭塞，考虑急性前循环脑梗死。排除溶栓禁忌后予静脉溶栓，同时启动机械取栓。

（2）既往史：否认高血压、糖尿病、冠心病、心脏瓣膜病等病史。否认颈部按摩、外伤史。

（3）神经系统查体：神志清，自发睁眼，简单对答，言语含糊，右侧肢体遵嘱动作。双眼右向凝视，双侧瞳孔等大等圆，直径2mm，光反射存在。左侧肢体偏瘫，肌力1级，右侧肢体肌力、肌张力基本正常，NIHSS评分12分。

（4）辅助检查：

血液检查：红细胞4.22×10^{12}/L，白细胞9.56×10^9/L，血小板171×10^9/L，国际标准化

比值 1.03,纤维蛋白原 1.64,D-二聚体:0.84 mg/L,凝血酶时间 21.1 s,凝血酶原时间 11.7 s,活化部分凝血活酶时间 23.1 s。

心电图:窦性心律,80 次/分。

影像学检查:头颅 CT 平扫未见明显出血,右侧大脑中动脉走形区可见高密度征(图 14-9A~F);CTA 显示右侧颈内动脉闭塞(图 14-9G)。

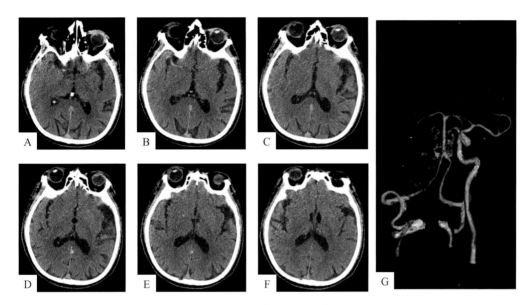

图 14-9　术前影像评估

2. 临床诊断

①急性脑梗死(大动脉粥样硬化型);②右侧颈内动脉闭塞。

病情分析:患者为老年男性,突发偏瘫、失语起病,头颅 CT 平扫排除出血,同时可见中动脉走行区高密度征,CTA 显示右侧颈内动脉闭塞。患者临床表现符合前循环梗塞的特点,影像检查结果明确颈内动脉闭塞,既往无房颤、心脏瓣膜疾病史,心电图为窦性心律,考虑串联病变可能性大,拟行股动脉穿刺,行右侧颈内动脉-大脑中动脉闭塞开通术。

3. 介入治疗

(1)手术策略:经股动脉入路行颈内动脉-大脑中动脉闭塞开通术。

(2)手术耗材:

长鞘:6Fr Optmed,90 cm;

导丝:泥鳅导丝,直径 0.035 in,长度 150 cm;硬导丝,直径 0.035 in,长度 260 cm;

中间导管:6Fr 普微森,外径 0.082 in/内径 0.070 in,长度 115 cm;

单弯造影管:5Fr Cordis 单弯造影管,长度 125 cm;

微导管:Rebar 18,内径 0.021 in,长度 153 cm;

微导丝:Transend,直径 0.014 in,长度 205 cm;

取栓支架:Embotrap 5×33 mm;

保护伞:FilterWire Ez;

　　球囊：Viatrac 5×30 mm；

　　颈动脉支架：Protege 支架 6-8×40 mm。

　　（3）手术过程（图 14-10）：利多卡因局部浸润麻醉后右侧股动脉 Seldinger 法穿刺并置入 6Fr/90 cm 长鞘，并在 VTK 导管引导下置入到右侧颈总动脉末端。正侧位造影显示右侧颈内动脉起始部闭塞（图 14-10A、B）。利用同轴技术（6Fr 90 cm 长鞘+6Fr 115 cm 中间导管+5Fr/125 cm 单弯造影管+硬导丝），将长鞘及中间导管超选至颈内动脉闭塞段以远，造影发现右侧大脑中动脉 M1 段闭塞，考虑串联病变（图 14-10C、D），遂先行大脑中动脉支架取栓，而后行颈动脉闭塞血管成形术。

　　长鞘充分上高，将中间导管超选至海绵窦段，而微导丝辅助微导管超选至大脑中动脉 M1 段远端至 M2 段下干。微导管造影确认在真腔后（图 14-10E），选择 5×33 mm Embotrap 支架取栓，于闭塞处定位满意后释放（图 14-10F），等待 5 分钟后边抽吸中间导管边回收取栓装置，取出少许血栓。复查造影见下干再通过通畅，上干仍闭塞（图 14-10G）。故用同样方法行上干取栓，顺利取出暗红色血栓一枚，造影显示上、下干的主干血流恢复，有血栓逃逸堵塞远端小分支，最终血管 mTICI2b 级再通（图 14-10H、I）。导管回撤至近端造影显示颈内动脉起始部残余重度狭窄（图 14-10J）遂行颈动脉成形术。

　　替罗非班负荷剂量给药后持续泵入维持。撤出中间导管，经长鞘送入 FilterWire Ez 保护伞于岩骨段释放，负压抽吸下回撤长鞘至颈总动脉。用 Viatrac 球囊于颈内动脉起始部狭窄病变进行扩张，置入 Protégé（6-8×40 mm）支架（图 14-10K～L），复查造影见颈内动脉起始部狭窄明显改善，血流通畅，无远端栓塞（图 14-10M～O），结束手术。术后即刻患者凝视消失，查体示左侧肢体肌力恢复至 3 级。

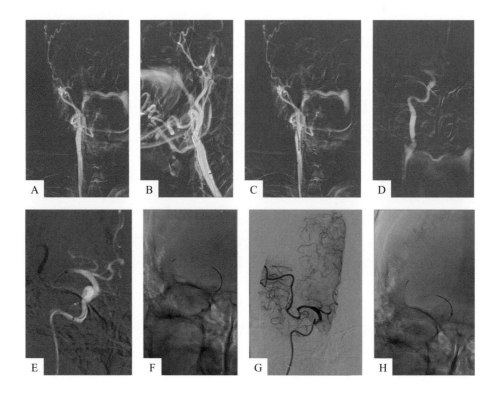

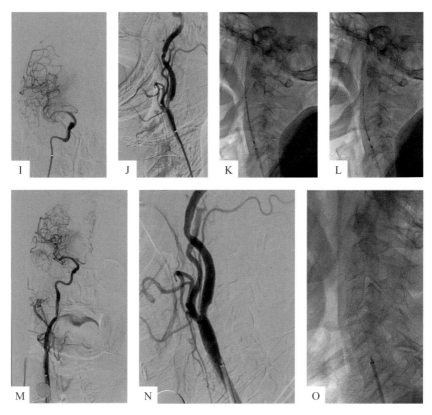

图 14-10 手术操作过程

（4）术后处理及随访：术后返回重症监护病房，控制收缩压在 120～140 mmHg，抑酸护胃、营养神经、维持水电解质平衡等治疗，替罗非班持续微泵。术后 24 h 复查头颅 CT 示右侧侧裂区少量蛛网膜下腔出血（图 14-11 A～F），考虑支架取栓时牵拉损伤可能。患者神志清，左侧肌力恢复至 M₄ 级，双眼无凝视，予双抗负荷剂量桥接（阿司匹林+氯吡格雷各 300 mg）后停替罗非班，此后每天予以阿司匹林 100 mg+氯吡格雷 75 mg。术后第 3 天，患者神志清，GCS 评分 15 分，左侧肌力 M₄₋ 级，右侧肌力正常。复查头颅 CT 示右侧基底节、放射冠区脑梗死灶，右侧颞叶脑出血，右外侧裂池积血（图 14-11 G～L）。停双抗，控制收缩压在 100～120 mmHg，严密观察病情变化。术后第 5 天患者意识由清醒转为嗜睡，左侧肢体肌力下降至Ⅲ级，复查头颅 CT，显示血肿无明显增加，但脑水肿进展，伴中线明显移位（图 14-11 M～R），遂行颅骨钻孔血肿穿刺引流术。术后置管引流 6 d，复查 CT 显示血肿

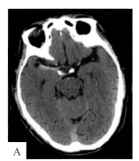
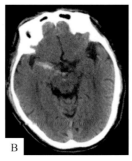
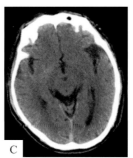
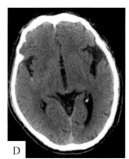

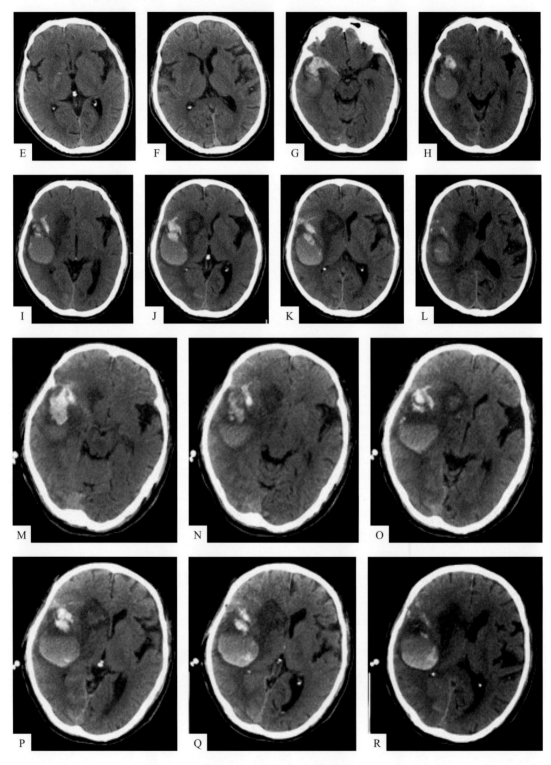

图 14-11 取栓术后 CT 复查

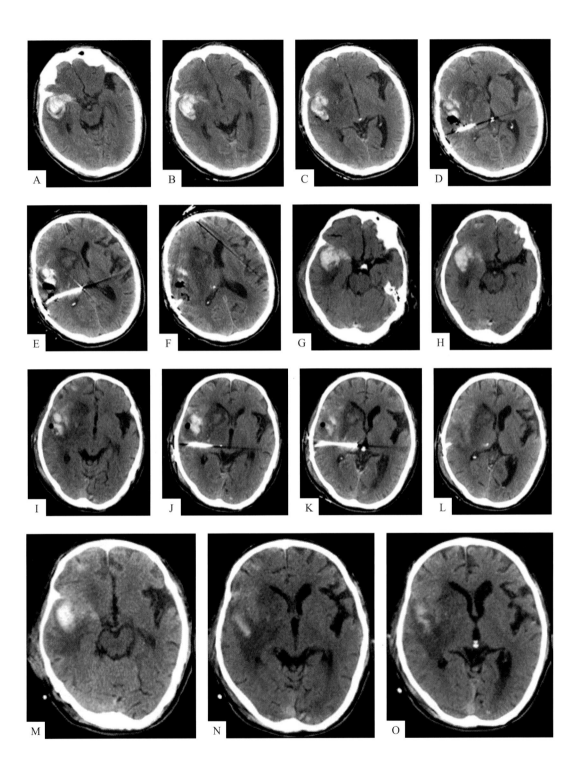

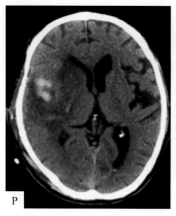
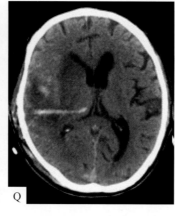
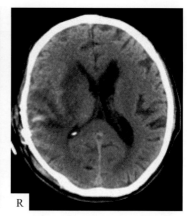

图 14-12　血肿穿刺引流术后 CT 复查

注：A～F. 血肿穿刺术后第一天复查；G～L. 血肿穿刺术后第 3 天复查显示引流管在血肿后方，血肿大部分已消失，占位效应明显改善；M～R. 术后 1 周拔除引流管后复查：血肿进一步吸收，占位效应进一步改善。

大部分清除，占位效应明显缓解，中线基本居中（图 14-12）。引流术后 2 周，启动阿司匹林单抗治疗，引流术后 4 周，加用波立维。术后 90 d 电话随访，患者神志清，遵嘱动作，左侧肢体肌力Ⅳ级，右侧肢体肌力肌张力正常，mRS 评分 2 分。

（四）病例 4：大核心梗死取栓后再灌注出血转化

1. 临床表现

（1）病史：患者，男，58 岁，因"突发言语不能、右侧肢体无力 40 分钟"入院。患者突发言语不能、不能理解，右侧肢体无力，抬举困难，1 h 内送至我院急诊脑血管病科就诊。头颅 CT 平扫未见出血，左侧顶叶低密度灶；头颅 CTA+CTP 提示左侧颈内动脉闭塞、左侧大脑半球低灌注。

（2）既往史：高血压病、糖尿病。2 个月前有脑梗死病史，平日口服阿司匹林治疗。1 个月前行左侧颈内动脉起始部狭窄内膜剥脱术。

（3）神经系统查体：嗜睡，混合性失语，双眼左侧凝视，右侧中枢性面瘫，右侧肢体肌力 0 级，GCS 评分 9 分，NIHSS 评分 21 分。

（4）辅助检查：

血液检查：白细胞 10.1×10^9/L，血红蛋白 140 g/L，D 二聚体 1.5 mg/L，血小板 230×10^9/L。

心电图：急诊心电图示窦性心律，ST-T 改变；入院后心电监护示阵发性房颤。

影像学检查：头颅 CT 示左侧顶叶低密度灶，顶叶及枕叶部分软化灶（图 14-13A～F）。脑 CTA 示：左侧颈内动脉未显影、右侧颈内动脉通过前交通动脉向左侧大脑前动脉代偿供血，并可见左侧大脑前动脉 A1 段显影（图 14-13G）。CTP 示左侧明显缺血低灌注，$T_{max} > 6.0$ s 216 mL，rCBV<30% 165 mL，mismatch 51 mL（图 14-13H）。

2. 临床诊断

①急性脑梗死（心源性栓塞型）；②左侧颈内动脉闭塞；③阵发性心房颤动；④高血压病；⑤2 型糖尿病；⑥陈旧性脑梗死；⑦左侧颈内动脉内膜剥脱术后。

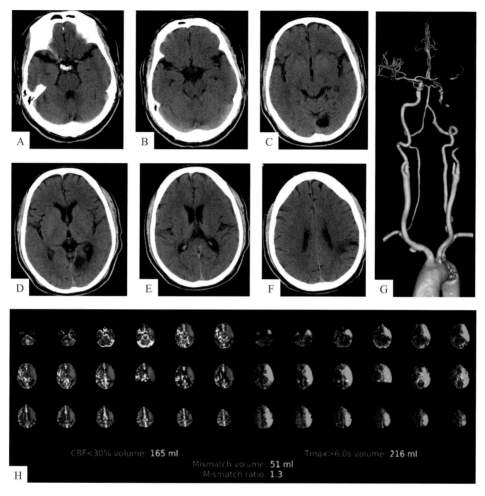

图 14-13 术前影像评估

病情分析：患者中年男性，突发起病，有明确的神经功能缺损的症状和体征，有高血压、糖尿病、脑梗死等脑血管病危险因素，头颅 CT 排除出血，诊断为急性脑梗死。患者既往有颈内动脉狭窄内膜剥脱病史，心电监护提示阵发性房颤，考虑为心源性栓塞。虽然患者发病 1h 左右即入院检查，但颈内动脉末端闭塞，侧枝代偿差，灌注影像提示术前大核心梗死，可挽救脑组织相对较少，预计术后再灌注损伤风险大。拟首选抽吸取栓治疗左侧颈内动脉闭塞。

3. 介入治疗

（1）手术策略：经股动脉入路行左侧颈内动脉闭塞取栓术。

（2）手术耗材：

长鞘：6F Neuron MAX，90 cm，内径 0.088 in；

导丝：泥鳅导丝，直径 0.035 in，长度 150 cm；

导管：多功能管，5F 125 cm；

中间导管：6F 璞慧抽吸导管，内径 0.070 in，长度 125 cm；

微导管：Fastunnel，内径 0.021 in，长度 150 cm；

微导丝:ASAHI,直径 0.014 in,长度 200 cm。

（3）手术过程（图 14 - 14）:全麻气管插管。右侧股动脉穿刺,置 8F 穿刺短鞘。Neuron MAX 长鞘在泥鳅导丝和多功能造影管辅助下超置右侧颈总动脉造影,示前交通开放,右侧颈内动脉通过前交通动脉供应双侧大脑前动脉,并逆向充盈至左侧大脑前动脉 A1 段（图 14 - 14A）。而后将 Neuron MAX 超选至左侧颈内动脉颈段,造影示左侧颈内动脉眼动脉以远闭塞,局部可见"杯口征"（图 14 - 14B、C 箭头所指）,考虑为栓塞性质。选用 6F 璞慧抽吸导管,在微导管微导丝辅助下超选至闭塞段,持续负压抽吸（图 14 - 14D、E,箭头所指为抽吸导管头端位置）下撤出微导管微导丝。抽吸导管持续抽吸 90 s 后缓慢回撤至体外,冲洗导管可见长约 2 cm 暗黑色血栓（图 14 - 14H）。经长鞘造影示左侧颈内动脉恢复前向血流,无远端血管栓塞（图 14 - 14F、G）,血管再通达 eTICI 3 级。Dyna CT 未见颅内出血,中线居中无移位（图 14 - 15A～H）,结束手术,缝合穿刺点。

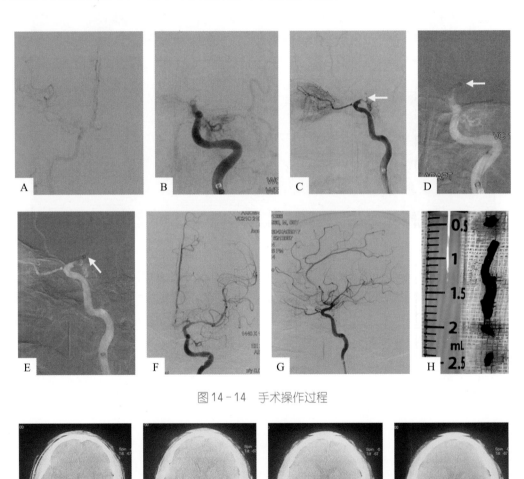

图 14 - 14　手术操作过程

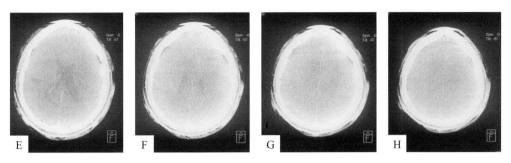

图 14-15 术后即刻 Dyna CT

（4）术后处理及随访：术后送入重症监护室气管插管、镇静、血压控制。术后 3h 查体发现患者左侧瞳孔散大，急查头颅 CT 示左侧出血转化、脑室积血，中线向右侧明显移位脑疝形成（图 14-16A～D）。急诊行去骨瓣减压+血肿清除术；术后复查头颅 CT 示颅脑术后改变、脑肿胀、中线较前稍好转、脑室积血、颅内少量积气（图 14-16E～H）。术后查体：深昏迷、无自主呼吸，左侧瞳孔直径 5mm，右侧瞳孔直径 4mm，对光反射消失；GCS 评分 3 分。术后患者症状无缓解，持续恶化，术后第 7 天死亡。

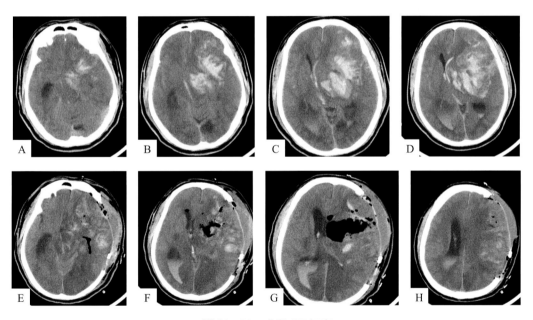

图 14-16 术后 CT 复查

二 病例讨论

对大血管闭塞导致的急性缺血性脑卒中，机械取栓可快速恢复脑组织灌注，显著减少致残和致死率，大量的患者已从中获益。然而机械取栓也会带来各种各样的并发症，如穿刺点血肿、血栓逃逸、血管痉挛、夹层、血管破裂出血、再灌注损伤导致脑水肿和出血转化等，其中脑出血的后果严重，是术者最为担心的并发症。脑出血的发生主要有两种情况：①手术操作导致，②脑缺血后血脑屏障结构破坏基础上的出血转化。前者发生在术中，出血机制是大血管的穿孔或撕裂；而后者大多发生在术后 24 小时内，出血机制是微血管结构破坏叠加再灌注损伤。在海德堡出血分型（The Heidelberg bleeding classification，HBC）中，1 和 2 型主要指血脑屏障破坏基础上的出血转化，3 型主要是指手术操作导致的出血。血管破裂穿孔是取栓术中最为凶险，最令人担心的并发症。

（一）血管破裂穿孔

1. 血管破裂穿孔发生的原因

血管破裂穿孔是取栓术中最为凶险的并发症，发生的原因有二：①微导丝/微导管刺破血管壁；②取栓支架对血管的牵拉损伤。血管破裂在术中主要表现为造影剂外溢，临床上有一种少见情况是术中没有发现异常，但术后 CT 显示蛛网膜下腔出血，这类患者一般预后良好。早期七项大血管闭塞取栓 RCT 研究中，术中血管破裂的总体发生率为 1.4%（12/868），其中 MR‐CLEAN 为 0.9%（2 例），ESCAPE 为 0.6%（1 例），EXTEND-IA 为 2.9%（1 例），SWIFT‐PRIME 为 1%（1 例），REVASCAT 为 4.9%（5 例），THERAPY 为 1.8%（1 例），THRACE 为 0.7%（1 例）。取栓术中血管破裂虽罕见，但预后极差，统计表明，死亡率约为 50%，而死亡加重残等严重不良预后达 75%。

取栓操作和其他神经介入操作相比有两大不同点：①血管闭塞以远的操作带有一定的盲目性；②强调手术的时效性，因而部分术者为了快速开通，操作往往不够轻柔细致。在血管迂曲、动脉粥样硬化明显的患者、在穿支分布丰富的部位（比如基底动脉顶端、大脑中动脉 M1 段）、在距离较远的中等管径血管取栓时（如大脑中 M2/M3 段，大脑前动脉 A2/A3，大脑后动脉 P1/P2），发生破裂穿孔的风险更高。另外需强调的是，不少患者术前接受了静脉溶栓而存在不同程度的凝血功能异常，一旦发生血管破裂穿孔，无疑会增加出血严重程度和处理难度，因此预防血管破裂穿孔尤为重要！

2. 降低血管破裂穿孔的措施

根据术者经验及文献报道，以下几点措施可降低术者破裂穿孔的风险：①微导丝进行猪尾巴塑形（又称"U"型塑形），可最大限度减少对血管壁的刺伤，避免进入穿支或刺破本身就存在但因血管闭塞而没有显影的动脉瘤；②选择相对柔软的微导管、操控性较好的微导丝超选靶血管，必要时可采用交换技术；③微导管通过困难或阻力明显时，切忌强行通过，避免"跳管"现象，④微导丝没有行走在预期的方向，怀疑已经刺破血管壁时，切不可带着侥幸心理跟进微导管，否则使情况变得更加糟糕；⑤支架取栓时，中间导管尽量上高接近或接触血栓，以减少支架牵拉损伤；⑥尽可能减少操作的次数；⑦针对困难取栓，尤其是距离较远的中等血管取栓，应根据血管条件、患者症状、器具性能和术者的把控能力谨慎决策是否取栓及取栓的技术模式和器具。

3. 血管破裂穿孔的处理流程

术中一旦发生血管穿孔破裂，及时发现、正确处置至关重要。术中观察越仔细，越有可能及时识别出这一危险状况。动脉穿孔的识别还与 DSA 设备的图像质量、患者配合状态及术者经验有关。如下征象有助于提醒术者可能发生动脉穿孔：①局麻患者突然明显躁动，全麻患者突然出现血压升高、心率加快等生命体征变化；②微导丝、微导管超选时偏离预计的路径；③在操作过程中发现造影剂局部浓染。

一旦怀疑动脉穿孔破裂，务必要保持镇定，刺破血管的微导管和微导丝千万不要贸然回撤，因为它可以部分堵塞破口，减缓出血速度。针对取栓术中的动脉破裂出血，目前尚无公认的最佳处置方案，术者根据临床经验并结合文献资料提出如下流程供参考。

（1）经导引导管/中间导管造影判断微导丝/微导管是否突破血管壁，是否存在活动性出血，也可经微导管轻轻推注少量造影剂来确定。如果破口在血栓远端，没有活动性出血，表明血栓可能堵住了破口，此时可以考虑结束手术。

（2）如果存在活动性出血，立即通知麻醉师和护士，适当降低血压，中和肝素（如果术中肝素化），同时关注心率、血压、呼吸等生命体征变化。

（3）如果出血位于细小分支，可以尝试球囊封堵止血，每次 5～10 min，动态复查造影了解出血控制情况；一次球囊封堵时间过长，会加重缺血。

（4）如果球囊封堵不能奏效或出血位于主干血管，可用液体栓塞剂（NBCA 或 Onyx）或弹簧圈连破口和血管一并闭塞。笔者的经验是先撤回微导丝，暂时保持取栓导管不动，然后用 300 cm 长的微导丝快速交换，把栓塞导管送至破口处，然后用弹簧圈进行填塞。这种操作可以达到快速、有效、精准止血的目的。

（5）动态造影及平板 CT 检查，评估止血效果，出血严重程度。

（6）出血导致梗阻性脑积水或脑疝形成时，应行脑室外引流、血肿清除术或去骨瓣减压术等手术治疗。

需要强调的是，临床情况千变万化，应根据具体情况采取恰当的处置方案。通常情况下，为了挽救生命而闭塞血管是值得的。Nguyen 等报道了一例大脑中动脉取栓术中血管穿孔的病例。术者将微导管留在破裂的血管内来封堵穿孔部位，并结束手术，术后患者神经系统未见明显恶化。Xu 等报道对 2 例术中动脉破裂的病例采用液体栓塞剂进行了有效止血，然后继续支架取栓，最终均获得 TICI 2b 以上开通，2 例患者预后良好。

（二）脑出血转化

脑出血转化是取栓术后的常见并发症，也是导致患者不良预后的重要原因，既可发生在术中，也可发生在术后 72 h 内。大多数接受机械取栓的患者桥接了静脉溶栓，而静脉溶栓是脑梗死后出血转化的主要危险因素。机械取栓联合静脉溶栓和单纯静脉溶栓相比，是否会增加脑出血转化的风险，目前尚无 RCT 研究证据。急性脑梗死出血转化的发生率在不同的研究中差异较大，其中症状性脑出血的发生率为 3.6%～9.3%。五大研究（ESCAPE、EXTEND-IA、SWIFT-PRIME、THERAPY、PISTE）荟萃分析，机械取栓联合静脉溶栓组症状性脑出血的发生率为 4.4%（28/634），单纯静脉溶栓组为 4.3%（28/653），两组差异无统计学意义。

取栓术后脑出血转化的基本机制有：①缺血导致的血脑屏障的破坏；②内皮的机械性损伤。症状性出血转化的危险因素较多，影像学方面包括低 ASPECT 评分、大梗死核心、侧支循环差、血栓长度超过 14 mm 等；临床方面包括病情重（NIHSS 评分＞20 分）、糖尿病、血压过高（术前收缩压＞185 mmHg，舒张压＞110 mmHg）等。另外，手术操作次数多、器械相关的血管损伤、开通时间过长也与术后脑出血密切相关。

无论在术中还是术后，一旦患者出现神经功能症状加重，就要怀疑是否发生了出血转化。在术中，如果发现大脑前动脉或中动脉等受压移位，要当心基底节区出血，术中平板 CT

扫描可以快速确认。由于血脑屏障破坏导致的造影剂外渗容易误认为是出血转化,通过CT、MRI 扫描可以鉴别。如果 CT 扫描发现有高密度病灶,但均位于梗死区,且占位效应不明显往往提示是造影剂渗出,动态复查 CT,如果高密度逐步降低,也提示是造影剂渗出,但有时候造影剂渗出和出血同时存在。

在成功开通的患者,适当降收缩压对减少出血转化风险是有利的,但术后血压应控制在什么水平,目前缺乏充分的证据,所以暂无推荐意见。如果需要实施强化降压,可考虑控制收缩压<140 mmHg 或<160 mmHg。

取栓术后 24 h 内,常规要行头部 CT 扫描,如发现颅内任何出血,则不能启动抗血小板治疗。一旦患者意识水平突然变差,或出现新的头痛、恶心和呕吐等症状,则要高度怀疑脑出血转化的发生,只要患者呼吸、循环等生命体征平稳,应立即行 CT 检查,如明确发生了脑出血,需立即采取比指南推荐更为激进的血压控制措施以阻止血肿进一步增大。

一旦发生症状性脑出血,应立即评估病情并决定是否外科手术干预。在进行了抗凝或抗血小板的患者,行脑室外引流术、去骨瓣减压术时,术中止血可能会存在一定困难。另外,rt-PA 虽然半衰期很短,理论上 72 min 后,溶栓效应彻底失效,但对凝血功能的影响、血小板功能的抑制会持续更长的时间,如果考虑外科手术,需要根据具体的情况和条件纠正凝血功能异常。

(陈刘炜　张全斌)

第二节　缺血并发症

一　病历简介

（一）病例 1：操作/器械相关动脉夹层、远端栓塞

1. 临床表现

（1）病史：患者,男,51 岁。因"发现左侧肢体无力 2.5 小时"入院。患者于凌晨 5:30 晨起时出现左侧肢体无力,完全不能活动,摔倒在地,于 7:50 由"120"送至我院急诊。急诊 CT 检查未见出血及占位,可见右侧大脑中动脉高密度征。患者发病在静脉溶栓时间窗内,与患者充分沟通静脉溶栓治疗获益及风险,知情同意后行替奈普酶静脉溶栓治疗(药物临床试验)。同时快速行急诊 CTA 及 CTP 检查提示右侧颈内动脉闭塞,伴相应供血区低灌注表现。

（2）既往史：否认高血压病、糖尿病及心房纤颤病史。

（3）神经系统查体：血压 150/80 mmHg,神志清楚,言语欠清,对答切题,双眼右向不全凝视,左侧中枢性面舌瘫,伸舌居中,左上肢肌力 M_0,左下肢肌力 M_1,左侧 Babinski 征阳性。NIHSS 评分 11 分,GCS 评分 15 分。

（4）辅助检查：

血常规：白细胞 $8.0×10^9$/L,血小板 $209×10^9$/L,血红蛋白 151 g/L。

血糖：8.62 mmol/L。

心电图：窦性心律,心率 75 次/分。

影像学检查：头颅 CT 未见明显出血及占位，可见右侧大脑中动脉高密度征（图 14－17A 箭头所指）；头颅 CTA 提示右侧颈内动脉起始段闭塞（图 14－17B 箭头所指），CTP 提示右侧大脑半球存在较大的缺血半暗带（图 14－17C）；DSA 提示右侧颈内动脉起始段闭塞（图 14－17D、E 箭头所指），余血管未见明显狭窄及斑块，左侧前循环造影可见经前交通代偿至右侧大脑前动脉伴软脑膜支代偿。

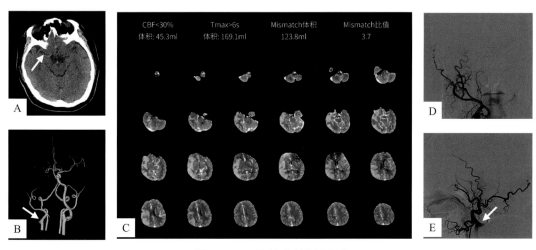

图 14－17　取栓术前影像评估

2. 临床诊断

①脑梗死（大动脉粥样硬化型）；②右侧颈内动脉闭塞。

病情分析：患者中年男性，急性起病，否认高血压、糖尿病、心房纤颤及心脏瓣膜病等脑血管病常见危险因素，CTA 及 DSA 检查发现右侧颈内动脉起始段闭塞，CTP 提示右侧大脑半球存在较大的缺血半暗带，需行急诊再灌注治疗，挽救缺血半暗带，恢复颅内供血。

3. 介入治疗

（1）手术策略：右侧颈内动脉闭塞开通＋支架成形术。

（2）手术耗材：

导引导管：8F Flowgate2，95 cm；

中间导管：Catalyst 6F，132 cm，内径 0.060 in；

微导丝：Synchro^2 200 cm 0.014 in；

　　　　PT2 300 cm 0.014 in；

微导管：Trevo Pro 18 0.021 in，150 cm；

Excelsior XT-27，0.027 in 150 cm；

取栓支架：Trevo ProVue 4×20 mm；

球囊：波科 Cyote 3×20 mm、Viatrac 6×30 mm 球囊；

保护伞：Spider 5 mm；

支架：Precise Pro 8×40 mm、Neuroform EZ 3.0×15 mm；

负压抽吸泵：Penumbra。

（3）手术过程（图 14-18）：将 8F Flowgate2 球囊导管（BGC）置于右侧颈总动脉，PT2 300 cm 0.014 in 微导丝通过 C1 闭塞段，然后用波科 Coyote 3×20 mm 球囊预扩 C1 段病变处（图 14-18A、B 箭头所指），预扩后将 BGC 跟过 C1 狭窄段。造影示 C1 段闭塞再通，右侧大脑中动脉 M1 段仍闭塞（图 14-18C 箭头所指）。随后在 Catalyst 6F 132 cm 中间导管支撑下，Synchro² 微导丝引导 Trevo Pro18 微导管至右侧大脑中动脉 M1 闭塞远端，微导管造影确认真腔后释放 Trevo ProVue 4×20 mm 取栓支架（图 14-18D），4 min 后采用 TRAP 技术回拉支架可见血栓取出。复查造影提示右侧大脑中动脉主干血管再通，但右侧大脑中动脉上干仍闭塞（图 14-18E，箭头所指）。重复上述取栓步骤一次，复查造影提示右侧大脑中动脉血管开通，远端血流通畅（图 14-18F 箭头所指）。将指 BGC 管撤到颈总复查造影提示右侧大脑中动脉 M1 段再闭塞（图 14-18G，箭头所指），考虑 C1 段栓子再脱落。再次重复上述取栓步骤一次，复查造影提示右侧大脑中动脉血管开通，但右侧大脑中动脉下干局部仍残余血栓（图 14-18H，箭头所指）。重复上述取栓步骤一次，复查造影提示右侧大脑中动脉血管开通，远端血流通畅（图 14-18I、J 箭头所指）。随后 PT2 微导丝引导下将 Spider 5 mm 保护伞于右侧颈内动脉 C1 段近岩骨段释放，随后通过保护伞导丝将 PRECISE PRO 8×40 mm 支架于右侧颈内动脉 C1 段释放（图 14-18K、L 箭头所指）。回收保护伞后复查造影示支架形态尚好，但右侧颈内动脉 C7 段闭塞（图 14-18M 箭头所指），遂再次重复上述取栓步骤一次，未见血栓取出，右侧颈内动脉 C7 段局部可见内膜活瓣样结构，考虑夹层可能（图 14-18N）。遂在 Synchro² 200 cm 微导丝引导下将 Excelsior XT-27 微导管通过闭塞段至远端确认真腔后，然后通过微导管将 Neuroform EZ 3.0×15 mm 支架于右侧颈内动脉 C7 段病变处释放，复查造影示支架形态良好，远端血流通畅，eTICI 分级 2b 级（图 14-18O）。

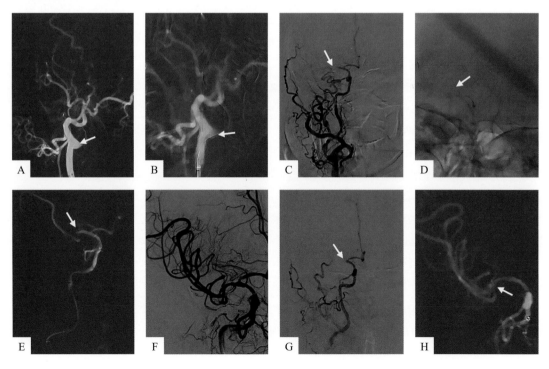

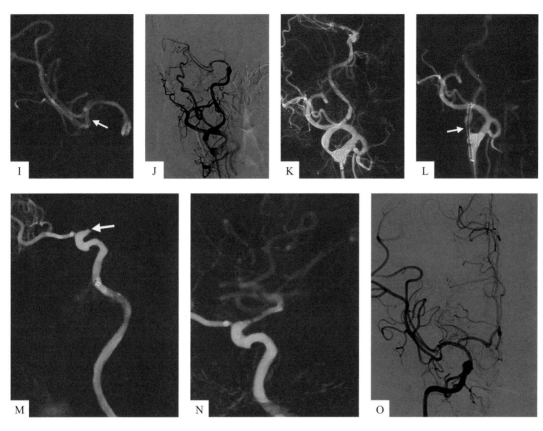

图 14 - 18　手术操作过程

（4）术后处理及随访：患者术后第 2 天复查头颅 CT 未见出血，患者存在阿司匹林抵抗，予以氯吡格雷联合西洛他唑抗血小板、阿托伐他汀调脂稳定斑块、改善循环等治疗。出院时查体：NIHSS 评分 1 分（面瘫 1 分），神志清，言语清，对答切题，双侧瞳孔直径 2 mm，对光反应灵敏，左侧鼻唇沟稍浅，伸舌居中，左侧肢体肌力 M_5，右侧肢体肌力 M_5，四肢肌张力正常，双侧 Babinski 征阴性。后随访至今，患者无卒中再发，3 个月及 1 年 mRS 评分 1 分。

（二）病例 2：术中继发远端栓塞+支架植入后急性血栓形成

1. 临床表现

（1）病史：患者，男，78 岁。因"突发言语不能伴右侧肢体无力半小时余"入院。患者于 16：30 左右被家属发现言语不能，右侧肢体无力，行走、持物不能，17：02 至我院急诊，头颅 CT 未见出血，考虑脑梗死，患者处于脑梗死静脉溶栓时间窗内，予静脉溶栓治疗，入院至实施静脉溶栓治疗时间 30 min，考虑大血管闭塞性缺血性卒中，遂同时快速行急诊 CTA 检查。

（2）既往史：有脑梗死病史 1 年余，遗留右侧肢体行走拖步，未规律行卒中二级预防。有高血压病病史 10 余年，自述血压控制可。否认糖尿病及心房纤颤等病史。

（3）神经系统查体：血压 111/70 mmHg，神志嗜睡，失语，双侧瞳孔等大等圆，直径约 1.5 mm，对光反射灵敏，颈软，左侧肢体可见自主活动，右侧肢体肌力 M_1，四肢腱反射对称，右侧 Babinski 征阳性，其余查体不配合，NIHSS 评分 15 分，GCS 评分 12 分。

（4）辅助检查：

血液检查：白细胞 12.8×10^9/L，血小板 157×10^9/L，血红蛋白 112g/L，血糖 7.8mmol/L。

心电图：窦性心律，心率 78 次/分。

影像学检查：头颅 CT 平扫未见出血及低密度影（图 14-19A～C）。头颈 CTA：左侧颈内动脉 C5 段以远至左侧大脑中动脉 M1 段闭塞，伴左侧大脑中动脉供血区低灌注；左侧颈内动脉起始部重度狭窄-闭塞（图 14-19D、E 箭头所指）。局部麻醉下右侧股动脉穿刺行 DSA 示左侧大脑中动脉 M1 段闭塞，左侧颈内动脉起始段次全闭塞（图 14-19F、G 箭头所指），未见右侧颈内动脉系统向左侧代偿供血（图 14-19H）。

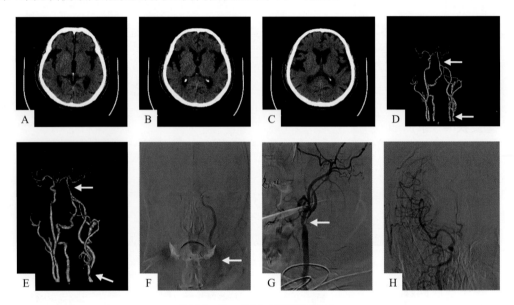

图 14-19　取栓术前影像评估

2. 临床诊断

①脑梗死（大动脉粥样硬化型）；②左侧大脑中动脉闭塞；③左侧颈动脉次全闭塞。

病情分析：患者为老年男性，急性起病。患者既往高血压病史，卒中史，DSA 检查发现左侧大脑中动脉 M1 段闭塞，左侧颈内动脉起始端次全闭塞，此次发病考虑为串联病变，左侧颈内动脉斑块脱落导致的左侧大脑中动脉 M1 段栓塞。因此该病例 TOAST 分型考虑大动脉粥样硬化型（动脉-动脉栓塞）。拟行远端闭塞抽吸取栓+近端病变血管成形术。

3. 介入治疗

（1）手术策略：行左侧大脑中动脉闭塞机械取栓术+左侧颈内动脉支架置入术。

（2）手术耗材：

导引导管：6F Neuron MAX 90 cm；

中间导管：Catalyst 6F 132 cm 内径 0.060 in；

微导管：Prowler Select-Plus，内径 0.021 in，长度 150 cm；

微导丝：PT2 直径 0.014 in，长度 300 cm；

球囊：Coyote 4×20mm；

取栓支架：PARD 4×40mm（器械临床试验）；

保护伞：Spider 5mm；

支架：Wallstent 7×40mm。

（3）手术过程（图 14-20）：单弯造影管造影提示左侧大脑中动脉 M1 段闭塞，左侧颈内动脉起始段次全闭塞。采用标准交换手法，通过 260 cm Stiff 0.035 in 交换导丝交换 Neuron MAX 至左侧颈总动脉末端，PT2 微导丝通过病变后用 Coyote 4×20mm 球囊预扩病变处，造影示狭窄稍改善（图 14-20A）。在 6F Catalyst 132 cm 中间导管通过狭窄病变后，长鞘随中间导管同轴推送通过病变，微导丝引导中间导管近大脑中动脉闭塞处，并将 Select-Plus Codman 微导管送至闭塞远端，微导管路途确认真腔后缓慢释放 PARD 4×40mm 取栓支架，（图 14-20B 箭头所指）采用 Solumbra 技术取栓，4 min 后回拉支架可见大量血栓取出，血流恢复至 mTICI 分级 2b 级（图 14-20C）。通过微导丝将 Spider 5mm 保护伞于颈内动脉 C1 段远端释放（图 14-20D 短箭头所指），造影示形态良好颈内动脉起始部重度狭窄（图 14-20D 长箭头所指）。通过保护伞导丝将 Wallstent 7×40mm 支架于狭窄处释放，造影示支架形态良好（图 14-20E 箭头所指），远端血管通畅。回收保护伞；再次复查造影示左侧大脑中动脉上干再次栓塞闭塞（图 14-20F 箭头所指），考虑回收保护伞后血栓再次脱落，再次重复上述取栓过程 1 次（图 14-20G，箭头所指为取栓支架远端位置），复查造影提示左侧大脑中动脉血管开通，远端血流通畅，eTICI 分级 3 级（图 14-20H、I），术中患者生命血压偏高，予以乌拉地尔控制血压。复查头颅 CT 后未见明显出血，结束手术。

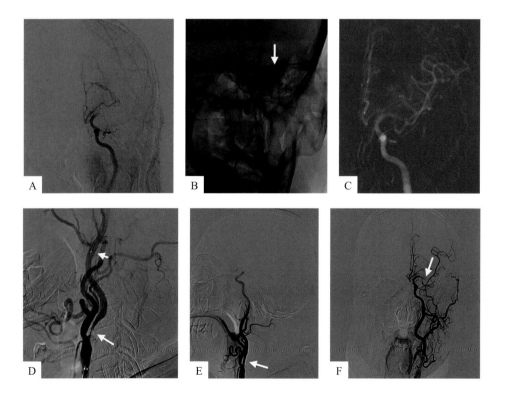

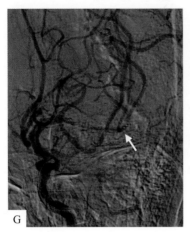
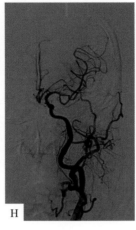
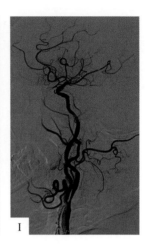

图 14 - 20   手术操作过程

（4）术后处理及随访：术后复查颅脑 CT 未见明显出血，考虑患者梗死面积大，颅内出血风险高，单用氯吡格雷抗血小板聚集、他汀降脂稳定斑块、头孢唑肟钠抗感染、改善循环、营养神经、脱水降颅压、控制血压等治疗。2 d 后患者右侧肢体乏力加重，右侧肢体肌力由好转后的 M_2 转为 M_0。复查头颈 CTA 提示左侧额颞岛叶脑梗死伴出血转化（图 14 - 21A、B 箭头所指），左侧颈内动脉及大脑中动脉闭塞（图 14 - 21C、D 箭头所指），考虑支架置入后急性支架内血栓形成。因 CT 平扫可见基底节区出血转化，且左侧大脑半球大面积梗死，病灶显影，再次开通闭塞的左侧颈内动脉及大脑中动脉风险大于获益，遂继续予氯吡格雷抗血小板治疗。出院时 NIHSS 评分 14 分。术后 90 d 电话随访，mRS 评分 4 分。

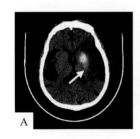
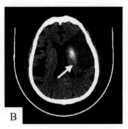
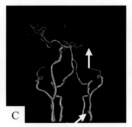
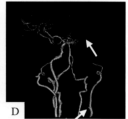

图 14 - 21   术后影像学复查

（三）病例 3：术中大脑中动脉支架内急性血栓形成

1. 临床表现

（1）病史：患者，男，50 岁。因"突发右侧肢体乏力 2 小时余"于入院。患者入院前 2h 晚餐后出现右侧肢体乏力，站立不稳，无头晕、头痛、恶心、呕吐、意识障碍、大小便失禁、言语障碍等，被同事送至我院急诊。急诊头颅 CT 未见出血及梗死灶，CTA 示左侧大脑中动脉闭塞。

（2）既往史：有高血压病病史 8 年余，平素口服氨氯地平、氯沙坦降压（用法用量不详），血压控制尚可。有痛风病史 7 年余，平素未口服药物，近期有发作。吸烟史 20 余年，400 年支。

（3）神经系统查体：血压 116/83 mmHg，神志浅昏迷，双眼向左凝视，右侧鼻唇沟浅，四肢未见自主活动，右侧巴氏征（+）。NIHSS 评分 32 分。

（4）辅助检查：

血液检查：白细胞 9.9×10^9/L，淋巴细胞 3.9×10^9/L，部分凝血活酶时间 21.6 s，肌酐 121 μmol/L，葡萄糖 7.78 mmol/L。

心电图：窦性心律，心率 101 次/分。

影像学检查：头颅 CT 未见明显梗死、未见出血及占位（图 14-22A、B）；头颅 CTA 提示左侧大脑中动脉闭塞（图 14-22C）；DSA 确认左侧大脑中动脉 M1 段闭塞（图 14-22D）。

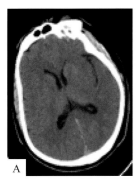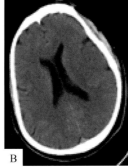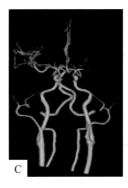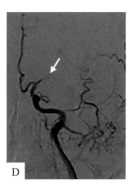

图 14-22　术前影像学评估

2. 临床诊断

①脑梗死（大动脉粥样硬化型）；②左侧大脑中动脉闭塞；③高血压；④痛风。

病情分析：患者中老年男性，急性起病；既往高血压病史。CTA 提示左侧大脑中动脉闭塞，局部"笔尖征"，DSA 检查明确左侧大脑中动脉 M1 段闭塞，局部"笔尖征"。此次发病考虑左侧大脑中动脉 M1 段动脉粥样硬化狭窄闭塞；TOAST 分型考虑大动脉粥样硬化型。

3. 介入治疗

（1）手术策略：行左侧大脑中动脉机械取栓术+球囊扩张支架植入术。

（2）手术耗材：

导引导管：6F Neuron MAX 90 cm；

中间导管：ACE 60 中间导管内径 0.060 in；

微导管：Trevo Pro18 内径 0.021 in，长度 150 cm；Excelsior XT-27 内径 0.027 in，长度 150 cm；

微导丝：Synchro^2 直径 0.014 in，长度 200 cm；

球囊：赛诺 SFX 1.5×10 mm；

取栓支架：Trevo ProVue 4×20 mm；

颅内支架：Neuroform EZ 3.0×15 mm。

（3）手术过程（图 14-23）：脑血管造影示左侧大脑中动脉 M1 段闭塞，局部成"笔尖征"。6F 多功能造影管支撑下将 6F Neuron MAX 长鞘置于左侧颈内动脉 C1 段，在 ACE 60 中间导管支撑下，Synchro^2 200 cm 微导丝引导 Trevo pro18 微导管至左侧大脑中动脉

M1 段远端,微导管路图确认真腔后缓慢释放 Trevo ProVue 4×20 mm 取栓支架,采用 Solumbra 技术取栓。第一次取栓后复查造影提示左侧大脑中动脉血管开通,远端血流通畅,mTICI 分级 2b 级(图 14-23A~C);左侧大脑中动脉局部残余重度狭窄,予以替罗非班静脉泵入。5 min 后复查造影提示左侧大脑中动脉狭窄加重,远端血流缓慢。予以赛诺 SFX 1.5×10 mm 球囊扩张左侧大脑中动脉狭窄病变处,复查造影示狭窄缓解,远端血流通畅(图 14-23D~F)。10 min 后复查造影示左侧大脑中动脉弹性回缩,远端血流减慢;再次通过 Synchro² 200 cm 微导丝引导 Excelsior XT-27 微导管置于左侧大脑中动脉远端,随后经微导管释放一枚 Neuroform EZ 3.0×15 mm 支架;支架植入后复查复查造影示支架完全覆盖狭窄段、支架形态良好,远端血流通畅(图 14-23G、H)。5 min 后复查造影可见支架内再狭窄,远端血流缓慢,考虑急性血栓形成,再次以赛诺 SFX 1.5×10 mm 球囊行支架内后扩张(图 14-23J、K 箭头所指),同时动脉内推注替罗非班,并持续静脉泵入;观察 10 min 后复查造影提示左侧大脑中动脉狭窄改善、支架形态良好,远端血流通畅(图 14-23L)。

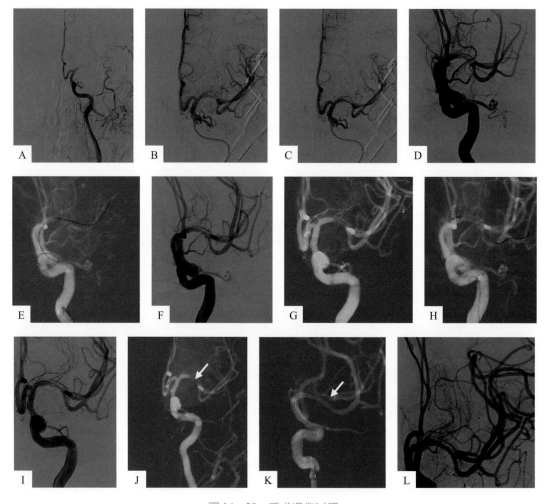

图 14-23 手术操作过程

（4）术后处理及随访：术后复查 CT 可见左侧额叶少许造影剂渗出（图 14‑24），予以清除自由基、控制血压、静脉泵入替罗非班等治疗。术后第 2 天神志转清，NIHSS 评分 1 分（构音 1 分），四肢肌力恢复至 M_5。后予阿司匹林联合氯吡格雷双重抗血小板聚集治疗 3 个月，3 个月后随访 mRS 评分 0 分。

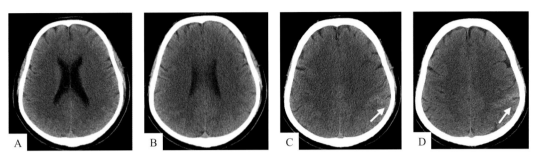

图 14‑24　术后影像复查

注：A、B. 两个层面未见造影剂渗出；C、D. 层面可见少许造影剂渗出（箭头所指）。

（四）病例 4：远端血管栓塞+再灌注损伤

1. 临床表现

（1）病史：患者，男，69 岁。因"左侧肢体乏力 4 小时余"入院。患者清晨 5 点左右起床时无明显诱因下跌倒，后家属发现患者左侧肢体无力伴言语不清，无恶心呕吐，送至当地医院就诊。查头颅 CT 未见出血及占位，考虑脑梗死。行阿替普酶静脉溶栓治疗后症状无明显好转，转入我院就诊。

（2）既往史：有高血压病病史，口服药物不详，血压控制情况不详。2 型糖尿病病史，口服药物不详，平素血糖控制情况不详。家属诉有心绞痛病史，具体不详。有吸烟史，已戒烟十余年。

（3）神经系统查体：血压 147/99 mmHg，心率 100 次/分。嗜睡，言语不清，双侧瞳孔等大等圆，直径约 2.5 mm，对光反射灵敏，双眼向右凝视，左侧鼻唇沟浅，伸舌不配合，左上肢肌力 M_1，左下肢肌力 M_1，右侧肢体肌力 M_5，共济查体不配合，左侧 Babinski 征阳性。NIHSS 评分 18 分，GCS 评分 12 分。

（4）辅助检查：

血常规：白细胞 13.3×10^9/L，血红蛋白 120 g/L，血小板 239×10^9/L。

血糖：13.52 mmol/L。

心电图：窦性心律，心率 100 次/分。

影像学检查：术前头颅 CT 未见出血及占位（图 14‑25A、B）。DSA 示右侧大脑中动脉 M1 段闭塞（图 14‑25C、D 箭头所指）。

2. 临床诊断

①脑梗死（不明原因型）；②右侧大脑中动脉闭塞；③高血压病；④2 型糖尿病。

病情分析：患者老年男性，突发起病，临床表现为局灶性神经功能缺损的症状及体征，诊断考虑为脑血管病。结合头颅 CT 平扫及血管检查诊断为右侧大脑中动脉闭塞导致的脑梗

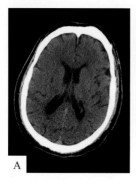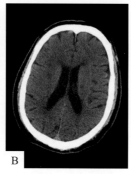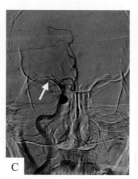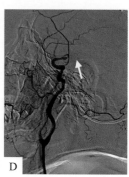

图 14 - 25　术前影像学评估

死。结合患者既往有高血压和 2 型糖尿病等动脉粥样硬化的危险因素,病因首先考虑大动脉粥样硬化型,心源性栓塞不排除。

3. 介入治疗

(1) 手术策略:行右侧大脑中动脉机械取栓术。

(2) 手术耗材:

导引导管:6F Neuron MAX 90 cm;

抽吸导管:NA070 内径 0.070 in、长度 125 cm,NA061 内径 0.061 in、长度 125 cm 抽吸导管(器械临床试验);

微导管:Trevo Pro 18,内径 0.021 in、长度 150 cm;

微导丝:Synchro^2 直径 0.014 in、长度 200 cm;

取栓支架:Solitaire AB 4×20 mm。

(3) 手术过程(图 14 - 26):将 Neuron MAX 6F 90 cm 长鞘置于右侧颈内动脉 C1 段,Synchro^2 200 mm 微导丝和 Trevo Pro18 微导管引导 NA070 抽吸导管至右侧大脑中动脉 M1 段近血栓处,连接负压抽吸泵抽吸,90 s 后缓慢回拉抽吸导管,未见血栓取出。因大口径抽吸导管到位能力欠佳,更换 NA061 抽吸导管至右侧大脑中动脉 M1 段近血栓处,连接负压抽吸泵抽吸,90 s 后缓慢回拉抽吸导管,未见血栓取出(图 14 - 26A、B 箭头所指)。在 Synchro^2 200 cm 微导丝引导 Trevo Pro 18 微导管穿过病变至右侧大脑中动脉 M1 上干远段,路途确认真腔后,予以 Solitaire AB 4×20 mm 支架在病变处释放(图 14 - 26C 箭头所指),4 min 后采用 SWIM 技术回拉,复查造影提示未见血管开通。重复上述操作一次,复查造影示右侧大脑中动脉 M1 段上干血管开通,远端血流通畅(图 14 - 26D 箭头所指),下干仍闭塞。继续在 Synchro^2 200 cm 微导丝引导 Trevo Pro 18 微导管穿过病变至右侧大脑中动脉 M1 下干远段,路途确认真腔后,予以 Solitaire AB 4×20 mm 支架在病变处释放,4 min 后采用 SWIM 技术回拉,路图下未见血管开通;继续重复上述操作一次,复查造影提示右侧大脑中动脉 M1 段下干血管部分开通,远端血流闭塞(图 14 - 26E、F 箭头所指);复查造影提示右侧大脑中动脉主干及上干分支血管开通,右侧大脑中动脉下干远端血管流域栓塞(图 14 - 26G、H 箭头所指),mTICI 分级 2b 级。

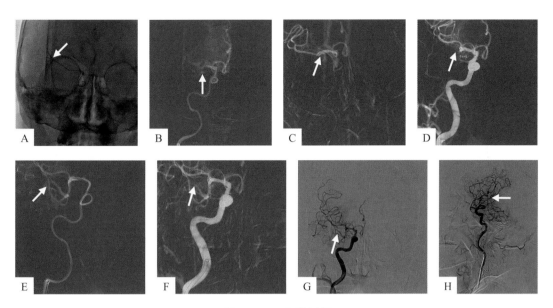

图 14 - 26　取栓过程

（4）术后处理及随访：术后复查 CT 可见造影剂渗出，予以清除自由基、控制血压。术后第 2 天患者神志转为昏睡，左侧瞳孔 2.0mm，右侧瞳孔 2.5mm，对光反射迟钝，NIHSS 评分 34 分，复查头颅 CT 可见右侧大脑半球梗死伴出血转化，脑水肿，中线偏移（图 14 - 27A、B 箭头所指），考虑为再灌注损伤（恶性脑水肿合并再灌注出血）。请神经外科会诊，予以去骨瓣减压术。术后复查 CT 头颅去骨瓣减压术后改变（图 14 - 27C、D 箭头所指）。术后第 4 天患者监护提示心房纤颤。术后 20d 病情平稳，NIHSS 评分 25 分，神志朦胧，双侧瞳孔 2.5mm，光反应灵敏，左侧肢体自主活动，左侧肢体偏瘫。前往康复院进一步康复治疗。术后 3 个月随访 mRS 评分 4 分。

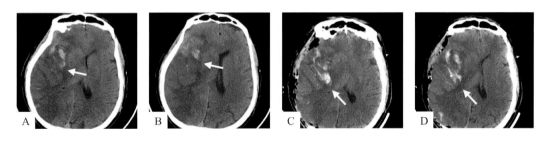

图 14 - 27　术后影像学复查

（五）病例 5：操作相关的血管痉挛

1. 临床表现

（1）病史：患者，男，56 岁。因"左侧肢体乏力 1.5 小时"入院。患者于 19:30 无诱因下出现左侧肢体乏力，活动不能，伴言语不清，伴口角流涎，伴恶心呕吐，无意识障碍，急诊颅脑 CT 检查：未见出血，急诊予以 rt - PA 静脉溶栓治疗同时行颅脑 CTA 示右侧颈内动脉闭塞（血管影像缺失），存在血管内治疗指征，与患者家属沟通后同意急诊行血管内介入治疗。

（2）既往史：否认高血压病、糖尿病、冠心病及心房纤颤病史。有吸烟史 30 年，约每天半包。有社交饮酒史。

（3）神经系统查体：血压 122/81 mmHg，神志清，言语不能，左侧中枢性面舌瘫，左侧肢体肌力 M_1，左侧 Babinski 征阳性。NIHSS 评分 20 分，GCS 评分 13 分。

（4）辅助检查：

血检验：白细胞 9.1×10^9/L，血小板 262×10^9/L，血红蛋白 143 g/L。

血糖：8.58 mmol/L。

心电图：窦性心律，心率 86 次/分。

影像学检查：颅脑 CT 示未见出血及占位，可见右侧大脑中动脉高密度征（图 14 - 28A 箭头所指）；急诊 DSA 检查提示左侧颈动脉造影示左侧颈内动脉供应双侧大脑前动脉（图 14 - 28B），右侧颈内动脉末端闭塞（图 14 - 28C、D 箭头所指）。

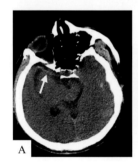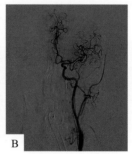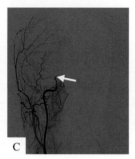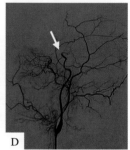

图 14 - 28　取栓前影像评估

2. 临床诊断

①脑梗死（不明原因型）；②右侧颈内动脉闭塞。

病情分析：患者为中年男性，急性起病，否认高血压病、糖尿病、心房纤颤及瓣膜病等脑血管病常见病因，CTA 检查提示右侧颈内动脉末端闭塞，DSA 确认右侧颈内动脉末端闭塞。病因分型考虑为不明原因型栓塞。

3. 介入治疗

（1）手术策略：右侧颈内动脉末端闭塞抽吸取栓术。

（2）手术耗材：

导引导管：6F Neuron MAX 90 cm；

微导丝：Synchro^2 直径 0.014 in，长度 200 cm；

微导管：Trevo Pro18，内径 0.014 in，长度 150 cm；

抽吸导管：NA061，内径 0.061 in，长度 125 cm（器械临床试验）。

（3）手术过程（图 14 - 29）：全身麻醉，气管插管。将 Neuron MAX 6F 90 cm 长鞘置于右侧颈总动脉，路图下可见右侧颈内动脉末端闭塞（图 14 - 29A、B 箭头所指）；而后将长鞘超选置颈内动脉 C1 近岩骨段（图 14 - 29C 三角箭头所指），Synchro^2 微导丝引导 Trevo

Pro18 微导管，引导 NA061 125 抽吸导管至右侧大脑中动脉近血栓处（图 14-29C 箭头所指），连接负压抽吸泵抽吸，90 s 后缓慢回拉抽吸导管，可见少量血栓取出，复查造影血管部分再通。重复上述步骤两次，可见大量血栓取出，右侧大脑中动脉血管开通，远端血流通畅，mTICI 分级 3 级。造影可见右侧颈内动脉全程呈串珠样改变，考虑为典型的血管痉挛（图 14-29E～H 箭头所指）；因血管痉挛对血流无明显影响，未予以特殊处理。

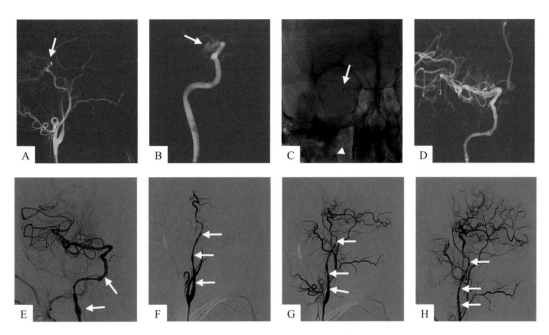

图 14-29　手术过程

（4）术后处理及随访：术后复查 CT（图 14-30）见右侧大脑半球低密度病灶并可见基底节区及额颞叶皮层高密度改变，考虑再灌注出血，中线居中，收住神经重症病房。术后予以抗血小板聚集、他汀调脂稳定斑块、抗感染、营养支持、脱水降颅压等治疗，后转至康复医院继续康复治疗。

出院时查体：神志清醒，双侧瞳孔直径 2.5 mm，对光反应灵敏，左侧中枢性面舌瘫，颈软，左侧上肢肌力 M_1，左下肢肌力 M_{2-}，右侧肢体肌力正常，左侧面部及肢体浅感消失，左侧 Babinski 征阳性。出院后 3 个月随访，mRS 评分 4 分。

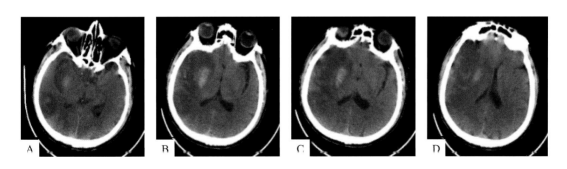

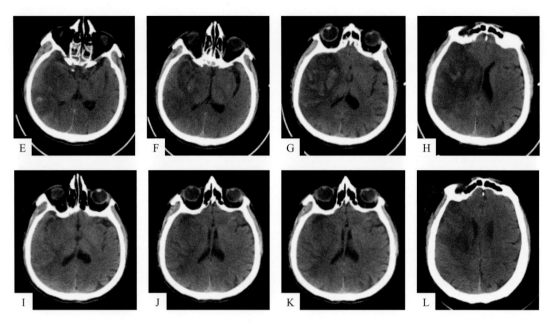

图 14-30　术后 CT 复查

注：A～D. 术后 24 h 复查 CT 提示右侧颞叶、岛叶、基底节区及放射冠区见大片低密度影，其内可见团片状高密度影，边界不清，局部脑组织肿胀，右侧脑室受压变窄；E～H. 术后 5 d 复查 CT 提示右侧半球梗死病灶，血肿较前稍吸收；I～L. 术后 10 d 复查 CT 提示右侧半球梗死病灶内水肿及梗死病灶周围水肿较前明显吸收。

三　病例讨论

（一）背景及概述

急性大血管闭塞性缺血性卒中血管内治疗围手术期常见并发症包括穿刺部位血肿、动脉夹层、血管痉挛、手术器械断裂或移位、急性血栓形成、远端血管或新血管流域栓塞、动脉破裂、症状性颅内出血转化、蛛网膜下腔出血、颅神经麻痹、穿刺部位感染等。围手术期并发症通常和缺血性卒中本身、手术操作、器械选择等相关。尽管目前围手术期并发症没有明确的定义，且其发生率不同文献报道差别较大，但围手术期并发症发生后可能会影响取栓患者的治疗效果和临床预后，因此应该认识急诊血管内治疗围手术期并发症，术中及时识别和处理，减轻其对患者预后的影响。急诊血管内治疗围手术期并发症可概括为缺血并发症和出血并发症，结合上述 4 个典型病例，本章节讨论急诊血管内治疗围手术期缺血并发症，包括动脉夹层、远端血管或新血管流域栓塞、支架置入后急性血栓形成和血管痉挛。结合文献和实际操作过程中的经验，探讨各种缺血并发症的发生率、影响因素及其对预后的影响，讨论缺血并发症发生后处理技巧及术中如何避免或减少缺血并发症的发生。

（二）动脉夹层

1. 动脉夹层发生率和相关因素

机械取栓过程中的动脉夹层通常由导管和导丝损伤血管内膜引起，夹层可发生在穿刺部位，更多见于颅内和颅外大血管，因颅内和颅外血管夹层可能影响患者预后，我们重点讨论颅内和颅外大血管夹层。不同的研究中动脉夹层的发生率差别较大，在随机对照研究

（RCT）中动脉夹层的发生率为 0.6%～3.9%；在非 RCT 研究中，动脉夹层的发生率为 1%～6.7%。一项荟萃分析汇总急性血管内治疗中常见并发症的发生率，在 777 例患者的 RCT 研究中，16 例（2%）发生动脉夹层；在 4 006 例非 RCT 研究中，118 例（3%）发生动脉夹层。意大利和法国的两个多中心登记研究分别纳入 4 799 例和 4 029 例急诊血管内治疗患者，这两个研究中动脉夹层发生率分别为 1.69% 和 1.46%。动脉夹层可发生在颈动脉颅内段和颅外段、大脑中动脉、椎动脉和基底动脉，以颈动脉颅内段和颅外段夹层最多见。

急诊血管内治疗中发生动脉夹层的原因仍不清楚，有研究表明，血管迂曲、吸烟、年龄及桥接治疗可能和动脉夹层形成相关。病例 1 中颈内动脉床突段动脉夹层考虑与反复取栓操作过程中导管和取栓支架的机械损伤相关。

2. 动脉夹层对预后的影响

多个研究表明急性血管内治疗中动脉夹层的发生显著降低血管成功再通率，增加取栓次数，延长穿刺到再通时间，增加早期症状恶化的风险，但积极处理后通常不影响患者 90 d 的功能预后，不增加患者死亡风险。

3. 动脉夹层的处理

术中尽早识别和诊断动脉夹层至关重要。典型的动脉夹层的影像学特征是双腔征，即动脉内膜被撕裂后可在图像上看到双腔征或造影剂滞留。动脉夹层的间接征象包括动脉闭塞、不规则狭窄、线样征或火焰征、弦征、动脉瘤或假性动脉瘤等。根据夹层的大小及是否影响血流动力学决定处理方式，若夹层较小或观察后不影响远端血流，这类夹层大部分可自行修复，可应用抗凝剂或（双联）抗血小板聚集治疗，暂不给予介入治疗。若夹层导致狭窄病变进展或引起血流动力学改变或发生远端栓塞，甚至形成夹层动脉瘤，则可能需要放置支架血管内治疗修复夹层，支架置入后给予抗血小板聚集治疗，抗血小板聚集治疗过程中，密切关注患者的神经功能的变化，动态复查头颅 CT，观察有无出血转化。

4. 动脉夹层的预防

在血管扭曲时，强行推送导管等操作导致发生动脉夹层的风险较高。在急诊血管内治疗过程前，无创影像学检查时对介入路径进行合理地规划（例如使用中间导管）显得非常重要。另外，在推送指引导管前，或输送中间导管前，合理使用 DSA 路图功能，有助于术者明确血管路径，尽可能减少术中夹层的发生。减少机械取栓次数提高一次取栓成功率、将中间导管尽可能接近靶病变部位减少支架拉栓距离等均可以有效降低动脉夹层发生。

（三）远端血管或新血管流域栓塞

1. 栓塞的发生率和相关因素

远端血管或新血管流域栓塞是机械取栓中最常见的缺血并发症，文献报道的远端血管或新血管流域栓塞的发生率为 1%～12.5%。MR CLEAN 研究的后续分析中发现 20 例（8.6%）的患者发生了远端血管或新血管流域栓塞。而在 ESCAPE 研究中，有 8 例（5%）患者发生远端血管或新血管流域栓塞。2021 年发表在 *Stroke* 杂志上的研究纳入来自法国的多中心登记数据，纳入 4 029 例患者，发现 203 例（5.2%）患者发生远端血管或新血管流域栓塞；而在纳入 4 799 例患者的来自意大利多中心的登记研究中，365 例（7.6%）患者发生远端血管或新血管流域栓塞。

远端栓塞可能发生在原供血区，也可能因血栓崩解脱落到细的分支血管和相邻新的供血区，导致新血管流域栓塞，如大脑中动脉闭塞取栓过程中血栓脱落发生大脑前动脉流域栓塞。前循环和后循环供血区均可能发生远端栓塞；有研究报道，后循环卒中手术期间远端栓塞的发生率高达 30%，高于前循环卒中。

引起远端血管或新血管流域栓塞因素很多，有研究表明，血管闭塞的部位、卒中严重性、导引导管的选择及血栓的特点等都可能和远端血管或新血管流域栓塞相关。一项多中心登记研究发现，颈动脉 T 型血栓或串联病变、取栓次数多是发生远端血管或新血管流域栓塞的独立危险因素。另一项多中心登记研究纳入 4 799 例患者发现基线合并高血压及 M2 闭塞和远端血管或新血管流域栓塞独立相关。也有研究表明，使用球囊导引导管可能会降低远端血管或新血管流域栓塞风险。此外，机械取栓中策略选择或操作细节亦可能导致远端栓塞事件发生。本节中病例 1 中远端血管再次栓塞与机械取栓操作相关：未在颈内动脉放置保护伞情况下将导引导管回撤至颈总动脉、从而导致颈内动脉起始部血栓脱落导致大脑中动脉再次栓塞。病例 2 中远端血管栓塞发生原因与病例 1 类似：导引导管未超选至颈内动脉起始部狭窄以远，大脑中动脉取栓成功后治疗近端病变、超选放置保护伞时血栓脱落导致大脑中动脉再次栓塞。病例 4 中远端栓塞与血管扭曲、支架取栓过程中机械切割相关。

2. 栓塞对预后的影响

远端血管或新血管流域栓塞的发生影响远端血流灌注，降低成功再通率，增加患者 90 d 不良预后的风险，但是否增加患者死亡风险仍不明确。来自法国多中心登记研究表明，与未发生栓塞患者相比，发生栓塞的患者 90 d 良好预后风险降低 60%，死亡风险增加 74%，症状性颅内出血转化风险增加 87%。而在另一项来自意大利的多中心登记中，发现术中发生栓塞的患者 90 d 不良预后的风险显著增加，但不增加死亡风险。

3. 栓塞的处理

对远端血管或新血管流域栓塞治疗的原则是临床获益应始终大于临床恶化的风险。如果新发栓塞的血管分支可能导致新的或额外的神经功能致残性症状，则应尝试再次行机械取栓治疗。若在无法接近新发栓塞部位和/或无禁忌证的情况下，使用 rt-PA 或尿激酶行动脉内溶栓治疗也可被视为一种治疗方案。

4. 栓塞的预防

使用球囊导引导管和远端抽吸导管可减少远端血管或新血管流域栓塞发生率。近些年来，据 Brinjikji 等发表的一项涉及 2 000 多名患者的荟萃分析报道，在机械取栓血管内治疗期间使用球囊导引导管组较未使用球囊导引导管组显著提高了患者神经功能良好预后率，死亡率降低了近一半，血管再通率提高了 20%，并且手术时间也减少了 20 min 以上。由此提出以近端球囊导引导管封堵，远端支架联合中间导管取栓的 BADDASS 技术，并广泛使用。如果没有球囊导引导管，单纯远端使用取栓支架联合抽吸导管的 Solumbra 技术，也可以降低远端栓塞的发生率。此外，行导管抽吸取栓时，微导管微导丝不超选至靶病变远端亦可以有效降低血栓移位或远端栓塞风险。

（四）血管痉挛

1. 血管痉挛发生率和相关因素

血管痉挛通常是指手术过程中导管或导丝对血管壁机械刺激引起血管异常收缩。血管痉挛通常不会引起临床症状恶化，但如果发生严重的血管痉挛引起血管闭塞或动脉夹层等可能会导致远端血流减少及降低再通率。在 RCT 研究中，血管痉挛的发生率为 3.9%～23%；而在非 RCT 研究中，文献报道其发生率为 3%～20%。

2. 血管痉挛的处理

血管痉挛发生后，应立即回撤装置，以减少对血管壁的刺激，并进行及时造影，以确保血流不被阻断。在大多数情况下，血管痉挛将在数分钟内缓解，无需进一步治疗。如果需要，可考虑通过导引导管或静脉连续推注选择性钙离子通道阻滞剂，如尼莫地平（0.5～1.0 mg/500 mL 滴注）。需要注意的是，在使用选择性钙离子通道阻滞剂时可能会发生低血压，尤其是急性大血管闭塞型卒中患者。同时，当存在动脉狭窄行支架取栓时，应将中间导管或导引导管超选至狭窄以远，以避免在支架回收时刺激狭窄部位导致血管痉挛或出现动脉夹层。有必要严密监测患者的生命体征，并在发生低血压时及时采取补液、升压等相应治疗措施。

3. 血管痉挛的预防

由于急性大血管闭塞型卒中患者存在诱发颅内动脉盗血及低血压的潜在风险，故不推荐预防性使用尼莫地平等选择性钙离子通道阻滞剂预防机械取栓术中血管痉挛。在手术过程中，根据造影结果，测量患者目标血管的直径，合理选用相应器械行再通治疗，有助于降低术中血管痉挛的发生风险。同时，采用全身麻醉，能减少术中因疼痛等原因导致的患者躁动、机械刺激所致血管痉挛。此外，推荐技术熟练的人员进行手术操作，通过技巧性释放张力及使取栓器械顺利达到目标血管，也可以降低血管痉挛发生率。

（五）支架植入后急性血栓形成

1. 急性血栓形成发生率和相关因素

血管内支架置入目前是治疗动脉粥样硬化狭窄闭塞的重要方法之一，支架内急性血栓形成是支架植入后罕见但十分严重的并发症。颈动脉支架置入后急性血栓形成发生率较低，但预后不良，一旦发生第一时间发现并有效开通闭塞血管对患者的预后至关重要。据报道，急性颈动脉支架血栓形成发生率为 0.5%～0.8%，可导致血栓栓塞事件，并在血流没有迅速恢复的情况下影响患者神经功能预后。支架早期血栓形成可分为急性（<24 h）和亚急性（1～30 d）。手术过程中球囊扩张对斑块的损伤、内皮下物质暴露及异物支架均可诱发自身凝血系统激活；斑块不稳定、抗血小板药物治疗不充分、病变过长、支架过长、金属覆盖率高、残余狭窄重及支架贴壁不良等都可增加支架内血栓形成风险。其中，抗血小板药物的抵抗是支架内血栓形成的重要独立危险因素，尤其是氯吡格雷抵抗时，支架内血栓形成风险可增加 15 倍。本节病例 2 因考虑患者梗死面积大，颅内出血风险高，术后单用氯吡格雷抗血小板聚集治疗，未联合阿司匹林以及静脉抗血小板聚集治疗是术后 2 d 发生支架内血栓形成及血管闭塞的原因。除了颈动脉支架置入后急性血栓形成，类似于本节病例 3 颅内支架内急性血栓形成也并不少见，尤其是颅内动脉狭窄发生率更高的亚洲人群。

2. 急性血栓形成的处理

目前，颈动脉或颅内动脉支架置入后急性血栓形成的处理尚缺乏循证指南。支架置入后急性血栓形成需要快速启动再灌注治疗，包括动脉溶栓和血管内治疗，以限制缺血、再灌注损伤的时间。在支架置入后发现患者出现新的神经功能缺损症状时立即对治疗血管行快速超声或 CTA 检查是必需的。若证实完全的颈动脉支架内血栓形成或无远端延伸的血管，在无禁忌证的情况下，可考虑行血栓抽吸或取栓支架机械取栓治疗。支架置入术是治疗急性支架内血栓形成的另一种潜在的干预手段。不过，虽然支架置入速度相对较快，但有可能使远端栓子流向已经血流动力学受损的区域。此外，支架内球囊膨胀有破坏支架结构和稳定性的风险。再次置入支架或血管成形术的长期疗效仍需要谨慎考虑，因为这可能会影响支架内残留的血栓，容易导致支架再次血栓形成。在 Masuo 等报道的 1 例患者中，术中支架急性血栓形成接受了再次置入支架治疗，尽管 9 个月后的血管造影随访显示神经功能缺损有所改善，但仍出现了 60% 的再狭窄。而 Owens 等再次进行血管成形术时导致颈动脉破裂。支架置入急性血栓形成的药物治疗包括单独的抗血小板药物的使用或联合低分子肝素等，其在轻度神经功能缺损的颈动脉支架内血栓形成患者中取得了较好的效果。

3. 急性血栓形成的预防

首先，优化血管内治疗方案是重要环节，包括选择合适长度的支架，充分地支架扩张，同时，避免支架贴壁不良，避免支架覆盖不全，避免在分叉病变处使用 2 个支架等。其次，双联抗血小板药物对降低支架内急性血栓形成至关重要。另外，在支架植入过程中，动脉推注+静脉持续滴注Ⅱb/Ⅲa 类抗血小板聚集药物（如替罗非班）似乎对支架置入急性血栓形成是有效且安全的，且并不会增加出血相关并发症和死亡率。本节病例 2 因考虑患者梗死面积大，颅内出血风险高，术后单用氯吡格雷抗血小板聚集治疗，未充分抗血小板聚集治疗是术后出现支架内血栓形成的重要原因。而本节病例 3 颅内支架内急性血栓形成后，球囊扩张同时给予动脉内推注+静脉持续滴注替罗非班强化抗血小板聚集治疗，有效防止了血栓再次形成。上述 2 个病例体现了术中及术后强化抗血小板聚集治疗在降低支架内急性血栓形成中的重要性。

（尤寿江　黄志超　肖国栋）

・参考文献・

［1］AKINS P T，AMAR A P，PAKBAZ R S，et al. Complications of endovascular treatment for acute stroke in the SWIFT trial with solitaire and Merci devices ［J］. Am J Neuroradiol，2014，35（3）：524 - 528.

［2］AKPINAR S H，YILMAZ G. Periprocedural complications in endovascular stroke treatment ［J］. Brit J Radiol，2016，89（1057）：20150267.

［3］BALAMI J S，WHITE P M，MCMEEKIN P J，et al. Complications of endovascular treatment for acute ischemic stroke：prevention and management ［J］. Int J Stroke，2018，13（4）：348 - 361.

［4］BLASCO J，PUIG J，DAUNIS-I-ESTADELLA P，et al. Balloon guide catheter improvements in thrombectomy outcomes persist despite advances in intracranial aspiration technology ［J］. J Neurointerv Surg，2021，13（9）：773 - 778.

［5］HAPPI NGANKOU E，GORY B，MARNAT G，et al. Thrombectomy complications in large vessel occlusions：incidence，predictors，and clinical impact in the ETIS registry ［J］. Stroke，2021，52（12）：764 - 768.

［6］ HAYAKAWA M. Reperfusion-related intracerebral hemorrhage ［J］. Fron Neurol，2015，37：62－77.

［7］ HONG J M，KIM D S，KIM M. Hemorrhagic transformation after ischemic stroke：mechanisms and management ［J］. Front Neurol，2021，12：703258.

［8］ KAESMACHER J，BOECKH-BEHRENS T，SIMON S，et al. Risk of thrombus fragmentation during endovascular stroke treatment. Am J Neuroradiol，2017，38（5）：991－998.

［9］ KHATRI R，MCKINNEY A M，SWENSON B，et al. Blood-brain barrier，reperfusion injury，and hemorrhagic transformation in acute ischemic stroke ［J］. Neurology，2012，79（13）：52－57.

［10］ KRISHNAN R，MAYS W，ELIJOVICH L. Complications of mechanical thrombectomy in acute ischemic stroke ［J］. Neurology，2021，97（20 Suppl 2）：115－125.

［11］ LEISHANGTHEM L，SATTI S R. Vessel perforation during withdrawal of Trevo ProVue stent retriever during mechanical thrombectomy for acute ischemic stroke ［J］. J Neurosurg，2014，121（4）：995－998.

［12］ MAUS V，BREHM A，TSOGKAS I，et al. Stent retriever placement in embolectomy：the choice of the post-bifurcational trunk influences the first-pass reperfusion result in M1 occlusions ［J］. J Neurointerv Surg，2019，11（3）：237－240.

［13］ MOKIN M，FARGEN K M，PRIMIANI C T，et al. Vessel perforation during stent retriever thrombectomy for acute ischemic stroke：technical details and clinical outcomes ［J］. J Neurointerv Surg，2017，9（10）：922－928.

［14］ MOULAKAKIS K G，MYLONAS S N，LAZARIS A，et al. Acute carotid stent thrombosis：a comprehensive review ［J］. Vasc Endovasc Surg，2016，50（7）：511－521.

［15］ NAWABI J，KNIEP H，SCHÖN G，et al. Hemorrhage after endovascular recanalization in acute stroke：lesion extent，collaterals and degree of ischemic water uptake mediate tissue vulnerability ［J］. Fron Neurol，2019，10：569.

［16］ NGUYEN T N，LANTHIER S，ROY D. Iatrogenic arterial perforation during acute stroke interventions ［J］. Am J Neuroradiol，2008，29（5）：974－975.

［17］ OTSU Y，NAMEKAWA M，TORIYABE M，et al. Strategies to prevent hemorrhagic transformation after reperfusion therapies for acute ischemic stroke：a literature review ［J］. J Neurol Sci，2020，419：117217.

［18］ PILGRAM-PASTOR S M，PIECHOWIAK E I，DOBROCKY T，et al. Stroke thrombectomy complication management ［J］. J Neurointerv Surg，2021，13（10）：912－917.

［19］ POWERS W J，RABINSTEIN A A，ACKERSON T，et al. 2018 Guidelines for the early management of patients with acute ischemic stroke：a guideline for healthcare professionals from the American Heart Association/American Stroke Association ［J］. Stroke，2018，49（3）：46－110.

［20］ SALSANO G，PRACUCCI G，MAVILIO N，et al. Complications of mechanical thrombectomy for acute ischemic stroke：incidence，risk factors，and clinical relevance in the Italian registry of endovascular treatment in acute stroke ［J］. Int J Stroke，2021，16（7）：818－827.

［21］ SILVERMAN A，KODALI S，SHETH K N，et al. Hemodynamics and hemorrhagic transformation after endovascular therapy for ischemic stroke［J］. Front Neurol，2020，11：728.

［22］ XU H，GUAN S，LIU C，et al. Rescue glue embolization of vessel perforation during mechanical thrombectomy for acute ischemic stroke：technical note ［J］. World Neurosurg，2019，121：19－23.

图书在版编目(CIP)数据

急性缺血性卒中介入治疗学/刘建民,杨鹏飞,张永巍主编.--上海:复旦大学出版社,2024.11.
(脑血管病介入治疗系列).-- ISBN 978-7-309-17634-6

Ⅰ.R743.310.5

中国国家版本馆 CIP 数据核字第 2024PA5377 号

急性缺血性卒中介入治疗学

刘建民 杨鹏飞 张永巍 主编
责任编辑/王 瀛

复旦大学出版社有限公司出版发行
上海市国权路 579 号 邮编:200433
网址:fupnet@ fudanpress.com http://www.fudanpress.com
门市零售:86-21-65102580 团体订购:86-21-65104505
出版部电话:86-21-65642845
上海盛通时代印刷有限公司

开本 787 毫米×1092 毫米 1/16 印张 25.5 字数 589 千字
2024 年 11 月第 1 版
2024 年 11 月第 1 版第 1 次印刷

ISBN 978-7-309-17634-6/R·2123
定价:268.00 元